疾患の看護プラクティスがみえる

救命救急
ディジーズ Disease

Gakken

編集

山勢 博彰	山口大学大学院医学系研究科保健学系学域臨床看護学分野 教授
山勢 善江	日本赤十字九州国際看護大学クリティカルケア看護領域 教授

著者（執筆順）

山勢 博彰	前掲
山勢 善江	前掲
福島 綾子	日本赤十字九州国際看護大学クリティカルケア看護領域
栗原 早苗	金沢大学附属病院看護部／急性・重症患者看護専門看護師
村上 香織	近畿大学医学部附属病院救命救急センター主任／急性・重症患者看護専門看護師
田尻 雄三	国家公務員共済組合連合会浜の町病院看護部／救急看護認定看護師
比田井 理恵	千葉県救急医療センター看護局／急性・重症患者看護専門看護師
苑田 裕樹	日本赤十字九州国際看護大学クリティカルケア看護領域
的場 千景	前 日本赤十字九州国際看護大学 大学院生
日高 志州	社会医療法人仁愛会浦添総合病院救命救急センター／救急看護認定看護師
三山 麻弓	福岡県済生会福岡総合病院救命救急センター 看護係長／集中ケア認定看護師
井上 潤	独立行政法人国立病院機構南和歌山医療センター救命救急センター／急性・重症患者看護専門看護師
倉増 栄子	山口大学医学部附属病院高度救命救急センター 副看護師長／救急看護認定看護師
多田 真也	順天堂大学医学部附属静岡病院救命救急センター診療看護師
宮田 佳之	長崎大学病院救命救急センター／救急看護認定看護師
合原 則隆	久留米大学病院高度救命救急センター／救急看護認定看護師
清末 定美	日本赤十字九州国際看護大学救急看護認定看護師教育課程専任教員／救急看護認定看護師
小幡 祐司	公立大学法人横浜市立大学附属市民総合医療センター 看護係長／急性・重症患者看護専門看護師
坂田 司	徳島赤十字病院高度救命救急センター 看護係長／救急看護認定看護師
多田 昌代	小田原市立病院循環器病棟／救命救急センター循環器分室／急性・重症患者看護専門看護師
濱元 淳子	日本赤十字九州国際看護大学クリティカルケア看護領域 准教授
佐藤 憲明	日本医科大学付属病院 看護師長／急性・重症患者看護専門看護師
佐々 智宏	広島大学病院高度救命救急センター／急性・重症患者看護専門看護師
田戸 朝美	山口大学大学院医学系研究科保健学系学域臨床看護学分野 講師／急性・重症患者看護専門看護師
榊 由里	日本医科大学付属病院高度救命救急センター／急性・重症患者看護専門看護師
立野 淳子	一般財団法人平成紫川会小倉記念病院／急性・重症患者看護専門看護師
藤本 理恵	山口大学医学部附属病院集中治療部／急性・重症患者看護専門看護師
久間 朝子	福岡大学病院救命救急センター／急性・重症患者看護専門看護師
小島 朗	名古屋大学医学部付属病院看護部／急性・重症患者看護専門看護師
脇坂 浩	三重県立看護大学看護学部成人看護学 准教授
増山 純二	長崎みなとメディカルセンター市民病院救急部／救急看護認定看護師
山本 小奈実	山口大学大学院医学系研究科保健学系学域臨床看護学分野 助教／急性・重症患者看護専門看護師

編集担当：向井直人，早川恵里奈
カバー・表紙デザイン：川上範子
本文デザイン・DTP：川上範子，株式会社真興社
本文イラスト：青木 隆，日本グラフィックス

■序　文■

　救急看護の対象は，年齢・疾患を問わず，あらゆる時にあらゆる場所で発生した緊急性の高い状況の患者です．また，救急看護の特徴は，事前情報がほとんどない中で，患者の第一印象やバイタルサイン，フィジカルアセスメントから疾患を予測しつつ，先見性を持って治療や処置の準備と介助を行うことです．救急看護活動で常に意識しているのは，突発的な疾病や傷害を負った1人ひとりの患者を生活者としてとらえ，その全体像を把握しながら看護を提供することです．

　現代医療は，チーム医療です．たった1人のスペシャリストが優れた成果を生み出すわけではありません．医療チームがゴールを共有し，質の高い医療を提供する必要があります．チーム医療とは，「多様な医療スタッフが，各々の高い専門性を前提に，目的と情報を共有し，業務を分担しつつ互いに連携・補完し合い，患者の状況に的確に対応した医療を提供すること」（厚生労働省「チーム医療の推進に関する検討会　報告書」2010年より）と言われています．非常に切迫した状況の中で展開される救急医療には，瞬時の判断と対応に必要な集中力と，目の前の患者の過去と未来を見渡す想像力が求められます．その迅速な対応の基盤となるのは，最新の根拠に裏付けされた豊富な知識と経験です．看護師といえども，緊急度の高い疾患の病態や臨床像，そして治療や処置を理解していることは，チーム医療を提供するうえで必須のものでしょう．

　本書では，救急患者の中でも特に緊急度と重症度の高い救急疾患を網羅し，その病態や治療，そして看護展開を解説しました．想定する読者は，救急領域全般の看護師です．若手の看護師には，今後出会うであろう患者を理解するために，そしてベテランの看護師には，これまでの実践の根拠を確かにするために活用できるはずです．救急には看護がないといわれた時代もありましたが，本書を通して，緊急性のある疾患を広く深く理解し看護が実践されていることを理解していただけたら幸いです．

　著者は，救急看護の第一線で活躍する救急看護認定看護師，急性・重症患者看護専門看護師，そして救急看護の専門家です．今後の救急看護のさらなる質向上に資するために，最新のエビデンスに裏打ちされたプラクティスの実践を願っています．

　最後に，本書の企画から編集，校正に至る大変な作業を，綿密かつ粘り強く支えてくださいました学研メディカル秀潤社の向井直人様に，深く感謝申し上げます．

2015年6月

山勢　博彰
山勢　善江

疾患の看護プラクティスがみえる
救命救急ディジーズ Disease

CONTENTS

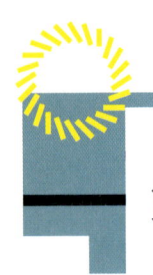

第1章 救命救急における看護実践

救命救急における看護実践 ……………… 8

第2章 救命救急の疾患別マネジメントの実際

来院時心肺停止 ……………………………… 20
脳卒中 ………………………………………… 34
急性呼吸窮迫症候群・急性肺損傷 ………… 48
肺塞栓症 ……………………………………… 61
気管支喘息の急性増悪 ……………………… 76
急性心筋梗塞 ………………………………… 91
急性大動脈解離 ……………………………… 106
ショック ……………………………………… 119
食道静脈瘤破裂 ……………………………… 135
急性腹膜炎 …………………………………… 145

急性腎障害 157
体液異常（脱水・浮腫） 166
敗血症 184
重症外傷 198
脊髄損傷 212
重症熱傷 227
急性薬物中毒 240
体温異常 256

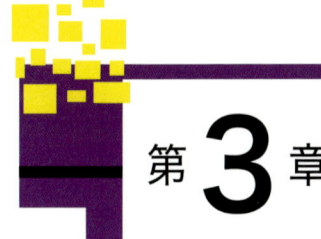

第3章 救急看護における患者管理のためのプラクティスレビュー

トリアージの実際 274
心肺蘇生法の実際 284
脳神経・脳循環管理の実際 298
気管挿管と外科的気道確保の実際 310
酸素療法と人工呼吸療法の実際 321
循環管理の実際 330
輸液・輸血管理の実際 339
ドレーン管理の実際 352
体温管理の実際 365
血液浄化法の実際 376
感染管理の実際 390
外傷・創傷管理の実際 401
脳死下臓器提供の実際 414

INDEX 427

第1章

救命救急における看護実践

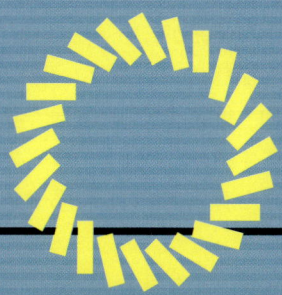

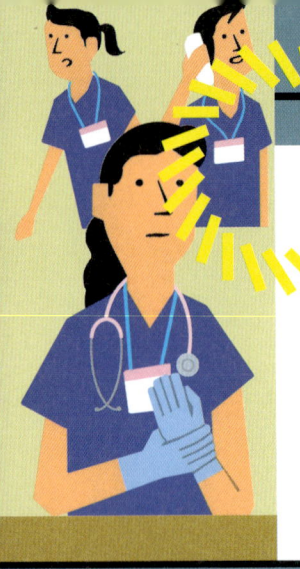

救命救急における看護実践

山勢博彰
山勢善江

救急患者のアセスメントと迅速な処置

救急患者の特徴

　救急医療の対象となる患者は，さまざまな状況下で発生する．発症は，家庭や職場，学校，公共施設などの日常生活の場がほとんどを占めるが，災害時や，一般病棟の院内急変，集中治療室（ICU），手術室といった専門部署でも救急患者が発生する．

　実際の医療処置が施される場は，救急外来や救命救急センターなどの救急医療施設だが，病院外のプレホスピタルケアが多いのも，救急医療の特徴である．

　救急患者の特徴をまとめると，表1のようになる．救急患者は，場所と状況を問わずに発生し，その症状は突発的または急激に起こる．急な発症であるため，多くは緊急度が高いものの，重症度は軽症から重症まで範囲が広い．

　症状は一時的で，迅速な対応をすれば消失するものもあれば，断続的・継続的に症状が続く場合もある．発症原因はさまざまで，疾病を起こす臓器を特定したり，外傷部位を特定することはできず，あらゆる臓器と身体部位に起こる変調や障害が原因となる．

ICU：intensive care unit
集中治療室

表1　救急患者の特徴

1. さまざまな状況で突発的または急激に発生する
2. 緊急性が高いことが多く，重症度は軽症から重症まで範囲が広い
3. 症状は一時的なものもあれば，断続的・継続的なものもある
4. 発症原因は，疾病や外傷を問わずさまざまである
5. 情報がかぎられている

ただし，急性疾患や外傷の種類によって，症状の表れ方や障害の程度を特徴づけることはできる．また，救急患者は予期しえぬ状況で突発的，急激に発生するため，患者の背景や既往歴，それまでの経過などは不明であることが多く，情報がかぎられているという特徴もある．

症状でとらえるアセスメント

1 疾患・部位を問わず対応

一般に，多くの診療科は，脳外科，心臓外科，整形外科，産婦人科，皮膚科，眼科などのように対象臓器や疾患の範囲が特定されている．看護の分類も，がん看護，小児看護，手術室看護，母性看護，精神看護などのように，看護領域が特定されている．

しかし，救急医療は，診療科を問わずあらゆる疾患の救急患者を受け入れ，どのような部位の外傷患者でも対応する．

看護もまた，前述したようにさまざまな状況で突発的または急激に発生するあらゆる救急患者を対象とするため，性別や年齢層，臓器，疾患の特定はできない．したがって，あらゆる人々のさまざまな健康障害を念頭においたアセスメントが要求される．

2 症状アセスメントから緊急度を判断

さらに，救急初療では，原疾患が不明か，確定診断がついていない状況が圧倒的に多く，急性症状を頼りにアセスメントしなければならない．つまり，医学診断があって，その後に看護のアセスメントがあるのではなく，確定診断に至る前のアセスメントが必要となる．

たとえば，救急外来を受診した患者のトリアージを行う際は，疾病の種類によって緊急度を判断するのではなく，その症状の程度をアセスメントすることによって緊急度を判断する．

したがって，救急看護に最も必要な観察技術は，フィジカルアセスメントである．可能な範囲で症状を問診し，視診，聴診，触診，打診のフィジカルイグザミネーションを適切に施すことによって，救急のアセスメントが，円滑に実施できる．かぎられた時間でアセスメントするには，日頃からフィジカルアセスメント技術を磨く必要があることはいうまでもない．

3 症状の把握は第一印象から

フィジカルアセスメントを中心とした観察の流れは，はじめから症状にターゲットを絞るのではなく，全体の第一印象（重症感）を把握し，意識，呼吸，循環のバイタルサインの観察をふまえてから焦点化する．

次に，主症状を中心としたフィジカルアセスメント，随伴症状の観察や付加情報の聴取をする．このときの観察は，特定の臓器の病態を掘り下げてアセスメントするのではなく，生理学的徴候に注目することが重要である．

軽症あるいは主症状が限定されている場合は，意図的なバイタルサインの観察を省略する場合もある．観察に入る前には，周囲の状況確認や感染防御が必要になることもある．

症状の内容と程度が確認できたら，緊急度や重症度を判断し，必要な処置に移る．こうした一連の流れによる救急時の基本的なアセスメントフローチャートを，図1に示す．

疾患でとらえる救急看護

救急医療の最大の目的は，「命を救う」ことである．そのために，身体的な変調，損傷，障害に視点を注ぎ，救命のために必要な処置を実施する．

心肺停止（CPA）の場合に実施する1次救命処置（BLS）および2次救命処置（ALS）は，救命のための基本処置であり，どんな処置よりも優先して実施される．すなわち救急医療では，生命活動にかかわる重要臓器の蘇生を行うこと，障害を最小限にすること，重篤化を防止することなどを主目的にした医療活動が展開される．

看護では，救命という最大の目的を果たすために，患者の身体に起きている病態を理解し，必要な治療を予測し，迅速な処置につなげることが重要である．したがって，心理・社会的側面へのケアや日常生活援助よりも，疾患をターゲットにした看護実践を優先して実施する．

救急看護では，看護師が患者の疾患を理解し，病態に即した実践をす

CPA：cardiopulmonary arrest
心肺停止

BLS：basic life support
1次救命処置

ALS：advanced life support
2次救命処置

図1 救急時の基本的なアセスメントフローチャート

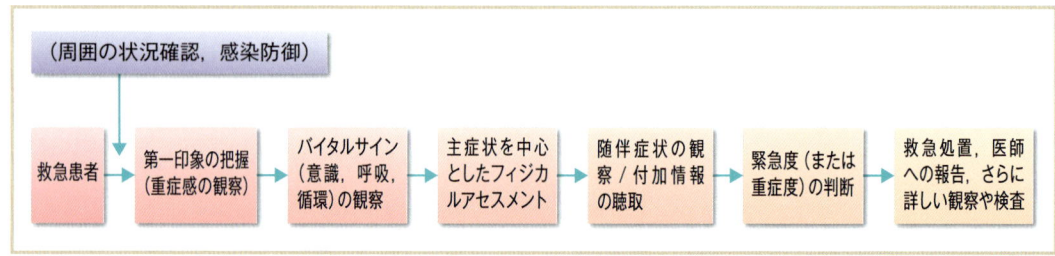

ることが，どの看護分野よりも多い．
　かつて，救急看護は，救急医学の一分野として位置づけられていたにすぎなかった．その頃は，看護の独自性が強調されるよりも，救急処置や医師が行う医行為の介助に看護の役割が求められ，救急看護師はミニドクターと称されることもあった．
　現在では，救急看護学という学問体系が構築され，看護の立場から救急医療を探求し，救急看護師の専門的役割を認識できるようになった．
　しかし，時代を経て看護の独自性が確立されてきた今も，救急医療では看護と医学をまったく独立したものとして切り離すことは不可能で，それぞれが両輪のごとく機能しながら救命という最大の目的を果たすべきである．
　ここに，疾患でとらえる救急看護の意義がある．

迅速な処置の必要性

　救急看護の実践内容は，アセスメントから，処置とケアの実践，さらに環境調整に至るまで，多岐にわたる（表2）．救急看護ではとくに迅速な処置が求められ，看護師の行う実践によって症状を緩和し，重症化を防ぎ，命を救うことが可能となる．
　処置の内容には，直接的な看護と，医師が行う処置の介助とがある．直接的な看護は，心肺蘇生，心電図検査，静脈路の確保などの看護師が実施する救急処置と，療養上の世話に相当する体位変換，排泄介助，精神的援助などがある．
　これらは，看護師が自らの判断を基に実践するものが多い．的確な観察とアセスメントをふまえ，なすべきことをただちに判断し，迅速な処置につなげることが重要である．
　処置介助は，保健師助産師看護師法に述べる「診療の補助」にあたるものである．救急医療は刻々と変化する患者を前にして，医療チームが協力して診療を行っていくという特徴がある．救急看護師は，ただ医師に言われるままに介助するのではなく，その治療の目的が何で，何が行われているのかを熟知し，次に起こりうる症状や徴候を予測し，必要となる治療や処置を準備する．
　こうした看護師の介助が，医療チームの迅速かつシームレスな動きにつながり，救急患者に対して最善の医療を提供することができる．

表2　救急看護実践の内容

1. 症状アセスメントと緊急度の判断
2. 応急処置，救急処置の実施
3. 医師による医行為の介助
4. 身体的ニーズに対応したケア
5. 心のケアと社会的サポート
6. 家族看護
7. 医療チームの調整
8. 倫理調整
9. 物品・環境の整備と調整

救急領域での思考と看護過程

救急看護実践の領域

　救急医療が展開される救急領域を，看護実践の場としてとらえた場合，ある一定の領域にとどまらず，多岐にわたる領域を考える必要がある（図2）[1]．

　救急看護には，クリティカルケアや災害急性期看護のほか，他の領域の看護（急性期看護，慢性・回復期看護，小児看護，母性看護，在宅看護，学校保健など）の一部，プレホスピタルケア，国際救急援助などが含まれる．急変時の看護は，救急看護の中にすべて包含される．

　このような救急看護の拡がりによって，救急看護師には，多角的な物の見方と，柔軟な思考と応用力，新たな視点を見出す探究心などが求められる．したがって，固定的な看護の思考では，質の高い救急看護実践にはつながらず，救急看護の未来を開拓することもできない．

救急看護に必要な思考

1 制約の中で迅速に判断する

　救急時には，かぎられた情報を用い，かぎられた時間内に迅速な判断をしなければならない．その判断に基づき，迅速な救急処置に着手する．

図2　救急看護の概念からみた急変時の看護，クリティカルケア看護，災害看護，他領域の看護との関係

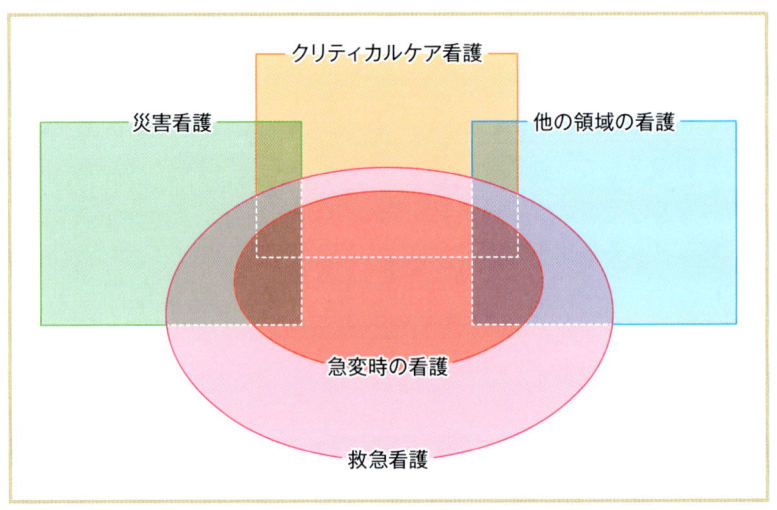

前川剛志監，山勢博彰ほか編：急変・救急時看護スキル―その根拠とポイント．p.3，照林社，2004．より引用，一部改変．

このときに，じっくりまんべんなく情報収集し，時間をかけてアセスメントしていては，助かる命も救えない．そのため，救急看護師には，短時間での適切な情報収集能力と迅速な判断能力が求められる．

得られた情報を適切にアセスメントして，迅速な判断につなげるためには，救急時の思考を身につける必要がある．具体的には，症状アセスメントでは全体の第一印象（重症感）を把握し，バイタルサインの観察をふまえてから焦点化する思考の流れを踏むことが大切である．

また，後述する看護過程を念頭に置いた救急看護の展開もその1つである．

しかし，救急時にはかぎられた条件の中で思考するため，時には判断に誤りが生じることも否定できない．

たとえば，救急時の急性症状は，症状として顕在化しているので観察はしやすい．ところが，見えている症状だけに気を取られていると，身体内部で起きている重要なサインを見逃してしまうことがある．

われわれは，記憶に鮮明で覚えやすい証拠に基づいて判断する傾向がある．これを「利用可能性のエラー（availability error）」とよぶ．また，たった1つの症状に基づいて全身に起こっていることを評価してしまうこともある．こうした思考は，「軽率な一般化の虚偽」といわれている．

このような思考に陥らないためには，見えている症状だけでなく，症状に関連する別の身体情報を探ることが重要となる．

2 アルゴリズムとヒューリスティックス

物事を判断するプロセスは，大きく2つに分類できる．

1つは，アルゴリズム（algorithm）で，手間がかかっても厳密に正解を求める考え方である．厳密な論理で一歩一歩答えに迫ることができる．

もう1つは，ヒューリスティックス（heuristics）である．これは，ある判断をするときに，心的な手間や労力を節約できる考え方をいい，経験則に基づく判定や，パターン認識，直感的思考方法などがある．

救急時は，アルゴリズムよりもヒューリスティックスに基づいた判断プロセスが重要視されるものの，事前に標準化されたアルゴリズムを訓練などによって身につけ，臨機応変にヒューリスティックスな判断を用いながらそれを適用することが望ましい．両方の判断プロセスをうまく使うことによって，適切かつ迅速な救急対応ができる．

救急看護と看護過程

米国救急看護師協会（ENA）は，「救急看護の実践」を次のように定義している．「救急看護実践とは，さまざまな状況で発生する実在的/潜在的，かつ，突発的/緊急に発生する，主として一時的で急激な身体的，

ENA：Emergency Nurses Association
米国救急看護師協会

心理・社会的問題に対する人間の反応について，アセスメント，分析，看護診断，目標設定，計画，介入実践，評価をすることである」(1999年)[2]．この定義は，救急看護を看護過程の展開として明記したものにほかならない．

　救急時のアセスメントと救急処置は，短時間でのかかわりになるので，一見すると看護過程を踏んでいないように思われるかもしれない．

　救急患者を観察し，観察結果を主観的データと客観的データに分けてアセスメントし，その結果を看護診断リストとして取り上げ，看護計画を立てて実践，評価するというプロセスをたどっていたら，救急時の迅速な対応は不可能である．

　したがって，この定義で救急看護が看護過程であると表現されているのは，各看護過程の要素を実践行動として1つずつ踏むというのではなく，看護の思考として頭の中で看護過程を展開する必要があるという意味である．

　救急看護実践において，緊急性を判断すること，医師の行う治療の介助をすること，その場での急変対応をすることなど，1つひとつの実践を単発に行うだけでは，エキスパートとしての看護ケアは提供できない．

　たとえば，心肺停止状態に対しては，1次救命処置を実施して救命することのみが看護に求められているわけではない．その後の主要臓器の状況や，後遺症の存在，精神的ケアが必要となる家族の状況など，さまざまな側面から対象をとらえ，看護の視点から問題志向的にかかわる必要がある．

　すなわち，対象を全人的に理解し救急看護のホリスティックケア（包括的看護）を実践することも重要である．

　急変症状を意図的に系統的に観察し，その意味することを瞬時にアセスメントし，疾病と外傷の身体的問題だけでなく心理社会的な問題を焦点化する．同時に実施すべき対応を判断し，焦点化された問題を迅速に解決し，評価するという一連の動きを頭の中で展開させながら，実際の救急看護実践をすることになる．

救急領域の専門性を高める

救急看護師に求められる能力とクリニカルラダー

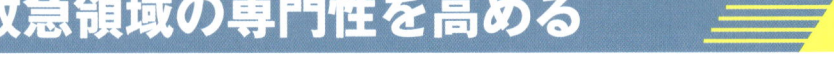

　救急看護とは，かぎられた情報の中で，内因性・外因性を問わず突発的に発生した急性症状を呈する患者に対して，迅速な判断と的確な技術を提供することである．そのため，より高度な専門性が問われる看護分

野といえる．この専門性を発揮するために必要となる能力を**表3**に示す[3]．

高度な看護判断力：フィジカルアセスメントを駆使し，検査結果を読み取り，対象の言葉に耳を傾け，緊急度や重症度を見極めながら，処置や看護の優先順位を決定できる能力

迅速かつ確実な救急看護技術：必要な救急処置の知識を持ち，迅速確実に実施や介助ができる能力

人間理解と倫理的判断：救急患者やその家族の権利を擁護し，生命への畏敬の念と人間愛に満ちた倫理観をもって，対象を共感的に理解できる能力

協調・協働と調整能力：救急医療チームの中で，ほかの専門職者と協調／協働する意識をもってチーム内の調整を図ることができる能力

救急処置を教授するための指導力：救急以外の領域の医療従事者や一般市民に対する救命・救急処置を指導できる能力

探究心と研究心：救急の場で起こる現象を，探究心と研究心をもって振り返ることができる能力

適切なストレス対処能力：救急場面でのストレスに対するレジリエンス（復元力，耐久力）と効果的な対処能力をもつこと

日本救急看護学会では，こうした専門性のある能力の段階を，5段階のクリニカルラダーとして示している（**表4**）[4]．

ステップⅠ：救急経験1年未満程度であり，「何かおかしい」「いつもと違う」というサインを察知し，1次救命処置や急性症状への初期対応ができる．救急のみならずすべての領域の看護師がもつべき能力レベルである．

ステップⅡ：表1に示されたような，救急患者の特徴を理解して看護実践が行える．このレベルでは，救急患者や家族の心理にまで目が向けられることが望まれる．

ステップⅢ：フィジカルアセスメントや問診から得られた情報をもとに，救急患者の緊急度や重症度を判断し，適切なトリアージができる能力や，複雑な病態に対して迅速で的確な看護実践ができる．

ステップⅣ：根拠をもって行った看護を評価することができ，ステップⅠ・Ⅱの看護師に対して系統的な指導や教育ができる．さらに，臨床現場での問題を客観的にとらえ研究的視点で，その解決に取り組むことができる．

ステップⅤ：救急領域全体のコーディネーションやコンサルテーション，倫理調整，さらにマネジメントができ，組織横断的活動ができるスペシャリストレベルである．

このクリニカルラダーは，救急患者やその家族に対する看護実践が，ステップⅠからステップⅤまで，単純から複雑へ，緩慢から迅速へ，一

表3　救急看護師に求められる能力

高度な看護判断力
迅速かつ確実な救急看護技術
人間理解と倫理的判断
協調・協働と調整能力
救急処置を教授するための指導力
探究心と研究心
適切なストレス対処能力

表4 救急看護クリニカルラダー

段階	対象レベル	期待する役割	研修・セミナー 日本救急看護学会関連	研修・セミナー 学会外の主なプログラム
ステップⅠ	ビギナーレベル1 救急経験1年未満	●異常を察知し，緊急性を判断できる ●1次救命処置を実施できる ●止血・包帯法，創傷ケア等の応急処置を実施できる ●急性症状への初期対応ができる ●救急患者および家族の擁護者になることができる	◇ファーストエイドコース	■AHA*-BLSヘルスケアプロバイダーコース ＊AHA：American Heart Association, アメリカ心臓協会
ステップⅡ	ビギナーレベル2 救急経験1～2年	●急変時に必要な処置の根拠を理解し実践できる ＊急変，外傷患者の看護に必要な基礎的知識が理解できる ＊2次救命処置が理解できる ＊救急医療で使用されるME機器の取り扱いができ，使用上の注意点を理解し使用できる ●救急患者の特殊性を理解した看護実践ができる ●救急患者や家族の心理が理解できる ●災害時に自施設での応急救護活動ができる	◇フィジカルアセスメントセミナー ◇基礎病態セミナー ◇災害看護初期対応セミナー	
ステップⅢ	スタンダードレベル 救急経験3～5年	●救急看護師の役割を理解し業務を遂行できる ＊救急患者の観察とアセスメントにより看護上の問題を抽出できる ＊フィジカルアセスメントに基づいて緊急度・重症度を判断し，看護上の問題抽出ができる（トリアージ） ＊迅速で的確な看護判断に基づき看護実践ができる ●チームの一員としての行動がとれ，多職種との連携が取れる ●患者や家族の心理を理解し適切な対応ができる ●災害現場での応急救護活動ができる	◇JNTEC（外傷初期看護セミナー）プロバイダーコース ◇トリアージナースコース（仮）	■AHA-ACLSプロバイダーコース ■ISLS（脳卒中初期診療）コース
ステップⅣ	チームリーダーレベル 救急看護6年以上	●根拠を持った看護の実践とリーダーシップが発揮できる ＊行った看護ケアの評価・修正ができる ＊患者の急変時にチームの調整役が発揮できる ＊状況の変化に即応した判断・対応ができる ＊ステップⅠ・Ⅱの看護師に対して指導・教育ができる ＊救急外来におけるトリアージの指導ができる ●患者や家族の心理を理解し適切な対応において，リーダーシップがとれる ●臨床現場での問題に対し研究的視点で取り組むことができる	◇JNTECインストラクターコース	■AHA-PALSプロバイダーコース
ステップⅤ	スペシャリストレベル 認定看護師（CN） 専門看護師（CNS）	●救急領域の調整（コーディネーション），相談（コンサルテーション），倫理調整，マネジメントができる ●卓越した看護実践が提供できる ●救急領域の看護師対象にとどまらず教育活動ができる ●研究指導ができる		□認定看護師教育課程（教育機関） □専門看護師教育課程（大学院修士課程）

＊対象レベルの救急経験年数は目安である．2次救急，3次救急など施設に合わせて，経験年数を設定する．

日本救急看護学会：救急看護クリニカルラダー．より引用

般から特殊へ，部署内から院外へ，平時から有事へと，らせん状に逆円錐を描くように，救急看護師の能力が発展していく様を表している．

専門性を育成するセミナー

専門性を育成するためには，実地訓練（オン・ザ・ジョブ・トレーニング，OJT）が最も効果的であるとされているが，救急患者の特殊性や緊急性から臨床現場の教育には限界がある．

そこで，日本救急看護学会では，クリニカルラダーのレベルに合わせた教育として，下記のようなさまざまなセミナーを開催している．

①**ファーストエイドコース**：場所や状況を問わず発生するさまざまな救急・急変時に，専門的な救急処置が開始されるまでのあいだ，看護職として適切な緊急・応急処置ができる看護師を育成する．受講者の条件は，看護師・保健師・助産師の資格をもつすべての人を対象にしている．

②**災害看護初期対応セミナー**：災害医療の原則をふまえながら，主に災害時の初期対応，多数傷病者の受け入れと看護介入について，講義と机上演習で学ぶ．

③**看護倫理セミナー**：看護倫理の基本を学び，救急現場で起こるさまざまな倫理的問題とその解決について学習する．

④**外傷初期看護セミナー（JNTEC）**：「防ぎえた外傷死（PTD）」を予防するため，JATEC（外傷初期診療ガイドライン）やJPTEC（病院前外傷教育プログラム）との整合性をとり，外傷初期看護の質の向上を目指しその知識，技術を習得する．

⑤**トリアージナースコース**：救急外来でのトリアージで，患者の緊急度と重症度を的確に判断し，個々の患者にとって最適な医療を提供できる看護師の育成を目指す．

このほかにも，ICLS/BLSコース，PALSコース，3学会合同呼吸療法認定士のセミナー，日本集中治療医学会による「集中治療における終末期患者家族のこころのケア講座」，MCLSコースなど，救急看護師の専門性と関連した教育コースもある．

これからの救急看護の専門性

救急看護の専門性を資格として具現化したのが，救急看護認定看護師（CN）および急性・重症患者看護専門看護師（CNS）である．

救急看護認定看護師は，日本看護協会が最初に認定した分野の1つであり，救急看護領域での実践・指導・相談の3つの役割を担っている．また，急性・重症患者看護専門看護師は，実践・相談・調整・倫理調整・教育・研究の6つの役割を担い，救急看護領域を含むクリティカル

OJT：on the job training
オン・ザ・ジョブ・トレーニング．仕事の現場で業務につきながら行う実地訓練．これに対し，職場外で業務に必要な研修を受けるなどの訓練は，オフ・ザ・ジョブ・トレーニングという．

JNTEC：Japan Nursing for Trauma Evaluation and Care
外傷初期診療に携わる看護師向けの研修コース

PTD：preventable trauma death
防ぎえた外傷死

JATEC：Japan Advanced Trauma Evaluation and Care
外傷初期診療ガイドライン

JPTEC：Japan Prehospital Trauma Evaluation and Care
病院前外傷教育プログラム

ICLS／BLS：immediate cardiac life support／basic life support
ICLSでは，突然の心停止に対する最初の10分間の対応と適切なチーム蘇生の習得を目標とし，BLSコースでは1次救命処置を学ぶ

PALS：pediatric advanced life support
院内・院外での小児の緊急事態に対する2次救命処置

MCLS：mass casualty life support
災害などにおける多数傷病者への対応標準化トレーニングコース

CN：certified nurse
認定看護師

CNS：certified nurse specialist
専門看護師

ケア領域においてその専門性を発揮している．

認定看護師と専門看護師の両方の資格をもつ救急看護エキスパートは年々増加し，救急看護の牽引役として，ますます期待が高まっている．

こうした専門資格に加え，「特定行為にかかわる看護師の研修制度」も，救急看護の専門性に大きくかかわっている．これは，超高齢化社会の到来に伴う医療ニーズの増加に対して，効果的かつ効率的に医療を支えるために医療提供体制の見直しによって制度化されたものである．特定行為の中には，救急看護領域で頻繁に実施される動脈血採血や気管挿管など，これまで医行為とされてきた行為が多く含まれている．

救急看護に携わる看護師には，拡大する看護技術の位置づけや教育方法などを吟味し，高度化する医療に対応できる専門性をさらに高める努力が必要とされる．

引用・参考文献
1) 前川剛志監，山勢博彰ほか編：急変・救急時看護スキル—その根拠とポイント．p.3，照林社，2004．
2) Emergency Nurses Association：Emergency Nurses Association Scope of emergency Nursing Practice. 1999　http://www.ena.org
3) 山勢博彰，山勢善江ほか編：系統看護学講座 別巻 救急看護学．第5版，p.5，医学書院，2013．
4) 日本救急看護学会：救急看護クリニカルラダー．2009．
http://jaen.umin.ac.jp/ENClinicalLadder_200911.pdf.

第 2 章

救命救急の疾患別マネジメントの実際

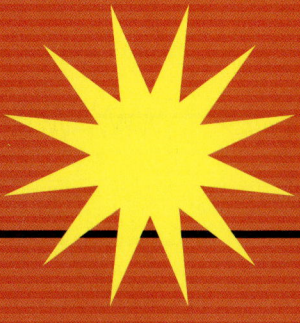

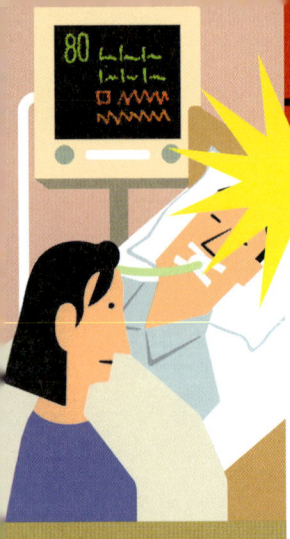

来院時心肺停止

福島綾子

病態

● 来院時心肺停止（CPAOA）とは，「医療機関へ来院時に，心機能，肺機能のいずれか，または両方が停止した状態[1]」と定義される．病院搬入までの心肺蘇生（CPR）の有無は問わない．

● 心肺停止は，呼吸停止，脈拍消失，意識消失，および心電図モニタ上の心静止（asystole），心室細動（VF），無脈性の心室頻拍（pulseless VT），無脈性電気活動（PEA）の波形（図1）によって診断される．

CPAOA：cardiopulmonary arrest on arrival
来院時心肺停止

CPR：cardiopulmonary resuscitation
心肺蘇生

図1 心肺停止時の心電図波形

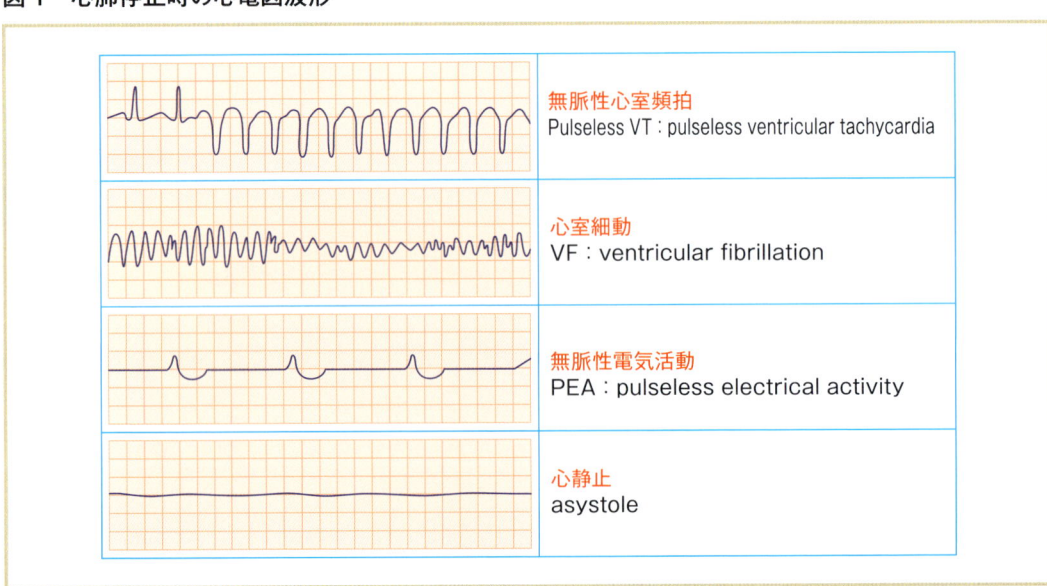

図2 生命維持のしくみ

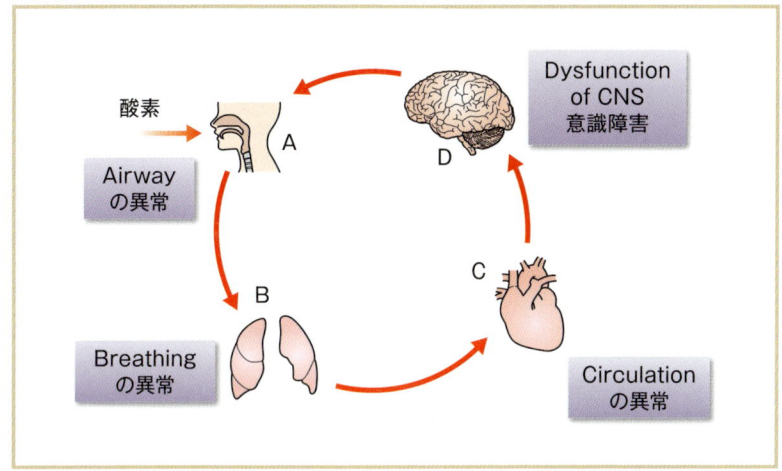

日本外傷学会,日本救急医学会監:第1章 初期診療総論-初期診療理論.外傷初期診療ガイドライン. 第4版, p.1-3,へるす出版, 2012. より引用

- 生体は,エネルギー産生に不可欠な酸素を外界から体内に取り込み,体の隅々まで供給することで生命を維持している(図2).中枢神経への酸素供給が維持されることで,呼吸,循環を介する生命の輪が形成されるが,なんらかの原因によってどの部分が障害を受けても,生命維持は困難となり心肺停止状態に陥る可能性がある.
- 脳は虚血に弱い臓器である.なんらかの原因で脳への血流が途絶えると,血流からの酸素とエネルギー供給が途絶えることになる.循環停止から15秒以内に意識消失が起こり,3〜4分後には脳神経細胞の不可逆的な変化が起こり,心肺停止状態からの蘇生は困難状態となる.
- 呼吸が停止すると生命維持に必要な酸素を取り込むことができない.その結果,循環は保たれていたとしても,脳やそのほかの重要臓器に酸素を供給することができず,臓器の機能不全によって心肺停止状態に陥る.
- 心肺停止に陥る原因はさまざまである.平成24年度のデータ[3]によると,成人では,心肺停止傷病者の原因の57%が心原性の心肺停止であった.小児の場合は,心原性の突然の心停止の頻度は少なく,外傷,呼吸器系疾患,異物による気道閉塞,溺水などが主要な原因である.
- 心肺停止は,蘇生後の身体にも大きな影響を与える.自己心拍再開(ROSC)後,心停止後症候群(PCAS)とよばれる状態に陥る.PCASは,持続的な全身の虚血によって生じる障害と,ROSC後の再灌流によって引き起こされる組織や臓器障害に起因している病態であり,死亡率や患者の予後に大きく影響する.

ROSC:return of spontaneous circulation
自己心拍再開

PCAS:post cardiac arrest syndrome
心停止後症候群

救命救急の臨床像

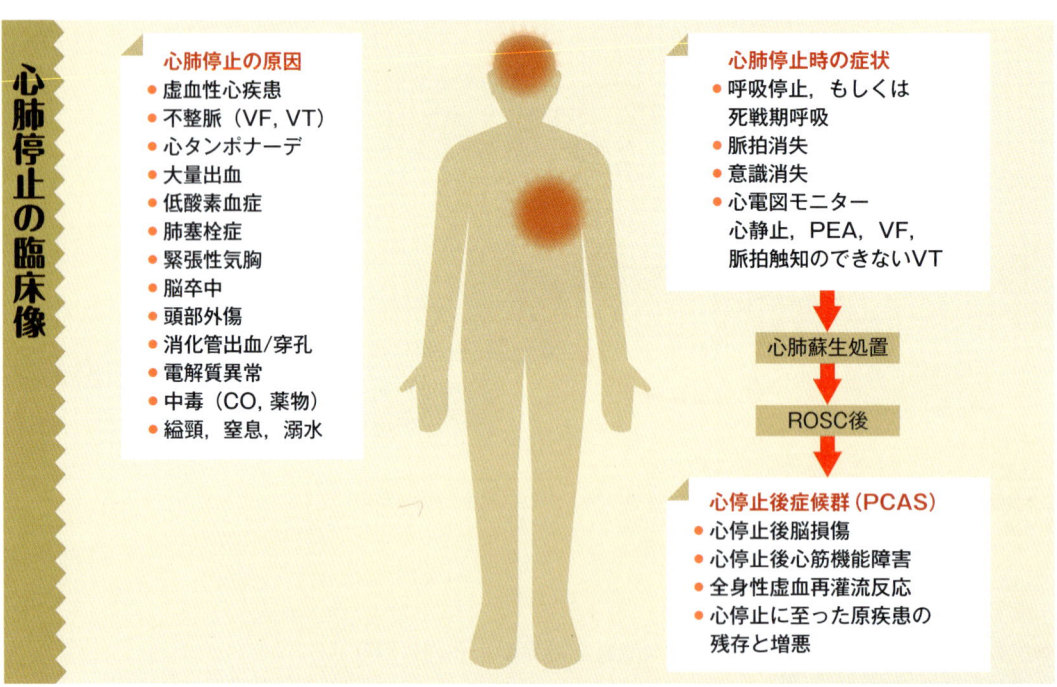

心肺停止の原因

　心肺停止は最も重篤な生命の危機的状態であり，あらゆる致死的疾患の最終的な病態といえる．心肺停止の原因となる代表的な疾患を以下に挙げる．

1 急性冠障害（ACS）

　狭心症や心筋梗塞などの虚血性心疾患は，心原性の心停止の代表的な原因である．冠動脈の動脈硬化や閉塞によって心筋への血液供給が減少，もしくは停止することに伴って心停止に陥る．

ACS：Acute coronary syndrome
急性冠障害

2 致死性不整脈

　VFやVTにかぎらず，房室ブロックや洞不全症候群などの致死性不整脈の場合，早期に治療を開始しなければならない．不適切な電気刺激によって心臓のポンプ機能の低下が起こり，十分な拍出量を得ることができず循環障害が生じれば，心停止に陥る可能性がある．

3　心タンポナーデ

心タンポナーデでは，心嚢内に多量の体液，もしくは空気が貯留することにより，心臓の拡張障害から心拍出量低下して起きるショック，冠血流量の低下から突然の心停止をきたす．

4　肺塞栓症

下肢の静脈内などに形成された血栓等が肺動脈に詰まることにより，血液中に十分な酸素が取り込まれず呼吸不全が生じ，肺血管抵抗の増加に伴う心負荷の増大によって心肺停止状態に陥る．主要動脈の閉塞や，末梢動脈系の50％以上の閉塞で心肺停止に陥る可能性が高くなる．

5　緊張性気胸

緊張性気胸は，肺もしくは胸壁の損傷が一方向弁となり，空気が胸腔内に閉じ込められることによって起きる．胸腔内圧が上昇して静脈還流が障害されるため循環不全をきたし，最終的に心肺停止に陥る．

6　くも膜下出血

くも膜下出血では，初回および発症から24時間以内に最も多く発生する再破裂による頭蓋内圧亢進が心肺停止の原因とされている．

心停止後症候群（PCAS）

2008年に国際蘇生連絡委員会（ILCOR）は，心肺停止に伴う全身の虚血再灌流障害によって起こる，心停止後脳損傷，心停止後心筋機能障害，全身性虚血再灌流反応，および心停止に至った原疾患の残存と増悪を総称してPCASと定義した[4]．

ILCOR：International Liaison Committee on Resuscitation
国際蘇生連絡委員会

1　心停止後脳損傷

心停止後脳損傷の主要な病態は，心肺停止によって脳への血流低下と，ROSC後の再灌流によって起こる脳浮腫である．

脳が虚血状態に陥るとATPの産生が低下し，細胞内のアシドーシスと高カルシウム血症の影響を受けて細胞浮腫が起こる．

また，炎症性メディエーターの生成，フリーラジカルの産生活性化による血管透過性の亢進や血管内の微小血管血栓症，脳血管自己調節能の

破綻などによって脳浮腫やそれに伴う頭蓋内圧亢進，神経変性が引き起こされる[5]．

心停止後の発熱，高血糖，痙攣，ミオクローヌス，低/過酸素症も，脳損傷や予後に影響を及ぼす因子とされている[6]．

2 心停止後心筋機能障害

心停止後心筋機能障害は，心筋虚血の有無にかかわらず気絶心筋によって生じる心拍出量が低下した状態を指す．ROSC 後，内因性のカテコラミンによる反応で一過性に心拍数や血圧が上昇するが，その後心筋機能の低下が起こり，血圧や心拍出量の低下がみられる．

心疾患が原因でない場合，ROSC 後 72 時間までには心筋機能不全は改善すると考えられている[6]．

3 全身性虚血再灌流反応

心肺停止は最も重篤な循環不全の状態である．心肺蘇生により循環の改善を図るが，酸素運搬や代謝の改善効果は乏しい．また，ROSC 後もその状態は持続すると考えられている．

全身の虚血状態が持続する結果，組織酸素代謝障害によって内皮活性化や全身性の炎症が引き起こされ，感染や多臓器不全のリスクの原因となる[6]．感染や多臓器不全によるさまざまなサイトカイン，可溶性受容体やエンドトキシン，乳酸の増加が，予後に大きく関連する．

4 心停止に到った原疾患の残存と増悪

心停止の原因を検索するとともに，その原因を解除することは重要である．ROSC 後に心肺停止に陥った原因検索を行い，原疾患に対する治療が行われなければ，患者の予後を改善することはできない．

脳死

脳死とは，「器質的脳障害により深昏睡及び自発呼吸を消失した状態と認められ，かつ器質的脳障害の原疾患が確実に診断されていて，原疾患に対して行い得るすべての治療を行った場合であっても回復の可能性がないと認められる者[7]」と定義される．

①昏睡，②瞳孔径が左右 4 mm 以上であり，固定している，③脳幹反射の消失，④平坦脳波のいずれもが確認された場合に，脳死と判定される．2010 年の改正臓器移植法の施行により，脳死も人の死と定義された．

心肺停止状態から蘇生処置によって心機能は回復したとしても，脳へ

の虚血による脳神経細胞の不可逆的な変化によって全脳機能が停止すると，脳死の状態となる．

治療・マネジメントの実際

心肺蘇生のアルゴリズム

　心肺機能が停止すると，生体内の血流が途絶え，組織や臓器は低酸素状態に陥る．とくに，脳では循環停止から15秒以内に意識消失が起こり，3〜4分の血流停止では不可逆的な変化を起こす．

　また，心停止から約3分，呼吸停止からでは約10分で患者の死亡率は50％になるといわれている．そのため，心肺機能が停止している患者に対しては，迅速に呼吸状態，循環動態を整えるための処置が必要となる．

　来院時心肺停止の場合，救急隊による心肺蘇生が行われている状態で搬送されてくるが，救急外来での来院時心肺停止患者の蘇生処置は，アメリカ心臓協会（AHA）や日本蘇生協議会（JRC）によって示されている，2次救命処置（ACLS）のアルゴリズムに沿って進められる．以下に，AHAのガイドラインに沿って説明する（図3）[8]．

AHA：American Heart Association
アメリカ心臓協会

JRC：Japan Resuscitation Council
日本蘇生協議会

1 胸骨圧迫

　胸骨圧迫を行うことによって生命の維持に必要な心臓，および脳への血流を保つことを目的としている．AHAのガイドラインでは，質の高いCPRの実施が強調されている（p.287参照）．

2 除細動の適応

　心肺停止患者が搬送され，除細動器の使用が可能になった場合は，早期に除細動の適応を判断する．VF，無脈性のVTが確認された場合には，早期の除細動を施行する．除細動のエネルギーレベルは，二相性の場合120〜200J，単相性の場合360Jを使用することが推奨されている．

3 薬物療法

　心肺停止状態の患者に対しては，アドレナリンを3〜5分ごとにエピネフリン1mgを静脈内，もしくは骨髄内に投与することが推奨されている．エピネフリンは，α，およびβ作用によって冠動脈の血管拡張圧を上昇させ，CPR中の心内膜下の灌流を増加させる．

図3 無脈性心肺停止状態の患者に対する治療のアルゴリズム[8]

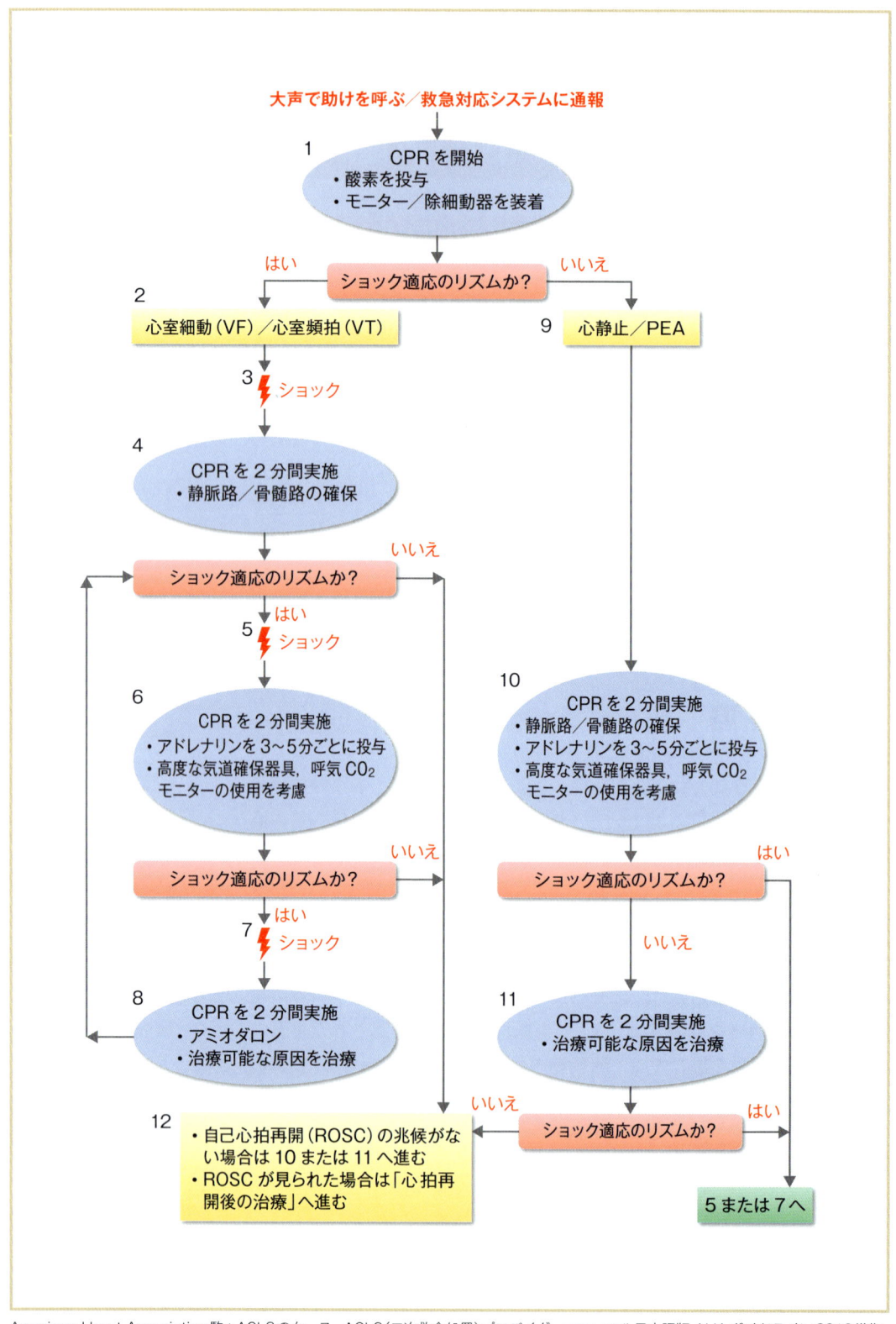

American Heart Association 監：ACLSのケース．ACLS（二次救命処置）プロバイダーマニュアル日本語版 AHAガイドライン2010準拠．第1版（野々村宏ら訳），p.59-91，シナジー，2012．より引用

除細動によってもVF，VTが改善しない難治性不整脈に対しては，抗不整脈薬の使用を検討する．AHAではアミオダロンを初回は300 mg，2回目以降は150 mgをボーラス投与することを推奨している．

PCASに対する治療

ROSCは蘇生のゴールではない．ROSC後のPCASの病態に対するケアが患者の予後を左右する重要な治療である．

1 呼吸状態の安定化

呼吸状態の管理として，まずは換気と酸素化の最適化を行う．酸素飽和度は94%を維持するためにF_IO_2を管理し，過換気を避ける必要がある．

過換気は胸腔内圧を上げるため，心拍出量が減少する要因となるだけでなく，二酸化炭素の減少による脳血流量の減少をもたらし，脳浮腫の原因ともなる．そのため，呼気終末二酸化炭素分圧（$P_{ET}CO_2$）が35～40 mmHgになるまで換気回数を調整する．

また，心停止後の再灌流の影響から，肺浮腫やARDSへ移行する可能性も高いため，胸部X線撮影，動脈血ガス分析などの結果から呼吸状態の管理を行う必要がある．

ARDS : acute respiratory distress syndrome
急性呼吸窮迫症候群

2 循環動態の安定化

循環動態の管理として，収縮期血圧＜90 mmHgの場合は，1～2Lの生理食塩液，または乳酸リンゲル液をボーラス投与し，血圧を維持する．

血圧が維持できない場合には，アドレナリン，ノルアドレナリン，ドパミンなどの昇圧薬を用いて血圧を維持することを考慮する．IABPやPCPSなどの補助循環が必要な場合もある．

また，心停止の原因疾患としてACSが疑われる場合，ROSC後早期に12誘導心電図，心筋逸脱酵素（CK，CK-MB，LDHなど）の測定，心筋障害マーカーであるトロポニンTやH-FABPを用いたACSの鑑別診断が必要である．ACSが疑われる場合には，早期の冠動脈造影と，冠動脈形成術（PCI）などによる冠動脈再灌流療法を行う．

PCPS : percutaneous cardiopulmonary support
経皮的心肺補助法

CK-MB : creatine kinase myocardial band
クレアチンキナーゼMB（心筋）型アイソザイム

LDH : lactate dehydrogenase
乳酸脱水素酵素

H-FABP : heart type fatty acid-binding protein
ヒト心臓由来脂肪酸結合蛋白

3 低体温療法

2010年のAHAガイドラインでは，ROSC後，昏睡状態にある患者に対しては低体温療法が考慮されるべき[9]との指針が出されている．ROSC後早期に32～34度に冷却し，最低12時間，可能であれば24時間の維持期間を設けることが推奨されている．

表1 心停止の原因疾患

H's	T's
Hypovolemia 循環血液量減少	Tamponade, cardiac 心タンポナーデ
Hypoxia 低酸素症	Tension Pneumothorax 緊張性気胸
Hydrogen Ion Acidosis アシドーシス	Thrombosis, pulmonary/coronary 肺血栓症/冠血栓症
Hypo-/Hyperkalemia 低/高カリウム血症	Toxic 中毒
Hypo-/Hyperthermia 低/高体温	Trauma 外傷
Hypo-/Hyperglycemia 低/高血糖	

4 原因検索

心肺停止状態の患者に対する治療では，上記した呼吸状態の安定化，循環動態の安定化，およびACSへの対応，低体温療法の導入と並行して原因検索の段階に移行する．原因疾患については，「the H's and T's（表1）」を想起しながら検索を行う．

看護ケアの焦点

来院時心肺停止状態で搬送された患者に対する看護ケアの焦点としては，治療のアルゴリズムを理解したうえでの蘇生処置を行うとともに，ROSC後の呼吸，循環，意識などの評価を行い異常の早期発見に努めるほか，患者の家族に対するケアが重視される．

蘇生処置

1 環境調整と必要物品の準備

患者の搬送前の情報から，予測される治療処置や検査に合わせた環境の調整と物品準備を行う．
蘇生処置は，ほかの患者，家族へ与える影響も大きいため，ベッド調整が必要な場合もある．プライバシーに配慮しつつ，十分な作業スペー

スを確保できるように環境を整える．

　適切な CPR を行えるよう，心電図モニタや除細動器，蘇生に使用する可能性のある薬剤はもちろん，ROSC 後の PCAS に対する治療も考慮し，12 誘導心電図や心臓カテーテル検査室への連絡が必要となる．

2 CPR の質の確保

　蘇生処置においては，質の高い CPR を継続して行うことが必須である．AHA では**表2**のチェック項目を使って CPR の質を確保することを推奨している．質の高い CPR を実施するために，複数人いる場合には，1〜2分を目安に胸骨圧迫の役割を交代するとよい．

　蘇生を成功に導くためには，専門の医療知識を有し，各自の役割と責任を把握したチームで対応することが望ましい．そのため，看護師も蘇生のアルゴリズムを理解し，正しい技術を習得しておく必要がある．

表2　質の高い CPR

- □ 圧迫のテンポ：100 回/分以上に保つ
- □ 圧迫の深さ：約 5 cm 以上（成人）
- □ 胸骨圧迫解除時にしっかり除圧できているか
- □ CPR の中断を最小限にする
- □ 胸骨圧迫：人工呼吸＝30：2

蘇生後の全身管理

　蘇生処置による ROSC 後は，呼吸状態，循環動態の安定を図りながら，心肺停止に陥った原因の検索とともに，PCAS に対する治療が開始される．PCAS の治療については，ICU などの集中治療室にて行われることになるが，救急外来では PCAS に対する治療を理解しておかなければならない．

1 呼吸状態，循環動態の評価

　人工呼吸器による呼吸管理を開始し，呼吸状態の評価を行う．過剰な酸素投与はフリーラジカルの産生や活性酵素の産生による細胞傷害を助長させる可能性があるため避けるようにする．

　過換気は脳血流量の低下をまねく可能性があるため，SpO_2 や $P_{ET}CO_2$ のモニタリングを行う．

　心肺停止後心筋機能障害の影響を考慮し，血圧，心拍数，SpO_2 などをモニタリングする．スワン・ガンツカテーテルやその他のデバイスによってモニタリングが可能な場合には心拍出量のモニタリングも行い，循環動態の評価を行う．

　収縮期血圧を 90 mmHg 以上に保てるよう，輸液による負荷や薬剤による血圧の管理を行う．

2 冠動脈再灌流療法に対する準備とケア

　心肺停止の原因としてACSが疑われる場合，とくにST上昇型心筋梗塞（STEMI）の場合には，早期の冠動脈再灌流療法の実施を検討する．

　冠動脈再灌流療法の実施は，心肺停止から蘇生した成人患者の良好な転機につながるが，再灌流までの時間を短縮することによってその治療の効果が著明に増大する．

　ACSの可能性を的確に判断するとともに，早期に冠動脈再灌流療法が実施できるよう，12誘導心電図や採血，胸部X線撮影や心エコー検査を迅速に行えるように準備，介助する．また，検査，処置中の血圧，心拍数，SpO_2のモニタリングを行い，異常の早期発見に努める．

STEMI：ST-elevation myocardial infarction
ST上昇型心筋梗塞

3 低体温療法の準備

　ROSC後の成人患者で，血行動態が安定しており，かつ昏睡状態の患者に対しては低体温療法が考慮される．とくに，初回心電図がVFから回復した患者に対しては低体温療法が非常に有効であると報告されている[10]．

　低体温療法の冷却には，血管内冷却装置や水循環ジェルパッド（Arctic Sun™5000）（図4），冷却ブランケットを用いた冷却方法（図5）などがある．また，冷却した輸液を用いることで，目標体温までの冷却を早期に行うことが可能となるため，低体温療法の可能性を考慮して輸液の温度などを調整することが必要である．

　低体温療法を行う際は，体温の低下に伴うシバリングによって起こる熱産生や酸素需要量の増加を予防するほか，治療に伴う患者のストレスを軽減する目的からも，鎮痛，鎮静，筋弛緩薬を使用することが推奨されている．そのため，薬剤使用前に神経学的所見の評価を行う．

　また低体温療法では，低体温による合併症として血行動態の変化，不整脈，電解質異常，凝固系の異常や血小板減少，易感染状態，高血糖，薬物代謝動態の変化，シバリング，皮膚トラブルのリスク，患者のストレスなど，さまざまな可能性がある．合併症の予防と異常の早期発見のための観察が求められる．

家族への対応

　来院時心肺停止患者の多くは，患者本人すら予測していない状況で搬送される．家族は心肺停止状態の発見者であったり，突然の連絡を受けて病院に駆けつけてきたりすることになる．そのため，家族の動揺は激しく，心理的な危機状態に陥る可能性が高い．看護師は患者への蘇生処

図4　低体温療法に使用される冷却装置　Arctic Sun™5000

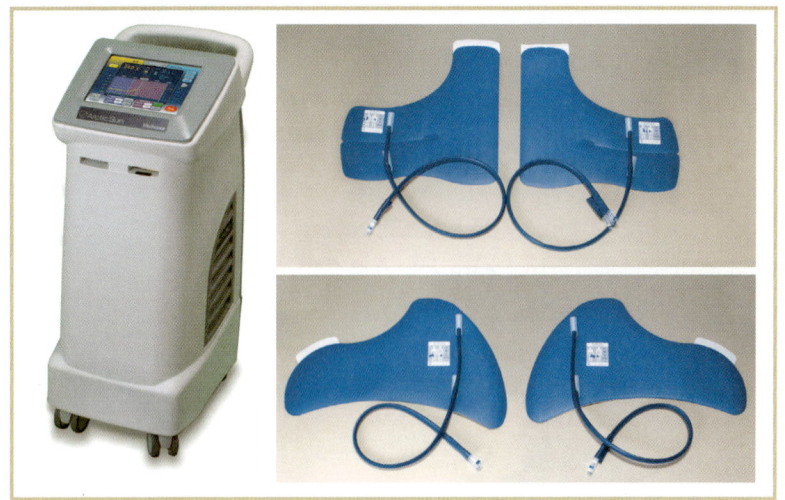

（写真提供：アイ・エム・アイ株式会社）

図5　ブランケットによる冷却

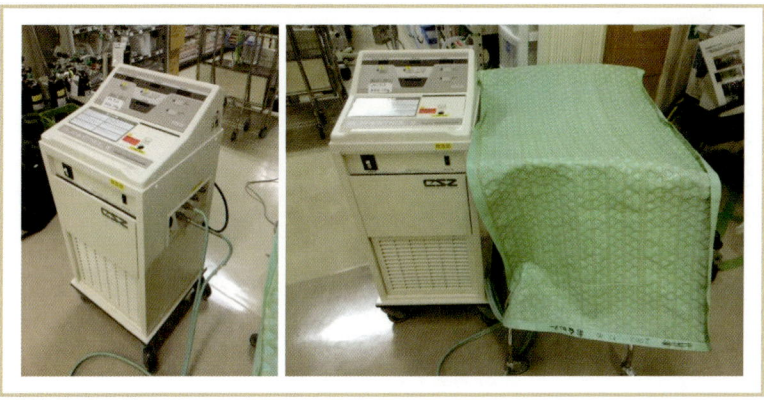

置だけでなく，家族への看護も求められる．

　蘇生処置を受けている間，待機している家族は不安や恐怖といった感情を抱いている．また，患者の状態について十分な情報を得ることができず，医療者が患者の蘇生処置に対応するために家族に十分にかかわることができない場合も多いため，医療者との信頼関係の構築もむずかしい．

　そのような状況であっても蘇生処置の状況によって，家族は代理意思決定を迫られることがある．患者の予後予測とともに，正しい情報提供を行う場のセッティングを行い，不安の軽減を行う．また，家族が納得できる判断ができるよう支援する必要がある．

　初療室で亡くなった患者の家族は，死別の準備期間はほとんどなく，看取りに費やす時間も十分にないまま，家族の死に直面することとなる．看護師は，家族が死別による悲嘆のプロセスをたどることができるよう，対面時の患者の外観を整えたり，悲嘆反応を表出できるような環境を整えたりするなどの介入が必要となる．

心肺停止の予防

　1992年，AHAは心肺停止状態の発症直後から病院での治療を1つのつながりとしてとらえた「救命の連鎖 chain of survival（図6）[9]」という概念を提唱した．当初は，①迅速な119番通報，②迅速な心肺蘇生，③迅速な除細動，④早期の二次救命処置の4つの鎖の結合で構成されていたが，2010年に発表されたガイドラインでは第5の鎖として，⑤統合的な心停止後のケア integrated post-cardiac arrest care という概念が追加され，ROSC後の集中治療の重要性が示唆された．

図6　救命の連鎖（AHAガイドラインによる）

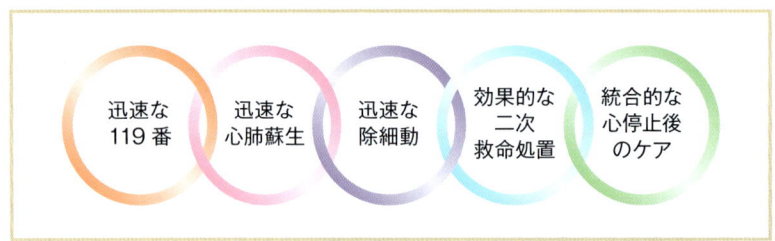

　一方，JRCのガイドライン[12]における救命の連鎖は，①心肺停止の予防，②心停止の早期認識と通報，③一時救命処置（CPRとAED），④二次救命処置と心拍再開後の集中治療の4つの要素によって構成されている．

　とくに，2010年のガイドライン改訂に伴い，「心肺停止の予防」が第1の鎖として採用された．これは，心停止に陥る可能性の高い疾患にかかったときや，実際に心停止に陥る前に適切な処置や治療を受けることによって最悪の事態を避けることを意味している．

　救急医療に携わる者として，心肺停止状態で搬送されてきた患者への対応だけでなく，心肺停止を予防するための啓蒙活動や，常に患者の急変のリスクを予測し，異常の早期発見に努めなければならない．

引用・参考文献

1) 日本救急医学会用語委員会：医学用語解説集「来院時心肺停止」．2009.
http://www.jaam.jp/html/dictionary/dictionary/word/0112.htm（2014年10月18日検索）
2) 日本外傷学会，日本救急医学会監：第1章　初期診療総論-初期診療理論．外傷初期診療ガイドライン．第4版，p.1-3，へるす出版，2012.
3) 総務省消防庁　平成25年版　救急救助の現状　Ⅰ．救急編．
http://www.fdma.go.jp/neuter/topics/kyukyukyujo_genkyo/h25/01_kyukyu.pdf
（2014年11月13日検索）
4) Neumar RW, et al. : Post-cardiac arrest syndrome : epidemiology, pathophysiology, treatment, and prognostication. A consensus statement from the international liaison committee on resuscitation (American heart association, Australian and New Zealand council on resuscitation, European resuscitation council, Heart and stroke foundation of Canada, InterAmerican heart foundation, resuscitation council of Asia, and the resuscitation council of Southern Africa) ; the American heart association emergency cardiovascular care committee ; the council on cardiovascular surgery and anesthesia ; the council on cardiopulmonary, perioperative, and critical care ; the council on clinical cardiology ; and the stroke council. Circulation, 118(23) : 2452-2483, 2008.

5) 相引眞幸：PCASにおける虚血再灌流障害のメカニズム-基礎から臨床へ．INTENSIVIST，6(4)：565-575，2014．
6) 千葉宣孝，長尾建：心停止後症候群．ICUとCCU，36(12)：1061-1065，2012．
7) 厚生労働省：法的脳死判定マニュアル．2012．
http://www.mhlw.go.jp/stf/shingi/2r98520000001o9dx-att/2r98520000001oa0r.pdf
(2014年11月15日検索)
8) American Heart Association 監：ACLSのケース．ACLS（二次救命処置）プロバイダーマニュアル日本語版 AHAガイドライン2010準拠．第1版(野々村宏ら訳)，p.59-91，シナジー，2012．
9) American Heart Association 監：治療システム．ACLS（二次救命処置）プロバイダーマニュアル日本語版 AHAガイドライン2010準拠．第1版(野々村宏ら訳)，p.25-32，シナジー，2012．
10) Peberdy MA, et al：Part 9：Post-cardiac arrest care：2010 American heart association guidelines for cardiopulmonary resuscitation and emergency cardiovascular care. Circulation 122(18 Suppl 3)：S768-S786, 2010.
11) Medivance社：Arcticgel™Pads
http://www.medivance.com/ArcticGelPads (2014年11月15日検索)
12) 日本蘇生協議会：一次救命処置
http://www.qqzaidan.jp/pdf_5/guideline1_BLS_kakutei.pdf (2014年11月15日検索)

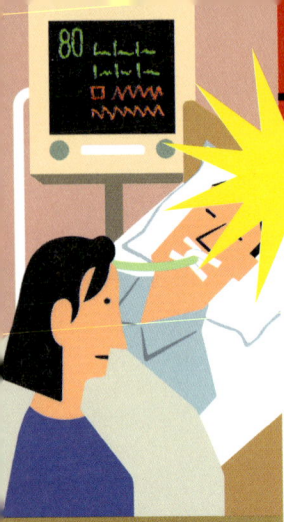

脳卒中

栗原早苗

病態

- 脳卒中は虚血性脳機能障害で，脳出血，くも膜下出血，脳動静脈奇形からの頭蓋内出血など，脳動脈からの出血を原因とする出血性脳卒中と，脳梗塞のように脳血流の虚血を原因とする虚血性脳卒中に大別される（図1）．
- 日本では，出血性脳卒中が23.1％，虚血性脳卒中が76.9％となっている[1]．
- 脳卒中の危険因子として，年齢，高血圧，男性，糖尿病，脂質異常，喫煙，心房細動などがあるが，発症・再発予防として高血圧のコントロールが最も重要だと考えられている．

図1　脳卒中の種類

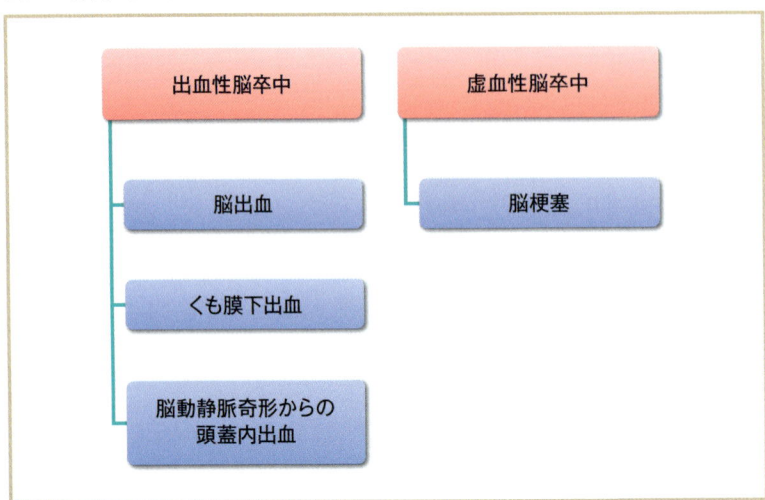

脳梗塞

脳梗塞とは，脳動脈（図2）の閉塞または狭窄のため脳組織が壊死に陥ることをいう．その発生機序により，①アテローム血栓性脳梗塞，②心原性脳塞栓症，③ラクナ梗塞の3つの病型に分類される（表1）．

アテローム血栓性脳梗塞は，動脈硬化による脳動脈の狭窄が原因で，段階的，進行性の経過となることが特徴的である．

心原性脳塞栓症は，心臓由来の塞栓子が脳血管を閉塞し，神経症状が短時間で完成することが特徴である．

ラクナ梗塞は穿通枝領域の梗塞で，片麻痺や感覚障害などを呈することが多く，意識障害を伴うことはまれである．最近は，ラクナ梗塞が減少し，アテローム血栓性脳梗塞，心原性脳塞栓症が増加してきている．

壊死した領域の巣症状で発症するため，多彩な症状を示す．片方の上下肢，顔面の運動麻痺，感覚障害，言語障害を示すことが多い．脳幹梗

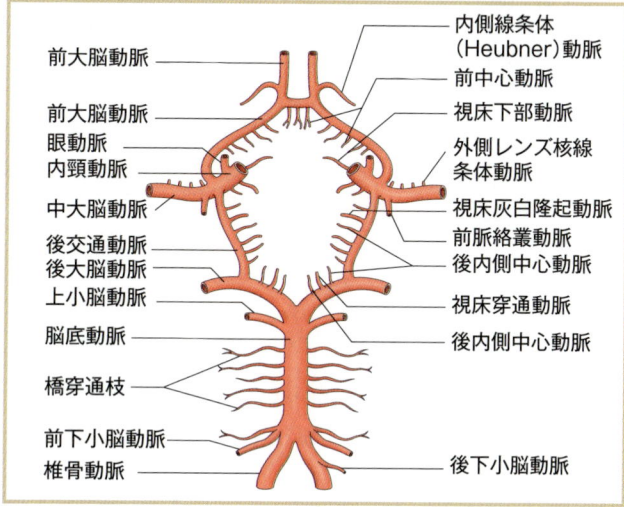

図2　脳動脈の走行

表1　脳梗塞の病型

病型	原因	特徴	危険因子
アテローム血栓性脳梗塞	動脈硬化などによるアテローム（粥腫）硬化	・血栓性，塞栓性，血行力学性の3つの発生機序 ・運動麻痺，知覚障害に加えて，意識障害，失語などの皮質症状を呈することが多い． ・脳梗塞に先行して一過性脳虚血発作（TIA）を認める症例も多い．	高血圧，糖尿病，脂質異常症，喫煙
心原性脳塞栓症	心臓由来の塞栓子	・広範な脳梗塞となることが多い． ・最も重篤で予後不良 ・突然出現して短時間で完成する発症様式をとることが多い． ・中大脳動脈領域に最も多い． ・ほとんどの症例で再開通が起こるため，出血性梗塞に移行することがある．	心房細動，急性心筋梗塞，ペースメーカー
ラクナ梗塞	高血圧症や糖尿病による小血管病変	・穿通枝領域の小さな脳梗塞 ・予後は比較的良好 ・一般的に失語，失認などの高次機能障害は呈さず，運動障害，感覚障害，構音障害を主症候とする場合が多い．	高血圧

TIA：transient ischemic attack
一過性脳虚血発作

図3 脳動脈瘤好発部位

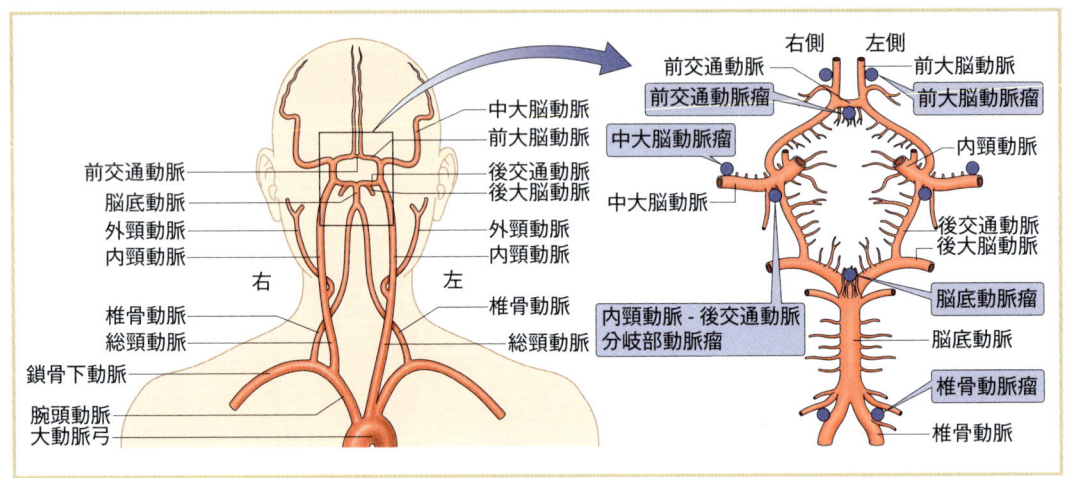

塞では,顔面と四肢で麻痺側が異なる交代性麻痺を示すことがある.そのほか,めまいや失調なども脳梗塞の症状である.

くも膜下出血

くも膜下腔に出血が起こる状態をくも膜下出血という.80〜85％が脳動脈瘤の破裂で起こる(図3).若年例では脳血管奇形の破綻が原因となる場合がある.危険因子は,高血圧症,喫煙,くも膜下出血を発症した家族歴,過度の飲酒などがある.

くも膜下出血は,「今まで経験したことのないような激しい頭痛」で発症することが多く,出血により頭蓋内圧が上昇し,悪心や嘔吐などの頭蓋内圧亢進症状を伴う.髄膜刺激症状である項部硬直は,発症後6〜24時間に出現する.

突発的な症状が重症であればあるほど,予後も悪いことが多く,入院時のGCSが転帰と相関するといわれている.

脳出血

脳出血の約80％が高血圧性脳出血で,被殻,視床,脳幹,皮質下,小脳出血の出血部位がある(図4).責任血管は,被殻・視床出血は中大脳動脈,脳幹出血は脳底動脈である.

初発の身体所見は,頭痛,悪心,嘔吐が多くみられ,片麻痺や意識障害などがみられる.また,眼症状として,共同偏視がみられることが特徴である.出血する部位により症状が異なる(表2).

表2　脳出血の部位と神経所見

部位	神経所見
被殻出血	病側への共同偏視，片麻痺，知覚障害，失語，構音障害
視床出血	内下方への共同偏視，片麻痺，知覚障害，強い意識障害
脳幹出血	両側瞳孔縮小，深昏睡，失調性呼吸，四肢麻痺
小脳出血	眼振，小脳失調（めまい，歩行障害，平衡感覚障害）

図4　脳出血とその部位

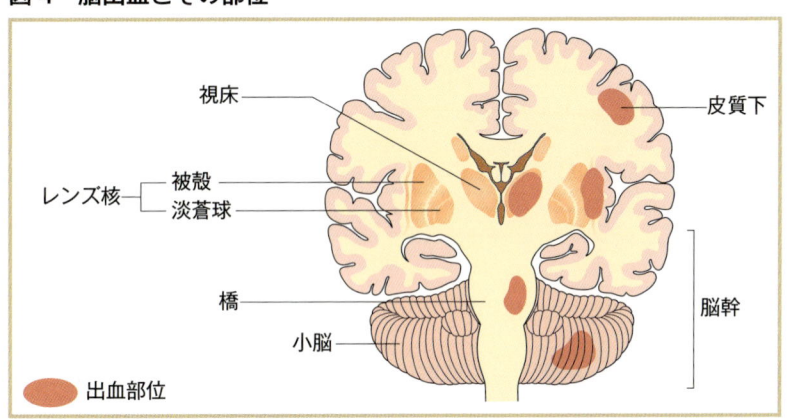

- 視床
- 皮質下
- レンズ核 — 被殻 / 淡蒼球
- 橋
- 小脳
- 脳幹
- 出血部位

救命救急の臨床像

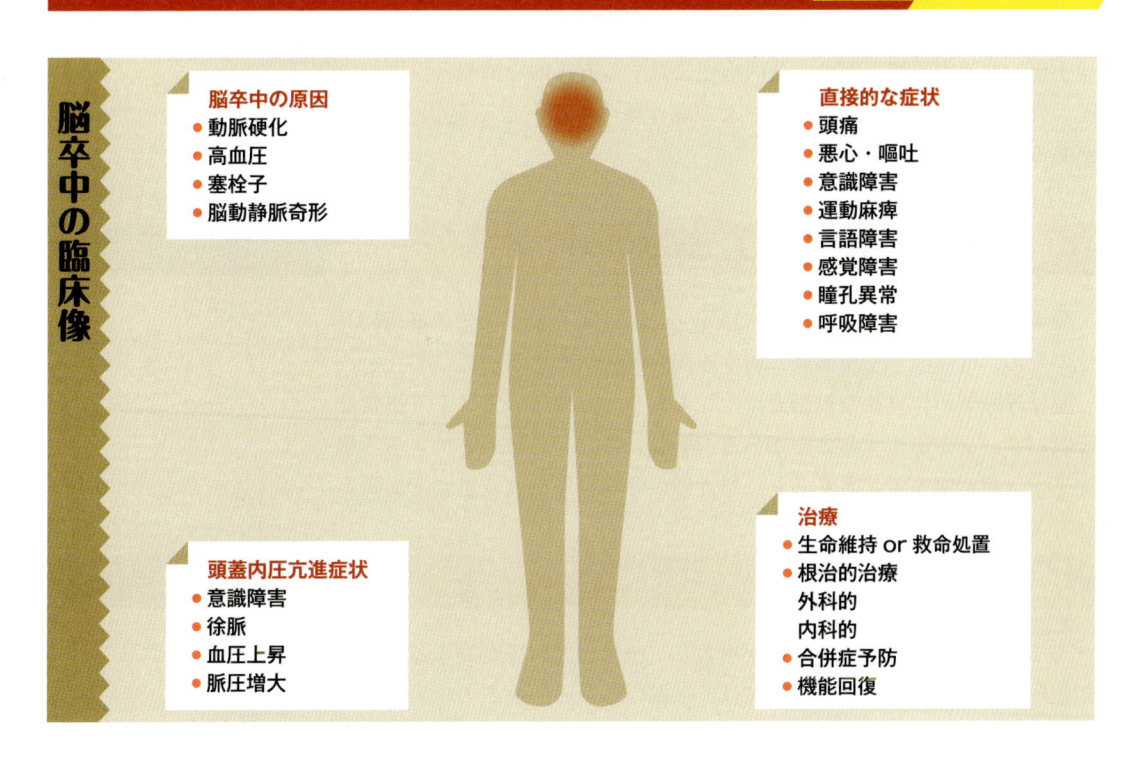

脳卒中の臨床像

脳卒中の原因
- 動脈硬化
- 高血圧
- 塞栓子
- 脳動静脈奇形

直接的な症状
- 頭痛
- 悪心・嘔吐
- 意識障害
- 運動麻痺
- 言語障害
- 感覚障害
- 瞳孔異常
- 呼吸障害

頭蓋内圧亢進症状
- 意識障害
- 徐脈
- 血圧上昇
- 脈圧増大

治療
- 生命維持 or 救命処置
- 根治的治療
  外科的
  内科的
- 合併症予防
- 機能回復

表3 疾患とその特徴

疾患	特徴
くも膜下出血	経験したことのない頭痛
脳塞栓症，出血性脳卒中	突然発症で症状が変化しない
脳血栓症	経過を追って徐々に増悪する
一過性脳虚血発作	30分ほどで症状が消失

表4 障害部位と呼吸障害パターン

障害部位	呼吸障害パターン
大脳半球や間脳	チェーン・ストークス呼吸
中脳	中枢性過換気
橋下部	持続性吸息呼吸（吸気相で持続的に呼吸を止める）
橋下部から延髄上部	群発呼吸
延髄	失調性呼吸

　臨床像として，頭蓋内病変による直接的な症状と，頭蓋内圧亢進に伴う付随的な症状の2つに大別される．

　頭蓋内病変の部位や程度によって，症状は多岐にわたり，緊急度・重症度は千差万別である．広範囲に病変がある場合，急性期はとくに病態が急激に変化するため，経時的に細やかに観察することと，変化に対して迅速に対応することが重要である．

　手術や血管内治療などの頭蓋内病変に対する直接的な治療と，頭蓋内圧の亢進を防ぐ治療（原因除去および脳浮腫の原因となる症状の管理）がある．

頭蓋内病変による症状

　発症形式や症状から，疾患やその部位などがある程度予測できる(**表3**)．そのため，危険因子や現病歴に関する問診は大切である．

　脳は呼吸調節に重要な役割をはたしており，脳血管障害により異常な呼吸パターンが出現することがある(**表4**)．また，意識障害による舌根沈下で気道閉塞することもあり，急性期の呼吸管理は大変重要である．

頭蓋内圧亢進

　さまざまな原因で頭蓋内容積が増大し，脳脊髄腔の圧が高まることを頭蓋内圧亢進という．その原因には，①脳浮腫など脳実質の増大，②頭蓋内占拠性病変（血腫など），③髄液の流出が妨げられることなどによる脳脊髄液の貯留，④脳循環血液量の増加などがある．

図5 クッシング現象

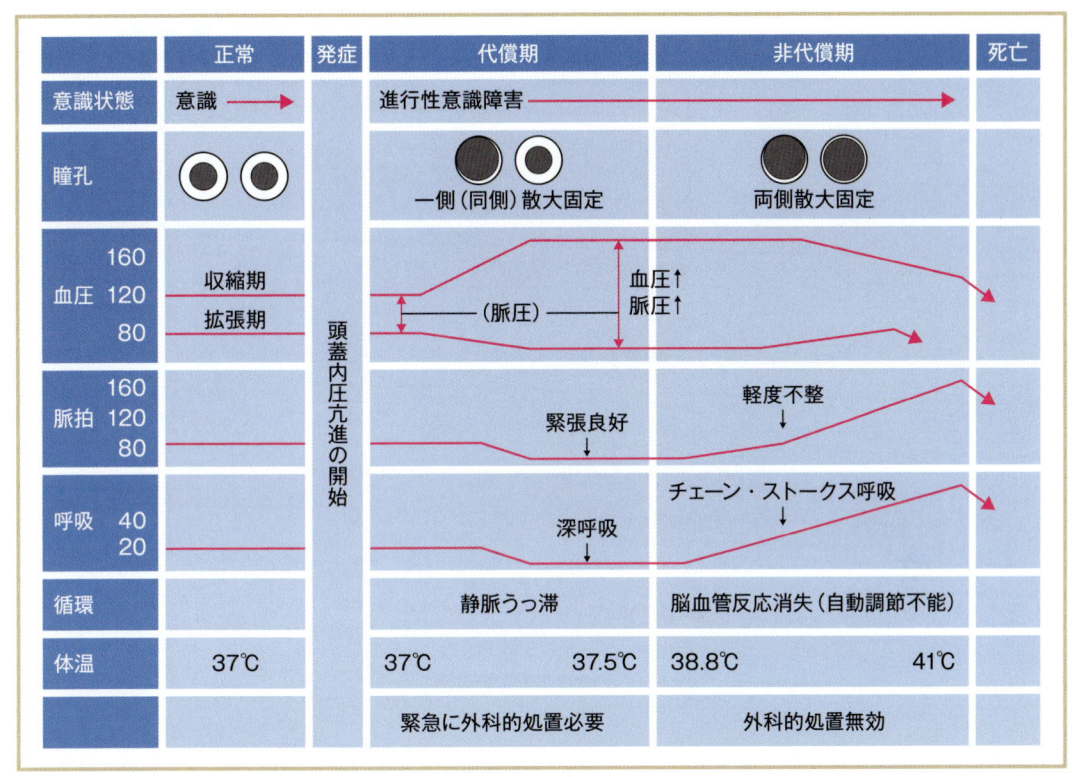

		正常	発症	代償期	非代償期	死亡
意識状態		意識 →		進行性意識障害 ──────────────────→		
瞳孔		●●		一側(同側)散大固定	両側散大固定	
血圧	160 120 80	収縮期 拡張期	頭蓋内圧亢進の開始	(脈圧)	血圧↑ 脈圧↑	
脈拍	160 120 80			緊張良好↓	軽度不整↓	
呼吸	40 20			深呼吸↓	チェーン・ストークス呼吸	
循環				静脈うっ滞	脳血管反応消失（自動調節不能）	
体温		37℃		37℃　　　37.5℃	38.8℃　　　41℃	
				緊急に外科的処置必要	外科的処置無効	

三輪哲郎監(伊藤洋ほか)：BEST看護 脳神経外科．p.19, 医学評論社，1987．および，氏家幸子ほか：急性期にある患者の看護Ⅰ─急性期・クリティカルケア．p.148, 廣川書店，2005．を参考に作成

　超急性期の頭蓋内圧亢進は，主に血腫増大などによる頭蓋内占拠性病変の増大と急性脳浮腫によるものが多い．脳浮腫のピークは，脳内出血の場合は発症1～2日，脳梗塞の場合は発症数日～1週間と，病態によって違いがある．

　頭蓋内圧亢進の急性症状は，意識障害，徐脈，血圧上昇，脈圧増大を特徴とする「クッシング現象」(図5)，対光反射の減弱や消失，瞳孔不同，除脳硬直，頭痛，悪心，嘔吐などがある．頭蓋内圧亢進による嘔吐は中枢性のため，消化器症状を伴わず，噴水のように吐くことが特徴である．

　頭蓋内圧が異常に亢進すると，脳組織が一定の境界を越えて，隣接腔へ嵌入する脳ヘルニアを起こす．脳ヘルニアを起こせば，状態はより重篤になり，時には突然死に至ることもあり，脳ヘルニアへの移行を極力防ぐことは最重要である．

治療・マネジメントの実際

　脳卒中は，救命および運動麻痺などの後遺症をより最小限にするため

図6 ISLSによる救急外来における初期診療

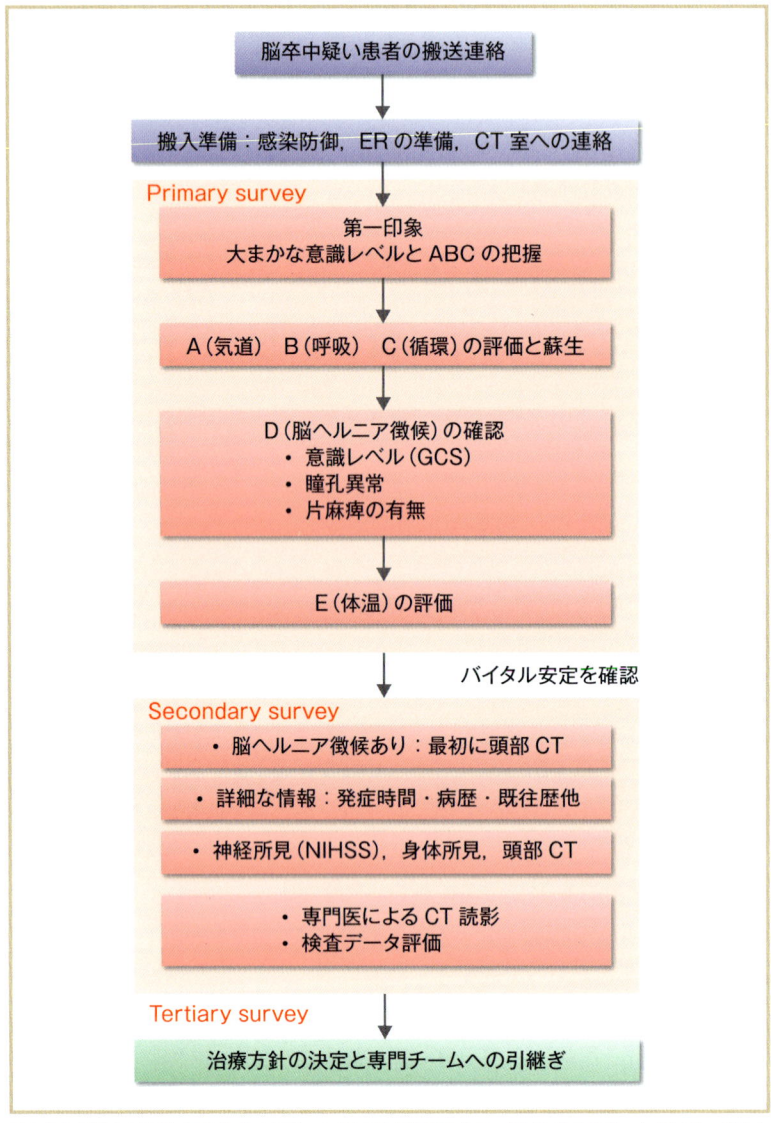

```
脳卒中疑い患者の搬送連絡
        ↓
搬入準備：感染防御，ERの準備，CT室への連絡
        ↓
Primary survey
  第一印象
  大まかな意識レベルとABCの把握
        ↓
  A（気道） B（呼吸） C（循環）の評価と蘇生
        ↓
  D（脳ヘルニア徴候）の確認
  ・意識レベル（GCS）
  ・瞳孔異常
  ・片麻痺の有無
        ↓
  E（体温）の評価
        ↓
        バイタル安定を確認
Secondary survey
  ・脳ヘルニア徴候あり：最初に頭部CT
  ・詳細な情報：発症時間・病歴・既往歴他
  ・神経所見（NIHSS），身体所見，頭部CT
  ・専門医によるCT読影
  ・検査データ評価
Tertiary survey
  治療方針の決定と専門チームへの引継ぎ
```

ISLS：immediate stroke life support
神経蘇生基礎法
A：airway, 気道の評価
B：breathing, 呼吸の評価
C：circulation, 循環の評価
D：dysfunction of central nervous system, 中枢神経系障害の評価
E：exposure & environmental control, 脱衣・体温管理

NIHSS：National Institute of Health Stroke Scale
脳卒中の評価スケール

日本救急医学会ほか監，「ISLSガイドブック2013」編集委員会編：ISLSガイドブック2013―脳卒中初期診療のために．第2版，p.22，へるす出版，2013．より引用

に，迅速な診断，治療が必要となる．とくに，脳梗塞は，発症後4時間30分以内であれば，血栓溶解療法が行える可能性があり，いかに早く治療できるかで，患者の予後は大きく左右される．

　脳卒中は，発症部位や程度によって軽症から重症までさまざまであり，重症患者では，救命が最優先であるため，初期診療ではまず生命の危機状態を，A：意識と気道，B：呼吸，C：循環について観察し，安定化に向けたケアを迅速に行う．

救急外来における初期診療（図6）

1 搬入準備

　迅速に初期診療が開始できるよう準備を行う．スタッフの招集，スタンダードプリコーションに基づく感染防御具の装着，酸素・輸液，吸引・気管挿管など気道管理の準備を行う．CTによる評価が迅速にできるよう忘れずにCT室の準備を行う．

2 Primary survey

1 重症か否かの判断

　ファーストタッチの際，名前などを聞き，反応を確かめながら呼吸や脈を短時間で確認する．意識レベルはAVPUやECSで評価し，緊急度を推定し，スタッフ間で共有する．ABCの評価を行い，安定化に努める．

2 中枢神経系の評価

　ECSまたはGCSによる意識レベルの評価，瞳孔異常の有無，麻痺の有無を観察する．脳ヘルニア徴候があれば早期に専門医と連絡を取り，頭部CTを実施する．
　脳ヘルニア徴候とは，下記のうちいずれかである．
（1）ECS20以上，JCS30以上，GCS8点以下
（2）ECS，JCS30で1段階以上，GCS合計で2点以上の急激な低下
（3）傾眠以上の意識障害で，かつ瞳孔不同・片麻痺・クッシング現象（徐脈を伴う高血圧）を合併

3 体温の評価

　脳卒中急性期の中枢性高熱は予後不良の因子であるため，高温の場合には全身状態をみて早期の解熱を考慮する．

3 Secondary survey

　脳ヘルニアの徴候があれば，ABCを安定させ，すみやかに頭部CTを施行し，脳外科医にコンサルトする．
　脳ヘルニア徴候がなければ，詳細な神経学的観察を開始する．脳梗塞患者ではNIHSSにより重症度の評価を行う．くも膜下出血が疑われる場合には，降圧と鎮静を考慮する．頭部CTもしくはMRIを施行し，専門医による読影を行う．

AVPU : alert, voice, pain, unresponsive
意識障害のレベルを，「意識清明」，「声に反応がある」，「痛みに反応がある」，「反応なし」の4段階で評価するスケール

ECS : Emergency Coma Scale
意識障害を評価するJCSの改訂版として，日本神経救急学会と日本脳神経外科救急学会が合同で2002年に作成した評価スケール

4 Tertiary survey

検査結果を病歴・身体所見と併せて検討し，治療方針の決定と，本人または代諾者への説明を行い，決定的な治療の開始が遅れないようにする．

病態ごとの治療

1 脳梗塞

脳梗塞の治療には，血栓溶解療法，血管内治療，抗血小板療法，抗凝固療法がある．発症 4.5 時間以内で適応のある脳梗塞症例では，遺伝子組み換えの組織型プラスミノゲン活性化因子（t-PA）による血栓溶解療法が行われる．

- **血栓溶解療法**：発症 4.5 時間以内に治療可能な患者に，組織型プラスミノゲン活性化因子（t-PA）を静脈内投与する．ICU や SCU などで綿密な観察の下に行われる必要がある．
- **抗血小板療法**：発症早期（48 時間）の脳梗塞患者にアスピリン 160～300 mg/日を経口投与する．
- **抗凝固療法**：ヘパリン投与は，予後改善に有効であるとするエビデンスは得られておらず，脳卒中治療ガイドラインにおいて，「脳梗塞急性期にはヘパリン使用を考慮してもよい」と記載されている．

> t-PA : tissue plasminogen activator
> 組織型プラスミノゲン活性化因子

2 くも膜下出血

くも膜下出血は，再出血予防のための根治的治療と合併症予防の 2 本柱で治療を行う．根治的治療としては，開頭クリッピング術や血管内コイル塞栓術などがある．

頻度の高い致命的な合併症として，脳血管攣縮があり，予防，早期発見が重要である．くも膜下出血の重症度は，Hunt & Kosnik の分類で評価されることが多く，重症度に応じて治療が選択され，GradeⅤ では，外科的治療の適応とならない（表 5）．

1 根治的治療

根治的治療を行うまでの発症 24 時間以内，とくに 6 時間以内は再出血することが多いため，安静を保ち，十分な鎮痛・鎮静，降圧を行う．破裂脳動脈瘤患者は開頭手術を受けることが多いが，近年は血管内治療も増加傾向にある．

表5 Hunt & Kosnik の重症度分類

Grade 0	未破裂の動脈瘤
Grade I	無症状か，最小限の頭痛および軽度の項部硬直
Grade II	中等度から重度な頭痛，項部硬直があるが，脳神経麻痺以外の神経学的失調がない
Grade III	傾眠状態，錯乱状態，または軽度の巣症状（片麻痺など）を示す
Grade IV	昏迷状態で，中等度から重篤な片麻痺があり，早期除脳硬直および自律神経障害がある
Grade V	深昏睡状態で除脳硬直を示し，瀕死の様相を示すもの

- ●開頭クリッピング術：脳動脈瘤頸部をクリップすることで血流を途絶えさせ，再出血を予防する．紡錘状動脈瘤など明らかな頸部をもたない動脈瘤では，クリッピングがむずかしく，ラッピング術やコーティング術が行われる．
- ●血管内コイル塞栓術：血管内カテーテルより動脈瘤の中にプラチナ製の細い糸（コイル）を詰めて，血流を途絶えさせる．未破裂瘤の場合は，コイル塞栓術を選択する場合が多い．クリッピング術同様，頸部がないなどといった動脈瘤の形によって不可能な場合もある．

2 合併症予防

脳血管攣縮は，通常くも膜下出血後第4〜14病日に発生する頻度が高い．経頭蓋ドップラー（TCD）で中大脳動脈の血流速度をモニタリングしながら，脳循環血液量を維持し，予防に努める．

重度のくも膜下出血ではたこつぼ型心筋症を合併していることがあり，慎重な体液管理が必要となる．

TCD : transcranial doppler
経頭蓋ドップラー

3 脳内出血

出血サイズが小さい場合は，血圧コントロールを中心とした内科的治療が行われる．比較的大きなサイズの脳出血に対しては，出血部位や水頭症の有無などを考慮し，外科的治療が選択される．

脳室内出血や水頭症を合併した場合には，脳室ドレナージが行われる．

1 外科的治療

- ●被殻出血：開頭血腫除去術と定位的穿頭血腫除去術
- ●小脳出血：開頭血腫除去術
- ●皮質下出血：開頭血腫除去術
- ●視床出血：外科的治療の適応なし
- ●橋出血：外科的治療の適応なし（予後不良）
- ●脳幹出血：外科的治療の適応なし（予後不良）

2 内科的治療

- **血圧コントロール**：過度な降圧は，脳灌流圧を下げすぎることにつながるため，収縮期血圧 180 mmHg 以下，あるいは 20％程度の降圧を目標とする．
- **頭蓋内圧の管理**：頭蓋内圧亢進を伴う脳内出血に対し，高張グリセオールの静脈内投与が推奨される．

看護ケアの焦点

発症直後の急性期は，症状変化のスピードが早く，その変化が生命に直結する場合が少なくない．まずは ABC の評価とその安定化を最優先とし，次いで初期の症状を確認すると同時に，その症状の変化を経時的に観察する．悪化の徴候がみられれば，迅速に対処する．

緊急手術が必要な場面の多くは，患者自身の自己決定が困難で，家族が手術を受けるかどうかを決定することになる．急な発症で動揺している家族に，重大な意思決定を迫ることになるため，家族へのケアも重要である．

生命維持を優先する

意識障害や身体麻痺，言語障害など脳卒中を疑う患者が搬送された場合，第1に気道・呼吸・循環に異常がないか観察し，異常があれば救命処置を行う．

神経学的所見の変化をとらえる

シンシナティプレホスピタル脳卒中スケール（CPSS）は，顔面下垂・上肢の脱力・言語障害の3つの身体所見を観察する．そのほか意識レベルなど神経学的所見の初期症状とその変化を経時的に観察し，悪化の徴候があればすみやかに対応することが求められる．

CPSS：Cincinati Prehospital Stroke Scale シンシナティプレホスピタル脳卒中スケール

1 意識レベル

意識レベルの評価方法には，JCS，GCS，ECS がある．JCS が簡便で広く用いられているが，覚醒度が中心で高次機能の変化を評価できない欠点がある．初療時など重症度を大まかにとらえるときには JCS を用いてもよいが，経時的に変化を観察するには GCS が望ましい．

2 瞳孔所見

縮瞳，散瞳，瞳孔不同が重要な観察ポイントである．瞳孔不同は，脳ヘルニアの初期徴候として重要な所見である．くも膜下出血の場合，瞳孔所見の観察が再出血への刺激になる場合があるため，観察は最小限にする必要があるが，意識レベルが低下した際は，バイタルサインとともに瞳孔所見の異常が出現していないか，必ず観察する．

3 麻痺

末梢神経麻痺の評価方法として，徒手筋力テスト（MMT），中枢神経麻痺はブルンストロームリカバリーステージ（BRS）が用いられる（表6）．

BRS：Brunnstrom recovery stage
ブルンストロームリカバリーステージ

中枢神経障害の鑑別診断

意識障害の場合，脳卒中以外の病態も考慮しながら迅速に検査を進めていくことが大切である．とくに低血糖は短時間で最初に診断がつくため，意識障害の患者には必ず血糖測定を行う．

画像検査で意識障害の原因が判明しない場合は，髄膜炎や脳炎，AIUEOTIPSなどを用いて，その他の意識障害の原因特定を進めていく（表7）．

脳卒中の患者は急速に重症化するため，早期の治療および処置が予後に影響することが多く，短時間で診断から治療へつなげることが大切である．呼吸・循環のバイタルを安定化させ，早い段階で頭部CT検査を行えるよう準備・連携をしていく．

合併症を予防する

1 脳血流量の維持

脳血流量（CBF）を維持するためには，脳灌流圧（CPP）の維持が必要である．

CPPとは，平均血圧と平均頭蓋内圧の差であり，基準値はおおよそ100 mmHgである．頭蓋内圧のモニタリングに際しては，CPPを50 mmHg以上に保つようにし，そのために血圧と脳圧のコントロールを行う．脳圧亢進を軽減し，CPP低下を防ぐため，15〜30°の頭高位を維持する．

また静脈還流の阻害による頭蓋内圧亢進の予防には，頸部の過度な伸

CBF：cerebral blood flow
脳血流量

CPP：cerebral perfusion pressure
脳灌流圧

表6　ブルンストロームリカバリーステージ（BRS）

ステージ	上肢	手指	下肢
Ⅰ	弛緩性麻痺	弛緩性麻痺	弛緩性麻痺
Ⅱ	上肢のわずかな随意運動	自動的手指屈曲わずかに可能	下肢のわずかな随意運動
Ⅲ	随意的な屈曲，伸展共同運動	指の総握りが可能，集団伸展はほとんど不可能	随意的な屈曲，伸展共同運動
Ⅳ	肘関節伸展位で上肢挙上可	拇指の横つまみ可能，指の集団伸展が可能	腰掛け坐位で膝関節を90度以上屈曲できる
Ⅴ	肘関節伸展位で上肢挙上が頭上まで可能	手掌つまみ，円筒握り，球握りが可能	立位で，股関節を動かさないで膝関節屈曲が可能
Ⅵ	各関節が分離運動	全種類の握り，全可動域の手指伸展，すべての指の分離運動	立位で，骨盤の挙上による範囲を超えた股外転，坐位で膝を中心とした下腿の内・外旋が可能

表7　AIUEOTIPSを用いた意識障害の鑑別

A	Alcohol（アルコール中毒），Acidosis（アシドーシス）
I	Insulin（インスリン）
U	Uremia（尿毒症）
E	Endocrine（内分泌）
O	Oxygen（低酸素症），Overdose（薬物中毒）
T	Trauma（外傷），Temperature（異常体温）
I	Infection（感染）
P	Psychogenic（精神疾患）
S	Syncope（失神），Stroke（脳卒中），Shock（ショック）

展・屈曲を避け，中間位を維持するなどの体位管理を行う．

2 循環管理

　CPP維持，脳浮腫の軽減，再出血予防等に対し，血圧コントロールが非常に重要である．とくにくも膜下出血の手術前は，再出血予防のため，収縮期血圧が130 mmHgを超えないように管理する．そのためには外界からの刺激を制限し，ベッド上で安静にする．
　脳梗塞の場合は，脳血流量の低下が梗塞病巣をさらに増大させるため，ある程度の血圧維持が必要となる．AHA／ASAガイドラインでは，①極端な高血圧患者であっても発症後24時間以内は15％の低下にとどめる，②収縮期＞220 mmHgもしくは拡張期＞120 mmHgにならないかぎり薬物治療は控える，の2点を推奨している．

AHA／ASA：American Heart Association／American Stroke Association
アメリカ心臓協会／（アメリカ心臓協会）脳卒中部門

血圧は，咳嗽や苦痛，気管吸引などでも容易に変動するため，鎮静や鎮痛などによる苦痛の除去に努め，血圧をモニタリングしながら最小限で効果的なケアを慎重に行う．

3 高体温の予防

脳障害を助長するため，高体温は積極的に改善を図る．小児においては，脳保護戦略として低体温療法が行われる場合がある．

患者・家族への対応

患者やその家族は，急な発症に動揺し，予後や後遺症などに対して不安を持っている．また，緊急手術や挿管，t-PA などの治療方針の決定など，混乱した中で意思決定を迫られることになる．そのため，病状説明には同席し，不安や理解の程度などに応じた意思決定支援が必要となる．

引用・参考文献
1) 小林祥泰：脳卒中疫学．医学と薬学，71(8)：1309-1314, 2014.
2) 髙橋ひとみ：脳術後．ICU ディジーズ―クリティカルケアにおける看護実践．道又元裕編, p.42-51, 学研メディカル秀潤社, 2013.
3) 日本救急医学会ほか監，「ISLS ガイドブック 2013」編集委員会編：ISLS ガイドブック 2013―脳卒中初期診療のために．第 2 版, p.22, へるす出版, 2013.
4) 田中耕太郎ほか編：必携 脳卒中ハンドブック．改訂第 2 版, 診断と治療社, 2011.
5) 道又元裕監, 塩川芳昭ほか編：見てわかる脳神経ケア―看護手順と疾患ガイド．照林社, 2012.
6) 菊池晴彦監, 田村綾子ほか編：脳卒中看護実践マニュアル．メディカ出版, 2009.
7) 鈴木倫保編著：脳卒中看護の知識と実際―臨床ナースのための Basic & Standard．メディカ出版, 2010.
8) 脳卒中合同ガイドライン委員会：脳卒中治療ガイドライン．協和企画, 2009.
9) American Heart Association：ACLS リソーステキスト日本語版．シナジー, 2009.

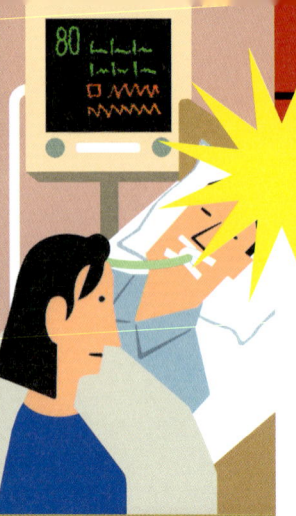

急性呼吸窮迫症候群・急性肺損傷

村上香織

病態

- 急性呼吸窮迫症候群（ARDS）・急性肺損傷（ALI）は，なんらかの原因によって肺の酸素化能が急速に障害される病態である．肺を直接的に傷害するものと間接的に傷害するもの（表1）があり，原因疾患や病態の制御が改善や治癒に重要である．
- ARDS/ALIは，直接的・間接的肺傷害によって発生したサイトカインを中心とした各種炎症性メディエータにより，肺毛細血管内皮細胞とⅠ型肺胞上皮細胞が傷害され，肺透過性が亢進し，肺胞隔壁の浮腫性変化や肺胞内滲出液の貯留を引き起こす．
- 通常，血管内皮細胞はわずかに水分を通すものの，タンパク質はほと

ARDS：acute respiratory distress syndrome
急性呼吸窮迫症候群

ALI：acute lung injury
急性肺損傷

表1　ARDS/ALIの原因疾患と原因病態

直接的肺傷害	間接的肺傷害
呼吸器感染症（細菌性肺炎，ウイルス性肺炎，カリニ肺炎など）	敗血症
誤嚥	重症外傷（ショックと大量輸液）
肺挫傷	薬物による肺傷害（パラコート，メトトレキサート，ブレオマイシン，ヘロイン中毒など）
溺水	急性膵炎
有毒ガス吸入	心肺バイパス手術
肺脂肪塞栓	血液製剤の輸血・輸液
再灌流傷害（肺塞栓摘出後など）	

石井芳樹編：最新ARDSのすべて．別冊・医学のあゆみ，第1版，p.6，医歯薬出版，2010．を参考に作成

図1 肺水腫のメカニズム

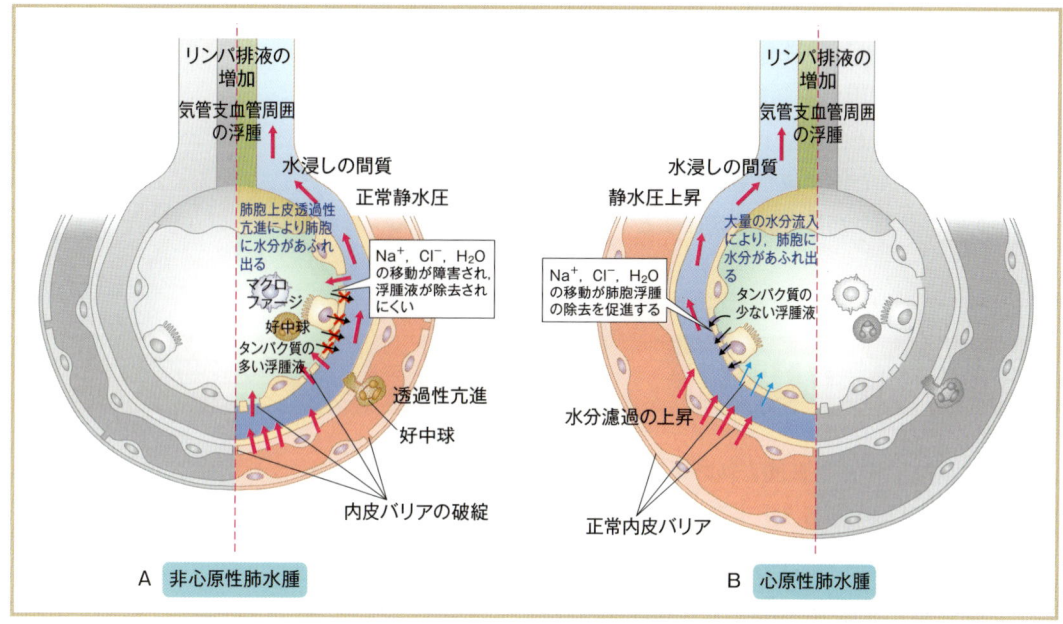

Ware LB, et al. : Clinical practice. Acute pulmonary edema. N Engl J Med, 353 : 2788-2796, 2005. を参考に作成

んど通さない．肺胞上皮細胞においても水分を通さず，間質から肺胞内への水分の流出を防ぎ，また肺胞内の水分を間質へ汲み出すという機能がある．
● ARDS/ALIでは，毛細血管の内皮バリアの破綻が起こり，血管内から好中球やタンパク質を含んだ液体が間質に滲み出す．さらに肺胞上皮の内皮バリアも破綻し，肺胞内への好中球の遊走とともにタンパク質に富んだ水分が肺胞内に移動し貯留する（**図1-A**）．
●このような非心原性肺水腫は，シャントや換気血流比不均衡をきたし低酸素血症を引き起こす．併せて肺胞サーファクタントの不活化や産生低下もきたし，肺胞虚脱しやすく，肺のコンプライアンスは低下し，機能的残気量は減少する．
●非心原性肺水腫は，心筋梗塞などが原因で肺毛細血管の静水圧が上昇し間質や肺胞に水分が溢れ出る心原性肺水腫（**図1-B**）とは病態が異なる．
●救急患者では肺以外の原因でARDS/ALIを発症することも多い．重症外傷や熱傷，とくにショックや大量輸血を伴う場合は，その侵襲からマクロファージや好中球などの炎症細胞が活性化しサイトカインやアラキドン酸代謝産物などのメディエータを放出する．
●活性化した好中球は可塑性が低下しているため肺微小血管網を通過しづらくなり，同時に血管内皮側にも接着分子（ICAM-1など）の発現が

亢進するため，好中球と血管内皮細胞との接着が亢進し，末梢血好中球の肺血管内への集積が起こる．肺血管内に集積した好中球は，肺胞マクロファージ由来の走化性因子などの影響を受けて肺血管外へと遊走する．肺間質や肺胞腔内に到達した好中球からは，好中球エラスターゼや活性酸素などの組織傷害性物質が放出される．

● その結果，血管内皮と肺胞上皮の細胞傷害を伴う肺の高度炎症が生じ，肺微小血管および肺胞上皮の透過性亢進が起こる．透過性亢進により血漿成分を含んだ滲出液が肺胞腔内に充満し，肺水腫の状態となりガス交換が障害されて高度な低酸素血症となりARDSを発症する．

救命救急の臨床像

ARDS/ALI は多くの低酸素性呼吸不全と同様に，呼吸困難，多呼吸，頻脈を呈し，状態の進行とともに不安やせん妄，意識障害をきたすことがある．いずれの症状も特異的な症状ではなく他疾患でもみられるため，出現症状の原因を確実にアセスメントする．

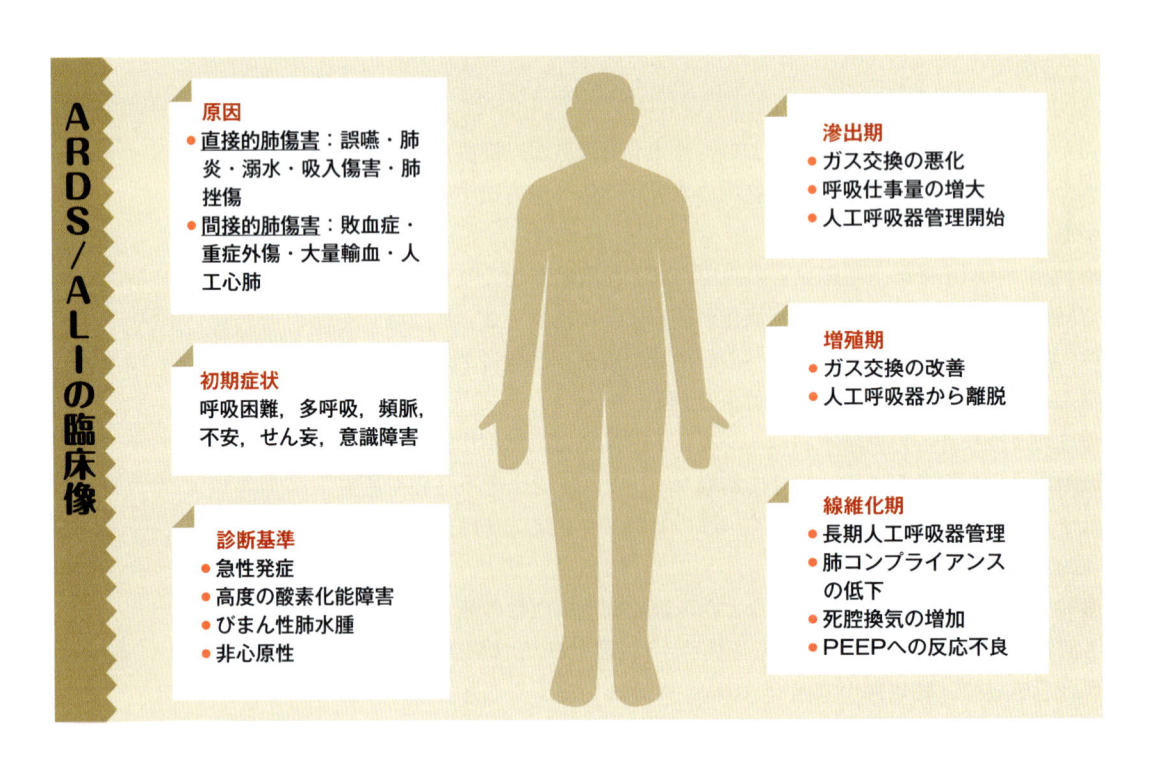

ARDS/ALIの臨床像

原因
- 直接的肺傷害：誤嚥・肺炎・溺水・吸入傷害・肺挫傷
- 間接的肺傷害：敗血症・重症外傷・大量輸血・人工心肺

初期症状
呼吸困難，多呼吸，頻脈，不安，せん妄，意識障害

診断基準
- 急性発症
- 高度の酸素化能障害
- びまん性肺水腫
- 非心原性

滲出期
- ガス交換の悪化
- 呼吸仕事量の増大
- 人工呼吸器管理開始

増殖期
- ガス交換の改善
- 人工呼吸器から離脱

線維化期
- 長期人工呼吸器管理
- 肺コンプライアンスの低下
- 死腔換気の増加
- PEEPへの反応不良

表2 ALI/ARDSの診断基準

	ALI	ARDS
経過	急性	
酸素化	P/F比300以下（PEEP値によらず）	P/F比200以下（PEEP値によらず）
胸部X線写真	両側性の肺の浸潤陰影（正面像）	
肺動脈楔入圧	PCWP18以下または左房圧上昇の臨床所見がない	

アメリカヨーロッパ合意カンファレンス（1994）におけるALI/ARDSの診断基準．より引用

表3 ARDSのベルリン定義

発症時期		臨床的損傷，新たなまたは増悪する呼吸器症状が出現して1週間以内
胸部画像		胸部X線写真または胸部CTで両肺野の浸潤影（胸水，無気肺，結節影だけでは説明のつかないもの）
浮腫の原因		心不全や過剰輸液だけでは説明できない呼吸不全 先行する危険因子がない場合は，心エコーなどの客観的評価を要する
酸素化	軽症	200<P/F比≦300（PEEP or CPAP≧5 cmH$_2$O）
	中等度	100<P/F比≦200（PEEP≧5 cmH$_2$O）
	重症	P/F比≦100（PEEP≧5 cmH$_2$O）

志馬伸朗編：ARDSの治療戦略—「知りたい」に答える，現場の知恵とエビデンス．Surviving ICUシリーズ，p.19，羊土社，2013．を参考に作成

診断基準

1 2つの診断基準

アセスメントの際の診断基準として，酸素化指標のP/F比により分けられた診断基準（表2），また2012年に欧州集中治療医学会（ESICM）から発表されたARDSのベルリン定義（表3）がある．

後者は，急性の定義を1週間とし，ALIを廃止して重症度分類を3段階に変更し，PEEP設定を酸素化指標の必須に，軽症では非侵襲的陽圧換気も含めた．肺動脈楔入圧による心不全評価が除外された．この定義では，不明確であった部分が改正されたが，PEEPを必須としたことで，人工呼吸器を使用していない患者がARDSから除外されてしまう危険性もあり，今後の経過を注視する必要がある．

ESICM：European Society of Intensive Care Medicine
欧州集中治療医学会

2 病理と臨床

ARDSの肺病理像の主体は，びまん性肺胞傷害（DAD）とよばれる肺胞傷害であり，時間経過により滲出期，増殖期，線維化期の3期に分類される（表4）．

DAD：diffuse alveolar damage
びまん性肺胞傷害

表4 ARDS/ALIの各病期の病理と臨床

	滲出期	増殖期	線維化期
病期	ARDS発症から3〜7日以内	ARDS発症から1週間程度で始まり2〜3週間継続	ARDS発症から3〜4週間以降（2週間後に線維化期に入ることもある）
病理	・肺毛細血管のうっ血 ・間質および肺胞腔内の浮腫 ・硝子膜形成 ・肺胞中隔の肥厚 ・Ⅰ型肺胞上皮細胞や血管内皮細胞の破壊 ・肺胞出血	・Ⅱ型肺胞上皮細胞の増殖 ・肺水腫の改善 ・肺胞壁の肥厚 ・中等度の間質性線維化	・膠原線維の増生 ・肥厚した肺胞壁 ・気腫性変化（含気部の拡大） ・間質・肺胞の線維化
臨床像	・肺胞換気量の低下 ・肺内シャント ・肺コンプライアンスの低下 ・ガス交換の悪化 ・呼吸仕事量の増大 ・人工呼吸器管理開始（PEEPで肺胞を開き，ガス交換を維持し，酸素化を保つ）	・ガス交換の改善（酸素化の改善） ・人工呼吸器から離脱 ・酸素化能の改善が遅れると，線維芽細胞増生による線維化の進行	・長期人工呼吸器管理 ・肺コンプライアンスの低下 ・死腔換気の増加 ・PEEPへの反応不良 ・気胞に注意した人工呼吸管理

田中竜馬ほか：ARDS．INTENSIVIST, 1(1)：7, 2009. を参考に作成

治療・マネジメントの実際

検査・診断

1 動脈血液ガス分析

　重症度を判断するためにP/F比を動脈血の酸素分圧であるPaO$_2$値とそのときのF$_I$O$_2$値から算出する．人工呼吸管理中は，酸素濃度が設定値で一定に保たれているが，酸素療法中は，患者の呼吸様式や酸素投与方法によって酸素濃度は変化する．正確なF$_I$O$_2$値を判断するため，酸素投与方法と投与流量に応じた吸入酸素濃度を用いてP/F比を算出する．

2 画像診断

1 胸部単純X線検査

　両側性の肺の浸潤陰影があるか確認する．滲出期初期には強い臨床症状（呼吸困難，低酸素血症）に比べ所見が正常かそれに近いことがある．

また，下肺野の無気肺，胸水，吸気不足や医療機器の映り込みがあると読影が困難になりやすいことなどから，ARDS/ALI を診断することが困難なこともある．

2 CT 検査

ARDS のベルリン定義にもあるように補助診断法として用いる．心不全の鑑別，原因や病態予測の検索時に参考になる．直接的肺傷害（肺炎や誤嚥など）では，病変部分が非対称性になることで，荷重部以外に浸潤影が分布する傾向がある．間接的肺傷害（敗血症，外傷，大量輸血など）では，肺外から血流を通じて肺に影響が出るため左右対称性の傾向がある．荷重部に広範な浸潤影が分布し，腹側にはすりガラス状陰影や一見正常に見える領域がみられる．

3 循環評価

ARDS/ALI 患者は，呼吸不全に対して肺保護戦略を行うため適切な体液量の許容範囲が狭くなり，血行動態が不安定になりやすい．組織灌流維持のために十分な循環血液量が必要となるが，水分過剰を回避するため厳密な輸液調整が必要である．

これまで，血圧や心拍数などのバイタルサインや心拍出量，中心静脈圧，肺動脈カテーテルによる肺動脈楔入圧が活用されてきた．しかし中心静脈圧と肺動脈楔入圧は，胸腔内圧や心筋コンプライアンスの影響が大きく循環血液量の予測に限界があることや肺動脈カテーテル挿入に伴う合併症から活用頻度は減少している．

最近では，心拍出量と混合静脈血酸素飽和度（SvO_2）を組み合わせた病態評価や輸液反応性を心拍出量モニタ（SVV, PPV など）から評価することが試みられている．

また，経肺熱希釈法によりベッドサイドで簡潔に測定できる肺血管外水分量（EVLW）も指標として用いることが可能となっている．

心拍出量に影響を及ぼす因子は多いため，いかなる場合でも前負荷，後負荷，心収縮能，全身血管抵抗を念頭におき，バイタルサインとともに複数のパラメータを統合して評価する必要がある．ほかにも心機能評価として心エコーが行われることもある．

SVV：stroke volume variation
一回拍出量変化

PPV：pulse pressure variation
脈圧変動

EVLW：extra vascular lung water
肺血管外水分量

治療

1 ARDS 治療の目標

ARDS の治療は，通常，① ARDS 発症の要因となった疾患や病態の

治療と原因除去，②最多死因の多臓器不全の回避，の2つを目標に行われる．これは，ARDSの原因が多彩でARDS病態を制御できる薬物治療が現時点で確立されていないためである．

1 原因疾患や病態の治療・コントロールと原因の除去

原因疾患や病態が改善しないかぎり，ARDSが改善することはない．そのため，ARDSでは，多臓器不全を回避するための呼吸管理や全身管理を開始すると同時に，ARDSの原因検索によって原因を明らかにし，すみやかに治療を開始する必要がある．

行われた治療の効果を身体所見やバイタルサイン，画像所見や検査データから評価し，原因疾患や病態が改善しているか否かを確認する．原因が明らかになっていない場合は，原因となる症状や徴候がみられていないか継続して観察する必要がある．

2 多臓器不全の回避

多臓器不全の発症には，人工呼吸器関連肺損傷（VALI）など不適切な人工呼吸管理が大きくかかわっている．呼吸器管理以外にも全身管理として循環管理や鎮静・鎮痛管理，栄養管理，血糖管理，深部静脈血栓予防，潰瘍予防を行うことも多臓器不全の回避には重要となる．

VALI : ventilator associated lung injury
人工呼吸器関連肺損傷

2 呼吸管理

1 酸素化の維持

酸素療法で改善しない低酸素血症は人工呼吸器管理の適応となる．人工呼吸器管理自体はARDSの根本的な治療ではなく，人工呼吸によるさらなる肺損傷を防ぐこと，低酸素血症を増悪させず酸素化を維持することである．

2 一回換気量と気道内圧の制限

人工呼吸に伴う肺損傷を防ぐ肺保護戦略として一回換気量や気道内圧の制限がある．一回換気量を6 mL/kg（理想体重），プラトー圧を30 cmH$_2$O以下に制限して管理し，肺損傷の進行を予防している．

一回換気量や気道内圧の制限は，換気量が低下することで高二酸化炭素血症を呈することがある．この場合，無理に換気量を増やして肺にストレスをかけるより酸素化が維持できていればある程度のCO$_2$の貯留は許容することも推奨されている（permissive hypercapnia：高二酸化炭素血症の許容）．

3 呼吸状態の観察

患者の多くは低い一回換気量に耐えることができるが，高二酸化炭素

血症のために努力性呼吸が増悪し人工呼吸器との同調整が悪化する場合がある．そのため，呼吸様式など呼吸状態の観察や鎮静・鎮痛レベルの評価を経時的に行い，必要であれば一回換気量や吸気時間の調節，鎮痛・鎮静薬の投与量の調整の検討が必要になる．

ほかにも，換気可能な肺胞数がどれだけ減少しているかは患者によって異なるため，6 mL/kg の一回換気量がいつも適切とはかぎらない．換気可能な肺胞数が非常に減少している患者では，制限を強めることも検討する必要がある．

4 適切な PEEP 設定

F_IO_2 の初期設定は低酸素血症を防ぐため 1.0 で開始するが，調節換気時の PaO_2 は平均気道内圧に相関するため，PaO_2 が低下している場合は PEEP を初期設定値（5 cmH₂O）から 3〜5 cmH₂O ずつ上げて平均気道内圧を上昇させ PaO_2 を上昇させる．

PEEP は肺胞を開存させ，機能的残気量を増大させ，シャントが減じることで酸素化を改善させる．PEEP が低すぎると肺胞や末梢気道の虚脱・再開放が繰り返され肺損傷が増悪する．一方で PEEP を高値で設定している場合，循環血液量が減少している患者では血圧低下をまねく可能性がある．

重症 ARDS 患者の人工呼吸における PEEP の初期設定は PEEP 10〜15 cmH₂O を初期設定の目安として肺損傷の程度に応じて適用し，適宜酸素化や肺コンプライアンス，あるいは循環指標を含めて適正値を評価し増減調節をする必要がある．

このほか，最近ではプラトー圧の限界を守りつつ平均気道内圧を高く維持し，陽圧換気による圧変動・量変動が少ない換気モードである気道圧開放換気（APRV）や高頻度振動換気（HFOV）が，肺保護の概念を実現する換気法として用いられることもある．

3 循環管理

ARDS/ALI では，さまざまな炎症反応から血管透過性亢進状態が引き起こされ，血管外に血漿が大量に漏出し循環血液量の減少が生じる．また，低酸素血症のために組織への酸素供給が減少し，重要臓器の酸素不足から機能が障害される可能性もある．

この状態で投与輸液量を制限すると肺水腫の水分量は減少するが，逆に循環血液量の減少から循環動態が不安定となることもある．加えて，ARDS/ALI 患者は，循環血液量を増加させ，酸素供給量を増加させる必要もある．

そのため，循環管理では肺外臓器の機能不全を念頭に置き，循環血液の酸素運搬機能を維持・改善し，各臓器の組織酸素代謝を維持する必要

PEEP：positive end-expiratory pressure
呼吸終末陽圧

APRV：airway pressure release ventilation
気道圧開放換気

HFOV：high frequency oscillatory ventilation
高頻度振動換気

がある．決まった量の輸液や血圧，脈拍，尿量に基づいて輸液投与するのではなく，一回拍出量や心拍出量などの指標に基づいて各症例に応じた輸液管理や組織の酸素需要に見合った酸素供給が確保できるような輸液管理が望まれている．

4 鎮静・鎮痛管理

ARDS発症初期で人工呼吸開始直後は，呼吸困難や頻呼吸，せん妄などで人工呼吸との同調が悪く気道内圧や一回換気量の上昇，低酸素が持続しやすい．また，気管挿管によるチューブの刺激や人工呼吸器管理は患者のストレスや不安を増大させる．

そのため，患者の状態に合わせた鎮静・鎮痛管理が必要となる．患者の鎮静・鎮痛の状態を，スケールを用いて評価し，患者の快適度を高めストレスを軽減するための十分な鎮痛と，過鎮静を防止し人工呼吸期間が延長しないような鎮静管理が望まれる．

5 栄養管理

1 経腸栄養

ARDS/ALI患者は，敗血症などの重症疾患が併存し，深刻な栄養障害に陥りやすいため，適切な栄養サポートがないと呼吸筋の筋力低下や免疫能低下が起こり，症状が悪化する．

加えて，重症患者の多くは胃蠕動の抑制など消化管機能が著しく低下し，循環動態も不安定であるため栄養投与ルートに経静脈栄養を選択されることが多い．

循環動態が安定し経管栄養チューブの留置が可能であれば，経腸栄養を考慮する必要がある．これはバクテリアルトランスロケーション（BT）による感染予防にもつながる．

BT：bacterial translocation
バクテリアルトランスロケーション（腸管内細菌が体内に移行する状態）

2 急速代謝回転タンパク質

呼吸筋の筋力低下による呼吸障害の進行や免疫低下をまねく筋タンパクの減少を予防するため，血液ガスや身体計測，血清アルブミン，急速代謝回転タンパク質（RTP：レチノール結合タンパク，プレアルブミン，トランスフェリンなど），窒素バランスなどを把握したのち，血中尿素窒素濃度（BUN）に基づいたタンパクの増減を考慮し，細胞の修復に必要なタンパク質を補う必要がある．

RTP：rapid turnover protein
急速代謝回転タンパク質（レチノール結合タンパク，プレアルブミン，トランスフェリン）

BUN：blood urea nitrogen
血中尿素窒素

3 抗炎症作用を含む脂肪酸の投与

過剰栄養は二酸化炭素を増加させ換気負荷を増大させるため，基礎エネルギー消費量の2倍を超えるような過剰栄養は避け，患者の状態に合

わせた必要エネルギー量を投与する必要がある．

　また近年，ARDS/ALIの患者に対してn-3系脂肪酸（EPA）やγ-リノレン酸など抗炎症作用を有する脂肪酸を多く含む栄養剤を使用することは，酸素化やARDSの予後を改善する可能性があることとも示唆されている．

EPA：eicosapentaenoic acid
エイコサペンタエン酸

看護ケアの焦点

　バイタルサインや各種モニタリングを経時的に観察・評価しながら酸素化・循環を維持し，患者に不必要な侵襲やストレスを与えないよう看護ケアを行うことが重要である．

異常の早期発見とモニタリング

　ARDS/ALIでは，原因疾患や病態の治療と同時に，多臓器不全を回避するための呼吸管理や全身管理が行われる．そのため，経時的に呼吸・循環・代謝・栄養状態に関連する身体所見の観察，バイタルサイン測定，各種モニタリング（ECG，SpO_2，E_TCO_2，COモニタなど）を行いながら，各臓器機能を評価し異常の早期発見に努める必要がある．

　横隔膜の収縮不全および弛緩から，ARDSでみられやすい呼吸パターンは努力性のシーソー呼吸であること，ARDS初期や増悪時には呼吸数が増加することから，呼吸様式や呼吸数は重要な指標となる．

E_TCO_2：end-tidal carbon dioxide
呼気終末二酸化炭素濃度

酸素化の維持

　肺保護戦略は，ARDSの予後を改善する重要な換気戦略である．不必要な気道内圧の低下や過剰な気道内圧上昇を防止する必要がある．患者の呼吸状態の観察とともに，最高気道内圧，一回換気量，呼吸回数，分時換気量，SpO_2値を経時的に評価しながら，PEEPやプラトー圧を確認していく．

　気管吸引には閉鎖式吸引カテーテルを使用し，不必要な吸引や回路の開放，回路交換，挿管チューブのカフ漏れを避け，設定されたPEEPの維持と気道内圧低下を防止する．また，挿管チューブの狭窄や屈曲・回路の屈曲・分泌物の貯留の有無など気道内圧が上昇する要因を把握し，その除去に努める必要がある．

　ケアを行う際には，皮下気腫や呼吸音の減弱，突然の血圧低下など，常に気胸の発生を念頭に置く．

循環の観察と管理

1 身体所見・パラメータ・呼吸の観察

　ARDS/ALIの患者は肺保護戦略を行うため血行動態が不安定になりやすく，バイタルサインや身体所見の観察とともに複数のパラメータ（SvO_2，SVV，PPV，EVLW，CO，CI，CVPなど）を統合して評価する必要がある．

　身体所見の観察では，末梢冷感やチアノーゼの有無，皮膚色，CRTなどから末梢循環不全の徴候がないか，冷汗・浮腫の有無，尿量や水分出納を観察することも大切である．また，PEEPなどの人工呼吸器の設定や患者の呼吸状態は血行動態に影響を及ぼすため，評価要因として考慮しなければならない．

2 輸液管理

　ARDS/ALIでは組織灌流を維持する循環血液量を確保するため，水分過剰を回避しながら患者の状態に合わせて厳密な輸液調整が必要とされる．たとえば，敗血症性ショックの場合，SSCGに準じた初期輸液負荷が行われる．溺水の場合，時間経過とともに進行性のARDSにいたることがあり，淡水と海水では浸透圧や血清電解質濃度の違いから肺胞障害や肺水腫の程度が異なるため検査データを確認しながらの輸液管理になる．

　外傷による出血性ショックの場合，止血とともに急速輸液も重要となる．

　輸液管理は，ARDS/ALIを引き起こすさまざまな原因疾患や病態ごとに異なることがあることを理解しておく必要がある．

CO：cardiac output
心拍出量

CI：cardiac index
心係数

CVP：central venous pressure
中心静脈圧

CRT：capillary refilling time
毛細血管再充満時間

SSCG：surviving sepsis campaign guidelines
（敗血症の国際ガイドライン）

鎮静・鎮痛管理

1 患者の状態観察による管理

　気管挿管によるチューブの刺激や人工呼吸器管理は，患者のストレスや不安を増大させる．また，肺保護換気戦略では高い気道内圧や高二酸化炭素血症により，患者の不快感が大きくなること，咳嗽反射時や呼吸器との同調が困難な場合圧損傷をきたすことがある．患者の状態に合わせた鎮静・鎮痛管理が必要となる．

2 鎮静スケールの活用

　過鎮静を防止するためにRASSなどの鎮静スケールを用いて適切な鎮静が行われているか評価し，患者の快適度を高めストレスを軽減する．鎮痛においてもBPSやCPOTなどの鎮痛スケールを用いて痛みの強さを客観的に評価し，患者の苦痛を緩和する．

　鎮静・鎮痛薬が患者の状態に合わせた量で投与されているか，各ス

RASS：Richmond agitation sedation scale
（−5〜+4で評価する鎮静レベルの評価法）

BPS：behavior pain scale
（表情，上肢の動き，人工呼吸器との同調性の3項目につき，各4点ずつのスコアで12点満点で評価する鎮痛スケール）

CPOT：critical care pain observation tool
（ICU患者でよく用いられる鎮痛スケール）

ケールを用いて判断するにあたり，鎮静・鎮痛レベルの目標を事前に医師に確認しておく必要がある．鎮静・鎮痛が浅い場合は，不安・ストレス・苦痛が増大すること，自己抜管のリスクがあること，呼吸器との同調が困難となり圧損傷をきたす可能性があること，過鎮静の場合は廃用障害をきたしやすいことも把握しておく必要がある．

体位管理

　ARDSに発症した下側肺障害の改善に腹臥位換気は有効な手段とされているが，この療法だけで改善が得られるものではなく，ライントラブルやマンパワーを要するなどの問題もある．
　そのため，前傾側臥位を左右繰り返すことで，体軸に対して全周性の体位ドレナージを積極的に行うことが多い．前傾側臥位は意識下でも比較的維持しやすい体位で，過鎮静の必要が少なく，自発呼吸を中心とした管理が可能である．
　血行動態が不安定になりやすいARDS/ALI患者にとって，体位変換は血行動態の変動要因ともなるため，実施時には循環動態と呼吸状態をアセスメントし，体位変換によるバイタルサインや患者の変化，各種モニタリング値を細かく観察する必要がある．

感染制御

　原疾患として感染症が背景にある場合にはその制御が最優先となるが，ARDS/ALI患者は人工呼吸管理が長期化しやすく人工呼吸器関連肺炎（VAP）を併発すると予後も悪化するため，早期からVAP予防や排痰ケアに努める．
　患者にはさまざまなルートやカテーテル類が挿入されているため，カテーテル関連血流感染や尿路感染に注意し，感染徴候の早期発見に努める必要がある．早期経腸栄養開始などの栄養管理は，患者の全身状態の改善だけでなく感染症合併の減少にもつながるため，適切に行う必要がある．

1 排痰ケア・気管吸引

　ARDS/ALI患者では高いPEEPを使用していることが多いため，痰の貯留の有無など呼吸状態のフィジカルアセスメントを行い，吸引時間を最短にできるよう適切なタイミングで吸引を実施する必要がある．また，設定PEEP圧の維持や低酸素化を防ぐために閉鎖式吸引カテーテルを用いる．

2 VAP予防

 標準予防策を軸とした感染対策の原則を遵守し，口腔ケアやカフ上部吸引，胃食道逆流の防止に努める必要がある．

 とくに，カフの直上にたまった分泌物の気道への垂れ込みを防止するためには，カフ上部吸引機能つき気管チューブを使用し，カフ圧を調整する必要がある．カフ圧を上げてもカフ直上にたまった分泌物の垂れ込みを完全に防止することはできず，逆に気道粘膜の損傷をきたす可能性がある．

 VAP予防ケアが実施可能な状態であるか評価したうえで循環動態に注意しながら行い，変動時はすみやかに中止する必要がある．

3 栄養管理

 ARDS/ALI患者は，深刻な栄養障害に陥りやすく，適切な栄養管理が必要とされるが，栄養管理を行ううえで消化管機能を評価することを忘れてはならない．腸蠕動音，腹部膨満などの腹部状態と排便状況，胃管からの排液の有無や量・性状などを観察し，消化管機能の評価をするとともに，異常の早期発見に努める必要がある．

引用・参考文献
1) 志馬伸朗編：ARDSの治療戦略「知りたい」に答える．現場の知恵とエビデンス．Surviving ICUシリーズ．第1版．p.12-28, 59-62, 78-86, 羊土社, 2013.
2) 石井芳樹編：最新ARDSのすべて．別冊・医学のあゆみ．第1版．p.5-9, 21-26, 279-293, 357-360, 医歯薬出版, 2010.
3) 田中竜馬ほか：特集ARDS. INTENSIVIST, 1(1): 1-31, 41-71, 2009.
4) 道又元裕ほか：クリティカルケア実践の根拠．第1版．p.47-49, 68-73, 照林社, 2012.

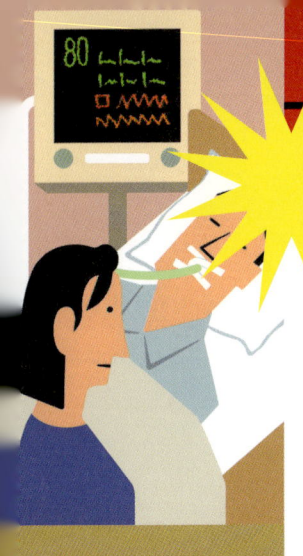

肺塞栓症

田尻雄三

病態

● 肺塞栓症とは，静脈中の血栓が静脈系の血流路に乗って，肺動脈を閉塞する疾患である(図1)．主たる病態は肺高血圧症と低酸素血症であり，肺動脈が閉塞することで，血流は右室，右房に停滞し，右室拡大をもたらす．

● 血栓より放出される液性因子によって肺血管攣縮を起こし，右心系の

図1　肺血栓塞栓症の病態

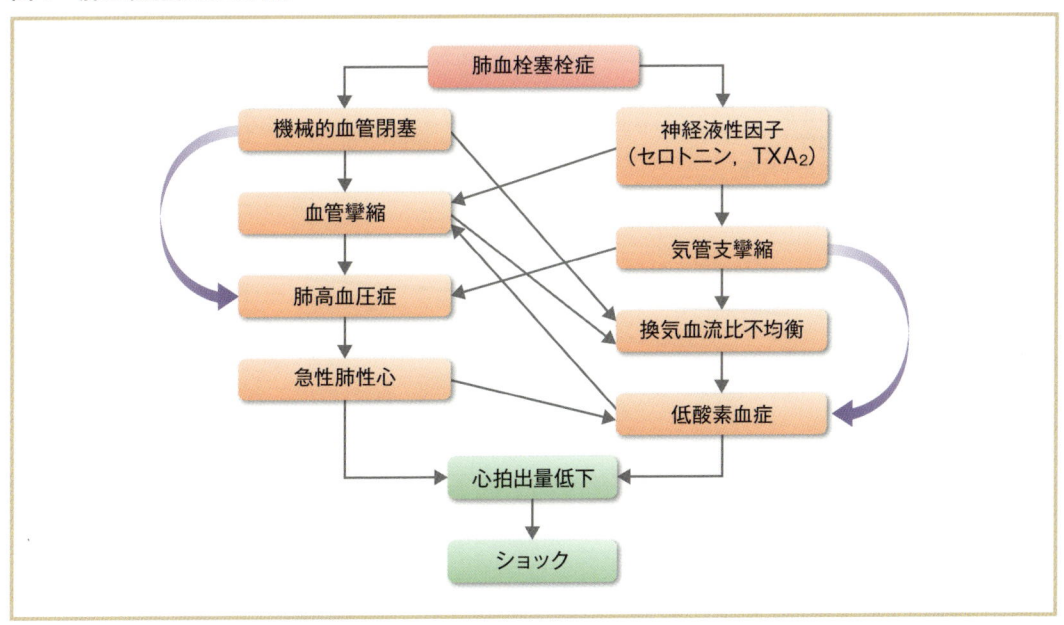

日本循環器学会ほか：肺血栓塞栓症および深部静脈血栓症の診断，治療，予防に関するガイドライン(2009改訂版)．より引用
TXA₂：thromboxane A₂　トロンボキサンA₂

圧が上昇すると，肺高血圧状態の持続から右心不全をまねく．
● 機械的閉塞により，拡散によるガス交換が行われず，血流と換気のあいだに差が生じる．これが換気血流比不均衡であり，低酸素血症の主たる原因となる．
● 肺高血圧症と低酸素血症は，心拍出量の低下を引き起こし，重症例では短時間にショック状態から心肺停止に至ることがある（図1）．しかし，肺は多大な予備血管床を有し，血栓溶解作用が強いため，小さい肺塞栓症では，問題視されにくい．臨床的には無症状性のものも多数存在する．
● 肺塞栓症は，1856年にRudolf C. Virchowが提唱した①血流停滞，②血管壁の障害，③血液凝固能の亢進が血栓形成の三大因子として重要である．血栓因子の多くは下肢および骨盤腔内の深部静脈由来であるといわれ，深部静脈血栓症（DVT）を併せた診断，治療，予防がガイドラインに示されている．

救命救急の臨床像

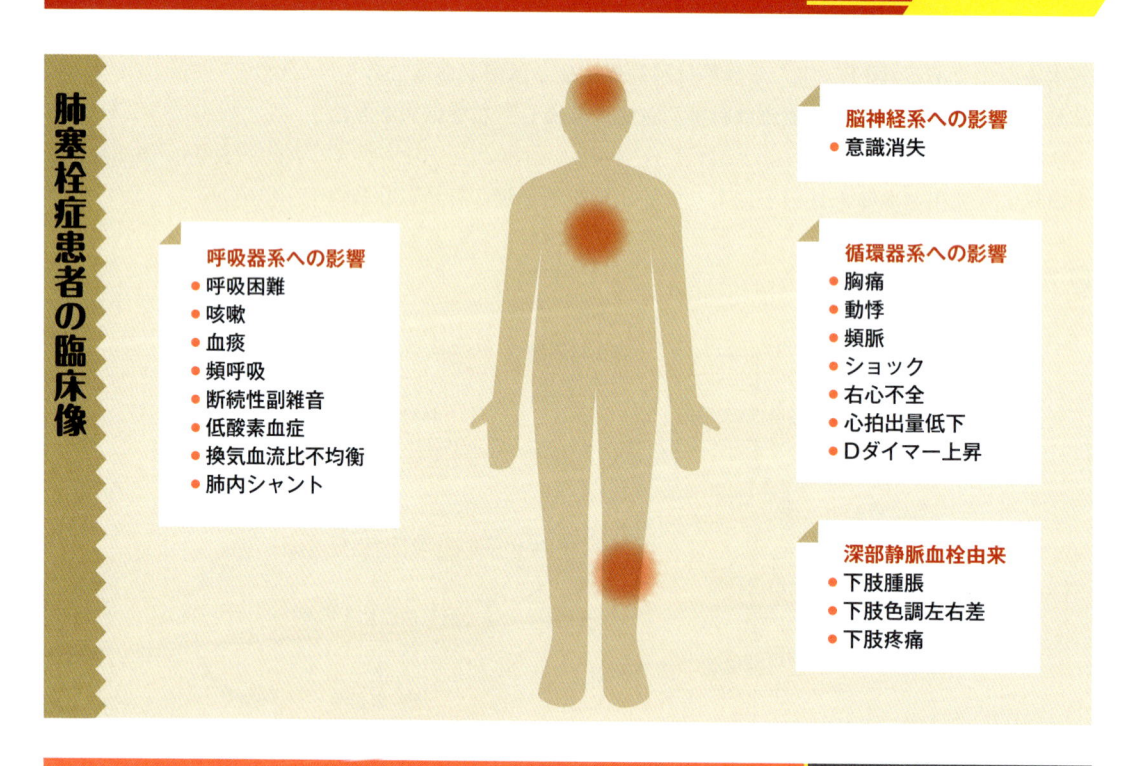

肺塞栓症患者の臨床像

呼吸器系への影響
- 呼吸困難
- 咳嗽
- 血痰
- 頻呼吸
- 断続性副雑音
- 低酸素血症
- 換気血流比不均衡
- 肺内シャント

脳神経系への影響
- 意識消失

循環器系への影響
- 胸痛
- 動悸
- 頻脈
- ショック
- 右心不全
- 心拍出量低下
- Dダイマー上昇

深部静脈血栓由来
- 下肢腫脹
- 下肢色調左右差
- 下肢疼痛

肺塞栓症の症状

急性肺血栓塞栓症と診断できる特異的な症状は存在しない．これが，診断を見落とさせる大きな原因とされている．しかし診断の90％は症状より疑われており，出現する症状の理解は重要といえる．

主要症状は呼吸困難と胸痛であり，とくに呼吸困難は高頻度に認められる．診断がつかず，呼吸困難に加え危険因子がある場合には，肺塞栓症を疑う必要がある（**表1**）．

呼吸困難は主観的な症状であるが，急速に進行する呼吸困難は緊急度が高い場合が多く，問診による十分な情報収集もむずかしい．初期対応においては，ABCDを迅速に評価し，呼吸困難を生じている病態の識別と，緊急度の判断を行う必要がある．

1 呼吸器系

1 低酸素血症

肺塞栓症にみられる呼吸困難は，低酸素血症の症状であり，Ⅰ型呼吸不全の病態を呈する．低酸素血症の原因は，肺動脈の血流が途切れることによる換気血流比不均衡である．重症例では，肺内シャントの問題も出現する．

肺への血液が流れない部分があるため，そのぶん，肺から酸素化された血液は還ってこない．よって主肺動脈の血栓では，より高度な低酸素血症をきたすことになる（**図2**）．

表1　肺血栓塞栓症の危険因子

	後天性因子	先天性因子
血流停滞	長期臥床 肥満 妊娠 心肺疾患（うっ血性心不全，慢性肺性心など） 全身麻酔 下肢麻痺 下肢ギプス包帯固定 下肢静脈瘤	
血管内皮障害	各種手術 外傷，骨折 中心静脈カテーテル留置 カテーテル検査・治療 血管炎 抗リン脂質抗体症候群 高ホモシステイン血症	高ホモシステイン血症
血液凝固亢進	悪性腫瘍 妊娠 各種手術，外傷，骨折 熱傷 薬物（経口避妊薬，エストロゲン製剤など） 感染症 ネフローゼ症候群 炎症性腸疾患 骨髄増殖性疾患，多血症 発作性夜間血色素尿症 抗リン脂質抗体症候群 脱水	アンチトロンビン欠乏症 プロテインC欠乏症 プロテインS欠乏症 プラスミノゲン異常症 異常フィブリノゲン血症 組織プラスミノゲン活性化因子インヒビター増加 トロンボモジュリン異常症 活性化プロテインC抵抗性（Factor V Leiden[*]） プロトロンビン遺伝子変異（G20210A）[*] 　　　　　　　[*]日本人には認められていない

日本循環器学会ほか：肺血栓塞栓症および深部静脈血栓症の診断，治療，予防に関するガイドライン（2009改訂版）．より引用

図2 肺塞栓と換気血流比不均衡

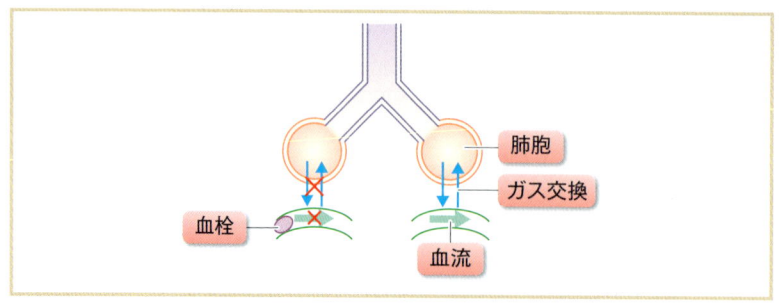

換気血流比不均衡：肺胞換気量と血流比の均衡が崩れている状態
肺内シャント：右室から拍出された血液が肺胞気に触れず，酸素化されないまま左心系に流れる状態

2 低二酸化炭素血症

　肺塞栓症は，心肺疾患のなかでも低二酸化炭素血症をきたす代表的な疾患である．肺血流の減少から換気血流比不均衡が現れるが，肺における拡散能は障害されておらず，閉塞部以外では酸素の取り込みと二酸化炭素の排出は通常通り行われる．

　とくに二酸化炭素は酸素の約 20 倍の拡散能があり，低酸素血症に伴う過換気は二酸化炭素の排出を増加させることにつながる．

3 動脈血液ガス分析による評価

　低酸素血症や低二酸化炭素血症の判断には，動脈血液ガスによる分析が必要である．侵襲的な検査であり，数分とはいえ，評価には時間も有する．呼吸困難の評価にはフィジカルアセスメントを駆使し，ABCD評価に準じた系統的なアセスメントが重要である．

　病歴聴取では，発症時期，発症誘因，随伴症状，既往歴などポイントに的を絞った情報が必要となる．

2 循環器系

1 肺高血圧症・右心不全

　肺塞栓症における循環不全は，肺血管抵抗増加による肺高血圧と右心室の後負荷増大である．

　塞栓子により血液が進まなくなることで，肺血管抵抗が増加し，肺高血圧症，右房・右室圧上昇，そして右心不全の状態となる（**図3**）．

2 ショック状態

　右心系の血液が滞ると左心系にも血液は流れないため，全身に流れる血液が減少し，拍出量低下からショック状態へとつながる．

図3 肺塞栓と右心不全

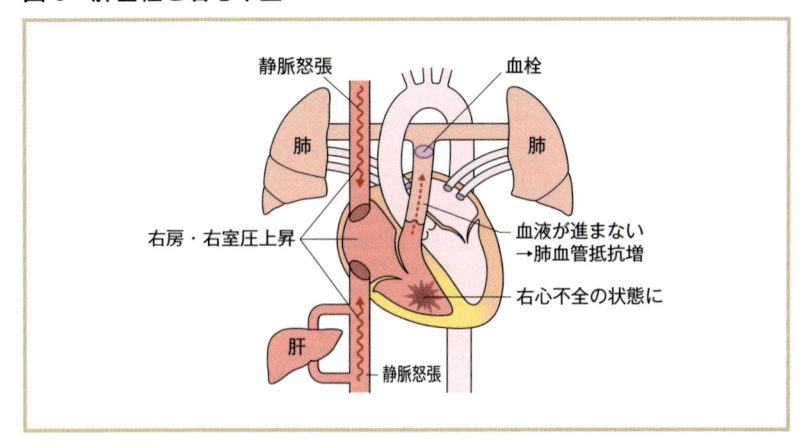

胸痛の症状だけであれば，呼吸困難同様にABCDを系統的に評価する必要があるが，ショック状態を呈している場合は，緊急度が高く，時間的猶予はまったくない．まずは循環不全を解消する治療を進めながら，同時にABCDを迅速に評価し，検査・治療へつなげる必要がある．

とくに，ショック状態が持続している場合は，ABCDによる系統的なアセスメントを定期的に実施し，あらゆる変化を見逃さないように注意すべきである．

肺塞栓症の重症度

早期死亡に影響を与える因子の有無によって，心停止あるいは循環虚脱，広範型，亜広範型，非広範型に分類される（**表2**）．

治療・マネジメントの実際

主な検査

肺塞栓症を診断する単独の検査はない．時間的猶予のないなかで，呼吸困難，胸痛といった同症状を有する特異的な所見のある疾患を除外する方法でアプローチを行う必要がある．

とくに胸痛を主訴とする4つのkiller disease（急性心筋梗塞，急性大動脈解離，肺塞栓症，緊張性気胸）との判別は，12誘導心電図やフィジカルアセスメントを行うことで，ある程度の識別が可能である．

肺塞栓症を判断するためには，肺塞栓症以外の同症状を有する疾患に対する特異的な所見を知ったうえで対応することが前提となることを理

表2 急性肺血栓塞栓症の臨床重症度分類

	血行動態	心エコー上右心負荷
Cardiac arrest collapse	心停止あるいは循環虚脱	あり
Massive（広範型）	不安定 ショックあるいは低血圧（定義：新たに出現した不整脈，脱水，敗血症によらず，15分以上継続する収縮期血圧<90 mmHgあるいは≧40 mmHgの血圧低下）	あり
Submassive（亜広範型）	安定（上記）	あり
Non-massive（非広範型）	安定（上記以外）	なし

日本循環器学会ほか：肺血栓塞栓症および深部静脈血栓症の診断，治療，予防に関するガイドライン（2009改訂版）．より引用

表3 Wellsスコア

肺塞栓症（PE）あるいはDVTの既往	+1.5点
心拍数>100/分	+1.5点
最近の手術あるいは長期臥床	+1.5点
DVTの臨床的徴候	+3点
PE以外の可能性が低い	+3点
血痰	+1点
がん	+1点

臨床的可能性	
低い	0～1点
中等度	2～6点
高い	7点以上

日本循環器学会ほか：肺血栓塞栓症および深部静脈血栓症の診断，治療，予防に関するガイドライン（2009改訂版）．を参考に作成

解しておく必要がある．

1 Wellsスコア

肺塞栓症の可能性を予測するいくつかのスコア評価が存在し，Wellsスコアは代表的な1つである（**表3**）．

2 肺動脈造影

肺塞栓症では，代表的な呼吸困難や胸部症状のほかに，一般血液検査や胸部X線写真，12誘導心電図などの検査では特異的な所見がなく，確定診断には，肺動脈造影による診断が必要とされている．

「肺塞栓症を疑う」ことが診断につながるため，検査だけに頼らずフィジカルアセスメントを重視し，緊急度を迅速に判断することを念頭におく．

3 重症度・緊急度に応じたアプローチ

肺塞栓症は重症度がさまざまであり，重症度に応じたアプローチを意識して初期対応にあたる．可能であれば病歴主観的症状を聴取して肺塞栓症を予測できるが，緊急度の高い場合においては，呼吸・循環ともに不全となり，病歴聴取は困難である．

むしろ肺塞栓症を見つけだすよりも，初期評価後に呼吸・循環の破綻があれば，その改善を優先して迅速に対応を試みると同時に，検査と情報収集を進め，原因検索を行わなければならない．

4 胸部X線検査

胸部X線による特徴的な所見として，肺野の血管透過性亢進が起こる．肺塞栓症では肺動静脈の血流が低下するため，血管陰影が薄くなり，より黒く映る．これに加え，ナックルサインとよばれる胸部X線所見

ナックルサイン：血栓で詰まった先の血管陰影は途切れ，根本の血管は圧力で太く描出されるため，肺門部肺動脈陰影がジャンケンのグーのような形に映る．

が現れることがある．しかし，肺塞栓症の識別においては優先度が低く，気胸を除外する視点が必要である．

5 血液検査

凝固検査は有用で，中でもDダイマーは肺塞栓症を疑ううえで重要な検査となる．

Dダイマーとは，血液凝固因子であるフィブリンが線溶現象でフィブリン分解産物（FDP）を分解させる過程で変化したものである．Dダイマーの上昇は線溶現象の亢進を示し，体の中に血栓ができていることを表している．

FDP：fibrin degradation product
フィブリン分解産物

Dダイマーの上昇では肺塞栓症を確定できないが，Dダイマーの上昇がなければ，少なくとも肺塞栓症を否定できることは知っておくべきである．

動脈血液ガス検査では，低二酸化炭素血症を伴う低酸素血症が特徴的な所見として現れる．多くの呼吸器系疾患において二酸化炭素排出能力低下により二酸化炭素は貯留することが多いが，肺塞栓症では低酸素血症に伴う頻呼吸から二酸化炭素の排出が増加する．これは，ほかの呼吸器疾患との判別に有効な場合もある．

6 12誘導心電図

SIQⅢTⅢパターンが有名であるが，頻度は低いといわれている．そのほかに右心不全の病態として，右側胸部誘導（V_1〜V_3）の陰性T波，右脚ブロックなどの所見も認められるが，すべて非特異的な所見である．12誘導心電図では心筋梗塞において特異的な所見を示すことが多いため，心筋梗塞における心電図変化をおさえておく必要がある．

SIQⅢTⅢパターン：Ⅰ誘導での深いS波，Ⅲ誘導での異常Q波，陰性T波を認める場合を示す．

診断（図4）

肺塞栓症の診断を確定させるには，肺動脈中に血栓が存在することを確認する必要がある．方法としては，肺動脈造影や肺シンチグラフィが推奨されているが，近年では医療機器の進歩により造影CTでも肺塞栓症の診断が可能である．

日本における肺塞栓症の診断方法としても，造影CTによる診断に移行してきている．

図4 肺塞栓症診断手順

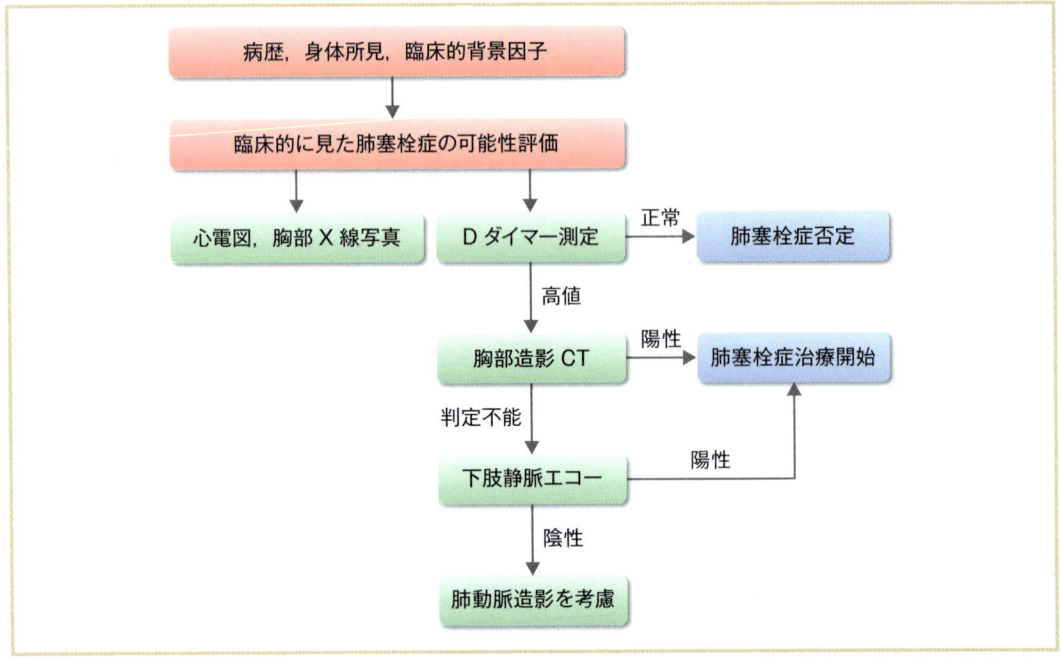

齋藤英彦ほか：新しい診断と治療のABC57/血液6．静脈血栓症・肺塞栓症とDIC（齋藤英彦編）．最新医学別冊，p.9-132，最新医学社，2008．を参考に作成

治療（図5）

1 肺塞栓症のマネジメント

1 呼吸循環管理

　肺塞栓症の基本病態は，急性呼吸循環不全である．よって診断・治療と同時に呼吸循環管理を進めていく必要がある．塞栓子のサイズや肺血管床閉塞の程度により幅広い重症度が存在するため，症例に応じた呼吸循環管理がきわめて重要である．

　とくに緊急度の高いショック状態では，循環動態が破綻していることから循環動態の改善が第一優先となる．循環動態が破綻した状態では，侵襲的治療はリスクが高く，そのほかの治療についても効果が低くなる．

　基本となるのはABCDアプローチを用いた系統的なアセスメントであるが，重症化も念頭におき，常に評価を繰り返し，ショック徴候が認められれば，すぐに対応につなげる．

　呼吸の異常があれば，酸素療法や，場合によっては気管挿管も考慮する．ショック状態では，輸液投与や昇圧薬を選択し，場合によっては，経皮的心肺補助装置（PCPS）も必要となる．

　これらの治療と検査は，時間的猶予のないなかで，患者と接触した瞬

図5 急性肺血栓塞栓症の治療アルゴリズム例

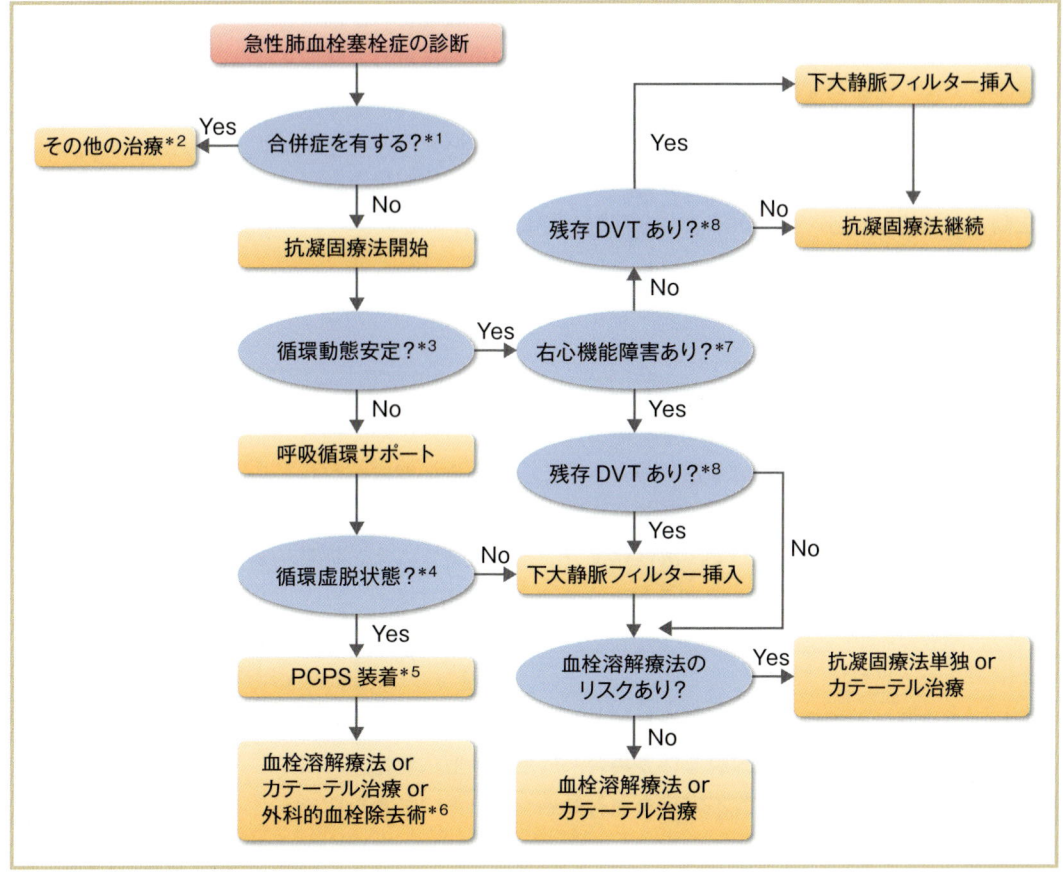

*1 高度な出血のリスクがある場合
*2 病態に応じた施行可能な治療を行う
*3 循環動態不安定とは，ショックあるいは遷延する低血圧状態を示す
*4 心肺蘇生を要する状態，あるいは高度なショックが遷延する状態
*5 施設の設備や患者の状態により，装着するか否かを選択する
*6 施設の状況や患者の状態により，治療法を選択する
*7 心エコーによる右室拡大や肺高血圧の存在により評価
*8 遊離して再塞栓をきたした場合，重篤化する危険性のある深部静脈血栓

日本循環器学会ほか：肺血栓塞栓症および深部静脈血栓症の診断，治療，予防に関するガイドライン（2009改訂版）．より引用

間から同時進行で行われる．初期対応にあたるチームには，緊急度を判断するアセスメント技術に加え，ショック症例へのアプローチ，医療機器の知識など広範な能力が必要となる．

肺塞栓症の治療は，内科的対応と外科的対応が存在するが，治療は呼吸循環動態維持のもとに成り立つことを理解しておく必要がある．

2 内科的対応と外科的対応

薬物投与は，循環が破綻している状態では効果も薄れるため，循環動態が改善しない場合は，投与のタイミングを見極める．呼吸循環サポー

ト開始後も，常にフィジカルアセスメントによって評価を継続する．

外科的治療においては，リスクが多く，重症度の高い広範型の症例に適応される場合がある．薬物投与と違い，人員確保や準備に対して時間を要するため，判断や準備の遅れが患者にとって致命的となる．

緊急度が高ければ，初期対応からの治療・検査・情報収集の流れのなかで準備を行う．迅速な判断を要するが，それ以上にチーム医療を意識した動きが迅速な対応につながることを理解しておく．

2 肺塞栓症の治療

1 抗凝固療法

未分画ヘパリンによる抗凝固療法は，肺塞栓症における死亡率，再発率を減少させるため，治療の第1選択薬とされている．重症度にかかわらず，禁忌でなければ肺塞栓症と診断され次第，未分画ヘパリンを使用する必要がある．投与目標として，活性化部分トロンボプラスチン時間（APTT）をコントロール値の1.5～2.5倍となるように調整する．

APTT：activated partial thromboplastin time
活性化部分トロンボプラスチン時間

2 血栓溶解療法

塞栓子の溶解による肺循環の改善を目的として使用される．適応となるのは，心停止あるいは循環虚脱を伴う場合，広範型，亜広範型，非広範型の3タイプとされており，不安定な血行動態や右心系の拡大を認める症例に使用される．

血栓溶解療法にはいくつか種類が存在するが，わが国で認可されているのは遺伝子組み換えの組織プラスミノゲンアクチベータ（t-PA）であるモンテプラーゼだけである．

3 カテーテル的血栓除去療法

血栓溶解療法の使用が制限される症例に対して，治療的価値が高くなる．方法として，カテーテル自体で血栓を破砕するもの，カテーテルからのジェット水流を利用して血栓を溶かすもの，カテーテルで血栓を吸引し除去するものがある．

ただし，出血傾向など，使用に際し禁忌項目の有無について評価する必要がある（**表4**）．

4 外科的血栓除去療法

広範型の肺塞栓症などでショックの持続や血行動態が不安定な症例では，PCPSを用いた肺動脈血栓塞栓除去術が適応となる．非ショック例でも，内科的治療に反応しない，主肺動脈の血栓により急速に呼吸不全，循環不全が進行する，血栓溶解療法が禁忌の場合などに適応される場合がある．

表4　血栓溶解療法の禁忌

絶対禁忌
　活動性の内部出血
　最近の特発性頭蓋内出血
相対禁忌
　大規模手術，出産，10日以内の臓器細胞診，圧迫不能な血管穿刺
　2か月以内の脳梗塞
　10日以内の消化管出血
　15日以内の重症外傷
　1か月以内の脳神経外科的あるいは眼科的手術
　コントロール不良の高血圧（収縮期血圧＞180 mmHg：拡張期血圧＞110 mmHg）
　最近の心肺蘇生術
　血小板数＜100,000/mm^3，プロトロンビン時間＜50％
　妊娠
　細菌性心内膜炎
　糖尿病性出血性網膜症

日本循環器学会ほか：肺血栓塞栓症および深部静脈血栓症の診断，治療，予防に関するガイドライン（2009改訂版）．より引用

5　下大静脈フィルター

　肺塞栓症の直接的な治療ではないが，急性期の再発予防策として考慮されることがある．とくに抗凝固療法の禁忌や無効症例に適応があるとされる．下大静脈フィルターには，一時的，回収可能型，永久留置型が存在する．

看護ケアの焦点

　肺塞栓症の症状は多彩であり，症状だけで判断することはむずかしい．肺塞栓症は急激に発症するものが多く，初期評価が遅れれば重篤化する可能性があることを念頭におく必要がある．
　肺塞栓症による呼吸循環異常を見逃さないためには病歴聴取やフィジカルイグザミネーションなどを総合したアセスメントが必要である．
　前述のように，フィジカルアセスメントでは，肺塞栓症の発見以前に緊急度の見極めが重要である．常に評価を繰り返して対応を判断する必要がある．評価はABCDアプローチを駆使し，系統的に行うことで迅速な判断につなげることができる．

異常の早期発見，緊急度の判断

　肺塞栓症は軽症から心肺停止状態まで幅広い病態を呈する．初期評価においてショック徴候の有無を見逃さないことは重要である．また，肺塞栓症は急激な状態変化から閉塞性ショックに至るため，初期評価が軽症であっても継続した観察を忘れてはならない．

表5 肺塞栓の重症度と治療法の選択

重症度分類	抗凝固療法	外科的血栓除去術	カテーテル的血栓除去	血栓溶解療法	人工呼吸器管理	PCPS
Cardiac arrest Collapse	◎	◎	◎	◎	◎	◎
Massive（広範型）	◎	○	○	◎	△	△
Submassive（亜広範型）	◎	不要	△	○	不要	不要
Non-massive（非広範型）	◎	不要	不要	不要	不要	不要

◎：重要，○：要，△：考慮

　ショック症状に対しては，肺塞栓症の治療ではなく，呼吸循環異常の改善が優先される．初期評価の段階でショック症状が認められれば，呼吸循環サポート，情報収集，検査，治療すべてを同時に進行させる．

　さらに，肺塞栓症には特異的な所見が存在しないため，簡易的な検査で確診できない．初期対応で肺塞栓に的を絞ることは不可能であり，呼吸循環サポートを行いながら，症状に対して重点的にアセスメントを行い，緊急度の高い疾患を見極めながら治療に結びつける．

　看護師は観察を重視し，変化に対してすぐに対応できる準備が求められる．患者の異常発見だけでなく，チームの動きに対しても常に評価・対応することが必要である．薬物準備，検査準備，情報収集などあらゆる動きが同時に進行するため，チームとしての動きを見極めることが迅速な初期対応につながる．

　ショック徴候の有無は重症度と治療法の選択に影響する．処置や治療の遅れは患者の生命を脅かすことにつながるため，緊急度を判断し，重症度に応じて予測性を持った準備が必要である（表5）．

呼吸管理

　肺塞栓症における低酸素血症は，二酸化炭素の蓄積を伴う病態ではなく，酸素化の評価には経皮的酸素飽和度（SpO_2）によるモニタリングでも十分有効である．酸素吸入によってSpO_2 90%以上が維持できないようであれば，人工換気も視野に入れる．

　呼吸器系のアセスメントでは，頸部から評価し，胸郭の動きや呼吸音の左右差，副雑音などで気胸や肺炎などの呼吸器疾患の有無を識別して除外していくことが肺塞栓症の診断につながる．

　看護師には診断の視点ではなく，変化の有無を迅速に評価するために初期段階で呼吸器系のフィジカルイグザミネーションを実施し，初期評価を行う技術が必要となる．初期段階の情報は患者の変化に気づくために重要な要素となる．

　検査として動脈血液ガスによる採血を行う場合には，血栓溶解療法を念頭におき，穿刺部出血の原因となることも忘れずに観察する．

循環管理

1 ショック徴候の観察

　循環障害の観察では，ショック徴候を見逃さず観察することが重要である．初期評価の段階でモニタリングによる評価も必要であるが，まずは触診を行い，そこから緊急度をアセスメントする技術が重要となる．繰り返すが，呼吸循環異常の改善が第1であるため，ショック症状をいかに迅速に判断するかが重要である．

　数秒間の初期評価により，その後の治療・検査・情報収集の優先度が変化してくる．ショック症状があれば，まずは治療が優先され，情報収集と検査を同時に進めることになる．ショック症状を迅速に判断し，救急対応の流れのなかで自身の動きを見極めていくことが必要であり，そのためには緊急度の高い疾患に対する知識・対応の理解は必須となる．

2 浮腫の観察

　右心不全では頸静脈怒張や浮腫などの症状も観察ポイントである．右心不全に対する治療の第1選択は容量負荷である．そのほかにドパミン，ドブタミンなどの強心薬が使用される場合があり，モニタリングにより循環動態を継続して観察する．

　不安定な循環動態が出現したときだけでなく，急激な病態の悪化を予測し，必要な薬物や機材などは準備しておく必要がある．呼吸循環不全の急速な進行時にはPCPSを考慮される．呼吸循環不全の病態により，選択される治療も変化してくるため，症状の変化に注意して観察を行う必要がある．

出血傾向

　肺塞栓症の治療には，抗凝固療法，血栓溶解療法が実施される．そのため，出血のリスクが高まり，出血傾向に注意した観察が必要となる．とくに意識レベルの変化など頭蓋内出血の評価は重要であるが，検査・処置時のルート刺入部や穿刺部の観察に至るまで全身の観察を行う必要がある．

　ショック状態の症例では見落としがちだが，肺塞栓症の治療にはリスクを伴うものが多く，常に全身状態の評価を行う必要がある．呼吸・循環の評価だけにとどまらず，処置や治療の前後はその変化を観察することも看護師に重要な技術である．

安静・移動・体位管理

1 体動は慎重に行う

　肺塞栓症の90%以上は，下肢および骨盤腔内の深部静脈由来である．体位の変化や立位，ヒップアップなど下肢に力を入れる体勢により遊離血栓が移動し，さらに病態が悪化する可能性がある．

　検査や処置により大きな動きが加わる場合は，前後の変化を見逃さず観察する必要がある．DVT を疑うときは，下肢での採血，ルート確保，血圧測定など深部静脈血栓の遊離を引き起こす可能性のある処置も避ける必要がある．

　しかし，初期段階での評価はむずかしく，ショック状態の症例では循環の改善が第1となる．肺塞栓症が確定すれば，病態悪化を予防するアプローチも必要であるが，循環動態が破綻している場合，呼吸循環の維持に優先度を向ける必要があるため，予防のために迅速な対応を妨げないように注意する必要がある．

2 低酸素血症に注意

　低酸素血症の病態を示していることがあるため，検査時など不必要な体動による酸素消費量の増加は避ける．呼吸困難や胸痛は死を予感させ，患者は苦痛も不安も抱きやすい．不安により，興奮，活動の増加が起こると，さらに酸素消費量が上昇し，低酸素血症の病態を悪化させることになる．

　低酸素血症の悪化は全身臓器に対し，不可逆的なダメージとなり，さらにショック状態を引き起こすことになる．緊急度が高くなれば蘇生行為に対する優先度は常に高くなるが，患者に声をかけ不安を軽減させるアプローチ，家族に対するアプローチも看護師の視点として忘れてはならない．

肺塞栓症の予防

　肺塞栓症は一度発症すると，症状は重篤であり，急速な対応が求められる．2004年に肺血栓塞栓症/深部静脈血栓症予防ガイドラインが策定されて以後，肺塞栓症予防の重要性が高まっている．初療の現場からリスク評価を行い，肺塞栓症予防を視野に入れ，入院後の看護につなげることが重要である．

引用・参考文献
1) 齋藤英彦ほか：新しい診断と治療のABC57/血液6．静脈血栓症・肺塞栓症とDIC（齋藤英彦編），最新医学別冊，p.9-132，最新医学社，2008．
2) 国枝武義：肺塞栓症診療のポイント―どんなとき疑い，予防，初期治療をどう行うか．第1版，医学書院，2002．
3) 山科章ほか：New 専門医を目指すケース・メソッド・アプローチ循環器疾患．第2版，p.292-

328, 日本医事新報社, 2013.
4) 櫻井淳ほか:「指標」・「基準」の使い方とエビデンス. 救急医学, 36(10):1188-1191, 2012.
5) 日本循環器学会ほか:肺血栓塞栓症および深部静脈血栓症の診断, 治療, 予防に関するガイドライン(2009改訂版) http://www.j-circ.or.jp/guideline/pdf/JCS2009_andoh_h.pdf (2014年10月25日検索)
6) 荒瀬典子:一目おかれる！急性肺血栓塞栓症の対応. Emergency Care, 26(11):1082-1087, 2013.
7) 宮本貴庸ほか:肺血栓塞栓症. HEART nursing, (22) 11:1136-1148, 2009.
8) 島田恵:症例で学ぶ循環器疾患の急変理解と患者管理のポイント. 肺血栓塞栓症. 呼吸器・循環器急性期ケア, 12(2):98-103, 2012.
9) 森脇龍太郎ほか:これだけは押さえておきたい 救急看護に必須の疾患別知識. 急性肺血栓塞栓症. Emergency Care, 夏季増刊, 129-134, 2012.

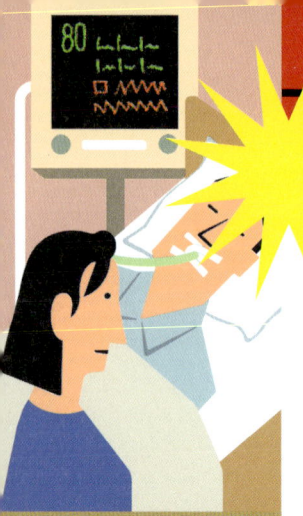

気管支喘息の急性増悪

比田井理恵

　気管支喘息（以下喘息とする）は，小児から高齢者まですべての年齢層にみられ，発症要因や増悪因子も多様で複雑に絡み合っている．また発作強度や重症度にも幅があり，自然寛解する軽度の発作から，致死的となる重篤な発作まであり，救急医療の対象となることが多い．

　喘息の急性増悪とは，症状がなく安定化していた喘息患者に急激に発作が生じることをいう．また，治療に抵抗性の中等度以上の発作が24時間以上持続する場合を喘息重積発作といい，生命の危機に陥りやすい．

　わが国の喘息死亡患者総数は1980年代に比べ3分の1以下に減少した[1]が，いまだに喘息死を回避しきれない．成人喘息死の30％が発作後3時間以内に生じ，突然の発作後の急死や重積発作後の死亡が多いことから[2]，発作出現時の迅速かつ適切な対応が増悪予防および救命につながることを，医療者，とくに救急領域に携わる者は十分理解しておく必要がある．

　喘息は，一般的に成人喘息と小児喘息に大別される．ここでは成人喘息について述べる．

病態

●成人喘息は「気道の慢性炎症，可逆性のある種々の程度の気道狭窄と気道過敏性の亢進，そして臨床的には繰り返し起こる咳，喘鳴，呼吸困難で特徴づけられる閉塞性呼吸器疾患」[3]と定義され，生活習慣や嗜好，ストレスなどに関連して生じ，重症化しやすく治癒しにくいこと，長期的な管理を要することが特徴にあげられる（図1）．

●**気道の慢性炎症**：遺伝因子や環境因子に伴う気道のアレルギー反応か

図1　気管支喘息の病態

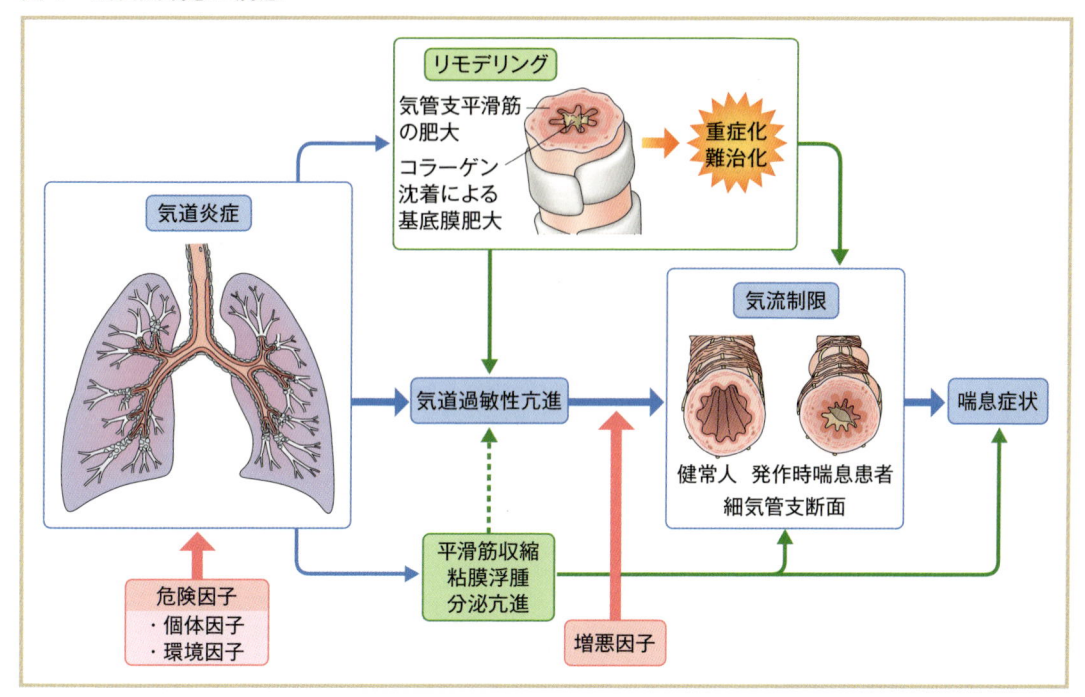

落合慈之監，石原照夫編：呼吸器疾患ビジュアルブック．p.152，学研メディカル秀潤社，2011．より引用

ら炎症が惹起され，慢性的となる．好酸球を中心とする炎症細胞から分泌される炎症性メディエータやサイトカインにより，局所の炎症とともに気道粘膜の血管透過性亢進，粘膜浮腫や粘性痰の分泌増加などが生じる．

●**気道の過敏性亢進**：慢性化した炎症と修復の繰り返しにより，気道粘膜の上皮細胞が破壊され脱落し，バリア機能の低下と知覚神経の露出が生じる．このため健常者では問題とならない気道の刺激が気管支を収縮させる平滑筋細胞に伝わりやすくなり，過敏性の亢進をもたらす．

●**リモデリング (remodeling)**：気道の過敏性亢進と慢性炎症から生じる気管支平滑筋の肥厚をいう．リモデリングが生じた気管支においては，気道の過敏性亢進が助長され，不可逆的な気流制限が生じ，治療に抵抗性となる．

●**可逆性気道狭窄**：アレルゲン，気道感染，過労，ストレス，気温などのさまざまな外因性・内因性の誘発因子（増悪因子）により，中枢気道から末梢気道までの可逆性の気道狭窄をきたす．これに加え，呼気時は胸腔内圧が高まることで胸腔内の気道がさらに圧排され，呼気が出しづらくなり，呼気延長が生じる．

●**気流制限**：気道に可逆性の狭窄が生じることで，発作が生じたときに中枢から末梢までの気管支において気流制限が生じる．

救命救急の臨床像

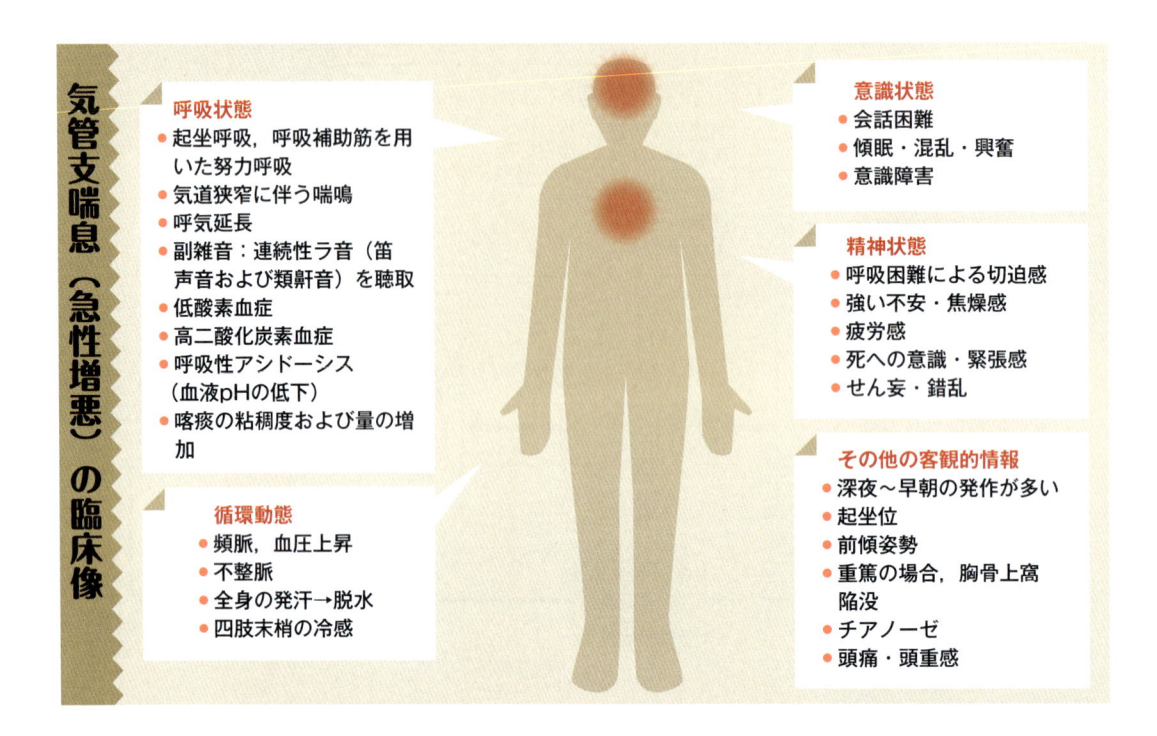

気管支喘息（急性増悪）の臨床像

呼吸状態
- 起坐呼吸，呼吸補助筋を用いた努力呼吸
- 気道狭窄に伴う喘鳴
- 呼気延長
- 副雑音：連続性ラ音（笛声音および類鼾音）を聴取
- 低酸素血症
- 高二酸化炭素血症
- 呼吸性アシドーシス（血液pHの低下）
- 喀痰の粘稠度および量の増加

循環動態
- 頻脈，血圧上昇
- 不整脈
- 全身の発汗→脱水
- 四肢末梢の冷感

意識状態
- 会話困難
- 傾眠・混乱・興奮
- 意識障害

精神状態
- 呼吸困難による切迫感
- 強い不安・焦燥感
- 疲労感
- 死への意識・緊張感
- せん妄・錯乱

その他の客観的情報
- 深夜～早朝の発作が多い
- 起坐位
- 前傾姿勢
- 重篤の場合，胸骨上窩陥没
- チアノーゼ
- 頭痛・頭重感

呼吸状態

　喘息発作が生じた患者は，発作治療薬（リリーバー）である喘息吸入薬を用いて対応する．それでも症状の改善が得られないか，増悪傾向にあるときに救急外来などを受診することが多い．患者の多くは軽度～中等度以上の発作を呈し，起坐呼吸や呼吸補助筋を用いた努力呼吸（図2）とともに，喘鳴や呼吸困難，呼気延長が認められる．また粘稠度の高い痰が気道に存在するものの，喀出しづらく排痰支援が必要となる．

　中等度以上の喘息発作では，喘息死のリスクが高く，急激に呼吸停止をきたすことがあり注意を要する．

　呼吸音の聴取においては，連続性ラ音（笛声音 wheeze および類鼾音 rhonchi）が聴取され，とくに頸部で明らかである．しかし，大発作など重篤時は，呼吸減弱により連続性ラ音が聴取できない場合があり（silent asthma），胸部での呼吸音の減弱・消失は呼吸停止かその切迫状態を表すとして，気管挿管や人工呼吸器管理などの緊急対応を要する（表1）．

　動脈血液ガス分析においては，発作当初は換気障害に伴うPaO_2低下（低酸素血症）を代償しようと過換気状態となり$PaCO_2$が低下するが，発作の持続とともに低酸素血症や高炭酸ガス血症を呈するようになる（表2）．炭酸ガスの蓄積によりCO_2ナルコーシスとなり意識障害をきたすため，発作の持続やチアノーゼの出現，意識障害がみられた場合は，

図2 努力呼吸と胸骨上窩陥没

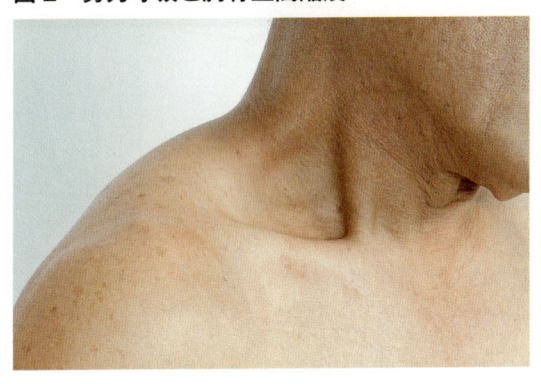

表1 気管挿管が必要となる場合

- 高度の換気障害もしくは心臓停止，呼吸停止がみられる場合
- 明らかな呼吸筋疲弊がみられる場合
- 酸素を最大投与しても PaO_2 が 50 mmHg 未満の場合
- $PaCO_2$ が1時間5 mmHg 以上上昇する場合
- 急激な $PaCO_2$ の上昇と意識障害を伴う場合

日本アレルギー学会 喘息ガイドライン専門部会監：喘息予防・管理ガイドライン2012．p.150，協和企画，2012．より引用

表2 低酸素血症と高炭酸ガス血症の臨床所見

	低酸素血症	高炭酸ガス血症
共通の症状・所見	呼吸困難，不眠，頭痛，頻脈	
異なる症状・所見	チアノーゼ 意識障害 （記銘力低下，見当識低下） 血圧低下	皮膚，特に頬の紅潮 意識障害 （傾眠，昏迷，昏睡） 血圧上昇 羽ばたき振戦 縮瞳，乳頭浮腫 発汗

日野原重明，井村裕夫監，貫和敏博編：2 呼吸器疾患，換気異常/過換気症候群，低換気症候群，看護のための最新医学講座，第2版，p.347，中山書店，2005．より引用

気管挿管・人工呼吸器管理などの全身管理が必要となる．

循環動態

　呼吸困難と呼吸仕事量の増加により全身に発汗がみられ，気道内分泌物の増加からも不感蒸泄量が増加し，高張性脱水に傾きやすい．これにより痰の粘稠度がさらに高まり，喀出が困難になるという悪循環にも陥りやすい．

　気管支拡張薬や交感神経作動薬（β_2 受容体作動薬）の使用により，頻脈や血圧上昇，四肢末梢の冷感が認められることが多く，低カリウム血症などの電解質異常から，時に不整脈の出現をまねくこともある．このため皮膚・粘膜や痰の性状，尿量，脈圧や頻脈の推移，口渇の程度などを指標にしながら電解質輸液を行い，脱水や電解質異常の補正と同時に，可能であれば適時飲水や含嗽を勧めていく．

意識状態

　喘息発作の持続や悪化により，肺胞低換気から血中の炭酸ガス濃度が異常に高くなり，呼吸性アシドーシスとなる．呼吸性アシドーシスでは，CO_2 の血管拡張作用により頭痛や頻脈が生じるとともに，大脳皮質の機能障害が起こり，判断力低下，傾眠，無気力などの中枢神経症状から意識障害を生じる．これが CO_2 ナルコーシスである．

　CO_2 ナルコーシスに至った場合，呼吸中枢が抑制され，呼吸減弱からますます CO_2 が蓄積する悪循環に陥り，呼吸停止をまねく切迫した事態となる．呼吸停止をきたせば，それに引き続き血圧低下→心静止に至ることとなり，救命困難な状態に陥る．

　このため低酸素血症や高炭酸ガス血症の臨床症状（**表2**）に注意して観察するとともに，意識状態の変化をきたしたときには，いつでも気管挿管・呼吸器管理が可能となるよう準備を整えておく必要がある．

精神状態

　低酸素血症や高炭酸ガス血症という病態に加え，呼吸困難に伴う不安や切迫感，睡眠障害や疲労感などのストレスが加わり，落ち着きがなくなったり，幻覚が見えるなどのせん妄をきたしやすい．せん妄症状により呼吸状態の安定がさらにはかりにくくなると同時に，病態の悪化もまねきやすくなる．

　このため，安心できる環境とかかわりを提供するとともに，必要に応じて抗精神薬や睡眠薬などの使用も検討していく．せん妄症状は一時的なものであり，病態の改善とともに消失することを理解し，患者の不安な気持ちに寄り添い，支えるかかわりが重要となる．

治療・マネジメントの実際

　喘息の急性増悪時は，気道閉塞による生命危機（喘息死）の回避が最大の目標である．このため来院後には，発作強度の判定と並行して呼吸状態をはじめとする身体・検査所見と問診を行い，他疾患との鑑別と喘息の診断を実施し，それに応じた適切かつ迅速な治療の開始が求められる．

　喘息の急性増悪時の診療手順を**図3**に示す．

図3 喘息の急性増悪時の診療手順

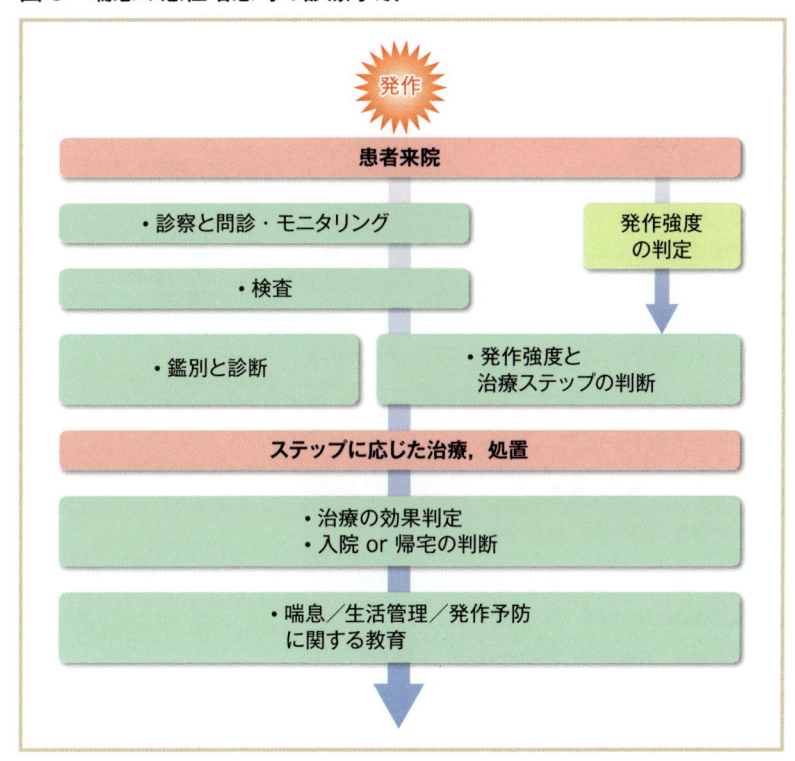

発作
↓
患者来院
・診察と問診・モニタリング
・検査
・鑑別と診断
発作強度の判定
・発作強度と治療ステップの判断
ステップに応じた治療，処置
・治療の効果判定
・入院 or 帰宅の判断
・喘息／生活管理／発作予防に関する教育

喘息の臨床診断

　現状では喘息の診断基準は確立されていないが，喘息の急性増悪時は典型的な症状を呈していることが多く，以下に示すように診察および病歴聴取を中心とする問診，検査，心肺疾患などとの鑑別により診断を行い，治療を開始する．しかし発作初期や非典型的な症状を呈する場合は診断が困難なこともある．診断の目安[5]と喘息の類似疾患[6]を，**表3**，**表4**に示す．

1 診察と問診，モニタリング

　身体所見とともに，発作強度を判定しつつ無理のない範囲で患者に問診を行い，下記の情報を収集する．問診においては治療の遅れをきたさないことが最も重要であり，要領よくすみやかに行うことが求められる．患者への問診が不可能な場合は家族から情報収集を行う．
- 発作出現時間と誘因，増悪因子，経時変化，発作後の対応
- 可能な動作や日常会話の程度
- 喘息や心疾患，肺疾患などの既往歴と治療の有無，服薬の状況
- これまでの喘息発作状況（頻度，強度）と入院の有無，治療内容（挿管

表3 成人喘息での診断の目安

1	発作性の呼吸困難,喘鳴,咳(夜間,早朝に出やすい)の反復
2	可逆性気流制限:自然に,あるいは治療により寛解する.PEF値の日内変動20%以上,β₂刺激薬吸入により1秒率が12%以上増加,かつ絶対量で200 mL以上増加
3	気道過敏性の亢進:アセチルコリン,ヒスタミン,メザコリンに対する気流収縮反応の亢進
4	アトピー素因:環境アレルゲンに対するIgE抗体の存在
5	気道炎症の存在:喀痰,末梢血中の好酸球数の増加,ECP高値,クレオラ体の証明,呼気中NO濃度上昇
6	鑑別診断疾患の除外:症状が他の心肺疾患によらない

ECP:eosinophilic cationic protein
好酸球陽イオンタンパク

日本アレルギー学会 喘息ガイドライン専門部会監:喘息予防・管理ガイドライン2012.p.4,協和企画,2012.より引用

表4 喘息の類似疾患

疾患名	特徴と検査
アナフィラキシー	直前の原因物質への曝露,全身紅潮,粘膜浮腫,腹痛,下痢
虚血性心疾患	労作時の発症,リスクファクター,心電図,トロポニンT上昇
喉頭蓋炎	嚥下痛,嗄声,上気道の吸気性喘鳴,頸部側面X線
うっ血性心不全	循環器既往,頸動脈怒張,Ⅲ音聴取,肝頸静脈逆流,下腿浮腫
COPD	喫煙歴,日常生活での息切れ,呼吸補助筋発達,鎖骨上窩陥没
呼吸器感染症	発熱,胸部X線,血液検査の炎症高値

八坂剛一:特集 動きながら判断する!内科エマージェンシー 気管支喘息.レジデントノート,15(3):497-506,2013.より引用

も含めた呼吸器管理)
●アレルギーやアスピリン喘息の有無

2 検査

　診断や評価,他疾患との鑑別に必要となる下記の検査を中心に実施する.呼吸機能検査は,喘息の診断や治療方針決定には必要な検査であるが,急性増悪時には実施できないことが多く,症状が安定し,長期管理に向けた段階で行うことが一般的といえる.
●血液検査(動脈血液ガス分析,血球計算,炎症反応,血清総IgE抗体など)
●胸部X線像検査
●心電図検査

3 鑑別と診断,発作強度と治療ステップの判断
(表5参照)

　喘息の診断においては,心臓喘息や慢性閉塞性肺疾患(COPD)など,

喘息の急性増悪時と類似した症状を呈する疾患との鑑別が必要となる．鑑別においては，発症の経過，問診結果や身体・検査所見とを総合して判断する．

発作強度の判断は，患者の「呼吸困難の程度」を中心に判断し，治療ステップにつなげていく．動作などのほかの項目は判断の際の参考としてみていき，検査値は気管支拡張薬の投与後の値を参考にするとされている．

たとえば，患者が「苦しくて横になれない」という場合には，中等度の発作（中発作）と判定し，発作治療ステップ2を選択することとなる．

発作治療ステップの展開（表5）と入院の判断

発作強度により治療ステップを判定し，治療を開始する．治療に対する反応・効果を時間経過とともに評価しながら，発作の状態に応じて入院を要するか否かを検討する．

治療の開始後数時間以内に症状の改善がみられない場合には，入院治療を要することになる．とくに，治療への反応がない場合，呼吸停止や意識障害の可能性が高い場合，高二酸化炭素血症が持続する場合などには，集中治療室での入院・治療が必要となる．

1 軽度（小発作）

安静時に軽度の呼吸困難があるが横にはなれる．動作はやや困難だが日常生活は営める状態．治療は発作治療ステップ1として β_2 刺激薬の吸入を実施する．その後症状が消失し，無治療で1時間安定して経過でき，気道狭窄がないと判断されれば帰宅が可能となる．症状の改善がみられない場合は，発作治療ステップ2に移行し，追加治療を行う．

2 中等度（中発作）

安静時に苦しくて横になれず，起坐呼吸で動作はかなり困難な状態．治療ステップ2として，鼻カニューラなどによる酸素吸入，β_2 刺激薬の反復吸入・アミノフィリンの点滴静注・副腎ステロイド投与を行い，必要に応じてそのほかの治療や処置を検討する．

小発作の持続に対しても同様に対応する．1時間以内に十分な効果が得られない場合は発作治療ステップ3に移行し，追加治療を行う．

3 高度（大発作）

呼吸困難が強く動けない状態．起坐位で前屈位を取り，会話も困難で，

表5 喘息の発作強度と治療ステップ

発作強度	呼吸困難	動作	検査値（※気管支拡張薬投与後の値を参考にする）				選択する治療ステップ	治療内容	治療の場
			PEF	SpO₂	PaO₂	PaCO₂			
喘鳴／胸苦しい	急ぐと苦しい動くと苦しい	ほぼ普通	80%以上	96%以上	正常	45 mmHg未満	発作治療ステップ1	β₂刺激薬吸入，頓用テオフィリン薬頓用	自宅治療可能
軽度（小発作）	苦しいが横になれる	やや困難							
中等度（中発作）	苦しくて横になれない	かなり困難かろうじて歩ける	60〜80%	91〜95%	60 mmHg超	45 mmHg未満	発作治療ステップ2	β₂刺激薬ネブライザー吸入反復 アミノフィリン点滴静注 ステロイド点滴静注 酸素吸入 ボスミン皮下注射 抗コリン薬吸入考慮	救急外来 ・1時間で症状改善すれば帰宅 ・2〜4時間で反応不十分 ・1〜2時間で反応なし 入院治療：高度喘息症状として発作治療ステップ3を施行 〕入院治療
高度（大発作）	苦しくて動けない時にチアノーゼあり	歩行不能会話困難	60%未満	90%以下	60 mmHg以下	45 mmHg以上	発作治療ステップ3	アミノフィリン持続点滴 ステロイド点滴静注反復 酸素吸入 ボスミン皮下注射 β₂刺激薬ネブライザー吸入反復	救急外来 1時間以内に反応なければ入院治療 悪化すれば発作治療ステップ4へ
重篤	呼吸減弱チアノーゼ呼吸停止	錯乱意識障害会話不能体動不能失禁	測定不能	90%以下	60 mmHg以下	45 mmHg以上	発作治療ステップ4	上記治療継続 症状・呼吸機能悪化で挿管 酸素吸入にもかかわらず PaO₂ 50 mmHg以下および／または意識障害を伴う急激なPaCO₂の上昇 人工呼吸，気管支洗浄 全身麻酔（イソフルラン・セボフルランなどによる）を考慮	ただちに入院 ICU管理

日本アレルギー学会　喘息ガイドライン専門部会監：喘息予防・管理ガイドライン2012．p.144-145　表7-16，7-17を統合，一部改変
PEF：peak expiratory flow（最大呼気速度／ピークフロー）＝1秒率とともに気流制限の程度を表す指標として用いられる．PEF値の日内変動が20%以上ある場合に可逆性気流障害があると判断される．

意識が朦朧としていることもある．呼吸補助筋を用いた呼吸様式で著明な喘鳴が聞かれる．治療は，初期治療として発作治療ステップ2（β₂刺激薬吸入・アミノフィリン点滴静注・ステロイド投与など）から開始し，継続治療として発作治療ステップ3の内容を行う．

4 重篤発作

意識障害があり会話ができず，呼吸音減弱・チアノーゼを認めるような生命の危機に瀕する状態である．
治療は，発作治療ステップ4として，発作治療ステップ3までの治療

表6 喘息治療薬

	長期管理薬（コントローラー）	発作治療薬（リリーバー）
定義	長期管理のために継続的に使用しコントロール良好を目指す薬剤	喘息発作治療のために短期的に使用して，長期管理に導く薬剤
主に使用する薬剤	1. ステロイド（吸入・経口薬） 2. 長時間作用型 β_2 刺激薬（吸入・貼付・経口薬） 3. 吸入ステロイド/LABA 配合薬 4. ロイコトリエン受容体拮抗薬 5. テオフィリン徐放製剤 6. 抗 IgE 抗体 7. 4 以外の抗アレルギー薬	1. ステロイド（経口・注射薬） 2. 短時間作用型気管支拡張薬 　① 吸入 β_2 刺激薬 　② テオフィリン薬 　③ アドレナリン皮下注射 　④ 抗コリン薬（吸入）

※主に使用する薬剤は，浦部晶夫ほか編：今日の治療薬（2014年版）．p.671，南江堂，2014．を参考に作成

を継続すると同時に，表1に示すような場合には気管挿管・人工呼吸器管理をすみやかに行う．人工呼吸器管理においては，PaO_2 80 mmHg を目安に酸素化を維持するが，気道内圧が高圧になりやすいため，気胸などの圧外傷の予防に注意して管理する必要がある．

薬物治療における発作治療薬

喘息治療に用いられる薬物は，長期管理薬（コントローラー）と発作治療薬（リリーバー）の2種類に大別され（表6），気道狭窄の改善をはかる気管支拡張薬と気道の炎症を抑える抗炎症薬（ステロイド）が中心となる．

急性増悪時はリリーバーである短時間作用型 β_2 刺激薬，テオフィリン薬，ステロイドを中心に使用していく．

1 短時間作用型吸入 β_2 刺激薬

発作時の第1選択薬として用いられることが多く，定量噴霧型吸入器やネブライザーを用いて吸入を行う．一定時間ごとに少量ずつ反復投与するほうが効果的といわれ，交感神経の β_2 受容体に働きかけることで気道の拡張を促す．

心血管系への刺激作用，低カリウム血症などの副作用は少ない．

2 テオフィリン薬

抗炎症作用のある気管支拡張薬で，持続静脈内注射により気管支拡張を促す効果がある．また横隔膜筋の収縮力増強作用，呼吸中枢刺激作用があるほか，β_2 刺激薬の効果を増強する効果もあるといわれる．

しかし，有効血中濃度の範囲が狭いことで，副作用（悪心・嘔吐，興

表7 喘息治療におけるハイリスクグループ

ハイリスクグループとは，以下のいずれかがあてはまるものである．
① ステロイドの全身投与中あるいは中止したばかりである
② 過去の1年間に喘息発作による入院の既往がある
③ 過去の1年間に喘息発作により救急外来を受診している
④ 喘息発作で気管内挿管をされたことがある
⑤ 精神障害を合併している
⑥ 喘息の治療計画に従わない
⑦ 現在ステロイド吸入薬を使用していない
⑧ 短時間作用型 β_2 刺激薬の過度依存がある

日本アレルギー学会 喘息ガイドライン専門部会監：喘息予防・管理ガイドライン2012．p.142より引用

奮，痙攣，頻脈，不整脈など）が出やすく，血中濃度を考慮しながら使用する必要がある．

3 ステロイド

発作時の気道の炎症を抑えるために使用する．中等度以上の発作ではできるだけ早期に投与することが悪化の予防につながるため，喘息治療におけるハイリスクグループ（表7）に対しても使用していく．

4 アドレナリン皮下注射

β 作用による気管支平滑筋弛緩と α 作用による気道粘膜浮腫の除去に伴う気管支拡張作用がある．吸入 β_2 刺激薬での効果が薄い場合に，不整脈や心停止などに留意しながら使用する．

5 抗コリン薬（吸入）

副交感神経遮断薬であり，アセチルコリンが気管支平滑筋のムスカリン受容体に作用するのを阻害し，気管支平滑筋の収縮を抑えることで気管支拡張を促す．口内乾燥，眼圧上昇，心悸亢進，排尿困難などの副作用があり，前立腺肥大や緑内障患者には禁忌とされる．

長期管理に向けた患者教育

喘息ガイドライン2012における喘息の治療・管理の目標は，「気道炎症と気流制限を惹起する因子の回避・除去，そして薬物療法による炎症の抑制と気道拡張により，気道過敏性と気流制限を軽減ないしすること」としており，1次予防（発症予防）と2次予防（増悪予防）としての予防策を推奨している．

救急医療施設においては，これらの予防策が不十分な患者が搬入されることも多く，患者自身が喘息とその管理について理解し，日常から発

作や悪化の予防を行っていけるよう教育する機会にもなる．喘息発作の改善後，安定した時期に，喘息と治療，生活管理，発作予防について，長期管理を行っていけるように患者への教育を行っていく．

看護ケアの焦点

気管支喘息の急性増悪をきたした患者の看護アセスメントにおいては，優先順位は患者の状態により異なるが，4つの看護問題に集約される．各問題についての看護目標と看護介入について，ポイントを述べる．

看護問題（看護診断）

(1) 喘息発作に伴う気道狭窄および分泌物増加に関連したガス交換障害（低酸素血症，高二酸化炭素血症）
(2) 呼吸仕事量増加，分泌物増加に伴う体液量不足リスク状態
(3) 呼吸困難感に伴い不安・焦燥・死への恐怖がある（安楽の変調）
(4) 喘息の長期コントロールに向けた生活管理・薬物療法への理解不足

看護の展開

看護問題 1

喘息発作に伴う気道狭窄および分泌物増加に関連したガス交換障害
看護目標：喘息発作が改善し，ガス交換が正常化する．
看護介入

観察項目

- 呼吸状態（呼吸数，呼吸様式，SpO_2値，呼吸音・副雑音〈連続性ラ音〉，喘鳴・呼吸困難感）と自覚症状の観察
- 発作強度の把握：呼吸困難の程度と動作や会話の様子から判断する
- 喀痰の量・性状
- 意識レベルの観察
- 治療効果のモニタリング：薬剤の効果/副作用のモニタリング

ケア項目

- 安楽なポジショニングに向けた環境調整
- 会話などは最小限に行う
- 気道の開通性の維持・気道閉塞の予防：喀痰を促し気道クリアランスをはかる．脱水の補正と予防
- 呼吸介助（呼気中心）による換気の促進

気管支喘息の急性増悪

- 気管支拡張薬を中心とする薬剤の適切な投与
- （呼吸器管理を要する場合）気道管理と気道内圧の観察，気道浄化の促進，圧外傷と合併症予防に向けた管理の実施

教育項目（鎮静や呼吸器管理を要しない場合）

- 気道内圧を高めるために口すぼめ呼吸を促す
- 痰の喀出の必要性を説明し促す

■ **看護問題 2**
　呼吸仕事量増加，分泌物増加に伴う体液量不足リスク状態
　看護目標：適切な水分補給が行われ，排痰の促進と体液量の維持が行える
　看護介入

観察項目

- 循環動態の推移の把握（頻脈や脈圧狭小化の有無の観察）
- 発汗の程度，喀痰の粘稠度，口唇や皮膚粘膜の観察
- 呼吸音と副雑音の観察；air 入りの左右差，連続性ラ音が聴取される部位・程度
- 咳嗽と痰の排出状況

ケア項目

- 輸液ポンプを用いて適切に輸液を投与する
- 痰の排出状況に応じて可能な範囲で体位ドレナージやネブライザーを実施する
- 飲水が可能な場合には，好みを考慮して飲水を勧める
- 必要に応じて，室温や包布，湿度を調整する
- 効果的に痰の排出ができるよう，咳嗽を促す

教育項目

- 痰の喀出を容易にするためにも適宜飲水することを説明する

■ **看護問題 3**
　呼吸困難感に伴い不安・焦燥・死への恐怖がある（安楽の変調）
　看護目標：発作に伴う不安や焦燥感が緩和される
　看護介入

観察項目

- 呼吸困難感の程度
- 表情や言動，落ち着きのなさや混乱の有無

- 不安・焦燥感の訴え
- 身体の緊張度

<ケア項目>

- できるだけ側に寄り添い，何かあればすぐに対応できることを伝え安心を促す
- 訴えがあれば傾聴し，穏やかで落ち着いた態度で声掛けや対応を行っていく
- 治療的タッチ（セラピューティックタッチ）を用いて，安心感とリラクゼーションをもたらす
- すこしでも休息できるよう環境を整える

<教育項目>

- つらいことや不安などは，訴えるよう促す
- 治療の状況を説明し，経過とともに発作は落ち着くことを説明する

■ **看護問題 4**
　喘息の長期コントロールに向けた生活管理・薬物療法への理解不足
看護目標：喘息と長期治療の必要性，発作予防について理解し，自己管理意欲が向上する
看護介入

<観察項目>

- 発作についての焦点化した情報収集：既往歴，最終発作，服薬状況，アレルゲンの確認，発作を生じたときの状態
- ふだんの生活状況に関する情報収集：家族背景，仕事，嗜好品（喫煙，飲酒），ストレス因子など
- 患者の性格やコーピングスタイルに関する情報収集と自己管理能力の評価
- 継続治療や長期管理を阻害する因子について取集した情報を整理する
- 気管支喘息という疾患と長期治療の必要性に関する理解度の確認：疾患の認識と継続治療・長期管理の必要性，発作時の対応，薬剤の使用に関する理解度を確認する
- 喘息治療薬の効果と副作用についての理解度を把握する

<ケア項目>

- 医療者とのパートナーシップを構築できるよう，信頼関係を築く
- 発作のコントロールにおいて，自己効力感を維持できるようにかかわる

気管支喘息の急性増悪

- 長期管理に向けて，有効な自己管理方法をともに検討する

教育項目

- 理解度に合わせて，疾患についての説明を行う
- 喘息の増悪因子・危険因子を特定し，それらを回避・除去できるよう生活管理方法をともに考える
- 長期コントロールの必要性と発作時の対応について説明する
- 薬物療法について説明を行う

引用文献
1) 西間三馨ほか監：日本アレルギー学会　アレルギー総合ガイドライン2013．p.25-28，協和企画，2013．
2) 日本アレルギー学会　喘息ガイドライン専門部会監：喘息予防・管理ガイドライン2012．p.30-31，協和企画，2012．
3) 前掲2），p.3
4) 前掲2），p.150
5) 前掲2），p.4
6) 八坂剛一：特集 動きながら判断する！内科エマージェンシー　気管支喘息．レジデントノート，15(3)：497-506，2013．
7) 浦部晶夫ほか編：今日の治療薬（2014年版）．p.671，南江堂，2014．

参考文献
1) 石井芳樹：呼吸器の救急救命治療　気管支喘息重責発作の治療．LUNG perspec, 20(1)：41-46, 2012．
2) 天谷文昌, 橋本悟：特集 急性呼吸不全 慢性閉塞性肺疾患　気管支喘息重責発作　薬物療法と気道確保の有効性の検討．INTENSIVIST, 5(4)：759-769, 2013．
3) POCKET GUIDE FOR ASTHMA MANAGEMENT AND PREVENTION
http://www.ginasthma.org/local/uploads/files/GINA_Pocket_2014_Jun11.pdf（2014.11.5検索）
4) H22年度リウマチ・アレルギー相談員養成研修会テキスト　第3章　気管支喘息（2. 成人喘息の疫学，診断，治療と保健指導，患者教育）．p.75-78，厚生労働省，2010．
http://www.mhlw.go.jp/new-info/kobetu/kenkou/ryumachi/dl/jouhou01-07.pdf（2014.10.19検索）
5) 秋山和夫；アレルギー疾患 気管支喘息，看護のための最新医学講座（第2版）2 呼吸器疾患（日野原重明ほか監，貴和敏博編）．p.238-248，中山書店，2005．

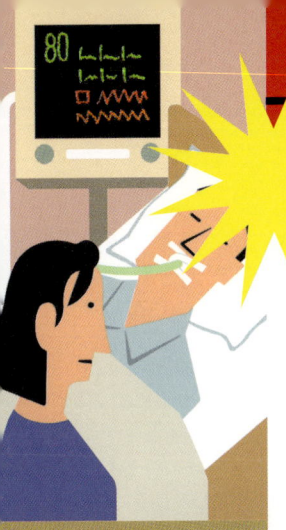

急性心筋梗塞

苑田裕樹

病態

概念，定義，危険因子

- 急性冠症候群（ACS）は，冠動脈プラークの破綻（図1）とそれに伴う血栓形成により，冠動脈内腔が急速に狭窄，閉塞し，心筋が虚血，壊死に陥る病態を示す症候群である[1]．
- ACSはST上昇型心筋梗塞（STEMI），非ST上昇型心筋梗塞

ACS：acute coronary syndrome
急性冠症候群

STEMI：ST-segment elevation myocardial infarction
ST上昇型心筋梗塞

図1 冠動脈プラークの破綻と血栓形成

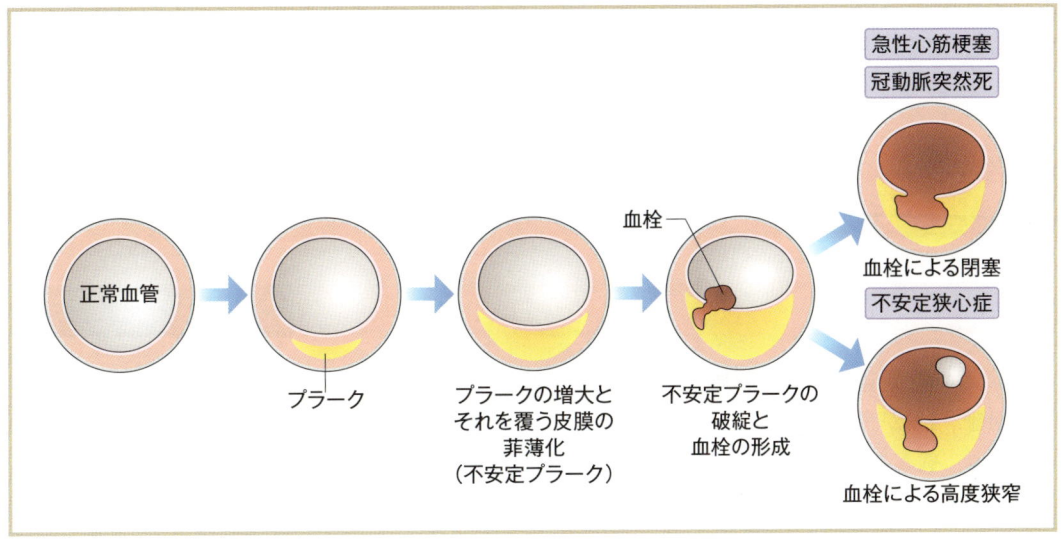

落合慈之監，大西 哲ほか編：循環器疾患ビジュアルブック．p.145, 学研メディカル秀潤社，2010．より引用

図2 ACSの分類

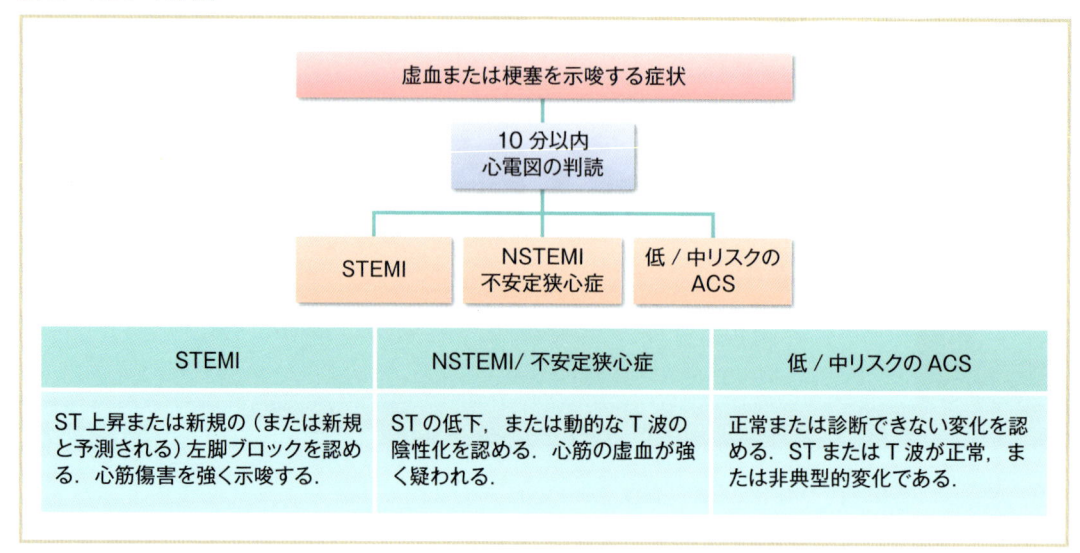

STEMI	NSTEMI/不安定狭心症	低/中リスクのACS
ST上昇または新規の（または新規と予測される）左脚ブロックを認める．心筋傷害を強く示唆する．	STの低下，または動的なT波の陰性化を認める．心筋の虚血が強く疑われる．	正常または診断できない変化を認める．STまたはT波が正常，または非典型的変化である．

虚血または梗塞を示唆する症状 → 10分以内心電図の判読 → STEMI／NSTEMI 不安定狭心症／低・中リスクのACS

American Heart Association：Chapter11 心血管系：急性冠症候群―STEMI，NSTEMI，不安定狭心症，ならびに心不全およびショックを合併する急性冠症候群．ACLS EPマニュアル・リソーステキスト，p.175-234，American Heart Association，2014．より一部改変

（NSTEMI）および不安定狭心症，低・中リスクのACSの3つに分類（図2）され，いずれかに心臓突然死を合併することがある[2]．

- 急性心筋梗塞（AMI）患者の冠危険因子には，高血圧，糖尿病，喫煙率，およびLDLコレステロールがある．一方，比較的軽い若年者においては冠攣縮性狭心症の頻度が高い．
- 重篤な一連の臨床症状を引き起こすACSの罹患率や死亡率は高く，最新のエビデンスに基づいた迅速な診断と治療が要求される．
- 心原性ショックおよびSTEMIを有する患者は，経皮的冠動脈インターベンション（PCI）や大動脈内バルンパンピング（IABP），冠動脈バイパス術（CABG）などの侵襲的治療が可能な施設への直接搬送（または早期転送）が推奨される．

NSTEMI：non-ST-segment elevation myocardial infarction
非ST上昇型心筋梗塞

PCI：percutaneous coronary intervention
経皮的冠動脈インターベンション

IABP：intra-aortic balloon pumping
大動脈内バルンパンピング

CABG：coronary artery bypass grafting
冠動脈バイパス術

救命救急の臨床像

胸痛および放散痛

STEMIの主訴は，81％が胸痛（胸部不快感や絞扼感を含む），6％が呼吸困難，4％が意識障害であり[3]，症状は少なくとも20分以上で数時間に及ぶ．個人差はあるが，症状が強い場合は苦悶様表情を呈する．重苦しい，締めつけられるような前胸部の強い不快感を自覚することが多いが，顎，頸部，肩，心窩部，背部，腕へ放散することもある．

急性心筋梗塞の臨床像

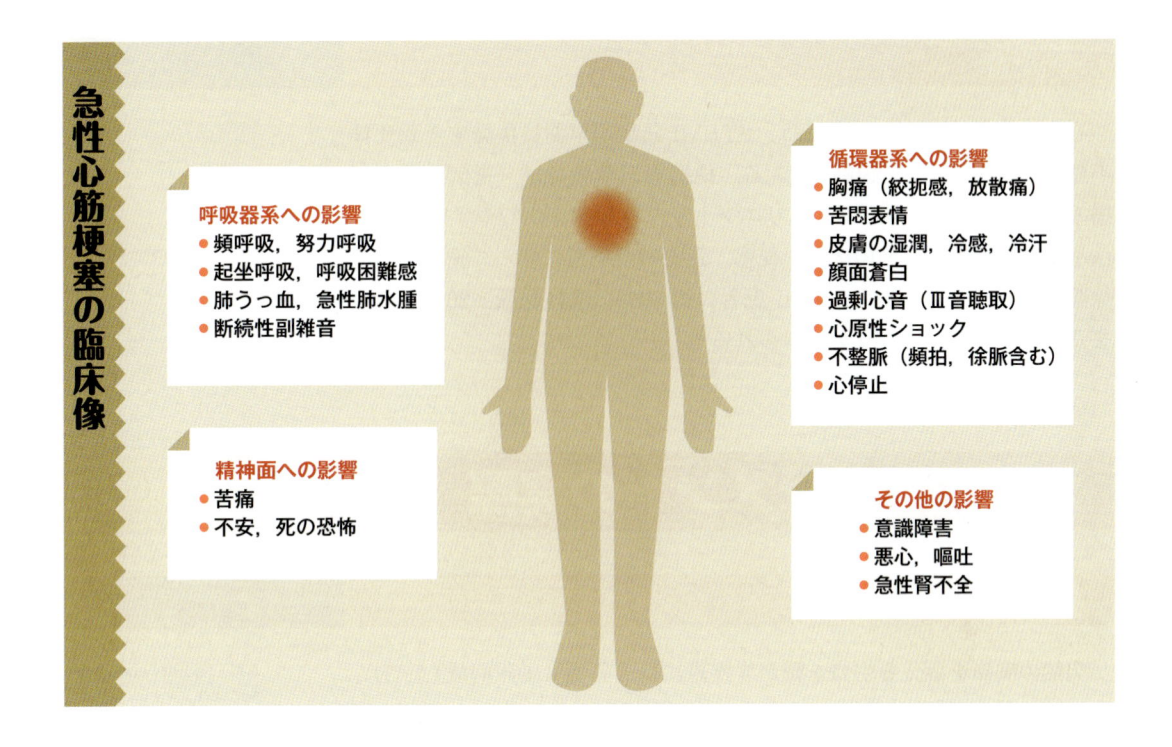

呼吸器系への影響
- 頻呼吸，努力呼吸
- 起坐呼吸，呼吸困難感
- 肺うっ血，急性肺水腫
- 断続性副雑音

精神面への影響
- 苦痛
- 不安，死の恐怖

循環器系への影響
- 胸痛（絞扼感，放散痛）
- 苦悶表情
- 皮膚の湿潤，冷感，冷汗
- 顔面蒼白
- 過剰心音（Ⅲ音聴取）
- 心原性ショック
- 不整脈（頻拍，徐脈含む）
- 心停止

その他の影響
- 意識障害
- 悪心，嘔吐
- 急性腎不全

一方，症状が限局する，痛みを訴えない，ヒリヒリした感じなど，非典型的な症状は高齢者，糖尿病または女性の患者でしばしばみられる．心原性の胸痛が疑われれば，トリアージレベルは"緊急"となる．

ショック症状

胸痛およびショック状態に伴う皮膚の湿潤と冷感，冷汗，脈の微弱，顔面蒼白，チアノーゼなどの交感神経刺激症状は緊急度が高い状態を意味する．心原性ショックは，生存入院した AMI 患者における死因の第1位である[2]．とくに心拍出量の低下は致命的であり，左室心筋の 40% 以上が壊死に陥ると心原性ショックや死亡に至る．

随伴症状として脈の不整（頻拍は前壁梗塞，徐脈は下壁梗塞が疑われる），悪心，嘔吐，虚脱や意識障害を認める場合がある．

呼吸困難感

心不全および心原性ショックでは，全身循環不全徴候と肺水腫（肺うっ血）を伴い，低酸素血症となる．肺水腫は頻呼吸や努力呼吸，起坐呼吸，ラ音，呼吸困難感，チアノーゼを生じる．

不整脈

心臓性院外心停止例の多くは，STEMI 発症超早期に併発する致死性不整脈（大多数が心室細動）による．梗塞周辺領域では，電気的興奮伝播の不均一などの原因により，リエントリー性頻拍を生じやすい．また，伝導系を取り囲む心筋の虚血や梗塞，迷走神経刺激に伴って循環不良の徐脈を認めることがあり，AMI 患者の約 30％で洞性徐脈，20％でⅡ度またはⅢ度の房室ブロックがみられる[2]．

治療・マネジメントの実際

検査

突然の胸痛を訴える生命を脅かす疾患には，急性大動脈解離（AAD），急性肺血栓塞栓症（APE），心タンポナーデ，緊張性気胸，食道破裂などがあり，身体所見と心電図，心エコー，画像所見などから迅速に鑑別しながら治療方針が決まる．

STEMI の発症早期の再灌流療法は，予後を改善する確立された治療法であり，早期診断・早期治療が重要となる．

AAD：acute aortic dissection
急性大動脈解離

APE：acute pulmonary embolism
急性肺血栓塞栓症

1 心電図検査

STEMI の早期診断において，最も簡便で診断価値の高い検査である．とくに STEMI では迅速な血行再建術が必須であるため，ACS を疑う所見があれば，到着後 10 分以内に 12 誘導心電図を測定する．

STEMI の診断は，隣接する 2 つ以上の誘導で ST 上昇（図 3）もしくは新規に出現した左脚ブロックを基準とする．心電図では心臓の電位変

図 3 STEMI 患者の心電図と ST 変化，T 波の変化

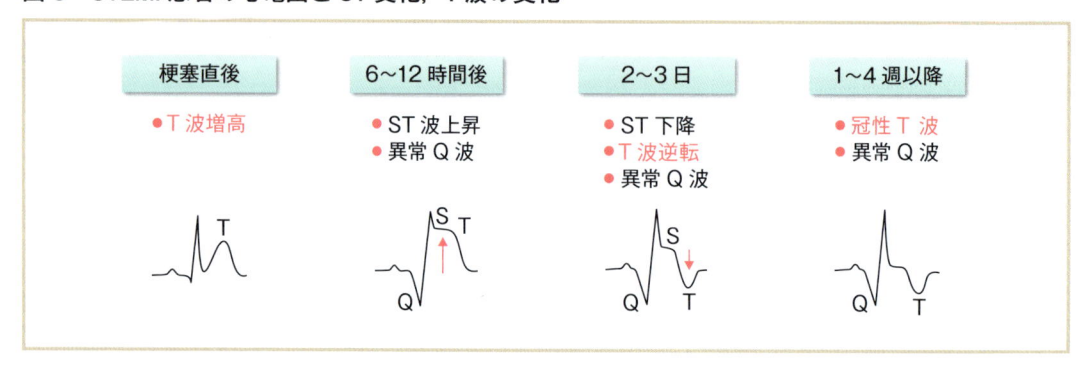

梗塞直後	6～12 時間後	2～3 日	1～4 週以降
● T 波増高	● ST 波上昇 ● 異常 Q 波	● ST 下降 ● T 波逆転 ● 異常 Q 波	● 冠性 T 波 ● 異常 Q 波

図4 冠動脈の走行（AHAの冠動脈区域分類）

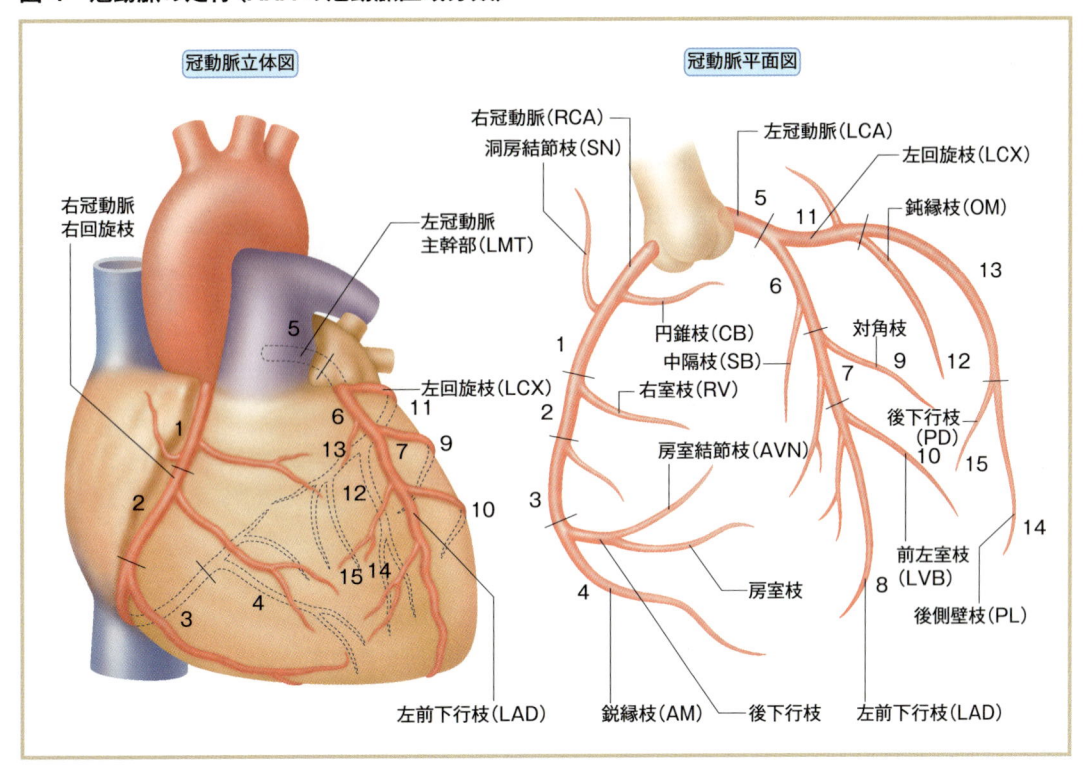

表1 梗塞部位（責任冠動脈病変）と心電図変化

	前壁	前壁中隔	高位側壁	側壁	下壁	右室
I		○	○	○		
aVL		○	○	○		
II					○	○
III					○	○
aVF					○	○
V₁	○	○				
V₂	○	○				
V₃	○	○				
V₄	○	○				
V₅		○		○		
V₆		○		○		
V₃R						○
V₄R						○
責任冠動脈病変	左前下枝	左前下枝	左前下枝	左前下枝 左回旋枝	右冠動脈	右冠動脈

前壁梗塞：aVR誘導でのST上昇が加わると、左冠動脈主幹部の閉塞と推測できる．
下壁梗塞：V₅、V₆誘導でのST上昇が加わると広範囲な下壁梗塞と推測できる．

葛西妙子：急性冠症候群（急性心筋梗塞）．ICUディジーズ，改訂第2版（道又元裕編），p.57，学研メディカル秀潤社，2015．より引用，一部改変

急性心筋梗塞 95

図5 心筋逸脱酵素の経時的変化

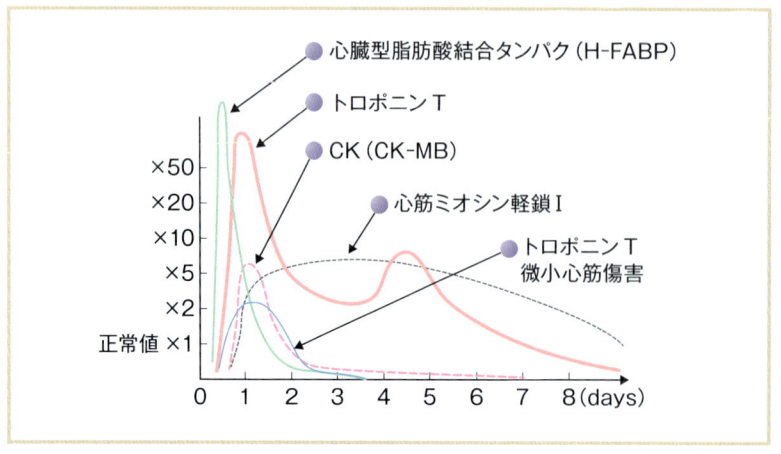

日本臨床検査医学会ガイドライン作成委員会編：第3章 疾患，急性心筋梗塞，臨床検査のガイドラインJSLM2012, p.239, 2012. より引用

化を多方向から記録することで，おおよその梗塞部位（責任冠動脈病変），梗塞の範囲，および波形の変化から発症からの経過時間を推測することができる（図4，表1）．

初回，心電図で診断できない場合でも，症状が持続しAMIが強く疑われる患者には5～10分ごとに12誘導心電図を測定する．経時的に追跡し，変化を見逃さないことが重要である．

2 血液検査

STEMI患者の90％以上は，心筋マーカーの上昇を伴う．心筋逸脱酵素は，それぞれ上昇までの時間やピークまでの時間，心筋の特異性が異なる（図5）．

発症直後は，心筋特異度が高いトロポニンを鑑別指標として用いることが多いが，発症2時間以内の超急性期の感度は低い．高感度心筋トロポニンは超急性期（発症後2時間以内）の診断への有用性が示されているが，虚血以外の原因による心筋傷害でも上昇するため注意を要する．

H-FABPも超急性期の指標として用いられる．それ以降は一般的な心筋壊死マーカーであるCKや，最も心筋特異性の高いCK-MBの進行を指標とする．

3 心臓超音波検査

心筋の虚血に伴う心臓の収縮能や壁運動を評価できる非侵襲的検査である（図6）．局所壁運動異常によるAMIの診断率は90％を超える．機械的合併症の診断や急性大動脈解離，急性肺血栓塞栓症との鑑別にも有

H-FABP：heart type fatty acid-cinding protein
ヒト心臓由来脂肪酸結合タンパク

CK：creatine kinase
クレアチンキナーゼ

CK-MB：creatine kinase
クレアチンキナーゼMB分画

図6 冠動脈灌流領域からみる壁運動（心臓超音波検査）

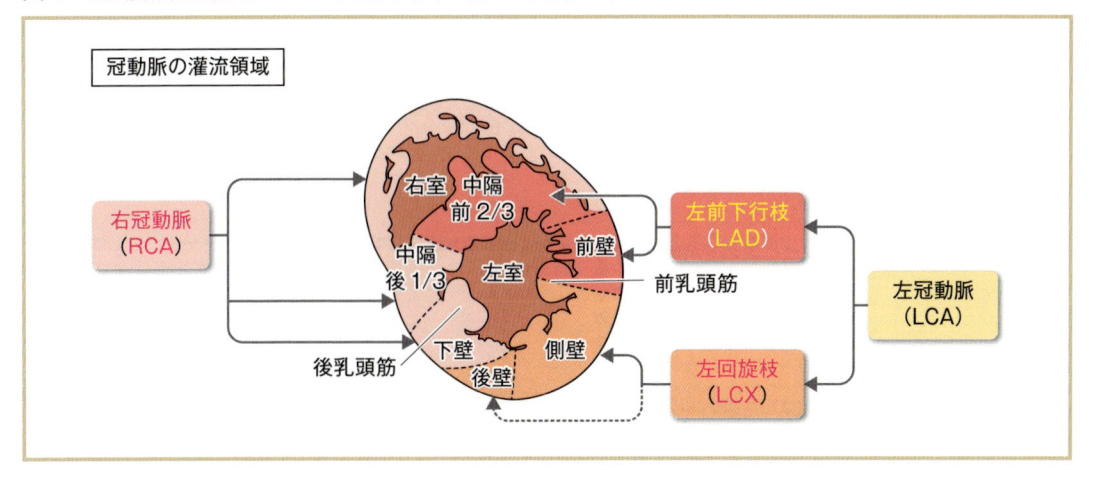

用である．また，左室駆出率（LVEF）の低下や下大静脈（IVC）径の拡大など心不全徴候も評価できる．局所壁運動の異常（asynergy）は，正常収縮（normal），運動低下（hypokinesis），無運動（akinesis），奇異性収縮（dyskinesis），心室瘤（aneurysm）に分類される．

LVEF : left ventricular ejection fraction
左室駆出率

IVC : inferior vena cava
下大静脈

4 画像所見（胸部 X 線写真）

鑑別診断と重症度評価のうえで重要な検査である．心胸郭比（CTR），肺うっ血，肺水腫，胸水の有無を客観的に評価できる．緊急に診断治療が必要となる急性大動脈解離と急性肺血栓塞栓症では，胸部 X 線写真をはじめ画像所見が有用となる．

CTR : cardio-thoracic ratio
心胸郭比

5 冠動脈造影検査

冠動脈に造影剤を注入することで虚血性心疾患を診断する．必要があれば治療（PCI）を併用できる．

最近では冠動脈造影をマルチスライス CT（MD-CT）で行えるようになった．静脈から造影剤を注入後，64 列 CT で心臓を撮影し，その後の画像処理で冠動脈を抽出する．検査時間の約 10 秒間，息を止める必要がある．どちらの検査も副作用として放射線被曝と造影剤アレルギーがある．

MD-CT : multi detector-row computed tomography
マルチスライス CT

治療

STEMI において最も重要なことは，いかに発症から再灌流までの総虚血時間を短くするかである．PCI では Door（first medical contact）-

表2 ACSにおける初期治療（通称MONA）

	目的と適応	投与方法	禁忌と注意事項
M：morphine（塩酸モルヒネまたはほかの鎮痛薬）	胸痛の持続は心筋酸素消費量を増加させ、梗塞巣の拡大や不整脈を誘発するため、鎮痛、鎮静をはかる。硝酸薬の使用にもかかわらず、持続する疼痛に有効である。	塩酸モルヒネは2～4mgを静脈内投与する。効果が不十分であれば5～15分ごとに2～8mgずつ追加投与を考慮する[2]。	呼吸状態や血圧変動（低下）、悪心など副作用の出現に注意する。
O：oxygen（酸素）	ショック徴候や心不全、動脈血酸素飽和度94%未満を認める患者に対して投与する。虚血心筋傷害が軽減される可能性があることから酸素投与が勧められている。	動脈血酸素飽和度に基づいて実施する。	動脈血ガス分析、または動脈血酸素飽和度をモニタリングする。
N：nitroglycerin（ニトログリセリン）	硝酸薬は冠動脈や末梢動静脈の拡張作用により前・後不可を軽減し、心筋酸素消費量を減少する。冠攣縮の解除や予防、側副路の血流を増加することで虚血心筋を改善し、鎮痛効果を有する。	舌下またはスプレーの口腔内噴霧で、胸痛が消失するか血圧が低下して使用できなくなるまで、3～5分ごとに計3回まで投与する。	収縮期血圧90mmHg未満（あるいは通常血圧より30mmHg以上の低下）、高度な徐脈（<50/分）、頻脈（>100/分）、右室梗塞、勃起不全治療薬服用後24時間以内の場合は使用を避ける。
A：aspirin（アスピリン）	抗血小板薬として血栓形成の予防と冠動脈拡張を目的に、STEMIが疑われる全患者を対象に、できるだけ発症早期（数分以内）に使用する。	162～325mg（バイアスピリン®100mg2～3錠など）とクロピドグレルを併用して咀嚼服用を行うことが多い。	アスピリンアレルギー、最近の消化管出血の既往、喘息のある患者には使用を避ける。

to-balloon時間を90分以内にすることを治療目標とし[7]、並行してAMIの合併症（心不全、ショック、重症不整脈、心停止）への治療が行われる。

1 初期治療

ACSの診断もしくは疑いのある患者に対して、アレルギーや禁忌がない限り、以下の初期治療（通称MONA）がルーチンに推奨される[2]。一般的には、酸素→アスピリン→ニトログリセリン→モルヒネの順に投与が考慮される（表2）。

2 PCI（表3）

発症12時間以内で、Door（first medical contact）-to-balloon時間が90分以内の場合に、血栓溶解療法なしに、すぐにカテーテル治療を行う1次カテーテル治療（primary PCI）を考慮する[1]。

PCI施行後の冠動脈血流の評価には、順行性の冠動脈血流を分類したTIMI血流分類（表4）を用い、TIMI血流分類3だけが再灌流成功と評価される[8]。

解剖学的にPCIに不適病変か、左主幹部病変や多肢病変の場合は、

TIMI：thrombolysis in myocardial infarction
心筋梗塞の血栓溶解

表3 PCIの方法

経皮的バルン血管形成術(POBA)	先端にバルンのついたカテーテルを冠動脈内に挿入し、病変部でバルンを拡張させ血管を広げる。病変部の再狭窄(再狭窄率30%)を防ぐため、ステント留置術などを併用し再建することが多い。
ステント留置術	病変部でバルンを拡張させてステントを広げ、血管内に留置する。薬剤溶出型ステント(DES)を使用することで、血管平滑筋細胞の病変を抑えて再狭窄(ステント血栓症)を予防する。
方向性アテレクトミー、方向性冠動脈粥腫切除術(DCA)	デバイス(片側に回転する刃が、もう片側にはバルンが内蔵されている器具)を病変部に進める。バルンを拡張させ刃のついている部分を粥腫に押しつけ、刃を回転させて削り取って治療する。
ロタブレーター(ロタブレイター)	冠動脈内が高度に石灰化してカテーテルの挿入が困難な場合、ダイヤモンド・コーティングされたドリル状の金属球を高速回転させて石灰部分を削り取り、血管を開存させる。石灰化した非常に硬い病変には有効である。
エキシマレーザー冠動脈形成術(ELCA)	カテーテルの先端からレーザーを照射して、冠動脈を狭窄あるいは閉塞させているものを焼き切ることができる。血管が完全に閉塞していて、ほかのカテーテルが病変部位を通らない場合に使用することがある。
血栓吸引	血栓による末梢塞栓の減少や再灌流の改善が期待できるとされ、primary PCIに先行して血栓吸引療法を行う場合がある。冠動脈の血栓で閉塞している部分にカテーテルを挿入し、血栓を直接吸引する方法である。

※実際にはそれぞれが独立した術式ではなく、病変形態に応じてPOBA+STENT、方向性アテレクトミー+POBAなどを組み合わせて行う。

POBA：plain old balloon angioplasty
経皮的バルン血管形成術

DES：drug eluting stent
薬剤溶出型ステント

DCA：directional coronary atherectomy
方向性アテレクトミー

ELCA：excimer laser coronary angioplasty
エキシマレーザー冠動脈形成術

表4 TIMI血流分類

Grade 0	完全閉塞で順行性血流を認めない 閉塞部位より末梢が造影されない
Grade 1	灌流を伴わない開存 造影遅延があり、閉塞部位より末梢は完全に造影されない
Grade 2	部分的再灌流 閉塞部位より末梢も造影されるが、明らかに遅い
Grade 3	完全灌流 正常な冠動脈の順行性血流と同じ程度に速い

緊急CABGの適応が考慮される。

3 血栓溶解療法

わが国では血栓溶解療法よりPCIがより多く選択されており、非専門施設から搬送に時間がかかることことが予測される場合や医療過疎地などで考慮される治療法である。血栓溶解療法においては、Door(first medical contact)-to-needle time 30分以内にすることが治療目標となる[1]。

表5 Killip分類　身体所見に基づいた重症度分類

クラスⅠ	心不全徴候なし	肺野にラ音がなく，Ⅲ音を聴取しない
クラスⅡ	軽度〜中等度の心不全	全肺野の50%未満の範囲でラ音を聴取，あるいはⅢ音を聴取する
クラスⅢ	重症心不全	全肺野の50%以上の範囲でラ音を聴取する
クラスⅣ	心原性ショック	血圧90mmHg未満，尿量減少，チアノーゼ，冷たく湿った皮膚，意識障害を伴う．患者の死亡率は40〜70%と高い[1]

4 薬物治療

抗凝固薬：PCIが施行される場合にはヘパリンの単回静脈投与が推奨されている[1]．抗凝固薬の効果には個人差があるため，ACTでモニタリングして投与量を調節していく．

β遮断薬：発症早期のβ遮断薬の投与により梗塞サイズを縮小し，再梗塞や心室細動，上室不整脈などの合併症の出現を減少させるため，高血圧，頻脈，重篤な心室不整脈のいずれかを認める場合に，投与が考慮される．

抗不整脈薬：心筋虚血により刺激伝導系が障害されると，心室性の致死的な不整脈を生じることがある．この場合は抗不整脈薬の投与が考慮される．

5 Killip分類を用いた心原性ショックの評価と治療の選択

Killip分類（表5）は，身体所見（主に聴診所見）からポンプ失調の重症度を分類したもので，予後の予測にも有用である．

梗塞部位が広範囲に及び，左室駆出能が低下した心原性ショック（Killip分類Ⅳ）であれば細胞外液を必要量輸液し，カテコラミンの使用を検討する（ドパミンはβ作用により心筋酸素消費量を上げるためノルアドレナリンを選択）．

カテコラミンを使用しても改善しない場合，大動脈内バルンパンピング（IABP，図7）や経皮的心肺補助装置（PCPS，図8）などの補助循環装置が必要となる．補助循環とは，心不全に対して一時的に心臓のポンプ機能を補助，代行し心臓のポンプ失調の回復を待つ方法のことである．

PCPS：percutaneous cardiopulmonary support
経皮的心肺補助装置

6 右室梗塞の鑑別と治療

下壁のSTEMIは，その約半数に右室梗塞を合併する可能性がある．右室梗塞とは右冠動脈，右室枝の虚血により右室自由壁が梗塞に陥る状態であり，広範囲に傷害されれば低心拍出量状態となる．

図7 大動脈バルンパンピング（IABP）の原理と効果

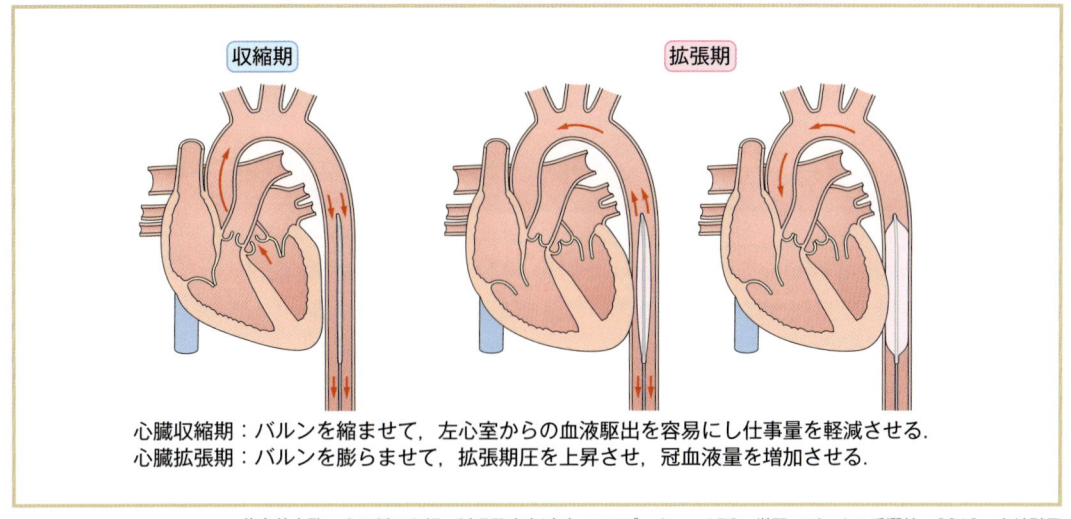

収縮期　拡張期

心臓収縮期：バルンを縮ませて，左心室からの血液駆出を容易にし仕事量を軽減させる．
心臓拡張期：バルンを膨らませて，拡張期圧を上昇させ，冠血液量を増加させる．

落合慈之監，大西哲ほか編：循環器疾患ビジュアルブック．p.156，学研メディカル秀潤社，2010．より引用

図8 経皮的心肺補助装置（PCPS）の原理と効果

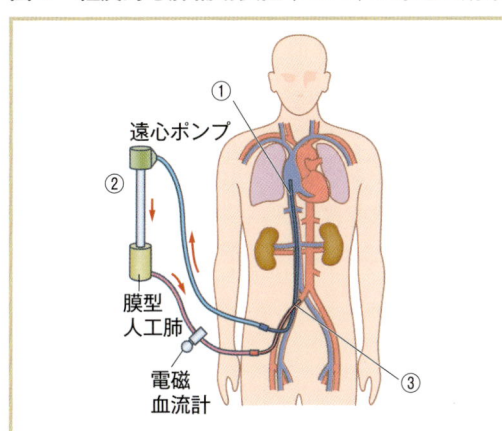

① 遠心ポンプ
② 膜型人工肺
　 電磁血流計
③

①大腿静脈からアプローチし，右房（またはその付近）に留置したカニューレから脱血される
②遠心ポンプで脱血された血液は膜型人工心肺を通り酸素化される
③大腿動脈に留置されたカニューレにより送血される（PCPSの送血流は自己血からみて対向流）
適応：きわめて致命的な患者に対して，遠心ポンプと膜型人工肺を用いた閉鎖式回路の人工心肺装置で心肺補助（全身の循環補助と酸素化の改善）を行う．

落合慈之監，大西哲ほか編：循環器疾患ビジュアルブック．p.156，学研メディカル秀潤社，2010．を参考に作成

図9 右側胸部誘導心電図の測定方法

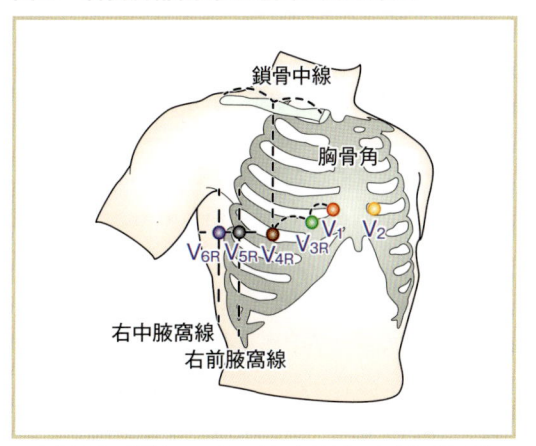

鎖骨中線
胸骨角
V_{6R} V_{5R} V_{4R} V_{3R} V_1 V_2
右中腋窩線
右前腋窩線

※右側胸部誘導とは，V_3〜V_6を対側の右側に付け替えて記録する方法である．
※右側胸部誘導ではV_{3R}，V_{4R}，V_{5R}，V_{6R}と記録する．V_{4R}は最も右室梗塞の感度が高い[2]．

　右室梗塞に対する治療の原則は，右室前負荷の早期維持で，前負荷を軽減する治療は避ける．左心不全の治療とは異なるため，下壁のSTEMIの場合，すぐに右側胸部誘導で心電図を記録し（図9），V_{4R}で

ST上昇がないことで右室梗塞を否定する必要がある．身体所見では頸静脈怒張，下腿浮腫などの右心不全徴候を評価する．

看護ケアの焦点

Door (first medical contact)-to-balloon時間を90分以内という治療目標に準じた看護実践が求められる．看護師は医師と連携，協働し，顕在している問題下で苦痛や不安の軽減といったニーズの充足につとめ，バイタルサインのモニタリングと安定化をはかる．

身体所見や検査結果から病態をアセスメントし，前負荷・後負荷・心ポンプ・心拍数を評価しながら潜在している合併症が顕在化しないよう看護を実践する．

救急搬送（初療）時の看護

1 安静の維持と精神的苦痛の軽減

心筋酸素消費の増加を避けるため絶対安静とし，バイタルサインの安定化と精神的苦痛の軽減につとめる．AMI患者は発症時の症状や苦痛から死への恐怖を感じることも少なくない．必要な検査や薬物治療を継続して行っていること，医療者は常に患者のそばで観察していることを伝え，保証のニーズを充足しながら不安を和らげる．

2 既往歴・家族歴の聴取

過去に同様の症状を経験していないか，AMIの既往や冠動脈造影の有無，脳血管疾患や末梢血管疾患の有無，他医の治療，家族（親・兄弟）に心臓病患者の有無，家系内に突然死・急死はないかについて，患者または家族から聴取する．

冠危険因子（年齢，男性，喫煙，脂質異常症，糖尿病，高血圧，家族歴）が3つ以上ある場合は，虚血性心疾患の可能性が高い[1]．

3 身体所見の観察

合併症や胸痛を起こす他の致死的疾患との鑑別を念頭に置き，患者到着後すみやかにバイタルサインのチェックとフィジカルアセスメントを行う．

表6 問診時の確認事項（鑑別すべき主な致死的疾患の特徴）

急性大動脈解離	前駆症状を伴わず突然，激烈な胸痛，引き裂かれるような背部への鋭い痛みが出現する．呼吸困難や意識障害を伴うこともある．解離の進行とともに腰部，下肢に痛みが移動する． 四肢で脈拍，血圧を測定し，血行動態を評価する．
急性肺血栓塞栓症	前胸部症状や背部症状を認めるが，著しい呼吸困難と頻呼吸を伴う．重症例では閉塞性ショックや意識消失を認める．術後の安静臥床後の初めての歩行，深部静脈血栓症や凝固異常などの臨床背景がないか確認する．
緊張性気胸	左右肺野での呼吸音の比較（呼吸音の減弱），頸静脈怒張や皮下気腫，打診で鼓音を認める．呼吸困難とショック症状を認めるのが特徴である．

※急性心筋梗塞の可能性を低くする臨床的徴候：呼吸性胸痛，鋭いまたは刺すような痛み，体位による胸痛，触診で再現される胸痛，食事摂取と関連のある上腹部痛で圧痛を伴うもの

表7 OPQRST法による問診

O (onset) 発症時間/様式	突然，徐々に，発作性，夜間，朝方に発症	いつからですか？ 突然ですか？
P (palliative/ provocative) 誘発因子	症状の悪化もしくは軽減する要因はあるか/何によってよくなるか/外傷・損傷があるか	症状は悪くなっていますか？ 何かしているときですか？
Q (quality/ quantity of pain) 痛みの性質・程度	どのような痛みか 痛みの程度（1～10）	どのような痛みがありますか？ ズキズキ，どくどく，重い感じなど． 人生最悪な痛みを10，症状がないときを0としたら今どのくらいの痛みですか？
R (region/ radiation) 部位/放散	どの部位・1か所か・ほかの場所に移動するのか	どこが痛いですか？ 違うところに痛みが放散していますか？
S (symptom) 随伴症状	胸痛・発熱・起坐呼吸など	ほかに症状がありますか？ たとえば，悪心，嘔吐，腹痛などはありますか？
T (time) 時間経過	改善，増悪傾向，時間/日単位，続いているのかなど	痛みは変わらず続いていますか？ 痛みがよくなったり悪くなったりしますか？
T (treatment) 治療	いつ内服したか/患者自ら行ったか/効果があった治療，なかった治療	鎮痛薬を使いましたか？ 吸入をしましたか？

　同時に連続心電図モニターを行い，簡潔かつ的確な現病歴聴取（問診）とともに10分以内に12誘導心電図を記録する．急変の備え，救急カートと除細動器を準備する．初期治療後は，治療の効果と身体的苦痛の軽減について評価する．

1 問診—現病歴の聴取

　現病歴はSTEMIの診断や治療にきわめて重要な情報であり，胸部症状，関連する徴候と症状，冠危険因子とともに既往歴，致死的疾患の鑑別（表6）にも重点を置いて情報を収集する．問診はOPQRST法（表7）

に沿って行うと，効率よく必要な情報を確認することができる．

2 視診・触診・打診

　胸痛や苦悶表情，皮膚の湿潤や冷感，冷汗，脈の微弱など，AMI やショック症状について素早く観察する．肺水腫を合併すれば呼吸困難感，起坐呼吸，泡沫状血痰を認め，気胸の場合は打診で鼓音が出現する．

　また，四肢の脈拍を触知することは，急性大動脈解離の観察にかぎらず，PCI または緊急心臓カテーテル検査施行時の動脈アクセス確認，および施行後の末梢循環の評価に重要となる．

3 聴診

　心音と呼吸音を聴取する．心音は過剰心音（Ⅲ音）と心雑音を評価する．Ⅲ音は左心不全を反映する所見であり，Killip 分類（表 5）の指標の 1 つである．

　腱索や乳頭筋断裂による僧帽弁逆流は，ときに振戦（thrill）を伴う顕著な収縮期雑音（心尖部）として聴取される．これは血行動態の悪化を伴うため重要な所見である．

　肺野の聴診では，湿性ラ音の有無とその聴取範囲を観察する．湿性ラ音は左室コンプライアンスの低下による肺水腫の合併で生じる．前途のⅢ音とともに Killip 分類の指標であり，ポンプ失調の状態をアセスメントするうえで欠かせない身体情報である．

4 不整脈への対応（除細動器の準備）

　致死的な不整脈には迅速な対応が求められる．予測的な視点で準備し，いざというときに対応できるためには，除細動器の適応，使用方法，留意点について理解しておく必要がある．

　心室細動，無脈性心室頻拍を認めれば，すみやかに心肺蘇生と非同期下電気ショック（除細動）を行う．初回のエネルギー量は推奨エネルギー150 J（二相性の場合）に設定する．

　循環不良を伴う不安定な頻拍（心拍数 150/分を超える）には，同期下カルディオバージョンを行う．除細動との相違点は，①同期をかける，②波形に応じたエネルギー量を設定する，③放電後は脈拍を触知することである．

　循環不良を伴う症候性徐脈（心拍数 50/回未満）への緊急治療の選択肢の 1 つとして経皮的ペーシング（TCP）がある．胸壁に TCP パッドを貼り，1 分間のペーシングレートは 60〜80/回（デバイスモード）に設定し，ペーシング捕捉が得られるまで出力を上げる．

　安定した捕捉のために，10％程度の出力を上乗せした出力レベルでペーシング[2]を開始し，確実にペーシング捕捉ができているか，患者の

TCP：transcutaneous pacing
経皮的ペーシング

脈拍（大腿動脈がわかりやすい）数で確認する．

PCIまでの看護

　Door（first medical contact）-to-balloon時間を短縮するため，静脈路の確保と薬物治療（初期治療）を安全に，かつすみやかに開始し，他職種・他部門との調整，家族への対応などを行う．PCI時の動脈アクセス部位が大腿動脈であれば，膀胱留置カテーテルの挿入と剃毛を行い，カテーテル専用着へ更衣後，双方の準備が整い次第カテーテル室へ移動する．

PCI直後の看護

　CK-MBのピークアウトまでは心筋の壊死が進行していると推測し，過剰な心負荷を避け安静を維持する．カテーテル抜去部の止血管理，またはシースが挿入されている場合，患者の安全と安楽を維持できるように支援する．

　また，再灌流後は心筋壊死や心筋内出血などの心筋傷害，あるいは不整脈などのいわゆる再灌流障害が起こりうる．再灌流後に出現する一過性の心室性不整脈には，心室細動，心室頻拍，心室性期外収縮が含まれる．

　とくにST上昇が高度な例やPCI施行前の責任冠動脈病変血流がTIMI血流分類0の患者では，再灌流に伴い致死性不整脈が出現しやすいため，再灌流直後から2時間以内は要注意である．心電図をモニタリングし，定期的にバイタルサインをチェックする．

引用・参考文献
1) 日本循環器学会ほか：ST上昇型急性心筋梗塞の診療に関するガイドライン（2013年改訂版）．
2) American Heart Association：Chapter11 心血管系：急性冠症候群—STEMI，NSTEMI，不安定狭心症，ならびに心不全およびショックを合併する急性冠症候群．ACLS EPマニュアル・リソーステキスト，p.175-234，American Heart Association，2014．
3) 高野照夫，高山守正，子島潤ほか：東京都CCUネットワークの活動状況報告と急性冠症候群の発症状況について．Ther Res，18：2555-2560，1997．
4) 葛西妙子：急性冠症候群（急性心筋梗塞）．ICUディジーズ（道又元裕編），p.52-62，学研メディカル秀潤社，2013．
5) 日本臨床検査医学会ガイドライン作成委員会編：第3章 疾患，急性心筋梗塞，臨床検査のガイドライン JSLM2012，p.239，2012．
6) 椛沢雪絵ほか編：虚血性心疾患，病気がみえる Vol.2 循環器，第3版，p.72-83，メディックメディア，2010．
7) 日本救急医療財団，日本蘇生協議会（JRC）で構成するガイドライン作成合同委員会：第5章 急性冠症候群，JRC蘇生ガイドライン2010．
8) Chesebro JH, et al.：The Thrombolysis in Myocardial Infarction（TIMI）trial. Phase I findings. TIMI Study Group. N Engl J Med, 312：932-936, 1985.
9) 山勢博彰監：クリティカルケア看護のQ&A．p.241，医学書院，2006．
10) 立野淳子，進藤和美：第6章2急性心不全の診断と治療，救急看護の知識と実際（山勢博彰編著），p.163-170，メディカ出版，2009．

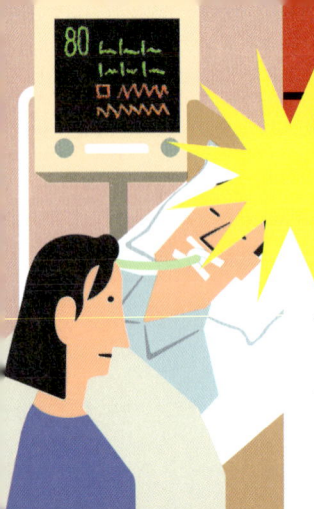

急性大動脈解離

的場千景

病態

大動脈の構造と解離

- 大動脈とは，心臓から拍出される動脈血を全身の臓器に運ぶ動脈である．左心室から上行大動脈，弓部大動脈，下行大動脈，横隔膜を貫き腹部大動脈となり，各分枝を出しながら総腸骨動脈の分岐部までである．横隔膜から上を胸部大動脈，下を腹部大動脈という（図1）．
- 内膜，中膜，外膜の3層構造からなる大動脈壁の内膜が裂けて，中膜に血液が流入すると，大動脈壁が動脈走行に沿って，中膜レベルで，本来の動脈内腔（真腔）と新たに生じた解離腔（偽腔）の2層になる．この状態を大動脈解離（aortic dissection）といい，偽腔に血液もしくは血腫や血栓が存在する．
- 大動脈壁の内膜に裂け目ができ，真腔から偽腔への血液が流れ込む入口部をエントリー（entry），偽腔から真腔への再入口部をリエントリー（re-entry）とよぶ（図2）．
- 急性大動脈解離（AAD）の明らかな発症原因は不明であるが，高血圧症，マルファン症候群（Marfan syndrome），ターナー症候群（Turner syndrome），梅毒，妊娠，外傷などが危険因子とされている．
- 発症後短時間で死亡，あるいは突然死のケースが多く，病院着前死亡は61.4％に及ぶ．発症後の死亡率は1〜2％/時といわれており93％が24時間以内に死亡している[1]．超急性期死亡率が高いことから，窮迫した生命の危機的状況であり，急性大動脈解離は，急性心筋梗塞，急性肺塞栓，緊張性気胸と並ぶ，緊急度，重症度の高いkiller disease（致死の病気）である．

AAD：acute aortic dissection
急性大動脈解離

図1　大動脈と分枝

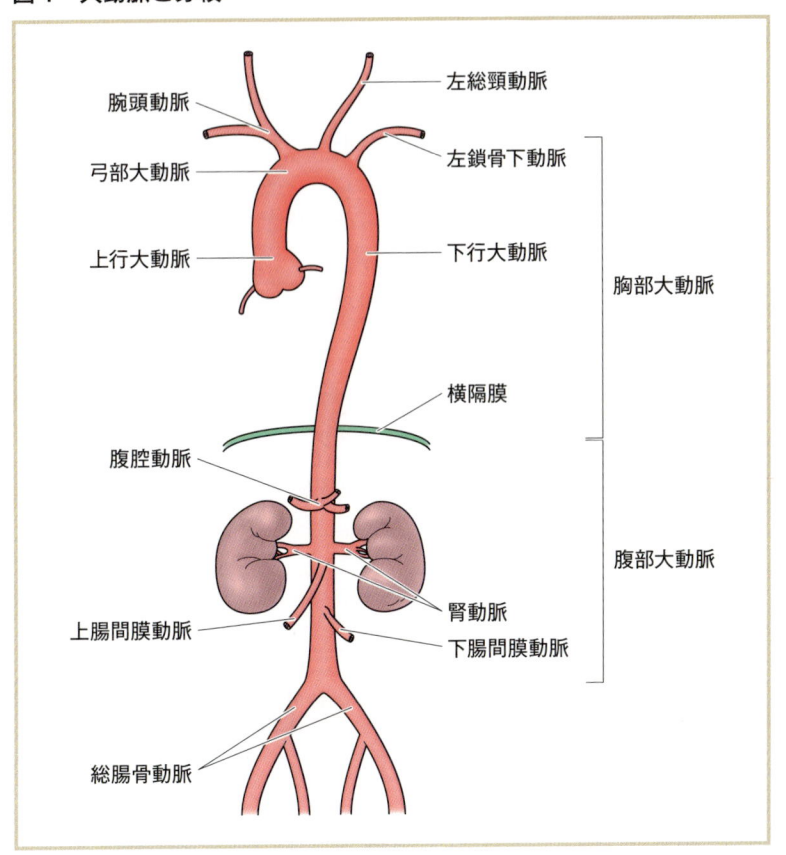

図2　大動脈解離の血管のイメージ

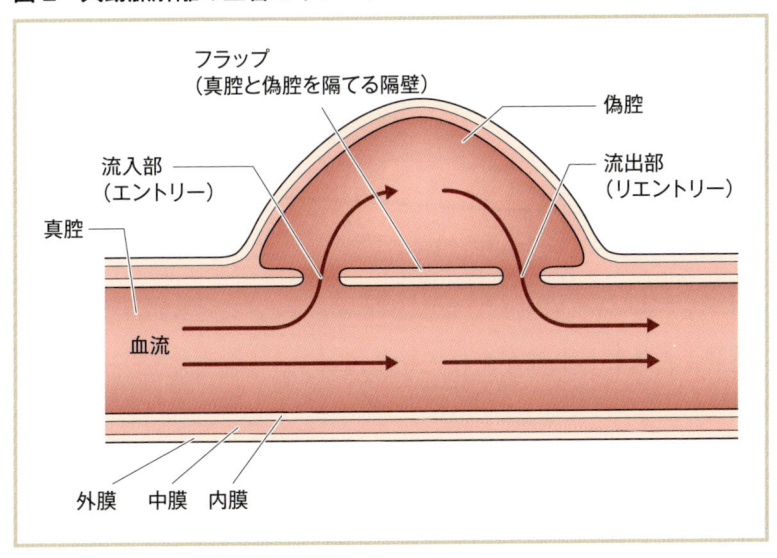

急性大動脈解離　107

図3 Stanford 分類と DeBakey 分類

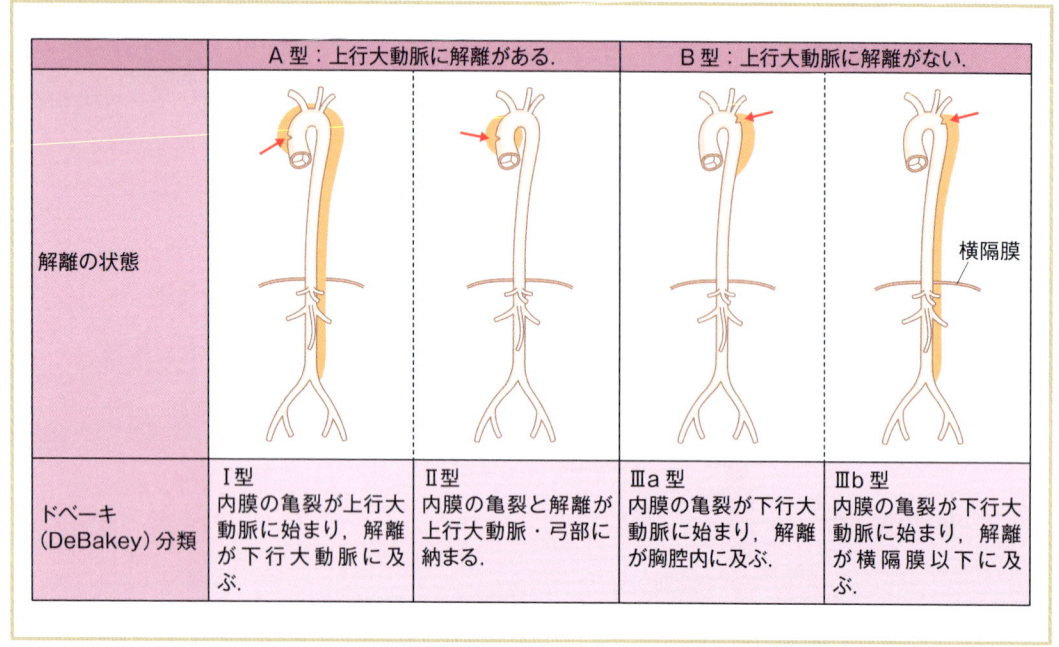

	A型：上行大動脈に解離がある．		B型：上行大動脈に解離がない．	
解離の状態				
ドベーキ (DeBakey) 分類	I型 内膜の亀裂が上行大動脈に始まり，解離が下行大動脈に及ぶ．	II型 内膜の亀裂と解離が上行大動脈・弓部に納まる．	IIIa型 内膜の亀裂が下行大動脈に始まり，解離が胸腔内に及ぶ．	IIIb型 内膜の亀裂が下行大動脈に始まり，解離が横隔膜以下に及ぶ．

落合慈之監，大西 哲ほか編：循環器疾患ビジュアルブック．p.252，学研メディカル秀潤社，2010．より引用

大動脈解離の分類

大動脈解離は，以下の3つに分類[1]される．

1 解離の範囲による分類

Stanford 分類と DeBakey 分類（図3）がある．分類により治療方針が異なり，治療法に直結している Stanford 分類のほうが，一般的に用いられている．

2 偽腔の血流状態による分類

1 偽腔開存型

偽腔内に血流が順行性に流れ込み血流がある．または，血栓化しているが偽腔の一部に血流を認めている．

血栓化し血流はないが，真腔から偽腔へ血液が流れ込む穴（tear：ティア）から逆行性に解離が認められる．

2 ULP 型

偽腔内に CT や MRI 画像で2～3断面以上にわたり解離したフラップを認める．

ULP：Ulcer-like projection
tear の画像診断上の呼称

3 偽腔閉塞型解離

tear と，そこからの血流を認めない．

3 病期による分類

1 急性期

発症 2 週間以内（この中で発症 48 時間以内を超急性期とする）

2 慢性期

発症後 2 週間を経過したもの

救命救急の臨床像

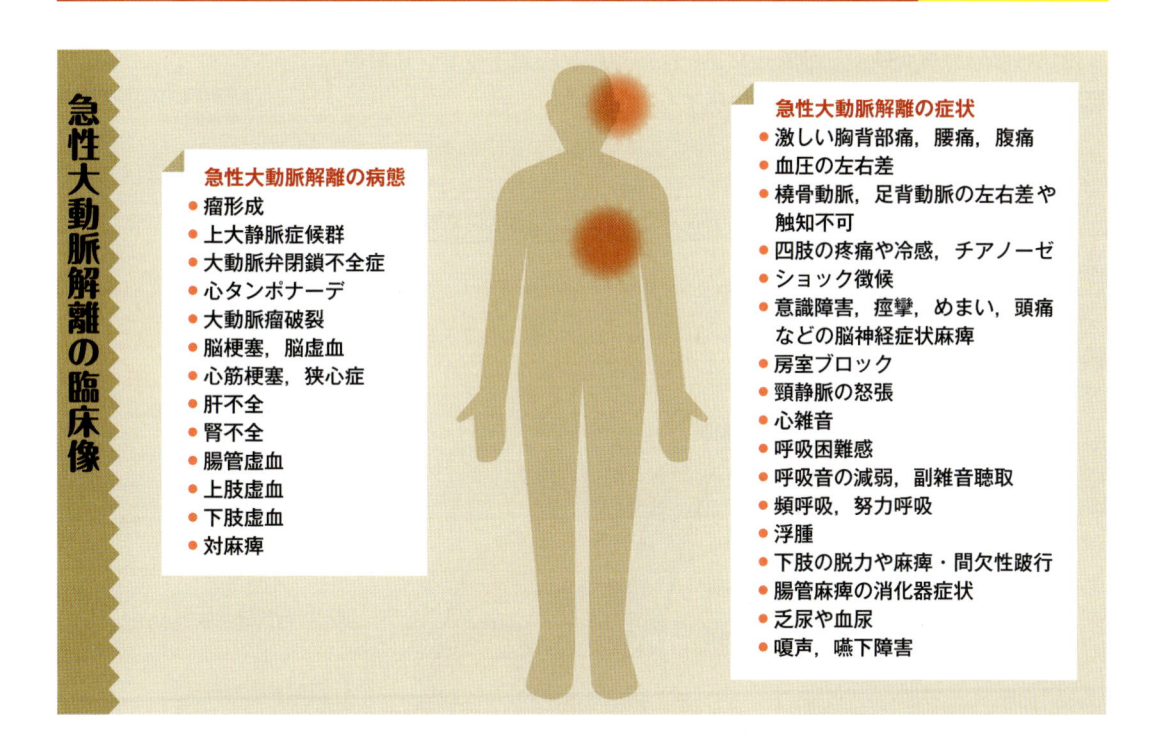

急性大動脈解離の臨床像

急性大動脈解離の病態
- 瘤形成
- 上大静脈症候群
- 大動脈弁閉鎖不全症
- 心タンポナーデ
- 大動脈瘤破裂
- 脳梗塞，脳虚血
- 心筋梗塞，狭心症
- 肝不全
- 腎不全
- 腸管虚血
- 上肢虚血
- 下肢虚血
- 対麻痺

急性大動脈解離の症状
- 激しい胸背部痛，腰痛，腹痛
- 血圧の左右差
- 橈骨動脈，足背動脈の左右差や触知不可
- 四肢の疼痛や冷感，チアノーゼ
- ショック徴候
- 意識障害，痙攣，めまい，頭痛などの脳神経症状麻痺
- 房室ブロック
- 頸静脈の怒張
- 心雑音
- 呼吸困難感
- 呼吸音の減弱，副雑音聴取
- 頻呼吸，努力呼吸
- 浮腫
- 下肢の脱力や麻痺・間欠性跛行
- 腸管麻痺の消化器症状
- 乏尿や血尿
- 嗄声，嚥下障害

胸痛を主訴とする killer disease

突然の胸腹部や背部の激しい痛みを主訴に来院することが多い．痛みの部位は，移動することがあり，痛み以外にも，解離の生じている血管の状態により，下記のような多彩な病態が出現する．発症直後から症状が動的な病態を呈し経時的な変化をきたす．

急性大動脈解離　109

来院時，重篤な症状を呈していない場合でも，診療の途中に，急激なショックや致死的状況から死に至ることがある．見逃してはならない killer disease であり，同じく胸痛がある急性心筋梗塞，急性肺塞栓，緊張性気胸などのほかの killer disease との鑑別診断を行う．

　急性大動脈解離は，多彩な症状を呈することから診断がむずかしいといわれる．急性大動脈解離を疑う所見として，胸痛以外の症状を理解することが，問診や身体所見の観察を行ううえで重要である．

　診断がつけば，ただちに治療方針が決定され，治療が開始される．一般的に，Stanford A が緊急手術，Stanford B が保存的治療である．

血管の状態，解離した部分による多彩な病態

1 拡張（図4）

1 瘤形成

　遠位弓部動脈瘤が多く，形成した瘤が反回神経を圧迫すると，反回神経麻痺をきたし嗄声，嚥下障害が出現する※．

※解剖学的に左反回神経麻痺が多い．

2 上大静脈症候群

　上大静脈が圧迫され閉塞すると，頭部や上腕から心臓に戻る血液が停滞し，還流障害から浮腫が出現する．

図4　血管の拡張

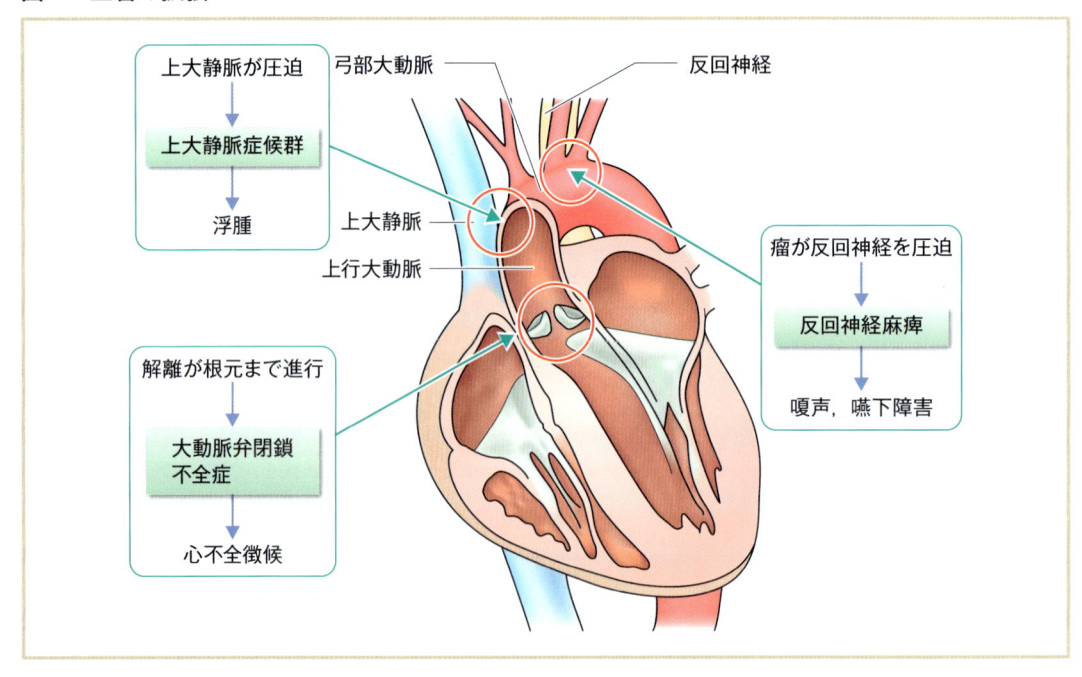

図5 血管の破裂

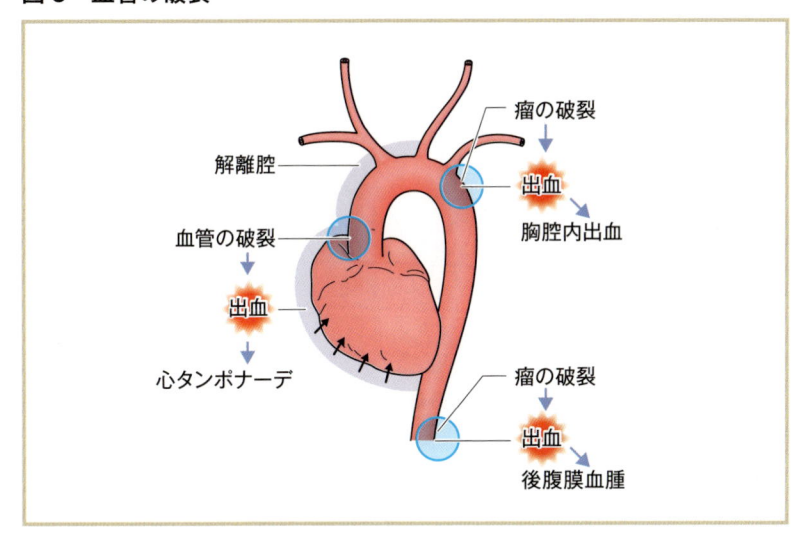

3 大動脈弁閉鎖不全症

　上行大動脈の解離が根元まで進行すると，大動脈弁輪部に及び，弁交連部および弁輪が大動脈から剥がれて大動脈弁の閉鎖が不完全となり，逆流が生じ心不全をきたす．

2 破裂（図5）

1 心タンポナーデ

　上行大動脈の解離腔が心囊内に至り，心囊に血液が貯留をきたす．

2 大動脈瘤破裂

　解離腔の外膜が拡張し大動脈瘤を形成し，破裂する可能性がある．破裂による出血は胸部，腹部のいずれの大動脈でも起こる．

3 狭窄または閉塞（図6）

　大動脈は，解離により大動脈分岐に狭窄，閉塞をきたすと，その分岐から血液供給を受けている臓器に循環障害が生じる（図7）．

治療・マネジメントの実際

　急性大動脈解離は，急激な胸背部痛が典型的な症状であるが，ない場

図6 大動脈分岐閉塞・狭窄の機序

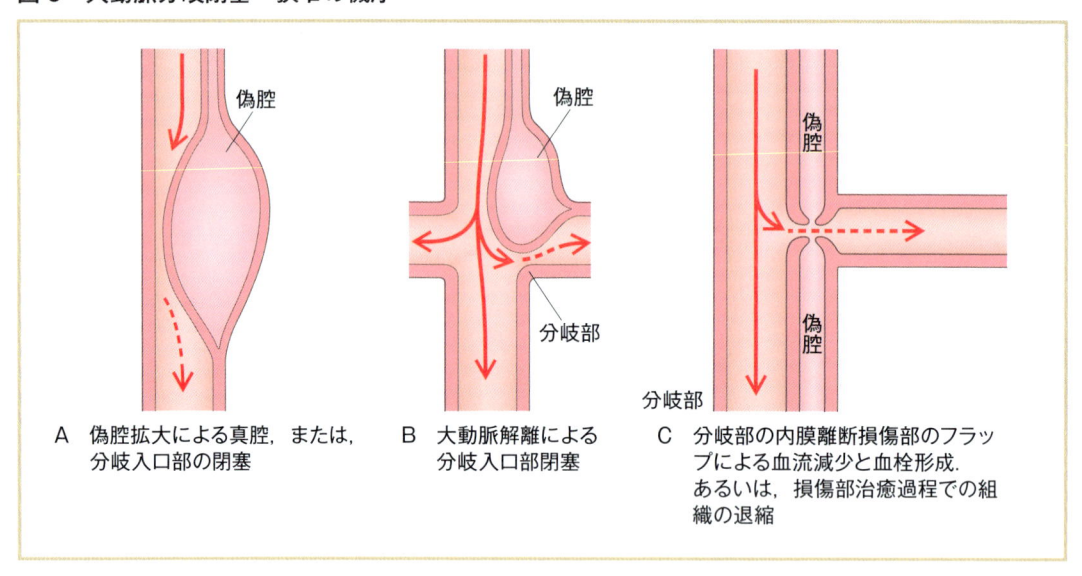

A 偽腔拡大による真腔，または，分岐入口部の閉塞

B 大動脈解離による分岐入口部閉塞

C 分岐部の内膜離断損傷部のフラップによる血流減少と血栓形成．あるいは，損傷部治癒過程での組織の退縮

図7 大動脈分岐血管の狭窄・閉塞による臓器の障害

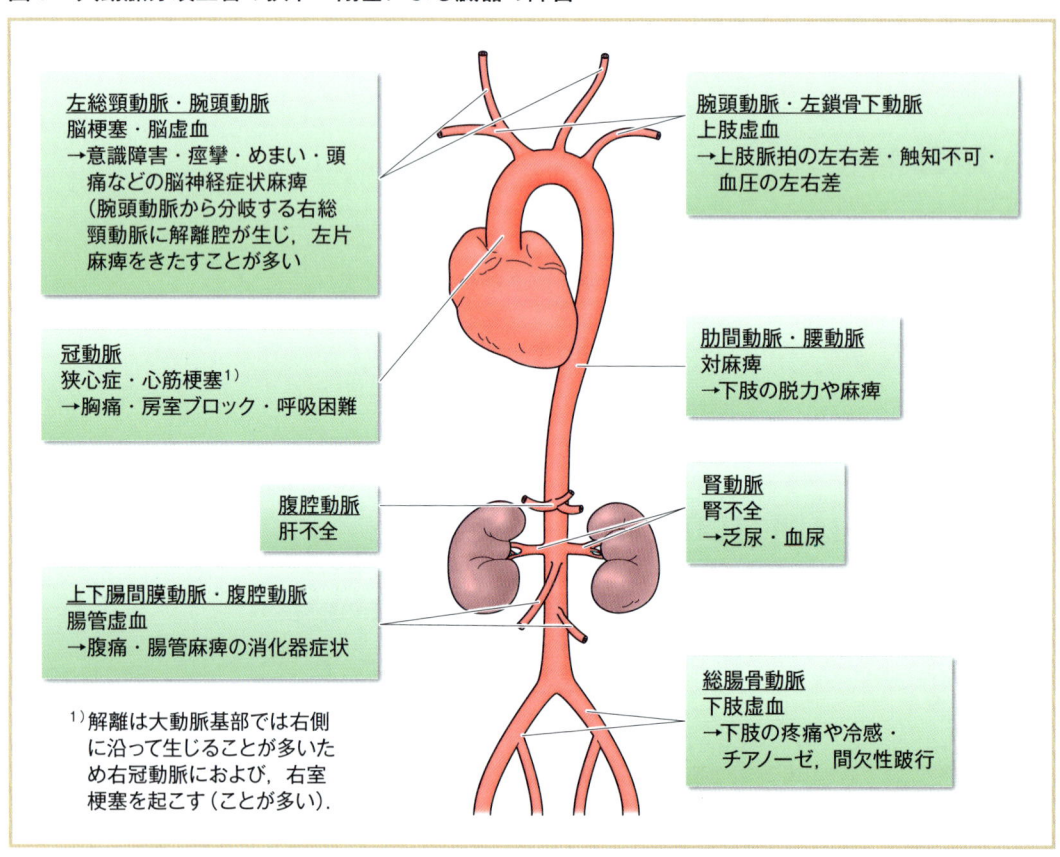

左総頸動脈・腕頭動脈
脳梗塞・脳虚血
→意識障害・痙攣・めまい・頭痛などの脳神経症状麻痺（腕頭動脈から分岐する右総頸動脈に解離腔が生じ，左片麻痺をきたすことが多い

腕頭動脈・左鎖骨下動脈
上肢虚血
→上肢脈拍の左右差・触知不可・血圧の左右差

冠動脈
狭心症・心筋梗塞[1]
→胸痛・房室ブロック・呼吸困難

肋間動脈・腰動脈
対麻痺
→下肢の脱力や麻痺

腹腔動脈
肝不全

腎動脈
腎不全
→乏尿・血尿

上下腸間膜動脈・腹腔動脈
腸管虚血
→腹痛・腸管麻痺の消化器症状

総腸骨動脈
下肢虚血
→下肢の疼痛や冷感・チアノーゼ，間欠性跛行

[1] 解離は大動脈基部では右側に沿って生じることが多いため右冠動脈におよび，右室梗塞を起こす（ことが多い）．

合も10～55％の頻度で存在する[2]．解離の部位，範囲，病期などにより多彩な症状を呈し，経時的に変化することがあるため，症状が，いつからどのように起こったのか，主訴や既往歴を詳細に問診し，身体所見をとることが重要である．

急性大動脈解離が疑われる時点から，臥床とし，モニタリングを開始，血圧の上昇を避け，処置や検査，移動などもできるだけ安静に努め，問診，身体所見の観察，検査などを進めていく．

生命の危機が迫っていることから，早期に急性大動脈解離を疑い，医師とともに迅速に診断につなげ，早期に治療開始することが患者の予後を決める．それには，一般的な診断の展開を把握して，この疾患についての予測性を持ち，準備や援助を行えるようにしておく（表1）．

その他の治療法：血管内治療

新しい治療法として，わが国にもすでに導入されている．現在，ステントグラフト留置によるエントリー閉鎖が主流であるが，その適応，時期，使用デバイスは施設により異なる．

　　ステントグラフト内挿術
　　　TEVAR（ティーバー）：胸部大動脈瘤ステントグラフト内挿術
　　　EVAR（イーバー）：腹部大動脈瘤ステントグラフト内挿術

低侵襲で，一般的となりつつあり，A型解離，B型解離に対して治療介入が試みられている．合併症を有する急性B型大動脈解離の治療方法として，良好な成績が報告されている．

TEVAR：thoracic endovascular aortic repair
胸部大動脈瘤に対するステントグラフト内挿術

EVAR：endovascular aortic repair
腹部大動脈瘤に対するステントグラフト内挿術

看護ケアの焦点

救急搬送では救急隊からの患者情報，ウォークインではトリアージ時の患者の第一印象や主訴が重要である．突然発症，胸痛・背部痛，激しい痛み，移動する痛み，血圧の左右差など急性大動脈解離を疑う情報があれば臥床とし，循環呼吸状態のモニタリングを開始する．

血圧の上昇を防いで安静に努め，問診，身体所見の観察を行う．検査などの移動時も，血圧上昇，疼痛増強をきたすことが予測される．十分な人員確保を行い愛護的に行う．

搬送中も心拍数，血圧，酸素飽和度のモニタリングを行い，患者の意識レベル，循環状態，呼吸状態，疼痛の程度を観察する．緊急性の高い疾患であるため，医師，看護師などチームとして，予測性を持ち，検査や処置の準備や患者への説明を行い，迅速な診断，適切な介入を展開していく．

表1 大動脈解離診療ガイドラインの流れを用いての診断，評価

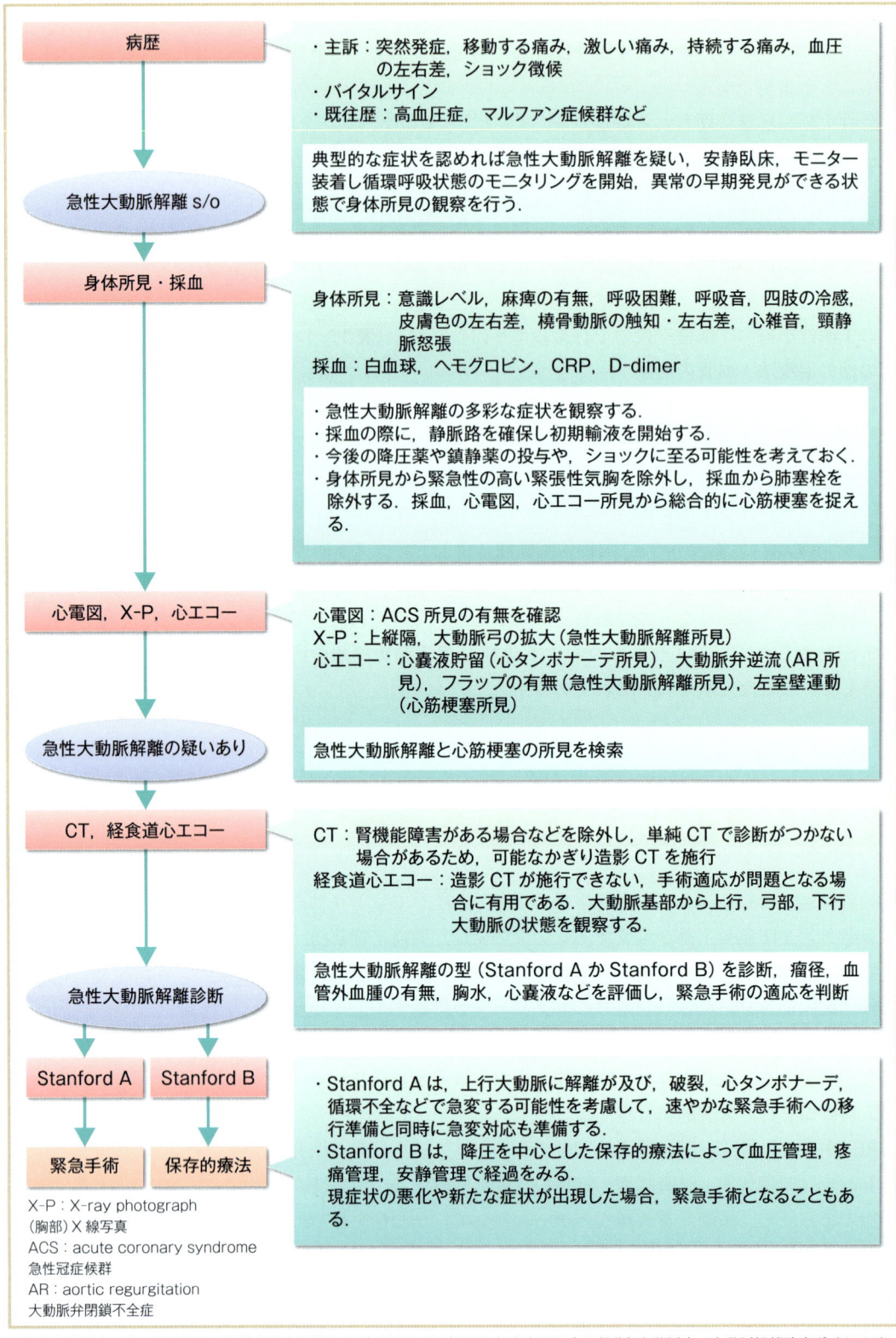

病歴	・主訴：突然発症，移動する痛み，激しい痛み，持続する痛み，血圧の左右差，ショック徴候 ・バイタルサイン ・既往歴：高血圧症，マルファン症候群など
急性大動脈解離 s/o	典型的な症状を認めれば急性大動脈解離を疑い，安静臥床，モニター装着し循環呼吸状態のモニタリングを開始，異常の早期発見ができる状態で身体所見の観察を行う．
身体所見・採血	身体所見：意識レベル，麻痺の有無，呼吸困難，呼吸音，四肢の冷感，皮膚色の左右差，橈骨動脈の触知・左右差，心雑音，頸静脈怒張 採血：白血球，ヘモグロビン，CRP，D-dimer ・急性大動脈解離の多彩な症状を観察する． ・採血の際に，静脈路を確保し初期輸液を開始する． ・今後の降圧薬や鎮静薬の投与や，ショックに至る可能性を考えておく． ・身体所見から緊急性の高い緊張性気胸を除外し，採血から肺塞栓を除外する．採血，心電図，心エコー所見から総合的に心筋梗塞を捉える．
心電図，X-P，心エコー	心電図：ACS所見の有無を確認 X-P：上縦隔，大動脈弓の拡大（急性大動脈解離所見） 心エコー：心囊液貯留（心タンポナーデ所見），大動脈弁逆流（AR所見），フラップの有無（急性大動脈解離所見），左室壁運動（心筋梗塞所見）
急性大動脈解離の疑いあり	急性大動脈解離と心筋梗塞の所見を検索
CT，経食道心エコー	CT：腎機能障害がある場合などを除外し，単純CTで診断がつかない場合があるため，可能なかぎり造影CTを施行 経食道心エコー：造影CTが施行できない，手術適応が問題となる場合に有用である．大動脈基部から上行，弓部，下行大動脈の状態を観察する．
急性大動脈解離診断	急性大動脈解離の型（Stanford AかStanford B）を診断，瘤径，血管外血腫の有無，胸水，心囊液などを評価し，緊急手術の適応を判断
Stanford A → 緊急手術 Stanford B → 保存的療法	・Stanford Aは，上行大動脈に解離が及び，破裂，心タンポナーデ，循環不全などで急変する可能性を考慮して，速やかな緊急手術への移行準備と同時に急変対応も準備する． ・Stanford Bは，降圧を中心とした保存的療法によって血圧管理，疼痛管理，安静管理で経過をみる．現症状の悪化や新たな症状が出現した場合，緊急手術となることもある．

X-P：X-ray photograph（胸部）X線写真
ACS：acute coronary syndrome 急性冠症候群
AR：aortic regurgitation 大動脈弁閉鎖不全症

日本循環器学会ほか：循環器病の診断と治療に関するガイドライン（2010年度合同研究班報告）大動脈瘤・大動脈解離診療ガイドライン（2011年改訂版）．を参考に作成

情報収集

急性大動脈解離は，臨床所見は多岐にわたり，心電図変化が非特異的で，血清学的マーカーが確立されておらず，診断がむずかしいといわれる．情報収集で得られた所見と心電図，X線像，心エコー，採血などの検査から総合的に病態を予測し，疑う必要がある．

得られた所見，諸検査などの結果から，急性心筋梗塞，肺塞栓，緊張性気胸の疾患を，鑑別していかなければならない．そのため問診，身体所見などの情報収集は非常に重要であり，ポイントを**表2**に示す．

緊急度と重症度の判断・把握

急性大動脈解離は，緊急度，重症度が高い疾患である．急変することが多いため，常にバイタルサインや症状の変化や，新たな症状の出現に注意する．とくに，ショック徴候や心不全徴候を呈している場合は，致死的状況になる可能性が高いため急変時の対応も念頭に置くことが重要である．

■ **ショック**

主に4つの原因からショックに至る．原因となる病態を予測し，身体所見から早期にショックの徴候をとらえるためには，観察項目に頸静脈の怒張を加えると，心タンポナーデの徴候を発見できる．

【ショックの徴候】
① 頻脈，脈圧
② 皮膚の蒼白，冷感，湿潤
③ 頻呼吸
④ 意識（不安，不穏，虚脱，昏睡）

急性大動脈解離におけるショックの分類と原因となる病態

分類	原因となる病態
心外閉塞・拘束性ショック	心タンポナーデ
心原性ショック	心筋梗塞，大動脈弁閉鎖不全症
循環血液量減少性ショック	出血

表2 急性大動脈解離の問診，身体所見のポイント

痛みの部位	● 胸部，背部，腰部，腹部
発症時期	● 突然発症
持続時間	● 持続する痛み
痛みの性質，強さ	● 激しい痛み（張り裂けるような），冷汗を伴う痛み ● 痛みの部位が移動する
必ずチェックすべき症状	● 血圧の左右差，橈骨動脈・足背動脈触知および左右差，ショック徴候，心不全徴候，頭痛，意識レベル低下，麻痺の有無，痙攣
既往歴	● 高血圧症，マルファン症候群，ターナー症候群，梅毒，妊娠，外傷

⑤末梢チアノーゼ
⑥頸静脈の怒張（心タンポナーデの所見，Beck の 3 徴の 1 つでほかに低血圧，心音減弱がある）

■ 心不全

　大動脈弁閉鎖不全症（AR）や心筋梗塞（MI）により心臓のポンプ機能が障害され，重篤な心不全を呈し，循環呼吸不全に陥る．救急外来では，心不全徴候をとらえる必要がある．観察項目に心雑音の聴取を加えることで，早期に，心不全徴候として大動脈弁閉鎖不全症を把握できる．

【心不全徴候】
①呼吸困難感
②呼吸音の減弱，副雑音聴取（wheezing または crackles）
③頻呼吸
④努力呼吸
⑤心雑音
⑥浮腫

早期の治療・処置への対応

　診断後，一般的に，Stanford の分類を用いて，緊急手術か保存的治療かを決定する[1]．

■ 緊急手術（Stanford A）

　以下の合併症により致死的状態に陥るため，緊急的に手術治療の適応となる．
- 心筋梗塞：解離腔が冠動脈入口部を圧迫して，広範囲の心筋梗塞を合併し，心ポンプ機能が失われて心停止をきたす可能性が高い．
- 大動脈弁閉鎖不全症：解離腔が大動脈基部まで及ぶことにより，大動脈弁がうまく閉鎖しなくなると，急性に大動脈弁逆流が生じ，重篤な心不全から心原性ショックに陥る可能性が高い．
- 心タンポナーデ：解離腔が心嚢内に至り，心タンポナーデを合併することで，心外閉塞・拘束性ショックに陥る可能性が高い．

看護ケアのポイント

　看護ケアとしては，急変するリスク，症状の悪化や新たな症状の出現をふまえた対応が求められる．血圧管理，安静管理，疼痛管理の初期治療によって解離の進行を抑制しつつ，意識，呼吸，循環をモニタリングしながら早期に手術に臨めるように準備する．
　緊急度が高く短時間でさまざまなことを行う必要から，チームケ

アの展開が求められる．
- **血圧管理**：正常血圧かショックをきたしていることが多い．ショックに対しては補液や，必要に応じて高分子デキストセランやアルブミン製剤，輸血投与を行い循環動態の安定化を図る．

  降圧が必要な場合は，Ca拮抗薬，硝酸薬，β遮断薬により，収縮期血圧100〜120 mmHgを目標に降圧する[1]．ワンショット静注，続いて微量持続投与を開始するが，血圧の急激な低下には注意する．
- **疼痛管理**：上行大動脈に解離が及んでいるため，ショックや意識障害などを呈し，痛みの訴えがない場合もある．持続する痛みに対しては，麻薬性鎮痛薬（モルヒネ塩酸塩®，フェンタニル®など）や非麻薬性鎮痛薬（レペタン®）などによる除痛を考慮する．鎮痛薬の使用時期は，エビデンスがないため，施設により異なる．確定診断がついていない段階でも，痛みにより身体所見がとれない場合や検査が困難となる場合など，患者の状況により医師の判断で使用する．
- **安静管理**：基本的に絶対安静であるが，最もリラックスできる体勢を保てるよう調整する．体位変換や移動の際は，人手を集め愛護的に行う．苦痛を伴う処置は必要なもののみ行い，脱衣や尿道カテーテルなど手術室で十分な鎮静，鎮痛を行ったうえで行う．
- **患者，家族ケア**：緊急度，重症度が高く，来院してわずかな時間で，重大な判断を求められるため，精神面をサポートする体制が必要である．
- **急変時の対応**：急変のリスクがあるため，救急カートを準備する．呼吸停止時，あるいは意識障害が強く下顎呼吸，徐呼吸，舌根沈下など呼吸状態が不安定な場合，すみやかに処置ができるようにする．また，来院時からプレショックの状態であることも少なくないため，ショックを早期にとらえ，医師に報告し対処する．

保存的治療（Stanford B）

降圧，心拍数のコントロール，鎮痛，安静が最も重要である．
- **血圧管理**：まずは積極的に降圧し，収縮期血圧が120 mmHg以下，心拍数が60回/分以下に管理する．降圧の目標は，100〜120 mmHgとされているが，エビデンスはない．解離の進展によると考えられる痛みが消失するまで血圧を下げることが重要とされる．持続的に血圧や心拍数をモニタリングし早く降圧を図る．
- **疼痛管理**：持続する痛みに対して，急性大動脈解離の診断後

に，降圧薬の投与とともに積極的に麻薬性鎮痛薬（モルヒネ塩酸塩®など）や非麻薬性鎮痛薬（レペタン®）などにより鎮痛，鎮静を図る．患者は，激しい痛みにより興奮や不穏を呈することが多く，安静保持ができるように薬剤コントロールをしていく．苦痛を伴う処置は，血圧上昇をきたすため，十分な鎮静，鎮痛がはかれてから実施する．

- **安静管理**：破裂の可能性の高い48時間以内は，絶対安静が必要である．安静保持できるよう苦痛の軽減をはかり，安静の必要性を患者に説明し，協力を求める．しかし，多くの患者は通常より低い血圧に維持され，脳血流の低下，急激な発症，心拍出量低下，痛みによる交感神経興奮など，多くのせん妄危険因子がある．せん妄を発症すると安静が妨げられ，交感神経興奮，血圧上昇をきたすため解離が進展するおそれがある．早期から，せん妄を予防するケアを行い，早期発見・対処に努める．胸水や無気肺などで呼吸不全を必発するため，早めの酸素投与を行うことで低酸素血症によるせん妄予防につながる．

- **全身管理**：治療開始後も解離の進展により心停止，ショック，心タンポナーデをきたす危険がある．そのため循環・呼吸状態の急激な悪化を念頭に置き，救急カートやバッグバルブマスクなどを準備しておく．

保存的治療中でも，主に以下の要件を満たした場合，手術が必要となることもあるため，バイタルサインや症状の変化や出現には注意する．

1. 新たな主要臓器（脳，腸管，腎臓，下肢など）の阻血
2. 上行大動脈への解離拡大
3. 大動脈瘤の拡大があり，破裂のリスクが高い

引用・参考文献
1) 村井達哉：大動脈解離と突然死　東京都監察医務院における1320剖検例の統計的研究．日本法医学雑誌，42(6)：564-577，1988．
2) 日本循環器学会学術委員会合同研究班：循環器病の診断と治療に関するガイドライン（2010年度合同研究班報告）「大動脈瘤・大動脈解離診療ガイドライン」(2011年改訂版) http://www.j-circ.or.jp/guideline/pdf/JCS2011_takamoto_h.pdf（2014年9月検索）
3) Park SW, et al.: Association of painless acute aortic dissection with increased mortality. Mayo Clin Proc, 79(10): 1252-1257, 2004.
4) 堀正二，永井良三編：循環器疾患最新の治療 2014-2015．p.343-346，南江堂，2014．
5) 安達秀雄：大動脈疾患の診断と手術．第2版，p.85-112，メディカル・サイエンス・インターナショナル，2006．
6) 日本救急医学会監：標準救急医学．第5版，p.553-555，医学書院，2014．
7) Jon L.Jenkinsほか著，山本保博，上嶋権兵衛監訳：救急外来マニュアル．第2版，p.197-207，メディカル・サイエンス・インターナショナル，1997．

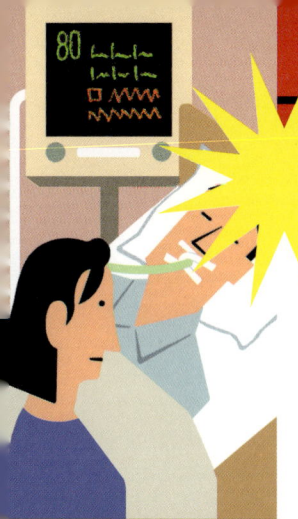

ショック

日高志州

病態

● ショック（表1）とは「末梢組織への有効な血流量が減少することにより，臓器・組織の生理機能が障害される状態」と定義される，一連の症候群である[1]．

● 種々の侵襲あるいは生体反応で，循環を構成する要素である，①心収縮力，②心拍出量，③血管抵抗，のいずれかの破綻もしくは混合変化を起こし，重要臓器への血流を維持できない状態となる．循環不全によって組織の酸素需要に供給が追いつかず，細胞機能の障害から不可逆的な

表1 ショックの分類と主な原因疾患

原因による分類	主な原因
循環血液量減少性ショック	出血（外傷性出血・消化管出血・子宮外妊娠破裂） 脱水（脱水・熱中症・嘔吐・下痢・糖尿病昏睡） 血管透過性亢進（広範囲熱傷・汎発性腹膜炎・急性膵炎・イレウス・低栄養）
心原性ショック （左心不全・右心不全・不整脈）	心筋傷害（急性心筋梗塞・拡張型心筋症・心筋炎・弁膜症・心損傷） 不整脈（洞不全症候群・房室ブロック・心室頻拍・上室性頻拍など）
心外閉塞・拘束性ショック	主要・血管閉塞（肺血栓塞栓症・急性大動脈解離・心房粘液腫・心房壁在血栓） 胸腔内圧上昇（緊張性気胸・陽圧呼吸） 血管圧迫（縦隔腫瘍）
血液分布異常性ショック	神経原性（脊髄損傷，血管迷走神経反射） アナフィラキシー（薬物・ハチ・食物など） 感染性（敗血症） 急性副腎不全（副腎クリーゼ）

日本救急医学会監，日本救急医学会専門医認定委員会編：救急診療指針．改訂第4版，p.74，へるす出版，2011．を参考に作成

ショックの判断基準
大項目：血圧低下
収縮期血圧 90 mmHg 未満または通常の血圧より 30 mmHg 以上の血圧下降
小項目：（3つ以上を満たす）
1. 心拍数 100/分以上または 60/分未満
2. 微弱な頻脈・徐脈
3. 爪先の毛細血管の再充満遅延（圧迫解除後2秒以上）
4. 意識障害（JCS 2桁以上または GCS 合計点 10以下，または不穏・興奮状態）
5. 乏尿・無尿（0.5 mL/kg/時以下）
6. 皮膚蒼白と冷汗，または 39℃以上の発熱（感染性ショックの場合）

日本救急医学会監，日本救急医学会専門医認定委員会編：救急診療指針．改訂第4版，p.76，へるす出版，2011．より引用

119

多臓器不全，最終的に死に至る一連の病態がショックである．
●生体には，ショックに対し生理的代償機能が備わっており，低下した酸素供給量を補うため，交感神経系や内分泌系などが活性化され，末梢血管抵抗・心拍数・心収縮力・循環血液量を増加させ，血圧を維持しようとする．よってショックの初期段階で，必ずしも血圧は低下しない．しかしこれらをもってしても酸素需給のアンバランスが解消できなくなると，代償機能が破綻し，血圧が低下する．
●ショックは，代償機能が働いている初期段階で認知し，発症要因をすみやかに確定し，治療を開始することが重要である．治療が早期に開始できるほど，全身の組織酸素代謝障害は比較的軽度であり，すみやかな回復が期待できる．
●救急外来では多くの場合，トリアージなど患者への初期対応を行うのは，救急看護師である．見逃すことなく，遅滞することなくショックを早期に認知し，治療開始をするには，看護師による初期評価と全身観察が重要である．
●来院時に血圧が低下している場合は，すでに代償機能が破綻した状態であり，循環不全が進行した重篤なショックととらえなければならず，原因検索を急ぐとともに，より早急な処置が必要となる（**表1**）．

循環血液量減少性ショック

　血管内容量が減少することにより発生するショックである．
　初期段階では，代償機構が働き，重要臓器への血流維持のため，末梢血管を収縮させて体血管抵抗を上げ，静脈灌流量を回復させて血圧を維持しようとする．
　血圧は，**表2**-I・IIの式のように，心血行動態の心拍出量と末梢血管抵抗から2次的に決定される．
　出血性ショックでは，前負荷の減少から心拍出量が低下すると，早期のうちは，心拍数を増加させて心拍出量を一定に保とうとする．同時に末梢血管抵抗が上昇し，血圧は一定に保たれる．この場合，血圧は不変でも，実際に心拍出量は低下しているため，酸素運搬量が減少している

表2　心血行動態を表す式

I．血圧（BP）＝心拍出量（CO）×末梢血管抵抗（SVR）
II．心拍出量（CO）＝一回心拍出量（SV）×心拍数（HR）

ショック指数（SI）

（心拍数/収縮期血圧）	推定出血量（一般人）	推定出血量（妊婦）
1.0	1.0 L	1.5 L
1.5	1.5 L	2.5 L

基準値＝0.54±0.07．妊婦の場合は一般人と異なるため，注意が必要である．

ことを予測しておかなければならない．

　すなわち，循環血液量減少性ショックでは，心拍数上昇が血圧低下より早期の段階で認められるため，ショック指数（SI）を目安とし，1を超えるような症例では，体重50kgの人であればすでに循環血液量の約1/4が失われていると予測して，早急に対処する（**表3**）．

SI：shock index
ショック指数
心拍数/収縮期血圧の値から，循環血液量の喪失量を推定する．

心原性ショック

　心筋筋力の低下，弁やシャントによる機械的な原因，重篤な不整脈による，心臓のポンプ機能の障害から起こるショックである．これは，心収縮力が低下し，心拍出量が維持できずに生じる（**図1**）．

1 急性左心不全性ショック

　左室心筋が虚血などにより収縮，または拡張不全に陥ると，左室内の血液を十分に駆出できなくなり，一回心拍出量（SV）が低下する．

　左心房・肺静脈に血液が停滞，左室拡張期圧末期圧（LVEDP）が上昇し，肺毛細血管圧が上昇，肺の間質および肺胞内に水分が露出し，心原性肺水腫となる．この終末像が左心不全による心原性ショックである．

　主な原因としては，急性心筋梗塞，劇症型心筋炎，弁膜疾患，先天性心疾患の末期などである．急性心筋梗塞の5％にみられる[5]．

SV：stroke volume
一回心拍出量

LVEDP：left ventricular endo-diastolic pressure
左室拡張期圧末期圧

2 急性右心負荷性ショック

　右心室から肺循環に拍出できなくなり，体循環のうっ血が著明となり，心膜内腔圧が上昇し，左室流入血液量が減少し心拍出量が低下する．

図1　心不全のメカニズム

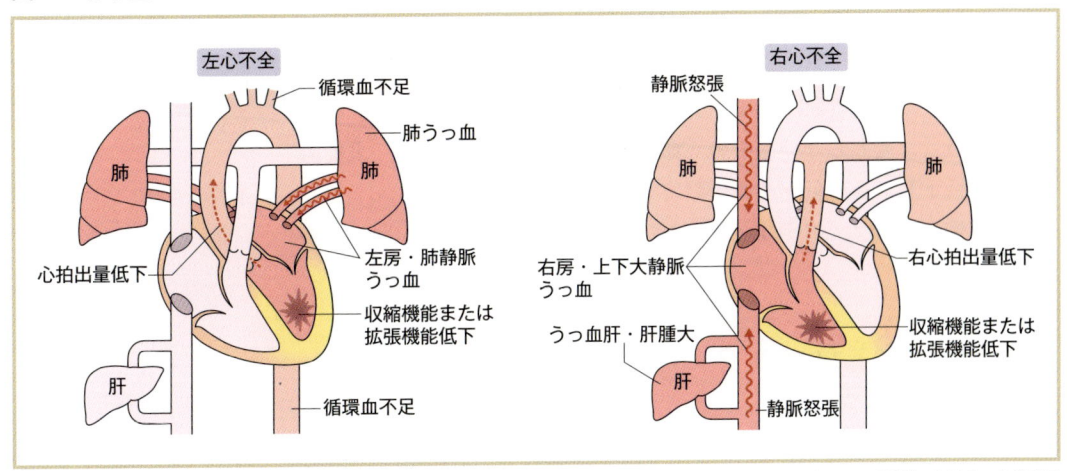

（落合慈之監，大西哲ほか編：循環器疾患ビジュアルブック．p.151，学研メディカル秀潤社，2010．より引用）

ショック　121

右室における前負荷の指標である中心静脈圧（CVP）は上昇している．

左心不全に増発して起こる場合が多いが，それ以外の原因として，右室梗塞など右室の収縮力低下や，肺塞栓症（PE），原発性肺高血圧症（PPH）などの右室後負荷の増大などがある．

PE：pulmonary embolism
肺塞栓症

PPH：primary pulmonary hypertension
原発性肺高血圧症

3 重度不整脈性心原性ショック

重度不整脈によりポンプ失調をきたし，十分な心拍出量を維持できない状態を指す．徐脈性と頻脈性がある．

徐脈性には洞不全症候群，房室ブロックなどが含まれ，頻脈性には心室頻拍，上室性頻拍，心房粗動・心房細動などが含まれる．

重度不整脈では心臓の心筋障害がなくてもポンプ機能が低下し，心拍出量が減少しショックとなる（表2-I・II）．

心外閉塞・閉塞性ショック

心筋自体の機能を問わず，心・血管系回路の閉塞や周辺からの圧迫により，心臓そのものが拡張障害へ陥り，静脈還流が障害された結果，心拍出量が低下し生じるショックである．

原因は，心タンポナーデ，緊張性気胸，血胸，収縮性心内膜炎，肺塞栓症などである．肺塞栓症では，静脈・心臓内にできた血栓が遊離し，肺動脈を閉塞させることによって左心房への灌流量低下と，右心室による左心室の圧迫によって，心拍出量の著明な低下をきたす．

とくに心タンポナーデは，ショックと冠血流低下による突然の心停止を引き起こす，緊急度の高い病態である．

心囊内への出血により急激に血液が貯留した場合，比較的少量の血液（100 mL程度）で急性の心タンポナーデが発生する．一方，長い経過を経て慢性的に心囊液が貯留した場合は，明らかな臨床症状を呈さないこともある．

血液分布異常性ショック

循環血液量は変わらないものの，血管が過度に拡張した結果，末梢血管抵抗が低下し，血圧低下・循環障害を生じるショックである．

敗血症性ショック，アナフィラキシーショック，神経原性ショックが含まれる．

1 敗血症性ショック

敗血症に起因する循環不全で，適正な輸液負荷にもかかわらず持続する低血圧がある場合をいう．

病態は時間軸とともに変化する．初期は，過剰に産生された一酸化窒素や各種血管拡張物質の影響により血管抵抗が減弱し，末梢循環の保たれた warm shock を呈する．ノルアドレナリンなどの血管収縮薬を用いて血管を維持する必要がある．

2 アナフィラキシーショック

アナフィラキシーとは，原因物質（アレルゲン）により，きわめて短時間に呼吸不全と循環虚脱が生じることである．その結果ショックに陥るものを，アナフィラキシーショックという．

3 神経原性ショック

高位脊髄損傷によって交感神経が遮断され，相対的に副交感神経優位となることに加え，疼痛やストレスによって血管迷走神経反射が引き起こされることで，神経性調節が副交感神経優位となる結果，過度の血圧低下が起こる．

ショックは，ただちに末梢や重要臓器の循環不全を意味するわけではないことに留意する．

救急救命の臨床像

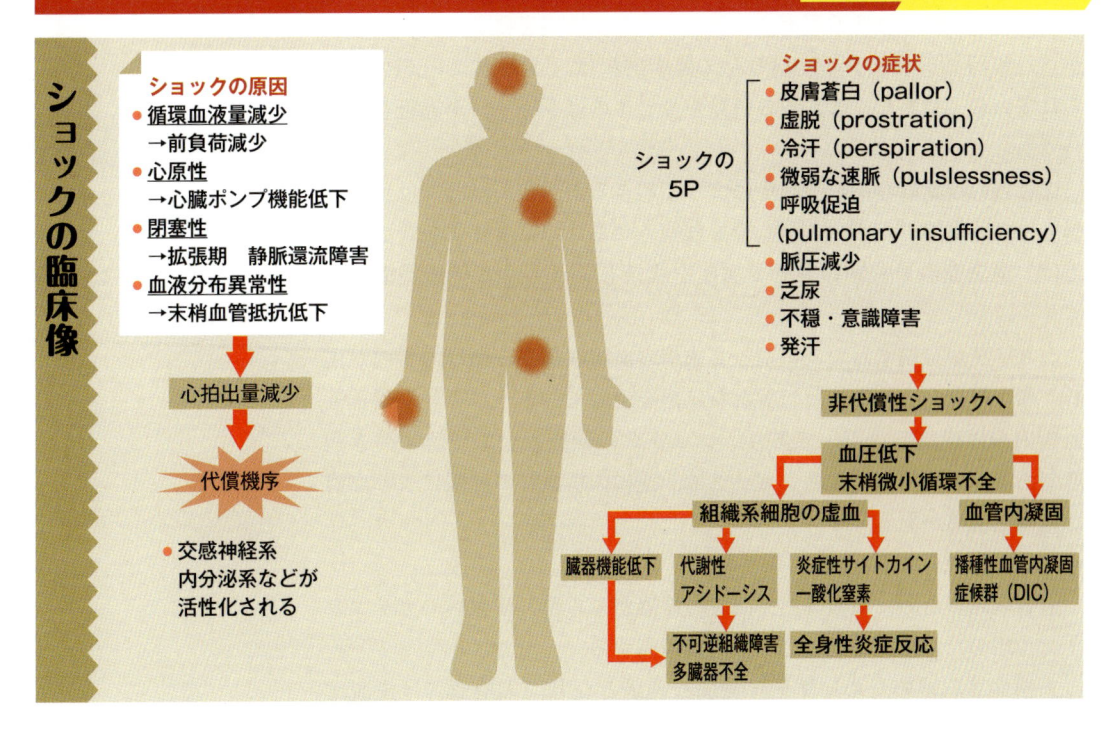

ショックの臨床像

ショックの原因
- 循環血液量減少
 →前負荷減少
- 心原性
 →心臓ポンプ機能低下
- 閉塞性
 →拡張期 静脈還流障害
- 血液分布異常性
 →末梢血管抵抗低下

↓ 心拍出量減少

代償機序
- 交感神経系
 内分泌系などが
 活性化される

ショックの5P
ショックの症状
- 皮膚蒼白（pallor）
- 虚脱（prostration）
- 冷汗（perspiration）
- 微弱な速脈（pulslessness）
- 呼吸促迫
 （pulmonary insufficiency）
- 脈圧減少
- 乏尿
- 不穏・意識障害
- 発汗

↓ 非代償性ショックへ

血圧低下
末梢微小循環不全

組織系細胞の虚血 → 血管内凝固

臓器機能低下 — 代謝性アシドーシス — 炎症性サイトカイン 一酸化窒素 — 播種性血管内凝固症候群（DIC）

不可逆組織障害 多臓器不全 — 全身性炎症反応

ショック 123

ABCDアプローチによるショックの予測

基本的な生命維持は，臓器・組織の適切な酸素化によってなされる．そのためには酸素が血中に取り込まれること，また血液が適切に循環し，臓器・組織が適切に灌流されていることが必要である．ショックは，なんらかの病態によって，適切な循環が行われずに臓器低灌流が起き，適切な酸素化ができなくなる状態を示しており，生命維持のサイクルに影響が出はじめ，循環動態のみならず，呼吸・意識も不安定な状態となる．

そのためショックの早期認知を行ううえで，接触時から優先順位に基づいた系統的な観察が必要となる．まず生理学的徴候を主眼として，迅速かつ的確に患者の生命危機を把握するため，First impression（第一印象）として，A（airway：気道），B（breathing：呼吸・換気），C（circulation：循環），D（dysfunction of CNS：意識）を，観察・評価する（Primary survey）．Cの異常のみをショックの指標ととらえるのではなく，ABCDのいずれかに異常があればショックまたはショックに陥る可能性があることを考慮する．ABCの安定化に対する緊急処置を行いつつ原因検索へと移る．また，一度ABCDの安定化が図られたとしても，重症症例では急速に状態が変化することもあるため，常に生命徴候の変化に注意しながら，初期対応を進める必要がある（図2）．

1 ショックの5P（表3）

ショックには，急性循環不全による症状と原因疾患による症状があるが，一般的なショックの症状として臨床的には，「ショックの5P」が知られている．しかし，これらの所見が生じるのはショックが進行した場合である．

これらの症状は心拍出量減少によって起きるが，初期段階では重要臓器への血流維持のため，末梢血管を収縮させることにより体血管抵抗を上げ，静脈還流量を回復させて血圧を維持しようとする代償機構が働く．

ショックが持続することによって末梢の血管収縮から血管内凝固が生じ，血小板を消費することで新たな出血を生じてしまう．これが播種性血管内凝固症候群（DIC）であり，ショックの転機として理解すべき病態である．血液分布異常性ショックは，逆に末梢血管の拡張により皮膚は乾燥し温感がある．

(1) 皮膚蒼白・冷汗・虚脱

血管収縮のために顔面蒼白や四肢の冷感がみられ，汗腺へのカテコラミン作用のため冷汗が出現し，皮膚は湿潤する．

末梢血管収縮のために脈拍は微弱な速脈となり，末梢血管は虚脱す

図2 First impression で評価を行う所見

| A airway | ストライダー 声が出せない チョークサイン | C circulation | ショックの5P |
| B breathing | 一文が言えない 呼吸促迫 起坐呼吸 | D dysfunction of CNS | 見当識障害 呼びかけに反応が乏しい |

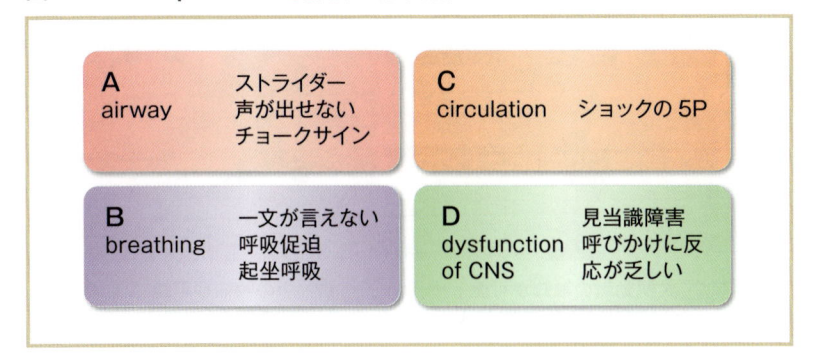

表3 ショックの5P

Pallor	皮膚蒼白
Perspiration	冷汗
Prostration	虚脱
Pulselessness	微弱な速脈
Pulmonary insufficiency	呼吸促迫

る．末梢循環不全により毛細血管再充満時間（CRT）の延長も参考となる．

血液分布異常性ショックでは，血管の異常拡張が起こるため，皮膚は温感があり紅潮し，乾燥している．

(2) 微弱な速脈

橈骨動脈を触知し，以下を指標とする．橈骨動脈触知は両側で行い，評価する（図3）．

血圧については，動物実験の結果，脳・腎・冠動脈の重要臓器で，血流を最後まで一定に保とうとする auto-regulation 機能が，一般的に平均動脈圧60 mmHg以下で破綻することから，少なくとも65 mmHgが目標とされている．

すなわち，橈骨動脈が微弱な速脈である状況では，重要臓器の破綻を考え，早急な対処が必要となる．

(3) 呼吸促迫

ショックに陥ると，呼吸は一般的に，「浅く，速く」変化する．これは，虚血によって嫌気性代謝となり，生産される過剰なH^+の体内蓄積から代謝性アシドーシスが進行するのに対し，Henderson-Hasselbalch（ヘンダーソン・ハッセルバルヒ）の式にみる通り，呼吸数が増加して呼吸性アルカローシスで代償し，血液の酸塩基平衡を維持しようとする．

このため呼吸の観察が重要であり，頻呼吸がある場合は代謝性アシドーシスの呼吸性代償も視野に入れて評価する．

CRT: capillary refilling time
毛細血管再充満時間．爪床を5秒間圧迫し，解除したあと再び赤みを帯びるまでの時間で，末梢の循環不全を簡便に判断できる．災害トリアージでも使用されるが，年齢や外気温などによっても影響を受けるため，ほかの所見とともに判断する．

Henderson-Hasselbalch（ヘンダーソン・ハッセルバルヒ）の式：
$pH = 6.10 + \log([HCO_3^-]/[0.03 \times PaCO_2])$
この式から，
$H^+ + HCO_3^- \rightleftarrows CO_2 + H_2O$
が導き出され，嫌気性代謝によって産生される過剰なH^+に対して，呼吸数が増加し，代謝性アシドーシスを代償することが証明される．

図3 動脈触知による収縮期血圧値の目安

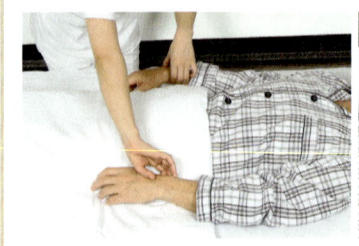

橈骨動脈の触知が可能
収縮期血圧 80mmHg 以上

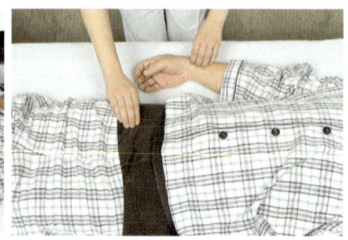

大腿動脈の触知が可能
収縮期血圧 70mmHg 以上

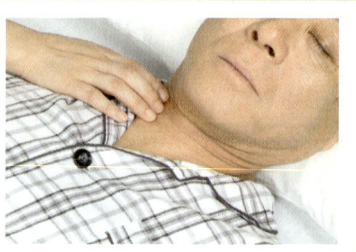

頸動脈の触知が可能
収縮期血圧 60mmHg 以上

2 その他の症状

(1) 意識障害・不穏

ショック初期では脳血流が維持されているため，意思の疎通は可能であっても，カテコラミン刺激や，代謝性変化，相対的脳虚血により，不安，不穏，攻撃的といった変調が起こる．目はうつろとなり，進行すると中枢神経系の循環が悪化し，意識障害が出現する．

ショックが疑われる患者に意識レベルの変化がみられる場合は，病態が進行していることを疑う必要がある．

(2) 尿量減少

腎血流の減少を反映する．腎動脈壁のα受容体を介した血管収縮による反応で，その反射は非常に敏感なため，ショックの初期の軽度組織血流障害でも出現する．

各ショックの特徴的症状

各ショックにおいて，特徴的な症状を挙げる．

1 循環血液量減少性ショック

表4に，段階的に症状が重篤化する臨床症状を，おおよその出血量とバイタルサインとともに示した．

前述のように，初期には脳血流が維持されているが，出血の進行により意識の変調が起こる．

初期では体液量の減少に伴い，圧受容体反射により心拍数が増加し，心拍出量が維持されるなどの代償反応が起こる．

出血量が循環血液量の30％以下（Class2）にあたる出血量では，収縮期血圧は維持されるが，拡張期血圧が上昇し脈圧が低下する．脈圧は，

正常が40〜60 mmHgであるが，30 mmHg以下のときは血管内容量の減少を意味する．

　これらの代償機能を上回って出血が急速・多量であると，循環血液量の30%以上の出血で，徐々に代償機能が破綻していく．つまり，それ以前の出血量では収縮期血圧は下がらないため，血圧が正常範囲にあることがショックの否定にはならない．

　代償機転が働きにくい高齢者，またβ遮断薬服用者などは，ショックでも頻脈になりにくいため注意が必要である．

　なお，ショックインデックスよりおおよその出血量を予測することや，患者のおおよその体重より循環血液量を想定し，それらと図4の出血量の推定より，循環血液量の何%程度の血液量減少が起こっているかを把握しておくことは重要である（表4）．

2 心原性ショック

　自覚症状として胸痛・胸部不快感・冷汗・呼吸困難を訴えることが多い．

　左心不全では軽度の労作時呼吸困難から，咳嗽や泡沫状痰を伴う呼吸困難，蒼白，チアノーゼ，冷汗などを認める．右心不全では，頸静脈や肝静脈の怒張，下肢の浮腫が発生する．

　急性心筋梗塞に伴い心機能が低下して心拍出量が減少した場合も，圧受容体反射や内分泌系の反応による血管収縮や，前負荷の増大に伴う心機能の正常化などの代償作用により，発症直後に血圧低下がみられるとはかぎらない．

3 心外閉塞・閉塞性ショック

　ショックの5Pのほかに，頸静脈怒張，呼吸音左右差，胸郭運動の左右差，気管偏位があれば閉塞性ショックを疑う．心タンポナーデではBeckの3徴（頸静脈怒張・血圧低下・心音減弱）のほか，吸気時の頸静脈怒張が増悪するクスマウル（Kussmaul）サイン，吸気時に収縮期血圧が10 mmHg以上低下する奇脈がみられる．

　緊張性気胸では，頸静脈怒張，患側胸郭膨隆と呼吸時の動きの低下，患側呼吸音の減弱・消失，触診での皮下気腫，気管偏位などがみられる．

　肺塞栓症では，自覚症状は呼吸困難・胸痛・頻呼吸のいずれかが97%の症例でみられる．身体所見として，頻呼吸・頻脈・頸静脈の怒張を認め，深部静脈血栓症に起因する下腿浮腫がみられることもある．聴診上，肺高血圧に基づくⅡp音亢進，右心性Ⅲ音，Ⅳ音を聴取する．

表4 出血性ショックの重症度と臨床症状

	Class1	Class2	Class3	Class4
出血量(mL)	<750	750〜1,500	1,500〜2,000	>2,000
出血量 (%循環血液量)	<15%	15〜30%	30〜40%	40%<
脈拍数(回/分)	正常〜時に頻脈	頻脈 100<	120< 脈拍微弱	140<または徐脈 脈拍微弱〜触知不可
血圧	不変	拡張期圧↑	収縮期圧↓ 拡張期圧↓	収縮期圧↓ 拡張期圧↓
呼吸数(回/分)	14〜20	20〜30	30〜40	40〜
臨床症状	無症状〜 目眩 四肢冷汗 顔面蒼白	呼吸促迫 脱力感 冷汗・不穏	冷汗・蒼白 不穏〜意識混濁	昏睡・下顎呼吸・虚脱 斑点状チアノーゼ

日本救急看護学会監，日本臨床救急医学会編集協力：外傷初期看護ガイドライン JNTEC™．改訂版，p.47，へるす出版，2010．を参考に作成

図4 出血量の予測（骨折例）

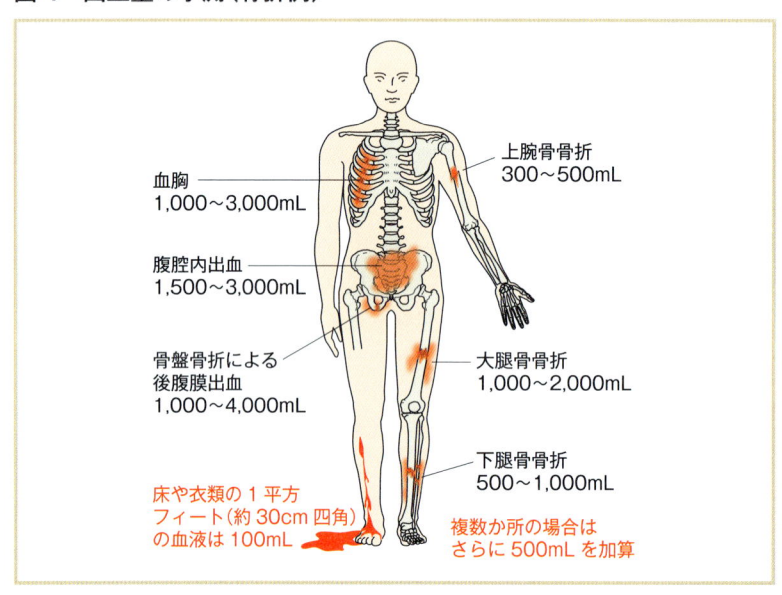

血胸
1,000〜3,000mL

腹腔内出血
1,500〜3,000mL

骨盤骨折による
後腹膜出血
1,000〜4,000mL

上腕骨骨折
300〜500mL

大腿骨骨折
1,000〜2,000mL

下腿骨骨折
500〜1,000mL

床や衣類の1平方フィート（約30cm四角）の血液は100mL

複数か所の場合はさらに500mLを加算

日本外傷学会・日本救急医学会：外傷初期診療ガイドライン，改訂第3版，p.45，へるす出版，2008．より引用

4 血液分布異常性ショック

過度な血管拡張によって生じる病態であるため，皮膚は紅潮し温かくなる（warm shock）．

1 敗血症性ショック

初期では全身性炎症反応症候群（SIRS）により産生された種々の血管

拡張物質により高心拍出状態となり，末梢は暖かい（warm shock）．敗血症初期の症状は悪寒戦慄とともに始まり，発熱（上昇しない場合もある），乏尿，頻呼吸を呈する．

しかし，血管拡張が持続してさらに血管透過性が亢進し，血漿成分が血管外に移行するなどの変化が重なると，時間の推移とともに血管内皮細胞障害が進行し，血管拡張物質の減少とともに血管抵抗の高い微小循環障害を伴った cold shock へ移行し，組織酸素代謝失調・組織障害へと進展する．

2 │ アナフィラキシーショック

抗原曝露により生じたヒスタミン，ロイコトリエンやセロトニンなどのケミカルメディエーターが血管拡張，血管透過性亢進を引き起こし，その結果として蕁麻疹様皮疹，皮膚や粘膜の浮腫，血圧低下や頻脈が生じ，重症例ではショックとなる．多くの場合，1〜30 分以内に症状が出現する．

とくに喘鳴（wheezing, stridor）を認める場合は，血圧が保たれていたとしても，急速に進む呼吸不全のため，数分で低酸素から意識消失，心停止へとつながる可能性がある．

3 │ 神経原性ショック

受傷機転と受傷直後からの損傷脊髄レベル以下の知覚，運動麻痺が特徴である．また疼痛などが引き金となって迷走神経反射の結果，徐脈・末梢血管拡張による血圧低下が主訴となる．血圧が低下しても交感神経系の遮断により，頻脈などの代償機構は働かず，冷感・冷汗などの皮膚症状はない．多くの場合，全身状態が良好なことも 1 つの根拠となる．

治療・マネジメントの実際

ショックの種類と症状

ショックの基本治療は，①生命徴候の異常に対し，心肺蘇生を含めた緊急処置と準備，②ショックの原因と病態の把握，③それに応じた体液補正や薬物療法，④ショックに伴う呼吸不全，腎不全，肝不全，多臓器障害，播種性血管内凝固症候群（DIC），消化管出血の予防と治療である．

病歴，既往歴，身体所見からショックの鑑別をおおよそ行うことができるため，救急車来院の場合は，救急隊からのホットライン情報で，ウォークイン患者でも受付の時点からショックを疑い，系統的に情報収集を行い，発症要因を予測する．

表5 エコー所見によるショックの早期診断とポイント

	エコー所見
出血性	液体貯留の確認（FAST，下大静脈径測定：脱水評価）
心原性	心筋壁運動・左室駆出率（LVEF）
閉塞性	心囊液貯留
敗血症	臓器の感染所見[1)]

1) 臓器の感染所見：臓器のサイズ異常，腫瘍や周囲の液体貯留の有無，壁の肥厚など
益子邦洋編：特集「指標」と「基準」の使い方とエビデンス．救急医学，36(10)：1121-1478，2012．のp.1201を参考に作成

FAST：focused assessment with sonography for trauma
体腔内の液体貯留（出血）の検出を目的とした簡易超音波検査

LVEF：left ventricular ejection fraction
左室駆出率

　接触時，First impression によって C（循環）のみならず，A（気道），B（呼吸），D（意識）に異常が出ている場合，生命徴候が不安定のため，ショックの可能性を考慮しながら診察と併行して初期治療介入が行われる．

　まず初期治療介入として酸素投与・モニタ装着・静脈路確保の3点を迅速に行う．

　初療診療の段階では，12誘導心電図，心・腹部エコー，胸部単純X線，血液検査などが行われる．必要に応じてCT検査が行われ，感染症を疑う場合では培養検査を，頸髄損傷が疑われる場合は頸椎評価を，エコーによるショックの早期診断も行われ，その所見を表5に示す．

　初期対応によりショックが改善してきたとしても，経時的にバイタルサインを測定し，繰り返しABCDアプローチによる評価を行う．

ショックの種類と治療・マネジメント

1 循環血液量減少性ショック

　治療の目標は，**止血と循環血液量の補正**である．そのため，出血源の同定・止血処置と平行して，可及的すみやかに大量輸液を開始する．

　出血性ショックは，絶対的に循環血液量が減少する病態であり，まず早期に乳酸リンゲル・酢酸リンゲル・生理食塩液などの晶質液の補充が必要となる．アシドーシス進行を防ぐため，できるかぎり加温された輸液を使用することが望ましい．

　また，組織酸素化を維持するための赤血球濃厚液は，早期に考慮しなければならない．晶質液や膠質液から赤血球濃厚液へ切り替えるタイミングに明確な基準はないが，初期輸液としておおよそ細胞外液1〜2Lの投与を行い，一定の反応がみられた場合は，輸液に反応あり（responder）ととらえ，輸血は不要である．

　しかし，初期療法に一時反応がみられた場合でも再び循環が悪化する場合（transient responder）や，初期輸液療法で安定しない場合（non-

表6 カテーテルの太さによる晶質液の輸液速度の違い

IV	自然滴下（高さ80 cm）	300 mmHg 加圧
18 G 末梢静脈ライン	50～60 mL/分	120～180 mL/分
16 G 末梢静脈ライン	90～125 mL/分	200～250 mL/分
14 G 末梢静脈ライン	125～160 mL/分	250～300 mL/分
8.5 Fr シースイントロデューサー	200 mL/分	400～450 mL/分

松田直之編：救急・ERノート ショック 実践的な診断と治療．p.76，羊土社，2011．より引用

responder）については，循環血液量の20％以上の出血があると考えられ，輸血と積極的な止血が必要となる．

輸血量は推定出血量を目安とするが，ヘモグロビン値10 g/dLを目標とし，持続する出血がなければ7 g/dLを目標とする[1]．緊急時はクロスマッチ判定を待たずに異型輸血（O型Rh＋または－，AB型Rh＋FFP）を開始する．輸血については，各施設によって基準を定めているため，その場の輸血マニュアルに沿って使用する．

重度の出血性ショックでは，末梢静脈が虚脱し，静脈路確保が困難であるだけでなく，投与経路として不十分な場合もあるため，太い静脈路が必要となる．シースイントロデューサー，透析用ダブルルーメンなど，より内径の大きいカテーテルを大腿静脈や内頸静脈に確保する．

また，レベル1システム1000™のような加温・加圧システムを用いることで，より急速な輸液・輸血投与が可能になる．

中心静脈圧（CVP）や下大静脈径などを参考にしながら，輸液量を決定していくことが望ましいが，行う余裕がない場合は，動脈圧をモニタしながら経時的に輸液負荷による評価をしていく（表6）．

一方，出血性ショック例では，24.4％に凝固障害を合併する．来院時に，明らかな凝固線溶系検査に異常がなくても，赤血球輸血が10単位を超えて行われる場合には，早期より新鮮凍結血漿を濃厚赤血球液と同等の比率で投与を行うことで，生命予後が改善する[5]．

急速な輸液や輸血により血圧が維持できない場合は，緊急インターベーションもしくは緊急手術の適応となる．緊急手術準備のあいだに大動脈遮断バルーンカテーテル（IABO）の留置を行うこともある．

FFP：fresh frozen plasma
新鮮凍結血漿

IABO：Intra-aortic balloon occlusion（大動脈遮断バルーンカテーテル）輸液・輸血療法に反応せず心停止が差し迫った出血性ショック，ことに外傷性ショック時に，冠血流，脳血流を維持するために，緊急避難的に大腿動脈から下行大動脈にバルーンカテーテルを挿入し，腹腔動脈分枝部より中枢側で大動脈をバルーンで遮断する方法をいう．

2 心原性ショック

12誘導心電図や，胸部単純X線，心エコー検査によって診断される．

左心不全性の主な原因は，急性心筋梗塞であり，早急な血行動態の改善が治療目標である．根本治療として，経皮的冠動脈形成術（PCI），冠動脈バイパス術（CABG）を行うこととなるが，初療では根本治療までの橋渡しとして，カテコラミンや心負荷軽減のための利尿薬の投与，補

PCI：percutaneous coronary intervention
経皮的冠動脈形成術

CABG：coronary artery bypass grafting
冠動脈バイパス術

助循環の使用が行われる．

 右心負荷性では，右室梗塞に伴う低心拍出量では補液による前負荷の増加と血行再建術を，心筋梗塞後の心室中隔欠損では外科的修復術が必要となる．

 不整脈性では，頻脈性に対しては電気的除細動（同期下カルディオバージョン），徐脈にはアトロピン投与，経皮的一時ペーシング，カテコラミン投与を行う．原因となる電解質異常があれば，補正を行う．

 カテコラミン投与で効果がない場合は，機械的補助循環の適応となる．

3 心外閉塞・拘束性ショック

 その誘因を除去することにより，比較的すみやかにショックから回避できる．

 胸部診察により緊張性気胸を診断された場合には胸腔穿刺を行い，減圧を図る．ベッドサイドで原因が判明したら，画像などによる診断を待たずに，ただちに脱気を行う．

 心タンポナーデの診断では，X線による心陰影の拡大がみられ，心エコーで確定診断される．心嚢穿刺・あるいは剣状突起下心膜開創術が行われる．

 肺血栓塞栓症によるショックでは，急速輸液をしながら抗凝固療法・カテーテル的吸引術，外科的塞栓除去術なども行う．重篤な例では補助循環を使用する例もある．

4 血液分布異常性ショック

 敗血症性ショックでは，血液ガス分析における塩基過剰（BE）や血清乳酸値が，組織低灌流の有用な指標となる．

 血液検査に加え，原因菌およびその薬剤感受性を調べるために，血液培養検体を採取する．感染源の検索のために，痰・尿や，膿の培養検査を行う．抗菌薬投与前に検体採取をすることと，嫌気培養も合わせて行うことが重要である．感染源と考えられる部位に関しては，エコーやCTなどの画像診断が積極的に行われる．

 感染源の同定と平行し，敗血症診療ガイドラインに沿った治療が行われる．

 アナフィラキシーでは，第1選択薬として0.1％アドレナリンを0.01 mg/kgを筋注し，症状に応じて第2選択薬として抗ヒスタミン投与，β_2刺激吸入薬，ステロイド投与など基本治療によってすみやかな症状緩和が期待できるが，気道浮腫の所見があれば，すみやかに初療室へ移動し，緊急気道確保の準備を行う．喉頭浮腫の強い場合などは，輪状甲状靱帯穿刺あるいは緊急気道切開などの処置を要するため，あらか

BE：base excess
塩基過剰

じめ準備を行う．

看護ケアの焦点

　ショック状態の患者へケアを提供する場合の焦点は以下となる．
・First impression よりショックを早期に認知し，早期に治療が開始されること
・酸素需給バランスの是正を行い，組織へのダメージを最小限に抑えること

　ショックは，検査値や画像検査などを使って把握・評価すべきものではなく，看護師による視診・触診・問診といった基本的なフィジカルアセスメントによって評価が可能である．

　たとえばウォークイン来院した患者に対し，受付時点より，視診においてショック徴候の有無を観察し，トリアージにおける First impression にて，意識レベルや皮膚の湿潤・冷汗・冷感，脈拍の速さ・強さを感じ，同時に呼吸の状態の観察を行い，ショックの徴候があればトリアージレベルを最上位へ引き上げる．

　そのため，一般的なショックの観察のポイント，また各ショックの特徴を十分理解し，ショックの原因までを見据えた診察技術・問診技術が求められる．

　また，ショックは緊急性・重症度ともに高い状態であることから，チーム全体で密に連携をとっていくことが重要である．看護師は，その調整役をスムーズに行う必要がある．

　初期治療・早期診断を迅速に行うため，医師と十分に連携をとり，治療と併行しながら，検査科の手配，輸血部，必要時手術室やカテーテル室スタッフへの連絡を，先回りして行う．また継続治療がスムーズにできるよう，早期に ICU へ連絡し受け入れ準備を依頼する．また，ショック早期認知から各段階における治療と看護師の処置，準備などを確認しておく（**表7**）．

　処置や検査のあいだもショックの進行がないか，経時的にモニタリングを行い，バイタルサインと併せて ABCD アプローチ・体温・尿量の評価を，繰り返し継続して行っていく．

表7 ショック患者に対する初期診断，評価治療とそれに対する看護師の役割，準備

STEP1. First impression
- ABCDアプローチにより，ショックの推定

STEP2. 応援をよぶ
▶ 初期対応を行う場所の確保，静脈路確保・酸素投与・モニタ装着

STEP3. Primary and Secondary ABCD surveys
▶ Aの異常は早期気道確保
▶ 末梢静脈路は2本確保，必要時中心静脈路確保・急速輸液・加温器の準備
▶ 輸血の必要性を考慮，必要時早急に検査室職員へ報告
▶ 補助呼吸または気管挿管・人工呼吸管理適応の判断，準備
▶ 十分な補液後，場合によってはカテコラミンの準備
▶ 重症不整脈であれば同期電気ショック，除細動の準備
 ⇒ 必要時カテーテル室への連絡

STEP4. 鑑別診断に向けての介入
▶ 問診，身体所見
▶ ベッドサイド検査の施行・準備（血液検査・心電図・超音波検査・ポータブルX線）
A) 原因検索によって，ただちに解除が可能なショックの診断がなされたら，必要物品をセッティング
・ 胸部聴診，打診所見により緊張性気胸が診断されたら，緊急脱気物品の準備，処置介助，処置後の観察
・ 超音波所見により心タンポナーデが診断されたら，心嚢穿刺・心膜開創術物品の準備・介助，処置後の観察
B) 原因が判明または治療方針が変わるショックの診断がなされたら，その準備
・ 全身皮膚所見，上気道閉塞症状などからアナフィラキシーを診断されたら，アドレナリン作動薬準備
・ 身体所見，画像所見などから脳幹障害・脊髄損傷が診断される．感覚障害部位の確認
・ 心電図，X線，超音波検査，Dダイマーなどから心筋梗塞，肺血栓塞栓症が診断されたら，ただちに根治治療に向けての準備
▶ そのほかの鑑別診断
・ 循環血液量の評価
・ 肺動脈カテーテル，ビジレオモニターなどによる循環動態や心機能評価のため，必要時物品準備
・ 感染源検索のため，各種培養セットの準備，採取
・ 集中治療室への連絡

日本救急医学会監，日本救急医学会専門医認定委員会編：救急診療指針．改訂第4版，p.76，へるす出版，2011. を参考に作成

引用・参考文献
1) 日本救急医学会監，日本救急医学会専門医認定委員会編：救急診療指針．改訂第4版，へるす出版，2011.
2) 特集 病態を理解してケアにつなげる 救急領域におけるショック患者の看護．エマージェンシー・ケア，24(12)：1166-1212，2011.
3) 日本救急看護学会監，日本臨床救急医学会編集協力：外傷初期看護ガイドライン JNTEC™．改訂版，へるす出版，2010.
4) 篠澤洋太郎ほか特集編集：ショック管理Q&A─迅速で，的確な対応のために．救急・集中治療，21(7・8)，総合医学社，2009.
5) 益子邦洋編：特集「指標」・「基準」の使い方とエビデンス．救急医学（臨時増刊号），36(10)，2012.
6) 松田直之編：ショック 実践的な診断と治療─ケースで身につける実践力と Pros & Cons. 救急・ERノート2(レジデントノート 別冊)，羊土社，2011.
7) Leach R. ほか，益子邦洋監訳：一目でわかるクリティカルケア．メディカル・サイエンス・インターナショナル，2006.

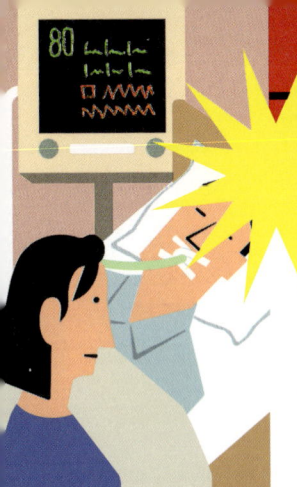

食道静脈瘤破裂

三山麻弓

病態

- 食道静脈瘤の原因の約80%は肝硬変である．
- その他の原因としては，特発性門脈圧亢進症，肝外門脈閉塞症，バッド・キアリ症候群などがある．
- 門脈圧が亢進すると血液が逆流し，迂回するための側副血行路が形成される．その結果，胃・食道粘膜下層の血流が増加し，次第に胃・食道の静脈が拡張・蛇行・瘤状に隆起する（図1）．
- 肝硬変や慢性肝炎，あるいは門脈や肝静脈の狭窄・閉鎖によって門脈圧が上昇し，その結果，食道の粘膜下層の静脈が太くなり破裂する．

図1 門脈圧亢進による側副血行路の形成

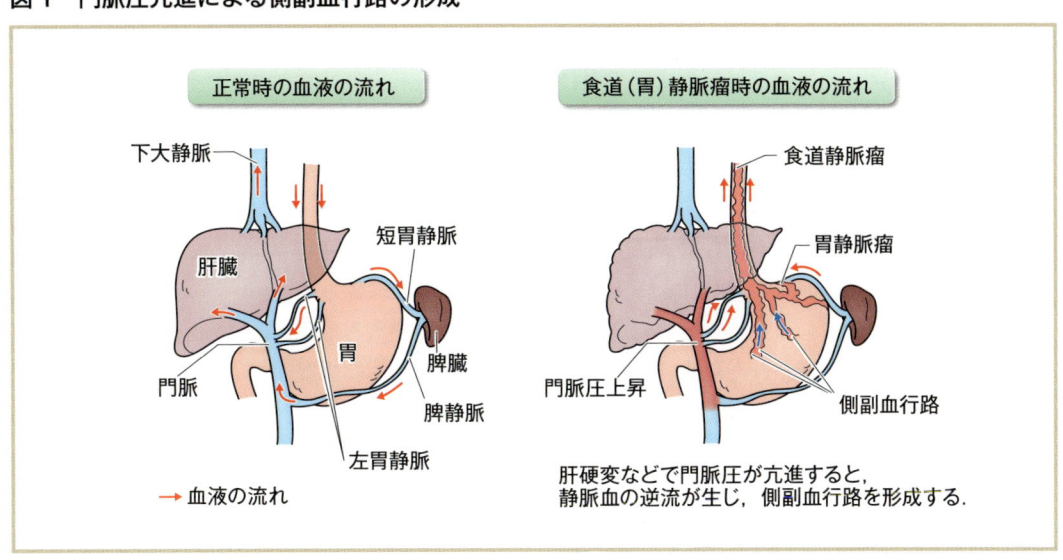

● 食道静脈瘤は破裂しなければ無症状である．しかし，破裂すると吐血・下血をきたし，大量出血するとショック状態になり，死に至ることもある．

救急救命の臨床像

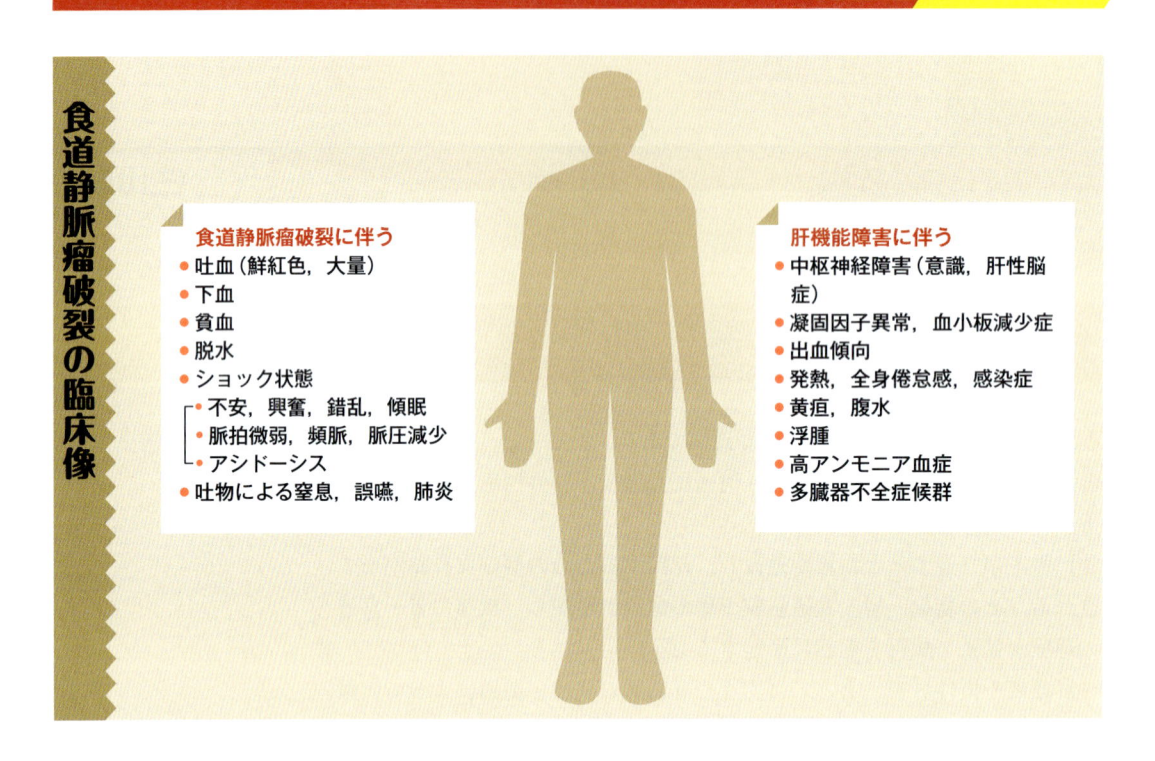

食道静脈瘤破裂の臨床像

食道静脈瘤破裂に伴う
- 吐血（鮮紅色，大量）
- 下血
- 貧血
- 脱水
- ショック状態
  - 不安，興奮，錯乱，傾眠
  - 脈拍微弱，頻脈，脈圧減少
  - アシドーシス
- 吐物による窒息，誤嚥，肺炎

肝機能障害に伴う
- 中枢神経障害（意識，肝性脳症）
- 凝固因子異常，血小板減少症
- 出血傾向
- 発熱，全身倦怠感，感染症
- 黄疸，腹水
- 浮腫
- 高アンモニア血症
- 多臓器不全症候群

初療時のポイント

　救急外来に搬送される食道静脈瘤破裂患者は，多くの場合，大量吐血に伴う出血性ショックの状態にある．ショックに対して適切な輸液および輸血管理を行うとともに，一刻も早く循環動態の安定化を図る必要がある．

　同時に病歴から，肝硬変や慢性肝炎，大量飲酒歴，腹水，肝機能障害の有無などを聴取し，静脈瘤破裂によるものかそれ以外の病態による消化管出血か原因を推測しつつ，急変に対応できる準備が必要である．

　食道静脈瘤の破裂が疑われた場合，初療では，早期に止血および静脈瘤除去を目的とした治療が必要となる．大量出血に伴うショック状態の回避と吐血による窒息・誤嚥の予防，肝機能障害に伴う全身の観察がポイントとなる．

　もともと肝予備能が低い患者では，大量出血に伴う肝血流低下で，急

激な肝不全に移行し致死的となる．

　その後の集中治療管理においては，再出血，原疾患である肝硬変に伴う劇症化，誤嚥性肺炎，敗血症，DIC，多臓器不全症候群（MODS）などを合併し治療に難渋することも多い．

DIC：disseminated intra-vascular coagulation
播種性血管内凝固症候群

MODS：multiple organ dysfunction syndrome
多臓器不全症候群

起こりうる症状と対処

1　再出血，循環不全

　食道静脈瘤破裂による出血は，その他の消化管出血に比べて止血が困難であり，止血処置後も 48〜72 時間は最も再出血のリスクが高いとされている．

　また，治療中は過剰な輸液によって急性心不全や肺水腫をまねくこともあるため，慎重な呼吸・循環管理が必要である．

2　肝予備能の低下，肝機能障害

　肝予備能が低下している患者においては，止血に対する処置と並行して肝予備能の温存が重要となる．治療中も脳浮腫増強に伴う頭蓋内圧亢進症状の出現，代謝・合成障害による肝炎の劇症化，凝固因子産生低下による出血傾向などに細心の注意が必要である．とくに下記の徴候に注意する．

- **アンモニア代謝障害による肝性脳症**：アンモニアの代謝が障害されると，血中で増加したアンモニアが脳内へと移行し，多くの場合，肝性脳症を引き起こす．肝性脳症が進行すると（昏睡度Ⅲ以上），高率に脳浮腫を伴う．脳血流の自動調節能も障害され，脳血流の低下から脳浮腫が悪化する．意識障害や神経所見，クッシング現象などの観察が重要となる．
- **黄疸・腹水**：ビリルビンの代謝障害により黄疸の出現，アルブミン合成能の低下により血漿浸透圧が低下し腹水が生じる．
- **出血傾向**：肝硬変に伴い，血小板を貯蔵している脾機能が亢進するため，血中の血小板数は減少する．肝の合成障害により血液凝固因子は産生低下し，プロトロンビン時間の延長から出血傾向をきたしやすい．DICや脳出血を起こすこともまれではない．出血傾向が強いときには，血小板や新鮮凍結血漿の輸血，ビタミンKの投与などが必要となる．

3　呼吸不全

　吐血に伴う誤嚥や，吐物による気道閉塞や肺炎を合併することがある．また腹水貯留により横隔膜挙上，肺炎・無気肺による肺内シャント

増加により酸素化障害を引き起こす．肝細胞傷害によりサイトカインが過剰に産生され，全身性炎症反応症候群（SIRS）の状態に陥っており，SIRSに伴う急性肺損傷（ALI）を合併することも多い．

SIRS：systemic inflammatory syndrome
全身性炎症反応症候群
ALI：acute lung injury
急性肺損傷

4 敗血症

肝臓の網内系機能異常により，血中への細菌やエンドトキシン出現が起こり，急激な感染症を合併し，敗血症に至ることも多い．

検査所見

表1に示すChild-Pugh分類は，肝予備能を反映し，肝硬変の重症度の評価に適している．

門脈圧亢進が進むことでビリルビンの上昇，アルブミン低下，血液凝固能の低下をきたす．そのほか，トランスアミナーゼ（AST，ALT）やγグロブリンの上昇，血小板の低下などを認める．

また，硬化薬による溶血性貧血，腎不全，肝不全，肺塞栓などの合併症にも注意する．

肝硬変の重症度と静脈瘤破裂は深く関係しており，Child-Pugh分類は，食道静脈瘤のスクリーニングとして用いられる．

AST：asparate aminotrasferase
アスパラギン酸アミノトランスフェラーゼ
ALT：alanine aminotransferase
アラニン・アミノトランスフェラーゼ

治療・マネジメントの実際

食道静脈瘤破裂では，ショックに対する呼吸・循環管理とともに，緊急内視鏡検査で診断・治療を行う必要がある．

表1 肝硬変のChild-Pugh（チャイルド-ピュー）分類

	1点	2点	3点
ビリルビン（mg/dL）	<2.0	2.0〜3.0	>3.0
アルブミン（g/dL）	>3.5	3.5〜2.8	<2.8
PT（%）	>70	40〜70	<40
腹水	なし	コントロール可	コントロール困難
昏睡度	なし	軽度Ⅰ〜Ⅱ	昏睡Ⅲ〜Ⅳ

ClassA：5〜6点　ClassB：7〜9点　ClassC：10〜15点
各項目の点数を合計し，Class A〜Cに分類する．点数が高いほど重症度が高い．

検査および診断

　上部消化管出血の原因は多岐にわたる．出血が①食道静脈瘤破裂によるものか，②上部消化管出血によるものかを迅速に見極め，治療を開始することが求められる．そのためには，問診や家族からの情報収集が重要となる．
①食道静脈瘤によるもの：肝硬変や肝炎の既往歴
②上部消化管出血によるもの：鎮痛薬・ステロイド・抗凝固薬などの長期服用，胃潰瘍の既往，ストレスなど

1 吐物の性状と出血部位の推測

　吐物の色調や量などの性状から，出血部位を推測する（図2）．
　吐血は，トライツ靱帯より口側（食道・胃・十二指腸）の消化管出血によって起こることが多い．胃酸と混じり合う時間が長いほど，鮮紅色→暗赤色→コーヒー残渣様へと色調が変化する．とくに食道静脈瘤破裂による吐血は，多くの場合鮮紅色で大量である．
　吐血・下血の回数や量（例：洗面器1杯・コップ1杯など），性状（鮮紅色・暗赤色か）などの情報が重要となる．

2 上部消化管内視鏡検査

　静脈瘤を直接観察し，所見分類の基準に沿って病態の程度，出血部位を診断する．
　日本門脈圧亢進症学会では，内視鏡の判定項目として，静脈瘤の占拠部位（location：L）・形態（form：F），色調（color：C），発赤所見（red color sign：RC sign），出血所見（bleeding sign），粘膜所見（mucosal

図2　吐血の性状の違いと原因疾患

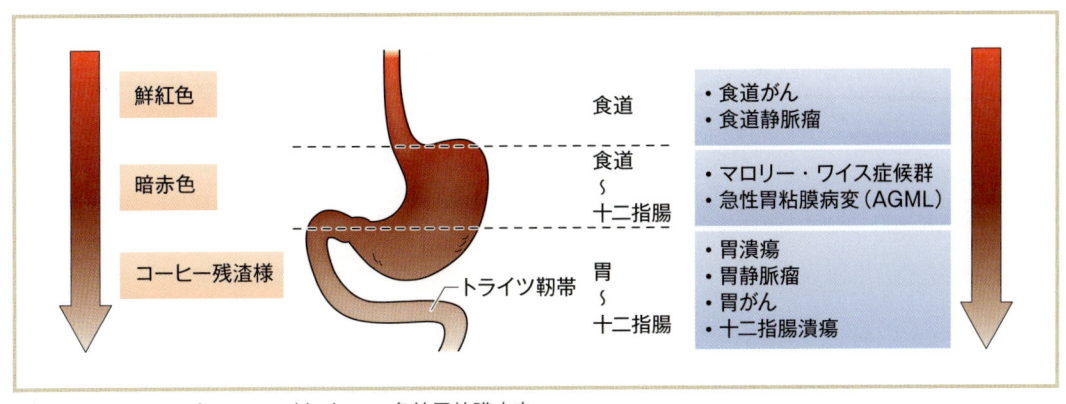

色調	部位	原因疾患
鮮紅色	食道	・食道がん ・食道静脈瘤
暗赤色	食道～十二指腸	・マロリー・ワイス症候群 ・急性胃粘膜病変（AGML）
コーヒー残渣様	胃～十二指腸（トライツ靱帯）	・胃潰瘍 ・胃静脈瘤 ・胃がん ・十二指腸潰瘍

AGML：acute gastric mucosal lesions　急性胃粘膜病変

finding)の6項目をあげている．

食道静脈瘤破裂では，再出血予防のために内視鏡検査によるフォローが必要であるが，静脈瘤の形態がF2（連珠状の中等度の静脈瘤）以上または red color sign 陽性の場合は，出血率が高く治療を要する．

治療

内科的治療法は主に2つに分かれる．止血を目的とした一時的な処置（S-B チューブ使用，図3）と，食道静脈瘤除去を目的とした内視鏡的治療である．内視鏡的治療にはさらに，内視鏡的静脈瘤硬化療法（EIS）と内視鏡的静脈瘤結紮術（EVL）の2種類がある．

外科的治療として，食道離断術や Hassab 手術などがあるが，いずれも肝臓の予備機能が良好な患者が適応であり，緊急性の高い食道静脈瘤破裂に対しては行われない．

よって，ここでは内科的治療についてのみ述べる．

S-B チューブ：Sengstaken-Blakemore Tube

EIS：endoscopic injection selerotherapy
内視鏡的静脈瘤硬化療法

EVL：endoscopic variceal ligation
内視鏡的静脈瘤結紮術

1 止血を目的とした一時的な処置

大量出血で循環動態が不安定な場合や内視鏡的止血が困難な場合には，S-B チューブを留置し，バルンでの圧迫止血を行う（図3）．

S-B チューブは，経口的あるいは経鼻的に胃内まで挿入し X 線撮影で胃内にあることを確認後，200～250 mL の空気を胃バルンに注入する．チューブを前鼻孔部にテープ固定，もしくは牽引用滑車を用いて上方に 500～1,000 g の力で牽引する．

図3　S-B チューブによる止血

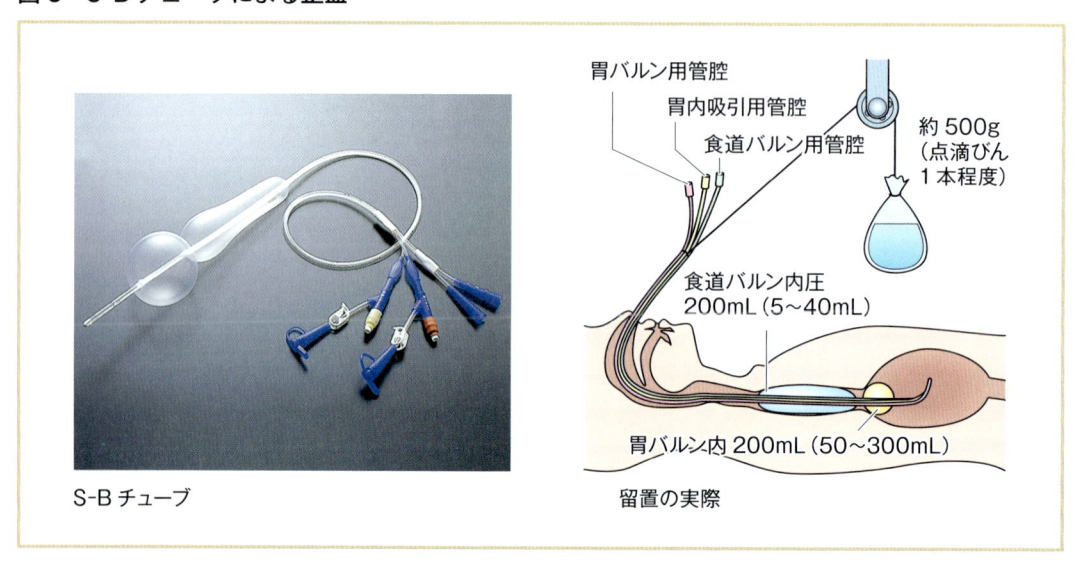

S-B チューブ　　　　　　　留置の実際

胃バルン用管腔
胃内吸引用管腔
食道バルン用管腔
約500g（点滴びん1本程度）
食道バルン内圧 200mL（5～40mL）
胃バルン内 200mL（50～300mL）

図4 内視鏡的静脈瘤硬化療法(EIS)

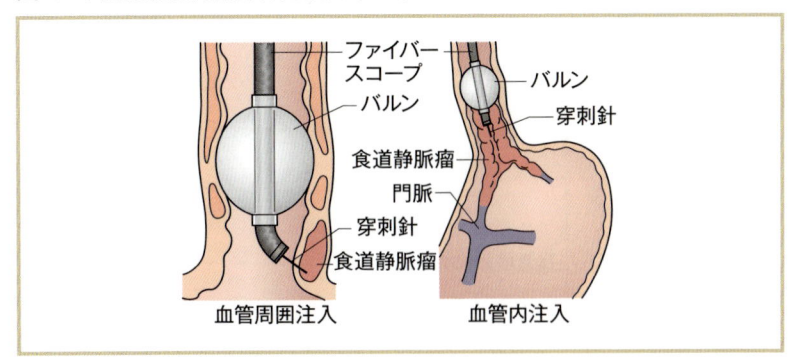

千葉秀幸：食道・胃静脈瘤．消化器疾患ビジュアルブック，第2版，p.49，学研メディカル秀潤社，2014．より引用

　次に，食道バルンに30～40 mmHgの圧がかかるように，マノメータで圧を計りながら空気を注入する．これにより80～90％の止血効果が得られる．

　しかし，これはあくまで一時的な治療であり，食道および食道胃接合部の虚血・圧迫壊死を避けるため使用限度は48時間とされている．また粘膜損傷を防ぐため，6時間ごとに5分間の食道バルン脱気が必要である．

　正しいチューブの取り扱いに加え，バルンの位置ずれに伴う気道閉塞，食道破裂など重篤な合併症を避けるために，厳重な観察・管理が必要である．

2 食道静脈瘤除去を目的とした内視鏡的治療

1 内視鏡的静脈瘤硬化療法(EIS)

　内視鏡の先端に針があり，静脈瘤内または静脈瘤近傍に硬化薬を注入することにより，静脈瘤を塞栓する治療法である（図4）．

　基本的な硬化薬は，オレイン酸モノエタノールアミン(EO)と，エトキシスクレロール(AS)2種類で，目的に応じて使用が区別されている．EOは静脈瘤内注入，ASは静脈瘤外注入に用いられる．いずれも内視鏡に装着したバルンを膨らませ，静脈瘤血流を遮断したうえで穿刺し，硬化薬を注入する．

　硬化薬による副作用として，アナフィラキシーショックや腎傷害，静脈瘤への穿刺による食道潰瘍・縦隔炎，穿孔，肺塞栓などがある．

　急激な酸素飽和度の低下や胸痛などの症状に注意するとともに，緊急時に備えたバッグバルブマスクの準備などが必要である．

EO：ethanolamine oleate
オレイン酸モノエタノールアミン

AS：aethoxysklerol
エトキシスクレロール

図5 内視鏡的静脈瘤結紮術（EVL）

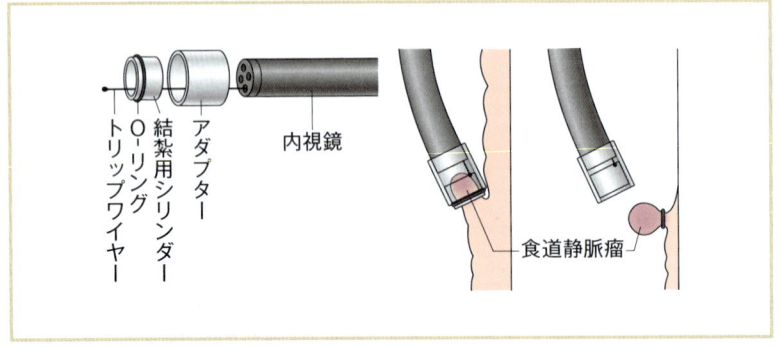

千葉秀幸：食道・胃静脈瘤．消化器疾患ビジュアルブック，第2版，p.49，学研メディカル秀潤社，2014．より引用

2 内視鏡的静脈瘤結紮術（EVL）

ゴムバンド（O-リング）を用いて静脈瘤を機械的に結紮することで，血流を阻害し壊死脱落させる治療法である（図5）．

内視鏡に沿わせてオーバーチューブを挿入し，オーバーチューブのみを残し，いったん抜いた内視鏡の先端にゴムバンド（O-リング）を取りつけ，再挿入する．静脈瘤を吸引した後リングを引っかけて結紮する．

EISと比べ，硬化薬を使用しないため，肝機能予備能や腎機能が把握できない緊急時に適していること，止血率も高く侵襲が少ないことから，現在では第1選択の治療法とされることが多い．

看護ケアの焦点

大量出血に伴うショック状態が予測されれば，できる限り早急に循環動態の安定化を図り，緊急内視鏡検査および治療を行うことが重要である．

循環管理

吐血や下血がある場合，出血性ショックの徴候にいち早く気づくことが重要である．

ショック指数（SI）に示すように，バイタルサインの変動としては循環血液量の30～50％の喪失が起こらないと明確な血圧低下や頻脈は現れない．ショックスコアのBE・尿量・意識状態などの所見を併せて評価することが必要である（「2章 8．ショック」項参照）．

循環血液量が減少した患者にとって最も重要なことは，急速輸液により循環血液量不足を補うことである．

SI：shock index ショック指数

患者がショック状態であると判断したら，ただちに医師・看護師などマンパワーを確保し，輸液・輸血の準備などショックに対する治療を開始する．急速輸液や輸血に対応できるよう，できるだけ太い血管に16～18Gの末梢静脈ラインを2か所確保する．

　輸液は細胞外液補充を目的に，生理食塩水，乳酸リンゲル液，酢酸リンゲル液などが選択される．急速輸液を行っても血圧が維持されずショック状態が持続する場合などは，輸血が必要となる．アセスメントの段階で輸血の可能性を予測し，すみやかに輸血が行われるよう血液型・クロスマッチ採血をしておく．

呼吸管理

　出血により循環血液量が減少し，低酸素血症が生じやすいため，酸素吸入が必要である．

　また，吐物による気道閉塞や肺炎のリスクも高いため，体位は側臥位または仰臥位とし，患者の顔は横に向け，吐物の誤嚥や窒息を予防する．必要時吸引ができるように準備しておく．

　とくに高齢者では，喉頭の位置が下がり嚥下機能が低下していることもあり，咽頭に貯留した血液を誤嚥しやすく，十分な注意が必要である．意識障害を伴う患者においても，同様の注意が必要である．

安静管理

　大量の吐血による出血性ショックが予測される．とくに吐血直後は，起立に伴い血圧が低下する可能性もあり，患者には安静の必要性を十分説明する．

　出血性ショックでは，ベッドを水平にするか，足元を15～30cmほど上げたショック体位とする．ただし，頭蓋内圧が上昇している患者や心不全がある患者には禁忌である．

　頭蓋内圧亢進患者では，頭位を下げることで脳血流が増しさらに頭蓋内圧を高める．心不全患者では，下肢挙上により右心負荷が高まり，血圧低下をまねく可能性があることに注意する．

　循環管理の項でも述べたように，まずはショック体位をとる前に急速輸液を行うための血管確保が重要である．

治療時のケア

　S-Bチューブが挿入される場合，食道バルンの圧は30～40mmHgに調節する．止血の状態を判断するためにも，胃管からの排液性状と量は定期的に観察する．

S-Bチューブはあくまでも一時的な治療であり，48時間以内に抜去され内視鏡治療などの根本的治療に切り替える必要があるが，それまでは食道粘膜の圧迫による壊死を防ぐため，6時間ごとに減圧が必要である．

　使用方法を誤ると誤嚥性肺炎やバルンの位置ずれによる気道閉塞，食道・胃接合部のびらんなど重篤な合併症を起こすおそれがある．

　また，S-Bチューブ挿入患者ではチューブ留置による咽頭の不快感および安静臥床に伴う苦痛も大きい．訴えをよく傾聴し，安楽な体位を選択するなどして，苦痛除去に努める．

　EIS後の合併症のリスクとしては，静脈瘤への穿刺による食道潰瘍，穿孔や，硬化薬の注入による肺塞栓などがある．急激な酸素飽和度の低下や胸痛などの症状には注意が必要である．

　EVLの治療後は，結紮した静脈瘤は1週間ほどで壊死するが，脱落した静脈瘤の後に潰瘍を形成する場合があり，新たな潰瘍による出血に注意する．

精神的ケア

　食道静脈瘤が破裂した患者は，大量の吐血から死の恐怖にかられる．患者の恐怖や痛み，不安感を最小限にするよう，安楽へのサポートが必要となる．また，脱水症状により口渇が，吐血から口腔内に不快感がある．誤嚥に十分注意しながら，すみやかに含漱・口腔内清拭などを行う．

　濡れたシーツや吐血時に汚れた寝衣は，不快感だけでなく体温を下げる原因にもなるため，保温するとともにショックを離脱したあとはできるだけ早く交換する必要がある．

医療スタッフの感染防御対策

　吐物があるなかでの緊急対応になるため，医療従事者への感染予防にも十分努める．手袋・ガウン・マスク・ゴーグルを着用し，血液の接触・飛沫に注意する．

引用・参考文献
1) 中村真一：食道・胃静脈瘤．スーパービジュアル消化器疾患，p.60-63，成美堂出版，2014．
2) 西塔依久美：食道静脈瘤破裂の場合．場面別 どう見る！どう動く！救急対応マニュアル，p.112-119，照林社，2010．
3) 鈴木英子：急変後の対応と急変中の急変対応〜食道静脈瘤〜．月刊ナーシング，34(5)：115-118，2014．
4) 後藤順一：食道静脈瘤破裂の病態とケアの実際．重症集中ケア，10(3)：40-46，2011．
5) 飯野四郎監：消化器疾患，p.136-141，学研メディカル秀潤社，2012．

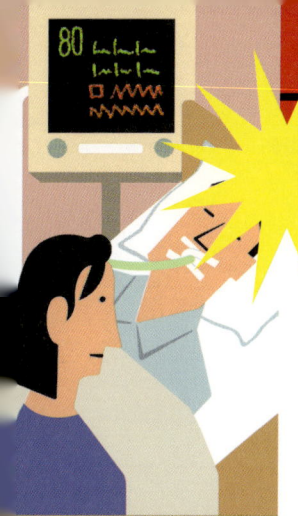

急性腹膜炎

井上 潤

病態

- 急性腹膜炎とは，腹腔内の炎症，細菌感染，腸管穿孔による腸液の漏出などで腹膜が物理的・化学的刺激を受けて炎症を起こした状態をいう．
- 急性腹膜炎の原因は，消化管穿孔，急性重症膵炎などの膵胆管系疾患，女性生殖器疾患，外傷，消化器術後縫合不全など多岐に及ぶ（**表1**）．
- 特徴的な症状は，腹痛，悪心，嘔吐，発熱のほか，筋性防御，反跳痛（ブルンベルグ徴候），腹壁板状硬といった腹膜刺激症状であるが，高齢者や原因によってはみられないこともある．
- 急性腹膜炎には，限局性と腹膜全体に炎症が広がる汎発性があり，汎発性腹膜炎になると敗血症のリスクが高まり，全身性の炎症反応によりショック，呼吸不全，播種性血管内凝固症候群（DIC）などを引き起こす．

DIC : disseminated intravascular coagulation
播種性血管内凝固症候群

表1 急性腹膜炎を起こす原因疾患

1. 上部消化管
   胃・十二指腸潰瘍穿孔
   胃がん，肉腫，悪性リンパ腫穿孔
   医原性（内視鏡）による穿孔
2. 下部消化管
   虫垂炎
   大腸憩室炎
   Meckel 憩室炎
   急性上腸間膜動脈閉塞
   大腸穿孔
     大腸憩室炎，大腸がん
     医原性（内視鏡），特発性
   小腸穿孔
     Crohn 病，イレウス
     アニサキス症，悪性リンパ腫
3. 肝・胆・膵疾患
   急性膵炎
   急性胆嚢炎および穿孔
   肝膿瘍破裂
   医原性（PTCD, PTGBD）胆汁漏出
4. 婦人科疾患
   卵巣，卵管炎
   骨盤腹膜炎
   子宮外妊娠
5. 外傷性
   肝損傷，脾損傷，膵損傷
   腸管損傷
   腸間膜損傷
6. 消化管吻合術後縫合不全

仲田文造ほか：臨床検査の公式集 検査計画法 IV. 消化器疾患編 17. 急性腹膜炎，癌性腹膜炎．綜合臨床，51：1439-1442, 2002. より引用

救命救急の臨床像

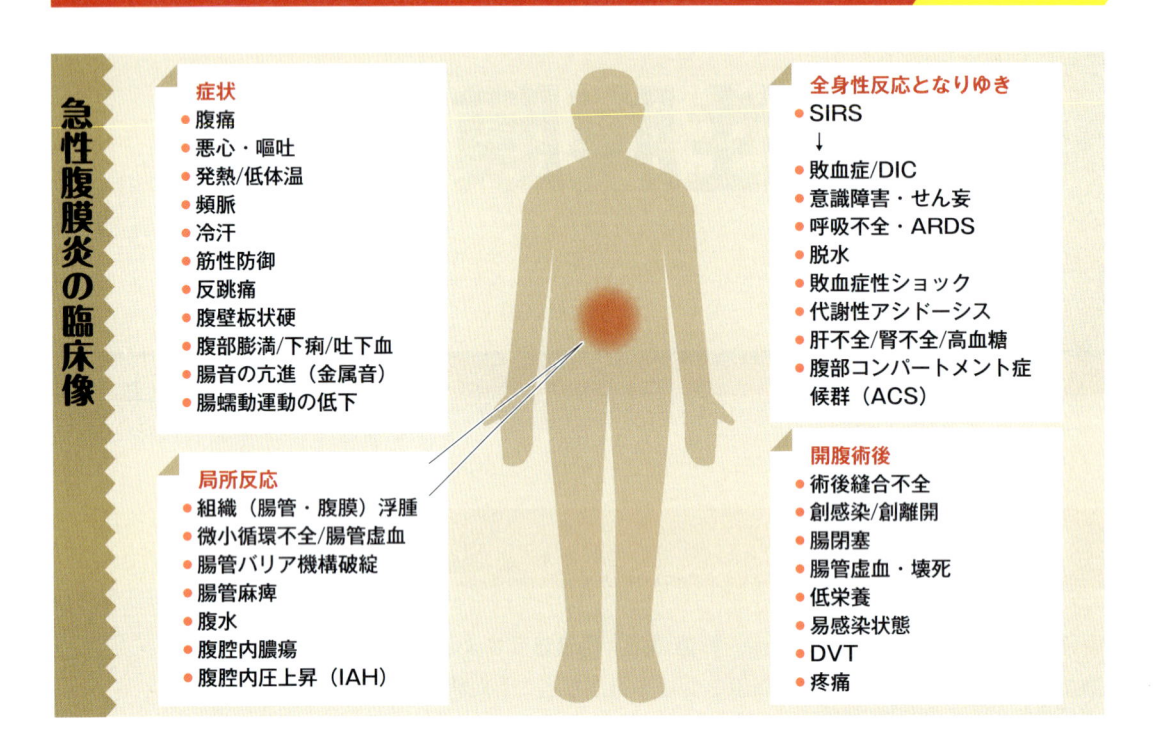

急性腹膜炎の臨床像

症状
- 腹痛
- 悪心・嘔吐
- 発熱/低体温
- 頻脈
- 冷汗
- 筋性防御
- 反跳痛
- 腹壁板状硬
- 腹部膨満/下痢/吐下血
- 腸音の亢進（金属音）
- 腸蠕動運動の低下

全身性反応となりゆき
- SIRS
  ↓
- 敗血症/DIC
- 意識障害・せん妄
- 呼吸不全・ARDS
- 脱水
- 敗血症性ショック
- 代謝性アシドーシス
- 肝不全/腎不全/高血糖
- 腹部コンパートメント症候群（ACS）

局所反応
- 組織（腸管・腹膜）浮腫
- 微小循環不全/腸管虚血
- 腸管バリア機構破綻
- 腸管麻痺
- 腹水
- 腹腔内膿瘍
- 腹腔内圧上昇（IAH）

開腹術後
- 術後縫合不全
- 創感染/創離開
- 腸閉塞
- 腸管虚血・壊死
- 低栄養
- 易感染状態
- DVT
- 疼痛

局所における反応

　腹膜は本来無菌であり，腹腔内臓器の炎症，感染，消化管穿孔による腸液や糞便の漏出，腸管壊死により化学的・物理的刺激を受けると，腹膜刺激症状を呈する．周囲の腸管浮腫，腹水貯留，腸管麻痺を引き起こし，膿瘍を形成することもある．以下に原因となる代表的な疾患をあげる．

1 急性重症膵炎

　急性膵炎（図1）は，膵酵素が活性化することにより膵組織が自己消化される無菌的急性炎症である[1]．持続する上腹部痛，発熱に加え，炎症が腹膜に及ぶと反跳痛，筋性防御がみられ，腸管麻痺による腹部膨満が出現する．

　急性期には，炎症反応により血管透過性が亢進し，著明な腸管や後腹膜の浮腫，それによる循環血液量減少，大量蘇生輸液により腹腔内圧（IAP）が上昇し，腹部コンパートメント症候群（ACS）を起こすことがある．

　7～14日目頃には膵壊死部の感染が起こり，外科的デブリードマンが行われることもある[1]．

IAP：intra-abdominal pressure
腹腔内圧

ACS：abdominal compartment syndrome
腹部コンパートメント症候群

図1 急性膵炎のメカニズム

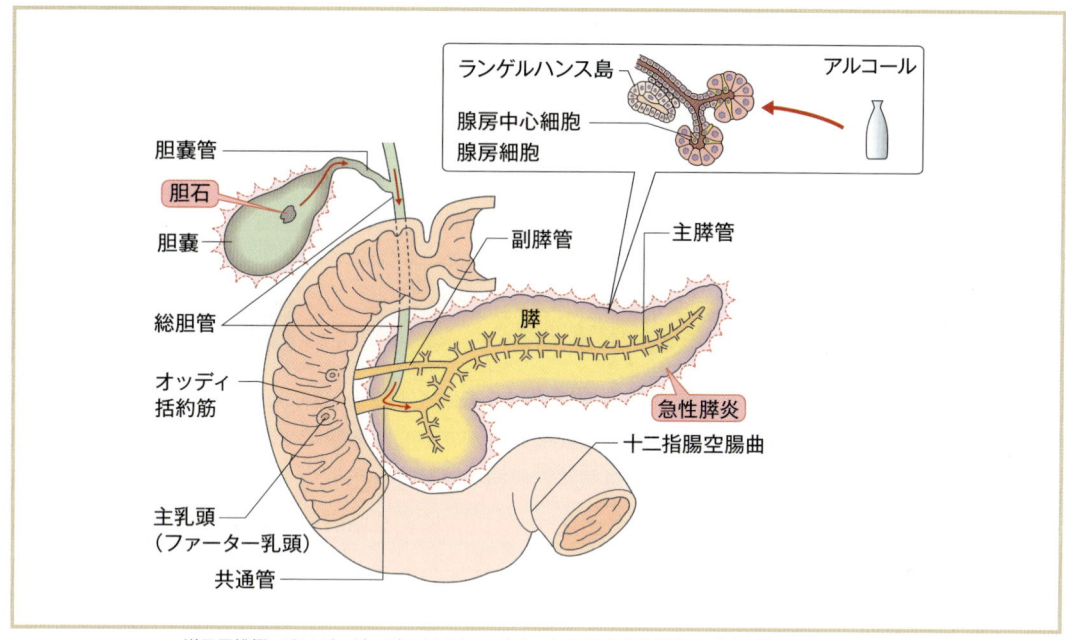

道又元裕編:ICU ディジーズ―クリティカルケアにおける看護実践, p.98, 学研メディカル秀潤社, 2013. より引用

2 上部消化管穿孔(胃・十二指腸潰瘍)

　胃・十二指腸潰瘍による穿孔では,組織障害性の高い胃液などの消化液が腹膜に触れることになる.腹痛も強く,腹壁が板状に硬くなる腹壁板状硬がみられる.保存的治療の場合もあるが,汎発性腹膜炎となれば手術適応となる.

3 下部消化管穿孔(小腸・大腸)

　悪性腫瘍や憩室,宿便,外傷などにより腸管が裂けることにより発症する.筋性防御がみられないこともあるが,穿孔部からの糞便の流出による細菌性腹膜炎となるため,腹部全体に反跳痛がみられる.
　腸内嫌気性菌による敗血症性ショックに移行しやすく,頻呼吸,末梢冷感,代謝性アシドーシスに至れば下肢などに網状斑(mottling)がみられる[2].すでに意識障害があり,腹痛の有無がわからないこともある.比較的高齢者に多いことから合併症を有する場合も多く,重症化しやすい.

4 急性腸管虚血

　急性腸管虚血は,循環障害に基づく腸管の低酸素障害である.原因は,

心原性塞栓症としての上腸間膜動脈塞栓症，非閉塞性腸管虚血（NOMI），大動脈解離に伴う上腸間膜動脈閉塞などがある．

危険因子として，心房細動，弁疾患，心臓血管術後，透析患者，ICUにおける血管収縮薬投与がある．虚血壊死に至った腸管から細菌性腹膜炎が進行し敗血症を合併，もともと基礎疾患を有する場合が多く，広範囲の腸管切除を要する手術侵襲も加わり，致死率は50〜90%ともいわれている[2)3)]．

NOMI：non-occlusive mesenteric ischemia
非閉塞性腸管虚血

全身性の炎症反応

クリティカルケアの対象となる急性汎発性腹膜炎は，高サイトカイン血症を引き起こし，全身性の炎症反応を示す．血管透過性が亢進して血漿成分の血管外滲出が起こり，著明な循環血液量減少と組織の浮腫をきたす．

消化管穿孔やバクテリアルトランスロケーション（BT）により腸内細菌が血中に移行して敗血症を合併（図2）すれば，急性呼吸不全（ALI/ARDS），DIC，敗血症性ショック，肝不全，腎不全，代謝性アシドーシスと多様な臓器障害が起こってくる．

BT：bacteria translocation
バクテリアルトランスロケーション

ALI：acute lung injury
急性肺損傷

図2　腸管におけるバクテリアルトランスロケーションと炎症反応

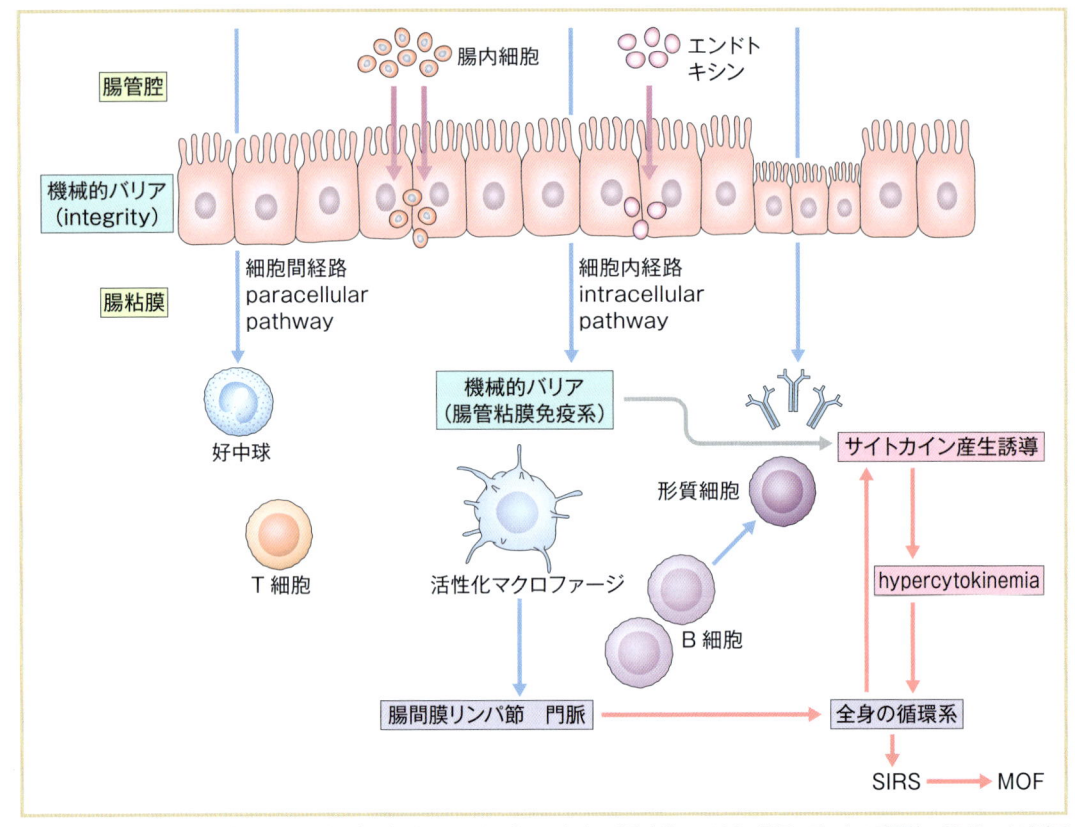

道又元裕編：ICUディジーズ—クリティカルケアにおける看護実践，p.103，学研メディカル秀潤社，2013．より引用

開腹術後

　腸管虚血，消化管穿孔では，開腹術による壊死腸管の切除，洗浄，ドレナージが行われるが，炎症，感染のコントロールが困難となり術後の縫合不全，虚血，腸閉塞，腹腔内膿瘍，創感染，創離開が問題になることも多く，人工肛門造設患者では後にストーマの脱落がみられることもある．

治療・マネジメントの実際

主な検査

1　血液検査

　炎症の程度に応じて白血球数増加，CRP 上昇がみられる．ただし，高齢者では反応が乏しい場合もあり，また CRP は半日～1 日遅れて増加する．
　同時に脱水（ヘマトクリット値の上昇），貧血，凝固異常や血小板減少，腎機能障害の有無など，全身状態の評価を行う．
　動脈血ガス分析では，乳酸値上昇と代謝性アシドーシスの有無を確認する．敗血症が疑われたら，抗菌薬投与前に血液培養検査を行う．

2　胸腹部単純 X 線検査

　消化管穿孔では，立位単純 X 線写真によりフリーエアが認められるが，立位を保持できない場合も多いため，CT 検査があわせて行われる．

3　CT 検査

　フリーエア，管腔外ガス，腹水，腸閉塞像，炎症臓器，臓器血流不全などの所見を確認する．急性膵炎では囊胞形成，膵壊死，後腹膜浮腫，腹水の診断も行うことができる．腎機能の障害がなければ，造影 CT を行う．

4　腹部エコー

　炎症による腹水貯留の有無，臓器の腫脹がわかる．腹水が認められれば，腹水穿刺を行い，便汁や膿の有無などの性状を確認することもある．

5 12誘導心電図

手術前評価としてだけでなく，上腹部痛では虚血性心疾患との鑑別を行う．

診断

原因疾患によって異なるが，腹膜刺激症状などの理学的所見，血液検査，単純X線検査，CT検査によるフリーエア，炎症所見，腹水貯留などの所見により鑑別診断が行われる．正確な診断がつかないこともあるが，バイタルサインなどから緊急開腹手術が必要かが，まず判断される．最終的な確定診断は手術所見による場合も少なくない．

治療

急性腹膜炎の最も深刻な合併症は敗血症であるため，代謝性アシドーシスの進行，乳酸値上昇が認められれば，早期目標指向型治療（EGDT）に沿って初期蘇生，抗菌薬投与，原因の除去/感染源のコントロールを行う．

バイタルサインが安定し，消化管穿孔がなく，限局性の場合には，輸液，抗菌薬投与により保存的に治療することもあるが，基本的に早期の緊急手術を要することがほとんどである．

EGDT：Early Goal Directed Therapy
早期目標指向型治療

1 初期蘇生

急性重症膵炎では，著しい血管透過性亢進により，組織浮腫と血管内脱水が起こる．また腸管虚血や消化管穿孔による敗血症は，腸管浮腫と末梢血管の拡張により循環血液量が不足しショックをきたすため，急速大量輸液を行う．いずれも，早期に適切な輸液を行うことが重要である．

敗血症の初期蘇生の例を**図3**に示す．

2 抗菌薬投与

原因疾患から想定される起炎菌に対する抗菌薬投与を行う．下部消化管穿孔では腸内細菌および嫌気性菌をカバーする広域抗菌薬投与をただちに開始する．

図3 敗血症初期蘇生の例

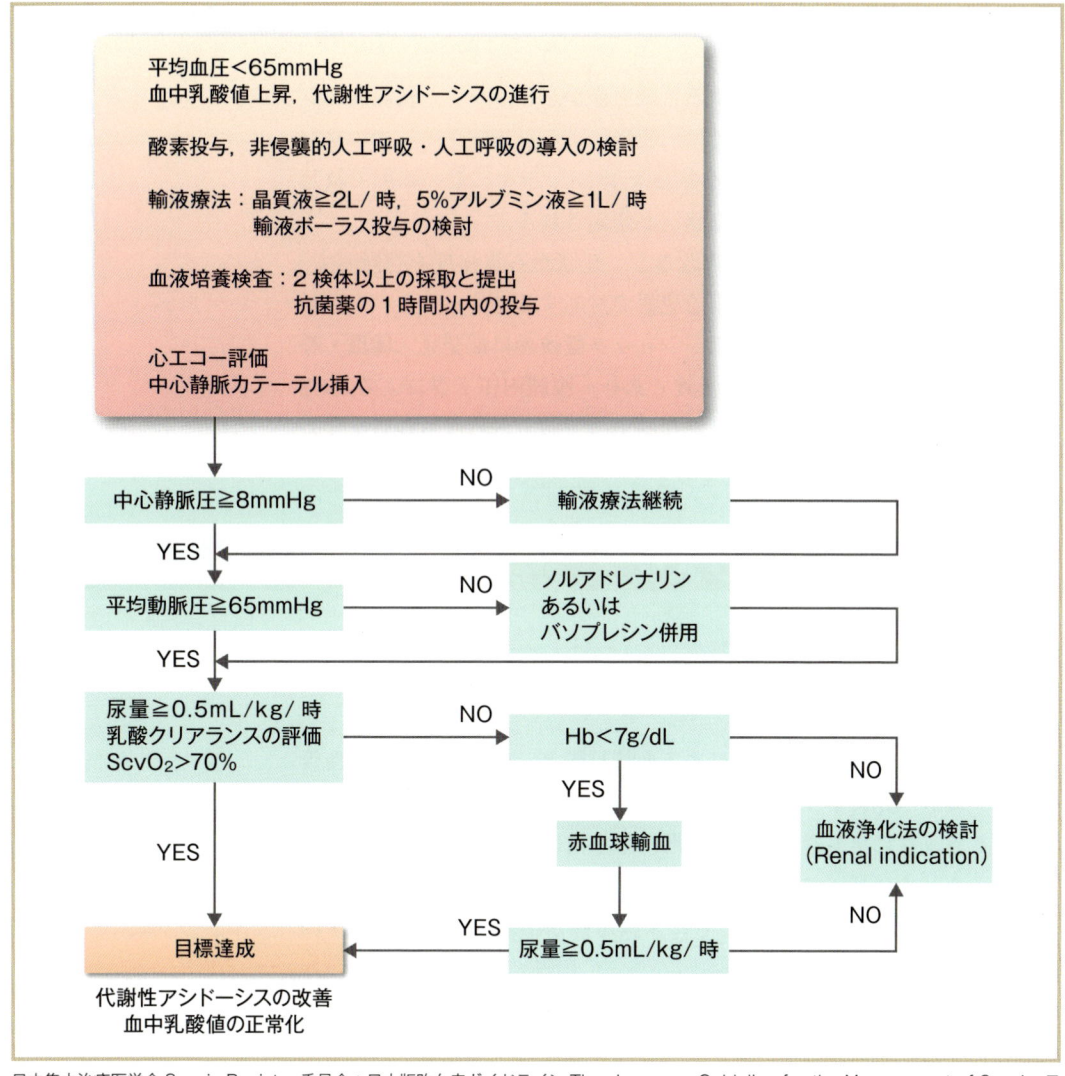

平均血圧<65mmHg
血中乳酸値上昇，代謝性アシドーシスの進行

酸素投与，非侵襲的人工呼吸・人工呼吸の導入の検討

輸液療法：晶質液≧2L/時，5%アルブミン液≧1L/時
輸液ボーラス投与の検討

血液培養検査：2検体以上の採取と提出
抗菌薬の1時間以内の投与

心エコー評価
中心静脈カテーテル挿入

↓

中心静脈圧≧8mmHg — NO → 輸液療法継続
↓YES
平均動脈圧≧65mmHg — NO → ノルアドレナリンあるいはバソプレシン併用
↓YES
尿量≧0.5mL/kg/時
乳酸クリアランスの評価
$ScvO_2$>70% — NO → Hb<7g/dL — YES → 赤血球輸血 → 尿量≧0.5mL/kg/時 — YES → 目標達成
                                    NO → 血液浄化法の検討(Renal indication) — NO
↓YES
目標達成
代謝性アシドーシスの改善
血中乳酸値の正常化

日本集中治療医学会 Sepsis Registry 委員会：日本版敗血症ガイドライン The Japanese Guideline for the Management of Sepsis. 日本集中治療医学会誌，20(1)：124-173，2013．より引用

3 原因の除去/感染源のコントロール

　緊急処置として，開腹手術による壊死腸管の切除，腹腔内洗浄，ドレナージ術が検討される．下部消化管穿孔では，エンドトキシン吸着療法（PMX-DHP）が行われる．
　そのほか，炎症性サイトカイン抑制作用，抗菌薬への感受性増加を目的とした免疫グロブリン投与[4]，血糖コントロールが併せて行われる．

PMX-DHP：polymyxin B-immobilized fiber column direct hemoperfusion
ポリミキシンB固定化線維カラムを用いた直接血液灌流法

看護ケアの焦点

急性汎発性腹膜炎は，重症化すると敗血症からショック，代謝性アシドーシスに移行する．救急外来では，腹痛によるウォークインでの来院から，すでに意識障害，ショック状態を呈し，CPAに近い状態で救急搬送される場合まで，さまざまな状況が想定される．

まずは，初期蘇生で循環不全を改善し，症状から重症度を判断して，タイミングを逃さず手術などの緊急処置で対応する．

クリティカルケア看護の焦点は，ショック徴候の早期発見，循環・呼吸管理と重症化の回避，苦痛の軽減であり，腹腔内圧上昇によるACSの早期発見，適切な創傷管理，新たな感染の予防，さらなる侵襲を与えないケアが重要となる．

循環・呼吸不全のリスク

1 ショック徴候の早期発見

急性汎発性腹膜炎では，発熱による血管拡張と，腸管浮腫による血管内脱水，輸液不足により血圧低下などがみられる．また，敗血症から敗血症性ショックに至る過程では，初期には末梢は温かい（warm shock）．進行すると，血圧低下に伴いcold shockに移行するため，皮膚の湿潤，昏睡，網状斑（とくに下肢）とともに末梢冷感が出現するため，必ず四肢末梢に触れ温感を確認する．

高齢者では，低体温や相対的副腎不全による低血糖が敗血症のサインとなる．また，重症患者への解熱薬の使用は血圧低下を招き，代償不能な患者では一気に急変することもあり，注意が必要である．

2 循環・呼吸の安定化

血圧，CVP，尿量，SpO_2，乳酸値をモニタリングし，敗血症性ショックの場合には，EGDTの数値目標が早期（おおむね6時間内）に達成できるよう循環・呼吸管理を行う．

敗血症性ショック初期は，血管拡張物質の産生により体血管抵抗が減少した血液分布異常性ショックであるため，第1に行うべきは十分な輸液である．中心静脈圧≧8 mmHgを目標に輸液を行い，そのうえで平均動脈圧が維持できなければ，血管作動薬としてノルアドレナリンの持続投与を行う．

末梢循環の改善の指標として乳酸値の評価を行いながら，組織の酸素化

を維持するため，急性呼吸不全があれば挿管，人工呼吸管理が行われる[4]．

2次的に，血管透過性亢進によるALI/ARDS，過剰輸液によるうっ血性心不全や肺水腫が出現するとcoarse crackleの聴取，ピンク色泡沫状痰がみられるため注意して観察する．同時に，人工呼吸ケアバンドルとして，適切な鎮痛・鎮静，頭位挙上，DVT予防などを行い，人工呼吸器管理に伴う合併症の予防に努める．

腹腔内圧上昇/腹部コンパートメント症候群の早期発見とケア

重症腹膜炎による敗血症，急性重症膵炎，術後合併症としての腹膜炎では，腸管，腸間膜，後腹膜の著しい浮腫，長時間手術，過大侵襲，腸管拡張，人工呼吸管理などにより，腹腔内圧上昇のリスクが高まる（図4，表2）．

ACSは，腹腔内圧（IAP）>20 mmHgが持続し，かつ新たな臓器障害をきたすもの[5]と定義され，開腹減圧術が行われることもある．ACSのリスクが高い患者には，IAPの代用として膀胱内圧モニタリングを行う．IAP測定には至らなくとも，著明な腹部膨満が観察されれば，腹腔内圧を減少させるためのケアを検討する（図5）．

図4　ACSの病態

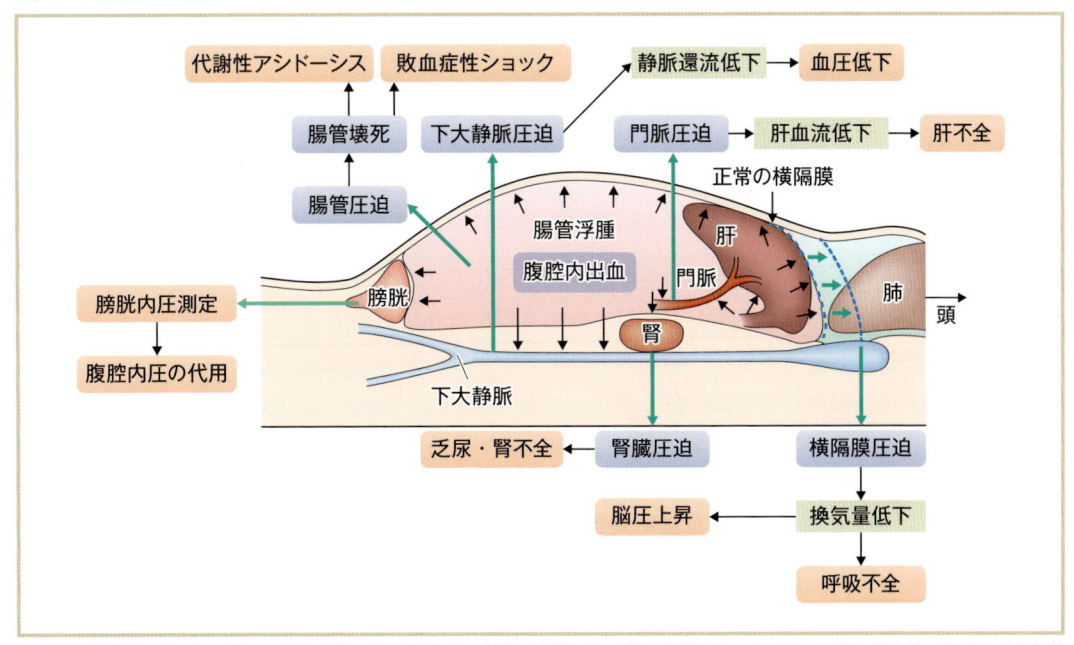

重光胤明：5　オープンアブドミナルマネージメント．納得！実践シリーズICU看護パーフェクト．p.56，羊土社，2013．より転載

表2 腹腔内圧上昇/腹部コンパートメント症候群の危険因子

1. 腹壁コンプライアンスの低下
2. 消化管内容物の増加
3. 腹腔内・後腹膜内容物の増加
4. 血管透過性亢進・大量蘇生輸液
5. その他（人工呼吸，頭位挙上，肥満，敗血症など）

Kirkpatrick AW, et al.：Intra-abdominal hypertension and the abdominal compartment syndrome：updated consensus definitions and clinical practice guidelines from the World Society of the Abdominal Compartment Syndrome. Intensive Care Medicine, 39（7）：1190-1206, 2013. より引用

図5 腹腔内圧上昇時に腸管内容物に対する治療的アルゴリズム

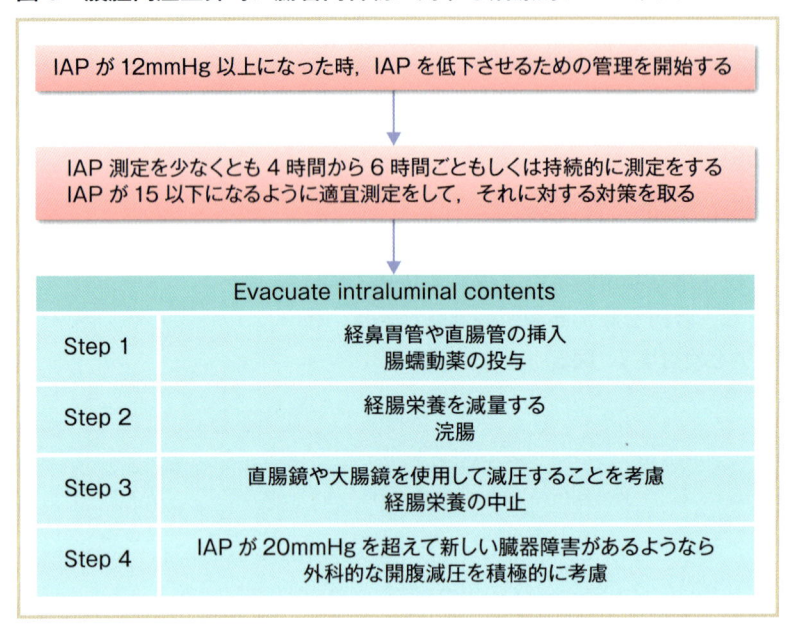

IAPが12mmHg以上になった時，IAPを低下させるための管理を開始する	
IAP測定を少なくとも4時間から6時間ごともしくは持続的に測定をする IAPが15以下になるように適宜測定をして，それに対する対策を取る	

Evacuate intraluminal contents

Step 1	経鼻胃管や直腸管の挿入 腸蠕動薬の投与
Step 2	経腸栄養を減量する 浣腸
Step 3	直腸鏡や大腸鏡を使用して減圧することを考慮 経腸栄養の中止
Step 4	IAPが20mmHgを超えて新しい臓器障害があるようなら 外科的な開腹減圧を積極的に考慮

佐藤格夫ほか：Abdominal Compartment Syndromeを起こし得る病態における経腸栄養管理のStrategy. 日本腹部救急医学会雑誌, 33（5）：829-835, 2013. より引用

感染源のコントロール

感染源のコントロールは，全身性の炎症反応を沈静化させ，全身状態の改善につながるため，適切なドレナージと創傷管理を行う．腹腔内ドレーンからの膿瘍の有無や排液量，創部およびドレーン挿入部の発赤の有無の観察と，適宜洗浄など清潔保持を行う．

各種ドレーンの腹腔内での向きを考慮し，屈曲しないようドレーンの固定を行う（図6）．下部消化管穿孔では，人工肛門が造設されることが少なくない．ストーマ創自体は汚染創であるが，周囲には清潔創（正中創やドレーン）があり，腸管浮腫や虚血，腹腔内圧上昇などから感染や創離開のリスクも高い．

汚染しないよう清潔創のドレッシング交換を先に行い，その後ストー

図6 腹腔ドレーンの標準的な位置(仰臥位で液体貯留しやすい位置)

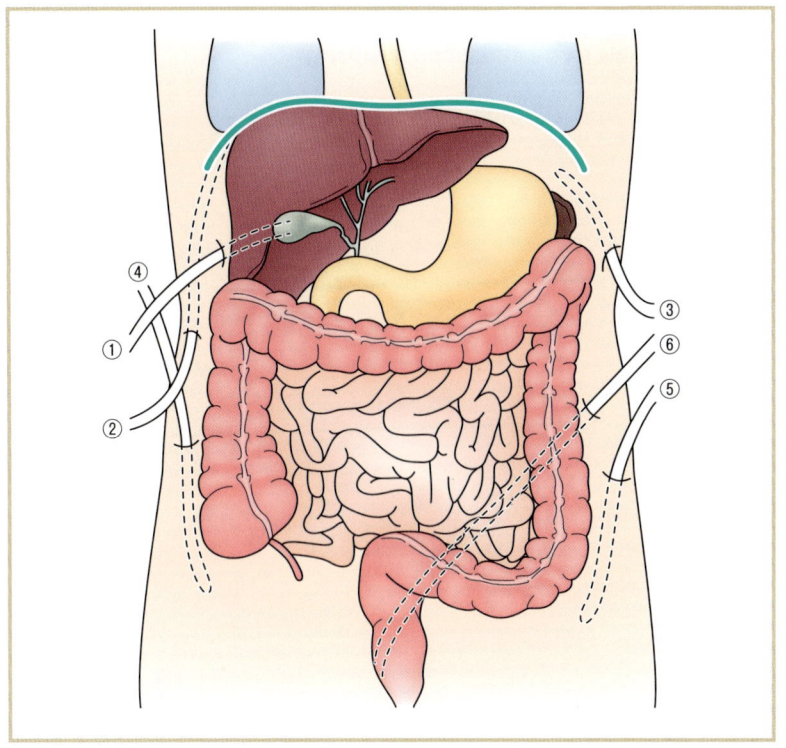

①ウィンスロー孔:肝十二指腸間膜の背側を通すことで位置が定まりやすい.肝下面で代用することもある.②右横隔膜下:肝臓の右背側から頭側へ沿わせる.③左横隔膜下:脾臓の左背側から頭側へ沿わせる.④右傍結腸溝:上行結腸の外側.⑤左傍結腸溝:下行結腸の外側.⑥ダグラス窩:女性は直腸子宮窩,男性は直腸膀胱窩

小島直樹:ドレーン管理②腹腔.納得!実践シリーズICU看護パーフェクト.p.226-227,羊土社,2013.より引用

マ処置を行うなど清潔創と汚染創を意識してストーマ管理を行う.

疼痛コントロール

　患者は,炎症による疼痛に加え,手術侵襲や各種チューブ類挿入による疼痛が予測される.患者の訴えやフェイススケールなどを用いて疼痛の評価を行う.また,不安は痛みを増強させるため,増悪因子を探り体位調整などていねいなかかわりを行う.

引用・参考文献
1) 竹山宜典:Q17 重症膵炎 若き当直医の悩み—腹部救急Q&A.救急・集中治療,23(9・10):1459-1468,2011.
2) 窪田忠夫:ブラッシュアップ急性腹症.中外医学社,2014.
3) 嘉島伸ほか:Q19 急性腸管虚血 若き当直医の悩み—腹部救急Q&A.救急・集中治療,23(9・10):1477-1483,2011.
4) 日本集中治療医学会Sepsis Registry委員会:日本版敗血症診療ガイドラインThe Japanese Guidelines for the Management of Sepsis.日本集中治療医学会誌,20(1):124-173,2013.

5) Kirkpatrick AW, et al.：Intra-abdominal hypertension and the abdominal compartment syndrome：updated consensus definitions and clinical practice guidelines from the World Society of the Abdominal Compartment Syndrome. Intensive Care Medicine, 39(7)：1190-1206, 2013.
6) 佐藤格夫ほか：Abdominal Compartment Syndromeを起こし得る病態における経腸栄養管理のStrategy. 日本腹部救急医学会雑誌, 33(5)：829-835, 2013.
7) 清水敬樹ほか：納得！実践シリーズICU看護パーフェクト. 羊土社, 2013.
8) 山田康雄：急性腹膜炎. emergency care, 25(9)：837-844, 2012.

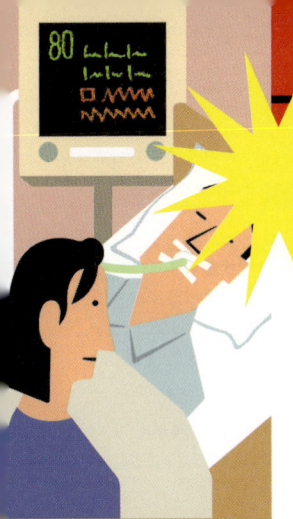

急性腎障害

倉増栄子

　2004年，急性腎障害（AKI）という新しい概念が提唱された．かつて「なんらかの原因により腎機能が急激に低下し不全状態となった結果，体液の恒常性が維持できなくなった状態」として用いられてきた急性腎不全（ARF）の呼称は，AKIに取って代わられることとなった．

　AKIは，近年の糖尿病や慢性腎臓病などの有病率の増加や，医療技術の進歩に伴い侵襲的治療が基礎疾患をもつ患者や高齢者に適応が拡大したことなどを背景に，年々増加の一途をたどっている[1]．

　臓器不全の1つとして致死率の高いAKI患者は，とくに救急領域においてケアする機会が多く，理解を深めておく必要性の高い病態である．

AKI：acute kidney injury
急性腎障害

ARF：acute renal failure
急性腎不全

病態

● AKIとは，「48時間以内の急速な腎機能の低下」と定義される．AKIを引き起こす病態は多岐にわたるが，AKIの概念下で原因検索のための明確な分類は示されていない．ARFの時代から広く認知されている障害の原因部位による分類（腎前性，腎性，腎後性）は，AKIの原因鑑別においても依然として有用であり活用されている（**表1**）．2012年に公表されたKDIGO診療ガイドラインの中で示されたAKI診断アルゴリズム（**図1**）もこの考え方に基づいている[2]．

● 腎は，重要臓器の中でも障害を受けやすい臓器の1つであるが，腎での交感神経系の活性化に伴う血管作動性メディエータ（ノルアドレナリン，アンジオテンシンⅡ，血小板活性化因子など）の分泌亢進や，活性酸素，炎症性サイトカインの誘導などが複雑に作用し，腎血流の低下や腎尿細管機能障害を生じることで，組織障害は進行する．

KDIGO：Kidney Disease：Improving Global Outcomes
国際的腎臓病ガイドライン機構

157

表1 原因部位による AKI の分類

腎前性	腎性	腎後性
腎実質の器質的障害はないが，腎血流の低下により糸球体内圧が低下し GFR が減少した状態	腎実質の器質的障害によって GFR が低下した状態	尿路の狭窄または閉塞により腎盂内圧が上昇し GFR が低下した状態

腎前性
① 体液量の減少
　下痢，嘔吐，出血，多量発汗，火傷，利尿薬
② 有効循環血漿量の減少
　肝硬変，ネフローゼ症候群，急性膵炎
③ 心拍出量の減少
　心不全，心筋梗塞，心筋症，心タンポナーデ，不整脈，肺塞栓
④ 末梢血管の拡張
　敗血症，アナフィラキシーショック，降圧薬
⑤ 腎血管の収縮
　肝腎症候群，非ステロイド性抗炎症薬，シクロスポリン，タクロリムス
⑥ 輸入細動脈の拡張
　ACE 阻害薬，アンジオテンシン II 受容体拮抗薬

腎性
① 血管障害
　両側腎動脈の狭窄，血栓症，塞栓症，両側腎静脈血栓症，大動脈解離，血栓性微小血管症（溶血性尿毒症候群，血栓性血小板減少性紫斑病），血栓性微小血管症（溶血性尿毒症候群，血栓性血小板減少性紫斑病）
② 糸球体障害
　急性糸球体腎炎，急速進行性糸球体腎炎
③ 急性間質性腎炎
　薬剤性（抗生物質，利尿薬，非ステロイド性抗炎症薬，アロプリノール，シメチジン），感染症，特発性間質性腎炎，免疫異常，急性腎盂腎炎
④ 急性尿細管壊死
　腎虚血：敗血症，出血，ショック，外傷，火傷，急性膵炎
　腎毒性物質：抗生物質（アミノグリコシド，セファロスポリン），抗腫瘍薬（シスプラチン），重金属，パラコート，造影剤，横紋筋融解症（ミオグロブリン），異型輸血（ヘモグロブリン）
⑤ 尿細管閉塞
　多発性骨髄腫，腫瘍崩壊症候群，メトトレキサート，アシクロビル

腎後性
① 両側尿管閉塞
　尿路結石，後腹膜線維症，悪性腫瘍の骨盤内浸潤
② 膀胱，尿道の閉塞
　膀胱腫瘍，前立腺肥大，前立腺がん，神経因性膀胱

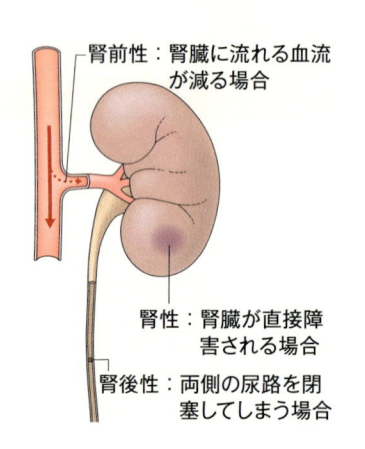

腎前性：腎臓に流れる血流が減る場合
腎性：腎臓が直接障害される場合
腎後性：両側の尿路を閉塞してしまう場合

図1 AKI の診断アルゴリズム

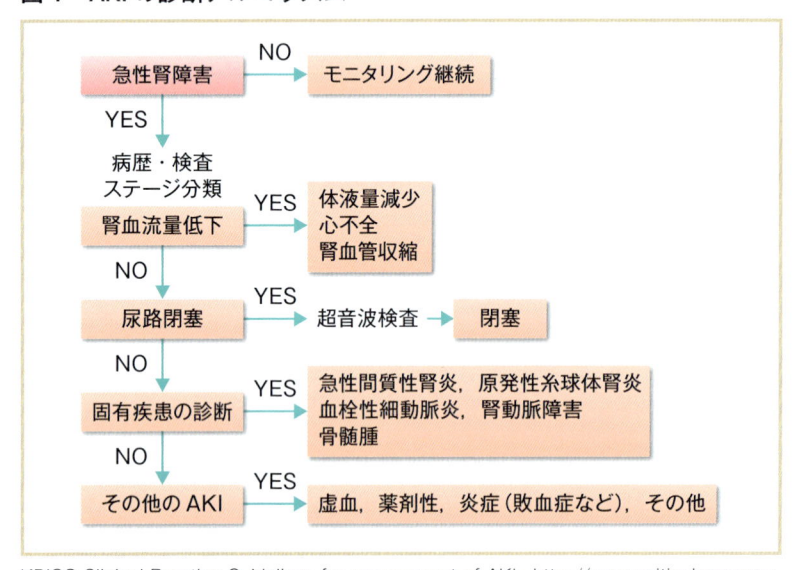

急性腎障害 → NO → モニタリング継続
↓ YES
病歴・検査
ステージ分類
腎血流量低下 → YES → 体液量減少，心不全，腎血管収縮
↓ NO
尿路閉塞 → YES → 超音波検査 → 閉塞
↓ NO
固有疾患の診断 → YES → 急性間質性腎炎，原発性糸球体腎炎，血栓性細動脈炎，腎動脈障害，骨髄腫
↓ NO
その他の AKI → YES → 虚血，薬剤性，炎症（敗血症など），その他

KDIGO Clinical Practice Guidelines for management of AKI. http://www.criticalcarecanada.com/presentations/2012/kdigo_guidelines_for_management_of_acute_kidney_injury.pdf (2014.12.15 検索) より引用，一部改変

- AKIは，どの領域でも遭遇する機会の多い病態であるが，救急領域でケア対象となる院外発生のAKIでは，腎前性AKIが8割以上と最も多い[3]．一方，院内発症例では，腎性AKIが8割を占めるとの報告があり[4]，院内発症の場合には，薬剤や造影剤の使用など医原性AKIや重篤な病態や侵襲度の高い治療などがAKI発症に影響している可能性が示唆される．
- ICU領域におけるAKIは，敗血症性ショックや大手術後で，全体の8割にのぼるとの報告もある[5]．

救命救急の臨床像

　体液および循環血液量の低下に伴う腎血流量の低下や，腎実質の器質的機能障害により，糸球体濾過量が低下すると，尿量減少や乏尿をきたす．体液過剰に伴う浮腫や体重増加も，AKIの症状としてよく知られている．

　体重は，体液量の変化を評価する有効な指標である．脱水など体液量の減少を伴う場合には体重減少とともに，頻脈や血圧低下，皮膚ツルゴールの低下，口渇，毛細血管再充満時間の延長などの所見がみられる．

　逆に，体液量が過剰となった場合には，体重増加，浮腫，心不全徴候（頸静脈怒張，心雑音，ラ音の聴取）を認める．

　AKIでは，電解質異常や代謝性アシドーシスを伴うことも少なくない．これらは病状の急変や重篤化，慢性腎機能低下につながるおそれのある病態である．AKIにおける電解質異常は，腎臓での濾過と再吸収のバランスが崩れることにより生じる．

　電解質異常は，①AKIの原因となる場合，②AKIの原因が引き起こしている場合（例：AKIの原因となる横紋筋融解症により組織が崩壊した結果引き起こされる高K血症など），③AKIの結果として起きる場合などがある．

　AKIにおける電解質異常の特徴を**表2**にまとめた．さらに，AKIでは腎臓におけるHCO_3^-の再吸収障害やH^+の排泄障害，不揮発性酸の過剰生産により代謝性アシドーシスをきたす頻度も高い．初期には，分時換気量を増大させることで代償するが，高度になるとショックや意識障害をまねく場合もあり重篤化する．

　両側の尿細管狭窄や閉塞により腎盂内圧が上昇することで生じるAKIの場合には，水腎症をきたし側腹部の激痛（仙痛）を呈する．悪心や嘔吐などの消化器症状を伴うこともある．

急性腎障害の臨床像

腎不全の原因
腎前性
- 体液量の減少
- 有効循環血漿量の減少　など

腎性
- 血管障害
- 糸球体障害　など

腎後性
- 両側尿管閉塞
- 膀胱，尿道の閉塞　など

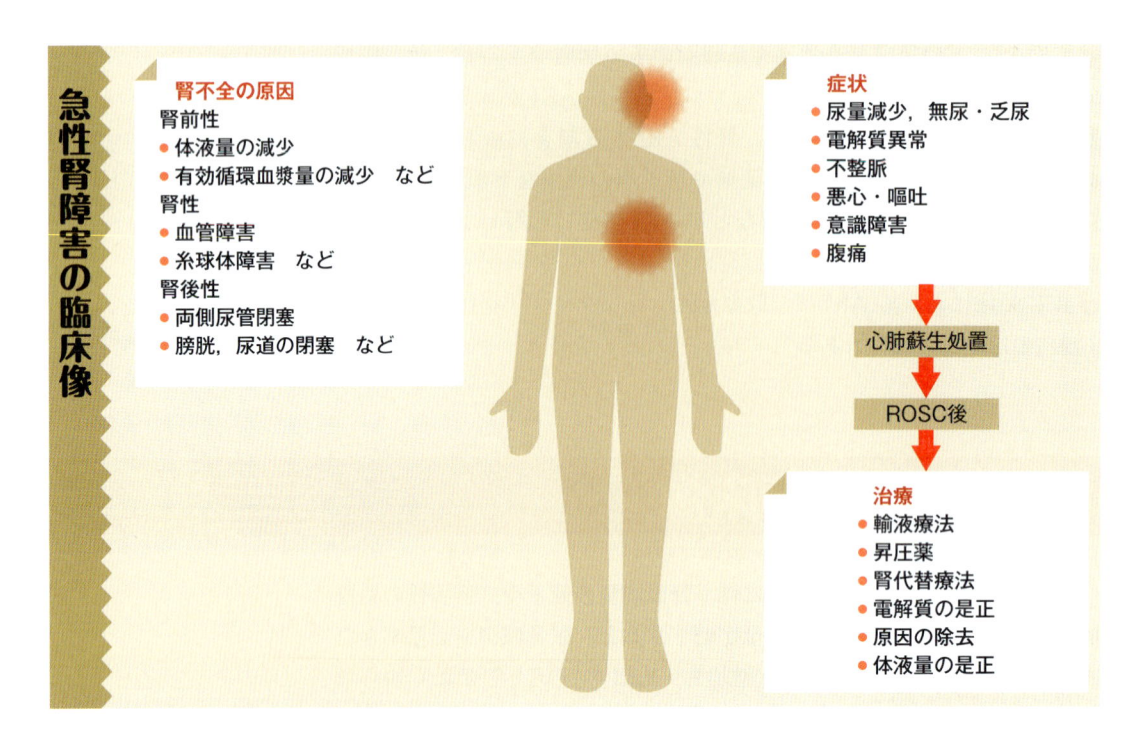

症状
- 尿量減少，無尿・乏尿
- 電解質異常
- 不整脈
- 悪心・嘔吐
- 意識障害
- 腹痛

↓
心肺蘇生処置
↓
ROSC後
↓

治療
- 輸液療法
- 昇圧薬
- 腎代替療法
- 電解質の是正
- 原因の除去
- 体液量の是正

表2　AKIにおける電解質異常の特徴

高Ca血症	・高齢者への骨粗鬆症治療のためのCa製剤やビタミンD製剤の処方によりAKIの原因となることがある． ・高Ca血症は，輸入細動脈を収縮させ，GFRを低下させる．
高P血症	・GFRの低下により，直接血清P値が上昇する． ・AKIの原因となる横紋筋融解症などのように組織からPが放出されている場合は，高値をとることがある． ・緩下剤や浣腸液として用いられるリン酸ナトリウム製剤は大量のPを含んでおり，尿細管にリン酸カルシウム結石を沈着させ，AKIの原因となる．
高K血症	・AKIでよくみられる電解質異常である． ・乏尿を認める場合や，横紋筋融解症などで，組織の崩壊が起きている場合には，注意が必要である． ・高度な高K血症は致死性不整脈を引き起こすおそれがある．輸液による尿量の確保によって回復が困難な場合や，心電図変化を認める場合には，透析療法の適応となる．
低Ca血症	・GFR低下に伴う高P血症に関連している． ・感覚障害やテタニー，混乱，痙攣，QT延長などを認める場合がある．

Ca：カルシウム，P：リン，K：カリウム

治療・マネジメントの実際

AKIの診断基準

　AKIの診断基準とステージ分類を**表3**に示す[2)6)7)]．これらの基準は，異なる団体から順次公表されたが，血清クレアチニン値と尿量を指標と

表3 AKI 診断基準とステージ分類

RIFLE 分類（2004）

ステージ	血清 Cr 値	GFR 低下	尿量
Risk	1.5 倍上昇	>25%	<0.5 mL/kg/時（6 時間以上持続）
Injury	2 倍上昇	>50%	<0.5 mL/kg/時（12 時間以上持続）
Failure	3 倍上昇 または ≧4.0 mg/dL で急激に 0.5 mg/dL 以上上昇	>75%	<0.3 mL/kg/時（24 時間以上持続）または乏尿・無尿（12 時間以上持続）
Loss	4 週間以上にわたる完全な腎機能の廃絶		
ESKD	末期腎臓病（3 か月以上の腎機能喪失）		

RIFLE：Risk, Injury, Failure；Loss, End-Stage of kidney Disease
AKI の重症度分類で，7 日以内に AKI の診断とステージ決定を行う．
GFR：Glomerular Filtration Rate
糸球体濾過量

AKIN 分類（2005）

ステージ	血清 Cr 値	尿量
1	≧0.3 mg/dL 上昇 または 1.5〜2 倍上昇	<0.5 mL/kg/時（6 時間以上持続）
2	2〜3 倍上昇	<0.5 mL/kg/時（12 時間以上持続）
3	3 倍上昇または ≧4.0 mg/dL で急激に 0.5 mg/dL 以上上昇	<0.3 mL/kg/時（24 時間以上持続）または乏尿・無尿（12 時間以上持続）

AKIN：Acute Kidney Injury Network
「急激な 48 時間以内の stage1 以上の腎機能の低下」を AKI の定義とし，長期間で AKI のステージを判定する．

KDIGO 分類（2012）

ステージ	血清 Cr 値	尿量
1	1.5〜1.9 倍上昇 または ≧0.3 mg/dL の増加	<0.5 mL/kg/時（6〜12 時間持続）
2	2.0〜2.9 倍上昇	<0.5 mL/kg/時（12 時間以上持続）
3	3 倍上昇または ≧4.0 mg/dL または腎代替療法の開始	<0.3 mL/kg/時（24 時間以上持続）または乏尿・無尿（12 時間以上持続）

KDIGO Clinical Practice Guideline for management of Acute Kidney Injury. http://www.kdaigo.org/clinical_practice_guidelines/pdf/KDIGO AKI Guideline.pdf を参考に作成

して AKI を診断，分類している点で共通している．

2012 年に公表された KDIGO 診療ガイドラインは，わが国でも主として AKI の診断に用いられている．いずれの指標でも血清クレアチニン値のわずかな変動をとらえ，さらに，観察によって容易に測定できる尿量を指標にすることにより，より早い段階での AKI の診断，迅速な治療につながっている．

これらの国際的な診断基準の確立により，診断指標が一定せず施設間での比較が困難であったことや，診断の遅れから治療開始が遅れるという ARF 時代の問題点が改善された．

表4 AKIにおける尿沈渣所見

硝子様円柱	腎前性急性腎不全では，沈渣の特徴は無細胞であり，透明な硝子様円柱を認める．
顆粒円柱	色素性の泥状褐色顆粒円柱と尿細管上皮を含む円柱は，急性尿細管壊死の特徴であり，虚血性腎不全ないし腎毒性急性腎不全を示唆する．
赤血球円柱	赤血球円柱は糸球体障害，およびまれではあるが急性尿細管間質性腎炎を示す．
白血球円柱	白血球円柱と無色の顆粒円柱は間質性腎炎を示唆する．
高酸球尿	高酸球尿は抗生物質誘発性アレルギー性間質性腎炎でよくみられる．

AKI診断のための検査

1 血液検査

診断指標となる血清クレアチニン値や炎症所見，電解質異常を評価する．血液ガス分析では，アシドーシスの存在を確認する．

2 尿検査

尿量，色調を確認する．腎後性AKIでは，尿沈渣において特徴的な所見を示す(表4)．腎前性か腎性かの鑑別には，尿の生化学検査で尿中ナトリウム排泄分画(FE_{Na})値を利用する．

FE_{Na}は，尿細管でのNa再吸収率の指標となり，健常者では99%が再吸収されているため，FE_{Na}は1%である．腎前性では腎血流量の低下を反映してNa再吸収が亢進し，FE_{Na}は低値($FE_{Na}<1%$)を示す．

一方で，急性尿細管壊死などの腎性AKIの場合は，Na再吸収障害によりNaの排泄が上昇する($FE_{Na}>1%$)．

FE_{Na}：Fractional Excretion of Na
尿中ナトリウム排泄分画

3 超音波検査

腎性および腎後性の鑑別手段として有用である．腹部エコー検査で水腎症を認める場合には，腎後性AKI，腎腫大があれば糸球体腎炎や間質性腎炎，腎臓の萎縮を認める場合にはCKDの急性増悪が示唆される．

CKD：chronic kidney disease
慢性腎臓病

AKI診断の新しいバイオマーカー

AKIという概念が登場した背景にあるのは，かつてのARFという臓器不全状態に陥った段階での診断ではなく，腎機能障害発生の初期段階でAKIを診断することによって，よりすみやかな治療を開始すること

図2 AKI治療の全体像

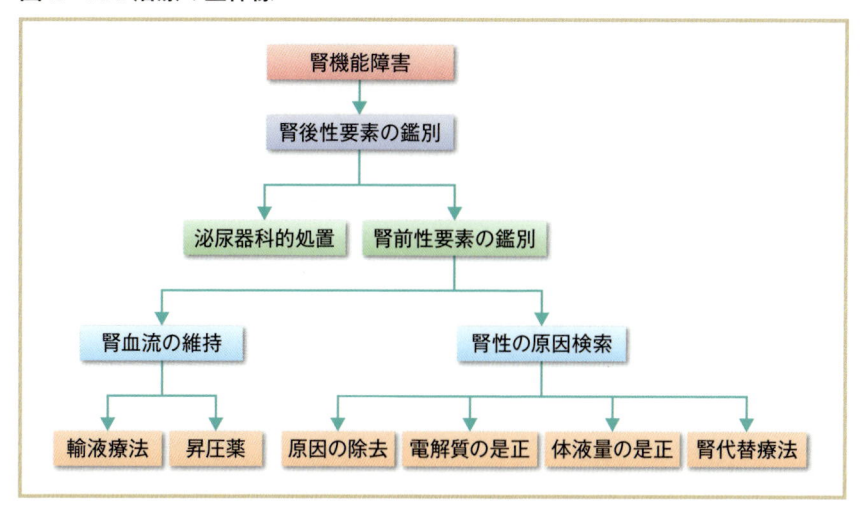

が生命予後に影響するという考え方である．

上述したAKIの診断指標においても，血清クレアチニン値のわずかな変動や尿量の変化という2つのパラメーターを頼りに早期診断を可能にしてきた．しかし最近では，血清クレアチニン値が上昇するよりも前にAKIの発症を予測できる超早期診断バイオマーカーの議論が盛んに行われている．尿中好中球ゼラチナーゼ関連リポカリン（NGAL），肝臓型脂肪酸結合タンパク（L-FABP），腎障害分子（KIM-1），インターロイキン-18（IL-18）の4つは，軽微な腎機能障害で反応する超早期診断マーカーとしてすでに認知され，有効性が確認されている[8]．

NGAL：Neutrophil gelatinase-associated lipocalin
好中球ゼラチナーゼ関連リポカリン

L-FABP：Liver-type fatty acid-binding protein
肝臓型脂肪酸結合タンパク

KIM-1：Kidney injury molecule-1
腎障害分子

IL-18：Interleukin-18
インターロイキン-18

AKIの治療

AKI治療では原因の除去が基本であり，障害部位に応じて治療が開始される．AKI治療の全体像を図2に示す．

腎障害を認めた場合には，まず腎後性要素を検索し，存在を示す所見があれば，膀胱留置カテーテルの留置など泌尿器科的な処置が必要になる．次に，腎前性要素を鑑別する．

腎前性AKIは，体液量の減少，心拍出量低下，低血圧などによる腎血流低下に伴うGFRの低下した状態であるため，適切な輸液療法と昇圧薬の使用により腎血流の維持に努める．

腎性AKIの原因は多岐にわたるため，原因の検索と除去が優先される．電解質異常や体液量の変化は，腎性AKIの原因として頻度が高いため，これらの是正をはかる．致死的不整脈を誘発するリスクのある高度な高K血症やアシドーシスの進行，乏尿の持続，血清クレアチニン値が3.5 mg/dLを超えるような場合には腎代替療法の適応となる．

AKIに対する直接的な予防や治療をする薬剤がないなかで，体液管理は重要なポイントとなる．とくに腎前性AKIや，敗血症，大手術後など過大な侵襲下にある場合には，大量輸液を必要とする場合もあるが，過剰な輸液が予後を悪化させる可能性もある．複数のパラメーターをモニタリングしながら，体液量を管理することが重要である．

　また，KDIGO診療ガイドライン[2]では，AKIに対する利尿薬（フロセミドが主）の使用について，予防や治療としての投与を推奨していない．利尿薬は，体液コントロールの目的で使用し，利尿薬に対する反応性を評価し，効果が得られない場合には腎代替療法の開始が検討される．

看護ケアの焦点

問診

　年齢，基礎疾患（CKD，動脈硬化，心血管障害，尿路疾患，糖尿病など），内服歴（ビタミンD製剤，NSAIDs，利尿薬など），体液喪失を示唆する新規エピソード（下痢，脱水，発熱など），自覚症状（乏尿，体重変動，腹痛など）の聴取は，原因検索につながる重要な情報となる．意識障害や呼吸困難などにより，患者本人に聴取できない場合には，付き添いの家族などから情報を収集する．

NSAIDs：non-steroidal anti-inflammatory drugs
非ステロイド性抗炎症薬

循環管理

　AKIにおける循環管理のポイントは，適切な組織循環血液量を維持することである．平均動脈圧を60 mmHgに維持することを目標に，輸液療法を施行する．上述のように過剰輸液は避けるべきであり，血圧や中心静脈圧（CVP），時間尿，下大静脈（IVC）を指標に管理する．

　繰り返すが，高度な高K血症や代謝性アシドーシスは病状の重篤化につながるため，是正に努める．いずれも血液ガス分析により評価可能であるため，すみやかに採血の準備をする．

　高K血症に対しては，グルコン酸カルシウム（カルチコール®），重炭酸ナトリウム，利尿薬の静注，GI（グルコース/インスリン）療法などがある．指示に応じて薬剤を準備し，投与後の観察を行う．

IVC：inferior vena cava
下大静脈

呼吸管理

　過剰な体液は心負荷となり心不全を合併し，肺うっ血，肺水腫から酸

素化障害を呈する場合もある．体液管理と同時に，適切な酸素療法により酸素化の維持に努める．

精神的ケア

急性に腎機能障害が進行するAKIにおいては，多くの場合，呼吸・循環が不安定であり，自覚症状を伴うことから，患者は身体的苦痛のみならず，心理的にも不安や恐怖の感情を抱きやすい．できるかぎり患者の側に寄り添い，適切な情報提供や安楽ケアの提供に努める必要がある．

引用・参考文献
1) Hus RK, et al. : Temporal changes in incidence of dialysis-requiring AKI. J Am Soc Nephrol, 24 (1) : 37-42, 2013.
2) KDIGO Clinical Practice Guidelines for management of AKI. http://www.criticalcare-canada.com / presentations / 2012 / kdigo_guidelines_for_management_of_acute_kidney_injury.pdf (2014. 12. 15検索)
3) Singri N, et al. : Acute renal failure. JAMA, 12 : 747-751, 2003.
4) Lameire N, et al. : The changing epidemiology of acute renal failure. Nat Clin Pract Nephrol, 2 (7) : 364-377, 2006.
5) Uchino S, et al. : Acute renal failure in critically ill patients : a multinational, multicenter study. JAMA, 294 (7) : 813-818, 2005.
6) Bellomo R, et al. : Acute renal failure-definition, outcome measures, animal models, fluid therapy and information technology needs : the Second International Consensus Conference of the Acute Dialysis Quality Initiative (ADQI) Group. Crit Care, 8 (4) : R204-212, 2004.
7) Mehta RL, et al. : Acute Kidney Injury Network : report of an initiative to improve outcomes in acute kidney injury. Crit Care, 11 (2) : R31-38, 2007.
8) 湯澤由紀夫ほか：バイオマーカー．腎と透析，76 (4) : 497-502, 2014.

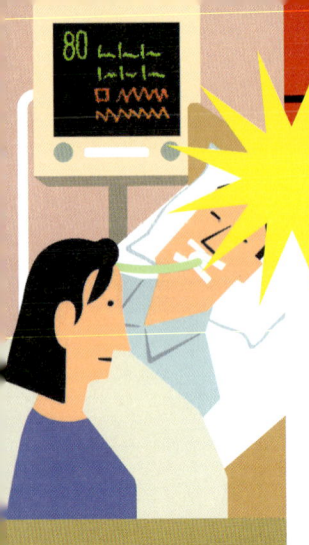

体液異常（脱水・浮腫）

多田真也

　体液異常のうち，体液量が減少したものを「脱水」，細胞外液のうち間質液が異常に増加し，貯留した状態を「浮腫」という．

　救急の現場でみられる脱水は，軽度なものから，消化管障害や外傷による大量出血，多量の発汗，頻回な嘔吐・下痢，広範囲熱傷などによる循環血漿量減少性ショックを伴う重症なものまである．

　浮腫は，局所性の軽度の浮腫から，心不全や腎不全などでみられる全身性のものがある．

　さまざまな病態によって起こる体液異常に遭遇する機会は多い．体液異常は放っておくと重症化し，最悪の場合死に至る可能性がある．早急に対応すべき疾患も多く，迅速な判断や適切な対応が救急看護師に求められる．

脱水の病態（図1）

- 脱水とは，体液量が減少した状態を示し，体液の主成分である水分とNaの両者が喪失している状態である．水分とNaがどのようなバランスで喪失されたかにより，高張性脱水（水欠乏性脱水），等張性脱水（混合性脱水），低張性脱水（Na欠乏性脱水）の3つに分類される．
- 高張性脱水（水欠乏性脱水）は，水分の喪失がNaの喪失を上回ることにより生じる．細胞外液の浸透圧が上昇し，水分は細胞内から細胞外に移動する．そのため，細胞外液量は病態が進行するまで維持され，主に細胞内脱水を認める．血清Na濃度は，150 mEq/L以上である．
- 等張性脱水（混合性脱水）は，臨床現場において最も遭遇する機会が多い．水分とNaが同じ割合で失われ，細胞内外または血漿（細胞外液）

図1 水分欠乏型脱水とナトリウム欠乏型脱水の病態

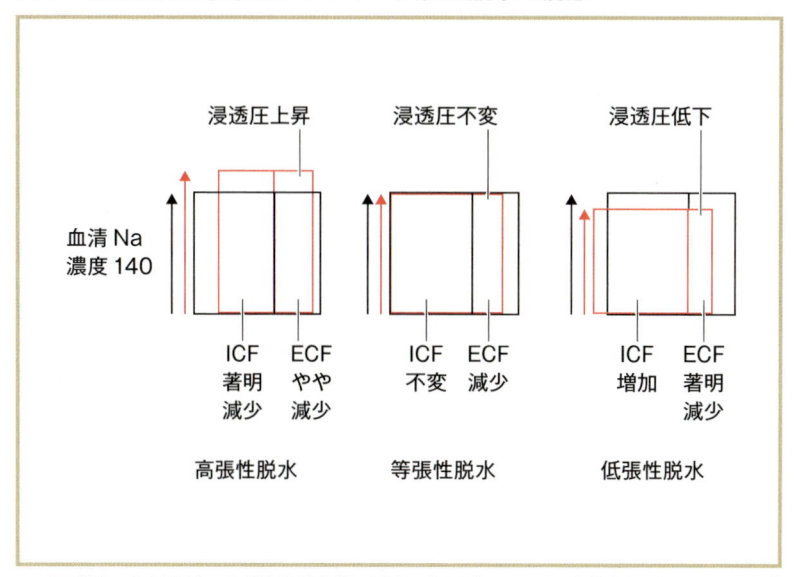

ECF：extracellular fluid 細胞外液
ICF：intracellular fluid 細胞内液

内田俊也：2-41 脱水．内科學（矢﨑義雄ほか編），第10版，p.119，朝倉書店，2013．より転載

の浸透圧は，ほぼ変化しない．細胞内外で水分の移動が生じないため，基本的には細胞外液量の減少を認める．血清 Na 濃度は，130〜150 mEq/L である．

● 低張性脱水（Na 欠乏性脱水）は，Na の喪失が水分の喪失を上回ることにより生じる．細胞外液の浸透圧は低下し，水分は細胞外から細胞内に移動する．そのため細胞外液量の著しい減少を認める．一方で，細胞内液量は増加し，細胞内溢水の状態になる．血清 Na 濃度は，130 mEq/L 以下である．

救急救命の臨床像

脱水をきたす疾患や症状はさまざまである．原因は，水分摂取量の不足と異常な体液喪失に大別できる（**表1, 2**）．

脱水の臨床像

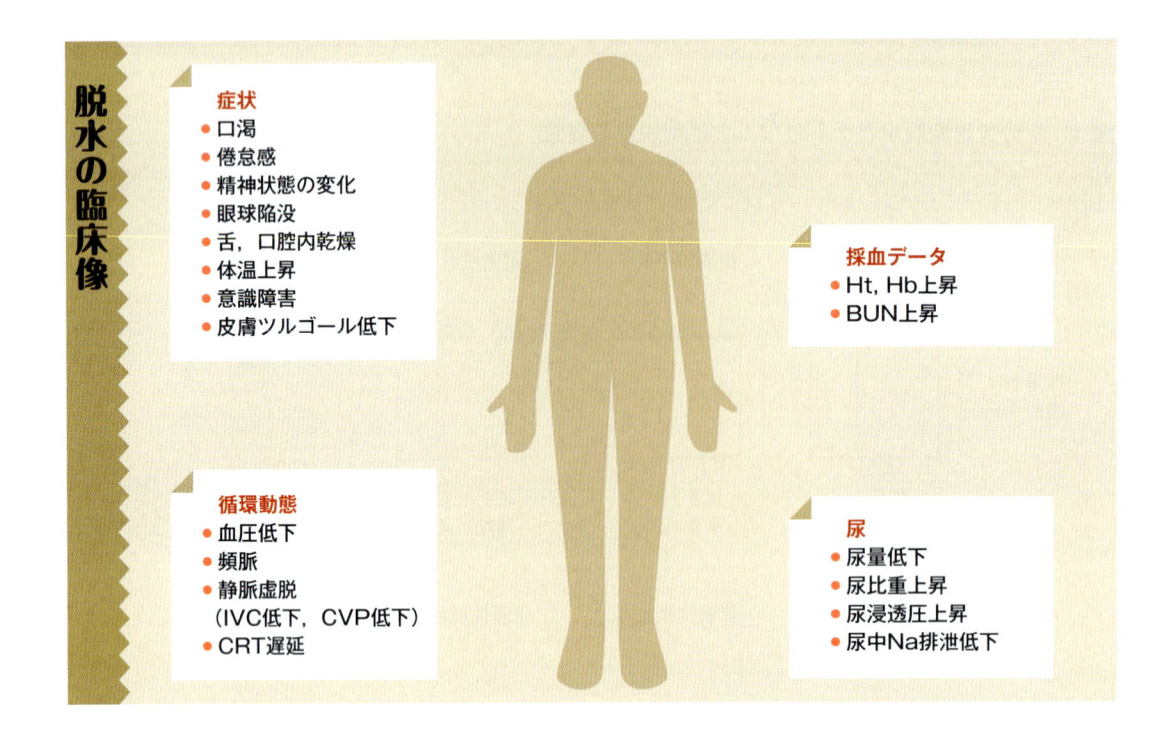

症状
- 口渇
- 倦怠感
- 精神状態の変化
- 眼球陥没
- 舌，口腔内乾燥
- 体温上昇
- 意識障害
- 皮膚ツルゴール低下

採血データ
- Ht, Hb上昇
- BUN上昇

循環動態
- 血圧低下
- 頻脈
- 静脈虚脱
  (IVC低下，CVP低下)
- CRT遅延

尿
- 尿量低下
- 尿比重上昇
- 尿浸透圧上昇
- 尿中Na排泄低下

高張性脱水（水欠乏性脱水）

　主な原因として，意識障害による嚥下障害や口渇感の障害などによる水分摂取障害および摂取不足，皮膚からの多量発汗や肺・消化管からの腎外性水分喪失，高血糖性浸透圧利尿，尿崩症や利尿薬の服用による腎臓での尿の再吸収が阻害されることにより尿から水分が多量に出る腎性水分喪失，医原性などがある．

　細胞内から細胞外に水分が移動するため，細胞外液量の減少は軽度であり，循環血漿量低下による血圧低下は起こしにくい．眼球陥没，舌や口腔内の乾燥，濃縮尿，体温上昇，不穏，興奮，意識障害などの精神症状や，活動性低下が現れる．皮膚のツルゴールは良好である．

　重症になると，循環血漿量低下から死に至る．細胞内の脱水が強いため口渇が著明に現れ，通常は飲水を行い，高張性脱水を起こす頻度は少ない．なお，体重の約2％の脱水があると，口渇を訴えはじめる．

等張性脱水（混合性脱水）

　急激な嘔吐・下痢，出血，熱傷などの細胞外液喪失が原因で生じる．細胞内から細胞外への水分の移動が生じにくいため，細胞外液の減少を生じ，立ちくらみ（起立性低血圧），めまい，脱力感を生じる．皮膚の

表1 脱水の分類

		高張性脱水	等張性脱水	低張性脱水
水分と電解質の喪失バランス		電解質より水分が多く喪失	水分と電解質の喪失が同程度	水分より電解質が多く喪失
血清Na濃度		150 mEq/L 以上	130～150 mEq/L	130 mEq/L 以下
原因となりうる疾患		腸閉塞，熱中症，糖尿病，尿崩症，発汗，嘔吐など	嘔吐・下痢，腸閉塞，出血性ショック，熱傷，利尿薬使用，経口摂取低下	副腎皮質不全，利尿薬投与，腎不全利尿期，医原性（高張性脱水への低張液の投与）など
自覚症状	口渇	(+)	(±)	(−)
	頭痛	(−)	(−)	(+)
	倦怠感	弱い	中等度	強い
	精神状態	易刺激性・興奮	傾眠傾向	無力様・昏睡
所見	脈拍	やや上昇	上昇	上昇
	尿量	乏尿	減少	末期まで正常
	血圧低下	(±)	(+)	(++)
	皮膚ツルゴール（緊張）	正常～低下	低下	著明に低下
	皮膚温度	冷たい	冷たい	不定
	粘膜	非常に乾燥	乾燥	湿潤
	眼球	陥没	陥没	陥没
	大泉門（乳幼児）	陥没	陥没	陥没
	血清Cl濃度	110 mEq/L 以下	110 mEq/L 以下	110 mEq/L 以下
	BUN, 血漿タンパク，Ht, Hb 上昇	(+)	(++)	(++)

千島佳也子：救急医療に必要な指標．EMERGENCY CARE, 23(11)：1101-1110, 2010. より引用，一部改変

表2 脱水をきたす疾患

水欠乏性脱水（高張性脱水）
- ●水分摂取障害・摂取不足
  - ・水の補給ができないとき：海上，山岳，砂漠での遭難
  - ・嚥下障害・不能：意識障害，麻酔時，消化管疾患，神経筋疾患，悪心，腹痛時，衰弱
  - ・口渇感の障害：視床下部の腫瘍，外傷，脳動脈硬化のある高齢者
- ●腎外性水分喪失
  - ・消化管からの喪失：比較的軽症の下痢，小児の下痢
  - ・皮膚からの喪失：発熱，発汗過多
  - ・肺からの喪失：過換気，気管切開
- ●腎性水分喪失
  - ・浸透圧利尿：糖尿病，高カロリー輸液，高張性造影剤の使用
  - ・尿濃縮力の低下：尿崩症，慢性腎不全，急性腎不全の利尿期，低K血症，高Ca血症
- ●医原性
  - ・混合性脱水に対する等張液（生理食塩液など）の不適切な補給

Na欠乏性脱水（低張性脱水）
- ●腎外性体液喪失
  - ・消化管からの喪失：嘔吐，下痢，消化管出血，消化液の吸引
  - ・皮膚からの喪失：高度の発汗，熱傷，滲出性皮膚疾患，日射病・熱射病
- ●腎性体液喪失
  - ・食塩喪失性腎疾患：慢性腎不全，多嚢胞腎，慢性間質性腎炎
  - ・副腎皮質機能不全：Addison病
  - ・利尿薬の過剰投与
- ●血管外への体液移行
  - ・腹腔内や腸管への貯留：腸閉塞，腹膜炎，膵炎
  - ・熱傷による浮腫・水疱形成
- ●医原性
  - ・混合性脱水に対する低張液の不適切な補給

福井次矢ほか：脱水．内科診断学，第2版，p.491, 医書院，2008. より引用

ツルゴールは低下し，口渇は軽度である．臨床ではたびたび遭遇するタイプである．

低張性脱水（Na欠乏性脱水）

激しい嘔吐・下痢，熱中症などによる腎外性体液喪失．Na排泄を伴う多尿，アジソン病などによる腎性体液喪失．熱傷，腸閉塞，膵炎，腹膜炎などの血管外（サードスペース）への体液移動や，医原性の原因により生じる．

水分が細胞外から細胞内に移動するため，循環血漿量の著明な減少から血圧低下，頻脈，末梢循環不全などのショック症状，めまい，立ちくらみ（起立性低血圧），痙攣，皮膚のツルゴール低下を認める．重症の場合は死にいたる可能性がある．細胞内溢水により口渇を訴えることは少ないが，細胞内溢水による脳浮腫のため，頭痛や意識障害などの中枢神経障害がみられる．

治療・マネジメントの実際

問診・身体所見

体液異常で脱水を疑ったら，問診しながら全身の観察を行う．問診では，脱水をきたすような病態（発熱，発汗，嘔吐，下痢，出血）の存在や，水分や食事の摂取状況，急激な体重減少を確認する．口渇，倦怠感，ふらつきや脱力などの自覚症状も重要である．

身体所見としては，眼球陥没，舌や口腔粘膜，腋窩の乾燥，皮膚のツルゴール低下がみられる．さらに循環血漿量減少が進行するとショック症状が出現し，血圧低下，頻脈，起立性低血圧（臥位から起立時に収縮期血圧が20 mmHg以上低下するもの），毛細血管再充満時間（CRT）遅延，末梢循環不全による四肢の冷感，頸静脈虚脱，尿量低下がみられる．

CRT：capillary refilling time
毛細血管再充満時間

検査

緊急検査としては，血液検査，尿検査を行う．とくに動脈血液ガス分析によって，酸塩基平衡や血液濃縮，電解質などを即座に確認できる．

また，循環血漿量の評価として，中心静脈圧（CVP）測定やエコー検査による下大静脈（IVC）径の計測を行う．超音波エコーを用いた下大静脈（IVC）径測定は，非侵襲的で簡便に実施できる（表3）．

CVPの正常値は8〜12 cmH$_2$Oであり，5 cmH$_2$O以下で循環血漿量減

CVP：central venous pressure
中心静脈圧

表3 脱水時の緊急検査

血液検査	血算，生化学（Hb, Ht, TP, Alb, BUN, Cr, 尿酸, Na, K, Cl, 血糖，浸透圧），動脈血ガス分析
尿検査	尿比重，タンパク，糖，ケトン，浸透圧，Na, K, Cl
胸部単純X線写真	心胸郭比低下があれば脱水を疑う
エコー検査	心機能，下大静脈（IVC）径
中心静脈圧（CVP）	正常8～12 cmH$_2$O，5 cmH$_2$O以下で循環血漿量の減少を示唆する

少を示唆し，15 cmH$_2$O以上では循環血漿量過剰を示唆する．

IVC径の正常値は成人で7～15 mmであり，50％以上の呼吸性変動がみられる．5 mm以下で呼吸性変動がみられれば循環血漿量減少の可能性があり，20 mm以上で呼吸性変動が消失または低下していれば，循環血漿量過剰の可能性がある．

診断

脱水の診断は，上記身体所見をはじめ，血液濃縮により採血データ上，Ht値上昇，TP値上昇．腎血流量低下によりBUN値が上昇し，BUN/Cr比が上昇（20以上）．尿検査では，濃縮尿が認められ尿比重が上昇する．

超音波エコーでは，下大静脈（IVC）径の虚脱や呼吸性変動の増大を認める．また，輸液速度を決定するうえでは，心機能の評価も重要であり，合わせて実施する．胸部単純X線写真上，心胸郭比（CTR）低下は脱水の所見である．

CTR：cardio-thoracic ratio
心胸郭比

総合的な評価には，採血検査結果やIVC径・CVP測定などの定量的評価が必要だが，フィジカルイグザミネーションも重要である．

治療

治療は，基本的に喪失した水分や電解質の補正を行うことである（表4）．脱水が軽度であり経口摂取可能であれば，経口補液療法として，電解質と糖質の配合バランスを調整した補水液を経口投与する．

ただし，救急で遭遇する循環動態不安定な循環血漿量減少性ショックを伴う重度脱水では，急性期治療として経静脈的に輸液療法を開始する．等張液の乳酸リンゲル液を急速投与（20 mL/kg/時）し，バイタルサインや尿量流出を確認する必要がある．この場合，血圧上昇および尿量0.5 mL/kg/時以上を目標に輸液負荷する．もちろん原因疾患の治療を行うことが重要であり，高齢者や心機能が悪い場合は輸液が過剰にならないように注意しながら輸液療法を行う．

表4 脱水の治療

脱水の種類	輸液による治療*
高張性脱水 （水欠乏性脱水）	循環不全は軽度で，細胞外液を優先とした輸液投与は不要．細胞内・細胞外ともに水分欠乏状態にあるため，5％ブドウ糖液を投与し補正する．5％ブドウ糖液は投与後に体内ですぐに代謝され，結果的に自由水（細胞内外を自由に行き来できる）を投与した状態になる． ※急速な補正は水分が細胞内に移動し脳浮腫を起こす危険性があり，血清Na値の低下速度が0.5～1 mEq/L/時以下，24時間で10 mEq/L以下で補正する．定期的な血清Na値のチェックが必要．
等張性脱水 （混合性脱水）	細胞外液の喪失であり，生理食塩液あるいは乳酸リンゲル液などの等張液，またはやや低張液の開始液（1号液）を投与する．
低張性脱水 （Na欠乏性脱水）	細胞外液量の著明な減少であり，循環血漿量の補充のために生理食塩液あるいは乳酸リンゲル液などの等張液を投与する．とくに，生理食塩液は細胞外液および細胞内液と等張であり，細胞内外での水分・電解質の移動は生じないため，細胞外液にすべてとどまる．<u>Na欠乏は等張液欠乏と置き換えて理解するとよい．</u> ※急速なNa補正は浸透圧性脱髄症候群を起こす危険性がある．血清Na値の補正速度は0.5～1 mEq/L/時以下とし，24時間で10 mEq/L以下で補正する．定期的な血清Na値のチェックが必要．

*輸液負荷のための静脈路確保は18G以上の太い針を挿入．状況によっては，中心静脈路確保が必要．

看護ケアの焦点

初期観察・処置

　病歴聴取や自覚症状の把握も重要であるが，まずバイタルサイン測定し，ショックバイタルでないか確認する．

　フィジカルイグザミネーションでは，多くの情報を得ることができる．意識状態，眼球陥没，口渇の有無，口腔や舌，皮膚のツルゴール，毛細血管再充満時間（CRT），腋窩の乾燥，四肢冷感などの観察を行い，出血，嘔吐・下痢，発熱などの脱水を生じる病態の存在を確認する必要がある．

　緊急時は脱水のタイプが不明であるため，輸液療法を行う場合は，乳酸リンゲル液を選択する．軽症経口摂取が可能ならば，電解質を含んだ飲料水か食塩を混ぜた水分摂取を促す．

　クリティカルな場面で対応する脱水は，循環血漿量減少性ショックを伴う脱水が多い．この場合，細胞外液が不足していることが明らかであり，早急に静脈路を確保し細胞外液（乳酸リンゲル液）を急速輸液する．輸液負荷のため静脈路確保は18G以上の太い針を挿入する．状況によっては，中心静脈路確保が必要である．

　初期輸液の開始後は，バイタルサインや電解質，尿量・尿比重の経時的モニタリングを行い，インアウトバランスの変化を確認する．とくに重要なのは尿量であり，0.5 mL/kg/時以上を目標に輸液量を決定する．

　また，状況によっては，気道確保や酸素投与，昇圧薬の投与などの救急処置を実施する．

看護ケア

　可能であれば，電解質水の経口摂取を促す．確実な輸液管理や時間尿を確認し，インアウトバランスを算出する．原因疾患の適切な管理，バイタルサインモニタリングやショック症状の離脱，粘膜・皮膚所見の改善の有無を確認する．

　発熱などにより体温の上昇が生じると，体温を下げるために発汗する．また，発熱時は不感蒸泄により脱水を助長する．脱水により発汗できなくなると，体温コントロールがうまくできなくなるため，適切な輸液と体の冷却および外気温の調整が必要になる．

　さらに，脱水により乾燥した皮膚は，水分量の減少により皮膚が脆弱化しているため，表皮剥離や褥瘡形成を生じやすいことに注意する．

　また，高齢者は，体内水分量が少ない（体重の約50％）うえ，口渇中枢の感受性低下により口渇を感じにくい．体の恒常性を保つ機能が低下し，外的環境の影響を受けやすいため，容易に脱水に陥る．そのうえ，口渇を感じてもトイレに行くことを嫌がり自分で飲水行動を制限する人もいる．また，軽度の脱水では症状が現れにくく，重症化してから救急搬送されることがある．高齢者の特徴を知って適切に対処する．

浮腫の病態（図2）

● 浮腫とは，水・電解質・アルブミンからなる体液の均衡が崩れ，細胞外液のうち組織間液の増加に伴い，細胞と血管のあいだの間質に体液が

図2　浮腫をきたす疾患

機　序	部位	pitting edema	疾　患
毛細血管内静水圧の上昇 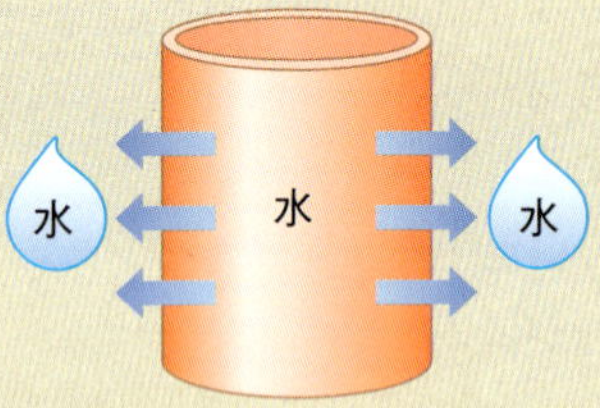	全身性	slow	心不全 腎不全 妊娠，月経前 薬剤性（非ステロイド性抗炎症薬，Ca拮抗薬，β遮断薬，副腎皮質ホルモン，エストロゲン，炭酸リチウム，甘草，グルチルリチン，インスリン抵抗性改善薬　など） 特発性浮腫
	局所性		静脈性：静脈閉塞　など
血漿膠質浸透圧の低下 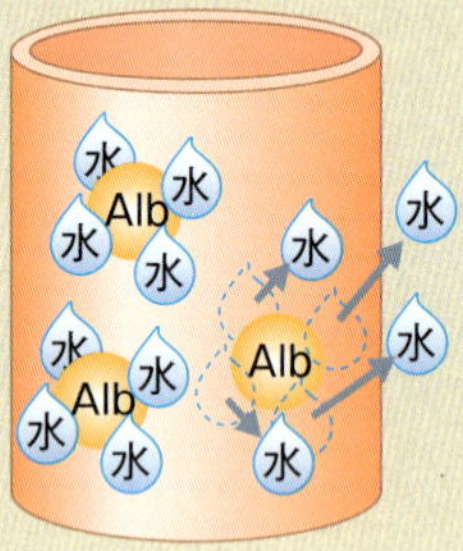	全身性	fast	肝機能障害 低栄養 ネフローゼ症候群 蛋白漏出性胃腸症
毛細血管透過性の亢進 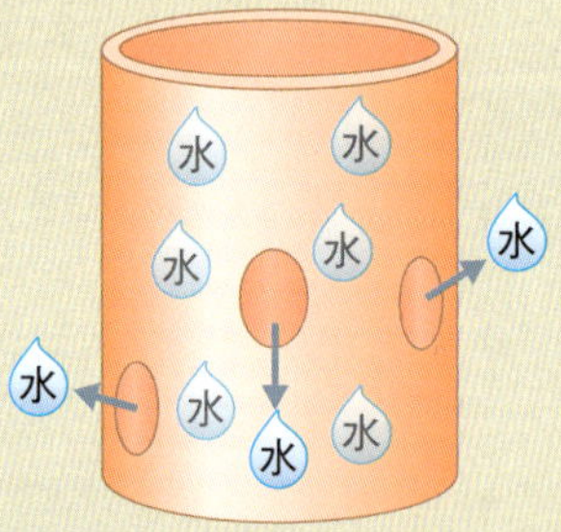	全身性・局所性	slow	血管炎 炎症 アレルギー反応 熱傷 外傷 薬剤性（Ca拮抗薬，インスリン　など）
	局所性		血管性浮腫（遺伝性，ACE阻害薬など後天性）
間質の膠質浸透圧の上昇/リンパ系の障害 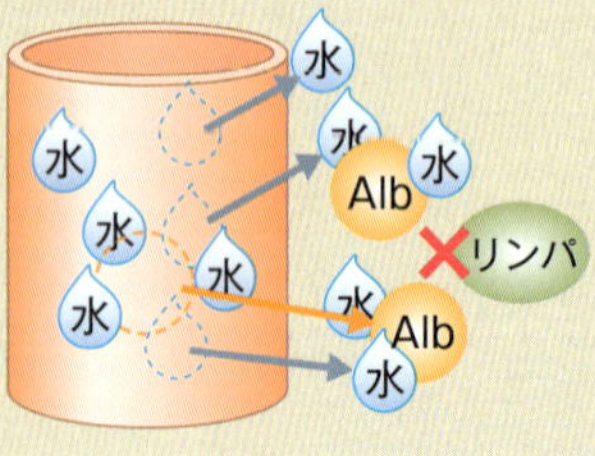	全身性	non	甲状腺機能低下症
	局所性	初期はpitting	リンパ管還流機構障害 原発性（先天性リンパ管異常） 二次性（感染症，がん，手術や放射線治療後によるリンパ管損傷）

山本啓二：浮腫の鑑別診断．Fluid Management Renaissance, 2(3)：226-232, 2012. を参考に作成

過剰に貯留し[1]，皮下組織に体液（間質液）がたまった状態である．皮下組織は，粗い結合織であり，ゆるやかで隙間のある組織であるため体液が貯留しやすく，全身性浮腫を認める場合，間質液は約2.5〜3L増加するといわれている．

● 浮腫の発生機序は，毛細血管静水圧の上昇，血漿膠質浸透圧の低下（低アルブミン血症），毛細血管透過性の亢進，リンパ系の閉塞，そのほか（薬剤性，粘液水腫など）に分類される．

● 浮腫の発生要因は，全身性が80〜90％，局所性が10〜20％である．全身性浮腫の原因は，器質性疾患に基づく心性と腎性とで約50％を占め[3]，肝性，内分泌性，栄養障害性，妊娠性，薬剤性などでも生じる．局所性浮腫は，局所の炎症や静脈やリンパ管のうっ滞などにより生じる．

救急救命の臨床像

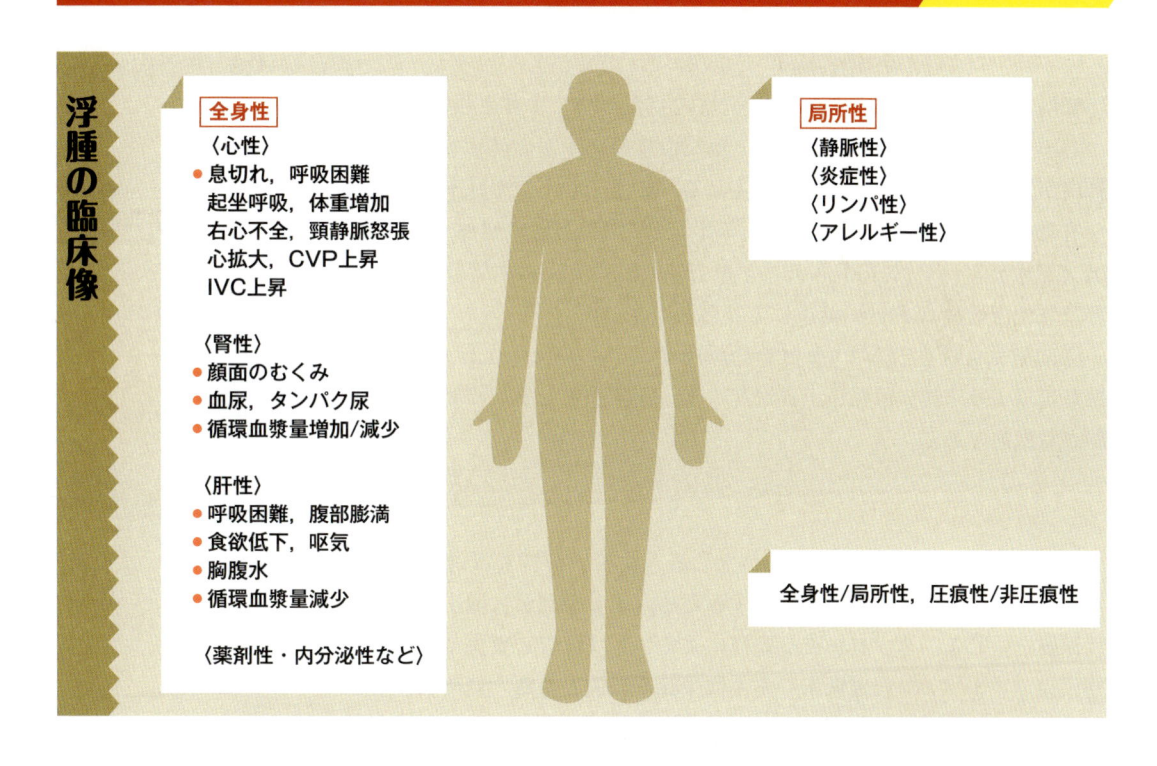

浮腫の臨床像

全身性

〈心性〉
- 息切れ，呼吸困難
  起坐呼吸，体重増加
  右心不全，頸静脈怒張
  心拡大，CVP上昇
  IVC上昇

〈腎性〉
- 顔面のむくみ
- 血尿，タンパク尿
- 循環血漿量増加/減少

〈肝性〉
- 呼吸困難，腹部膨満
- 食欲低下，嘔気
- 胸腹水
- 循環血漿量減少

〈薬剤性・内分泌性など〉

局所性

〈静脈性〉
〈炎症性〉
〈リンパ性〉
〈アレルギー性〉

全身性/局所性，圧痕性/非圧痕性

発生機序

浮腫の発生機序として，毛細血管静水圧の上昇，血漿膠質浸透圧の低下，毛細血管透過性の亢進，リンパ系の閉塞がある．

表5 浮腫の原因別随伴症状

浮腫の原因	随伴症状
心不全・腎不全・肺水腫	起坐呼吸, 呼吸困難, 心肺雑音, 不整脈など
腎疾患（腎炎, ネフローゼ症候群）	血尿, タンパク尿, 高血圧, 下痢, 呼吸不良（腸管浮腫）, 脂質異常症, 静脈血栓症, 易感染性
肝硬変	黄疸, クモ状血管腫, 食道静脈瘤, 腹水, 女性化乳房
低栄養	るい痩, 呼吸不良, 末梢神経炎, 悪性腫瘍, 重症感染症
薬剤性	アレルギー反応を伴うことあり
甲状腺機能低下症	甲状腺腫, 嗄声, 耐寒性↓
特発性	神経質な中年肥満女性
静脈性	局所性静脈怒張, チアノーゼ, リンパ節腫脹
炎症性	局所の発赤, 疼痛
アレルギー性	虫刺傷痕, 植物棘痕, 発疹, 掻痒感
血管神経性（クインケ浮腫）	顔面・口唇（時に口腔・声門など粘膜）に急激な浮腫

磯﨑泰介ほか：浮腫の鑑別診断の実際. Fluid Management Renaissance, 4（2）：170-178, 2014. より引用

1 毛細血管静水圧の上昇

腎疾患による，腎臓からの水分・Naの排泄障害により生じる．

心不全によりうっ血が生じると，毛細血管静水圧が上昇し，水分が血管内から間質へ押し出され浮腫が生じる．また，心不全や肝不全のような有効血漿量の減少により，抗利尿ホルモン（ADH）の増加，レニン-アンジオテンシン-アルドステロン系（RAAS）の亢進，血管収縮による腎糸球体濾過量（GFR）の減少により浮腫が生じる．

深部静脈血栓症（DVT）などの静脈閉塞により静脈圧上昇をきたし，閉塞部位より末梢の静脈圧上昇が起こり，浮腫が生じる．片側性下肢浮腫が特徴的である．

ADH：antidiuretic hormone
抗利尿ホルモン

RAAS：renin-angiotensin-aldosterone system
レニン-アンジオテンシン-アルドステロン系

GFR：glomerular filtration rate
糸球体濾過量

2 血漿膠質浸透圧の低下

低アルブミン血症により浮腫が生じる．血管内の膠質浸透圧が低下し，血管内の水分の保持力が低下するため，水分が間質に漏出して全身性浮腫を生じる．ネフローゼ症候群によるアルブミンの喪失や肝疾患末期によるアルブミン合成低下，また低栄養も原因となる．血清アルブミン値2g/dL以下で，浮腫が著明となる．

3 毛細血管透過性の亢進

血管壁の傷害により血管透過性が亢進すると，水分やアルブミンが間質へ流出し，毛細血管膠質浸透圧の低下をきたし，浮腫が生じる．敗血症や重症熱傷，多発外傷，アレルギー反応などでみられる．

4 | リンパ系の障害

リンパ液が間質に貯留し浮腫となる．悪性腫瘍によるリンパ節郭清や，放射線治療などによるリンパ還流障害により生じる．

発生原因

全身性浮腫であるか局所性浮腫であるかにより，症状や原因は異なる．

1 全身性浮腫

全身性浮腫の原因としては，心性，腎性，肝性，内分泌性，栄養障害性，妊娠性，薬剤性などがある（**表5**）．

1 | 心性浮腫（心不全）

心筋梗塞や心臓弁膜症，心筋症など心臓の機能が低下する心疾患が原因で浮腫をきたした場合をいう．臨床的には右心不全が多い．心不全により心拍出量が低下し，代償機能の破綻などにより過剰な体液貯留が起こると，中心静脈圧（CVP）と右房圧（RAP）が上昇することで，毛細血管静水圧が上昇し，水分が間質に移動し浮腫が起きる[4]．

心不全では，心拍出量の低下により，有効循環血漿量が減少する．それにより，RAA系が刺激され，腎尿細管でのNaの再吸収が亢進し，水分の再吸収も促進されるため，細胞外液量が増加する．さらに，抗利尿ホルモン（ADH）の増加により，水分貯留と，全身性の浮腫が生じる．

重力の影響を受けるため，立位では下肢から，臥位では体幹の背側に，浮腫が現れる．このように，体位によって移動するのが特徴であり，夕方になると全身にむくみが強く出る．症状としては，起坐呼吸，呼吸困難が出現し，臥位にすると苦しいため起坐位でいることが多い．

心・肺雑音聴取，不整脈が生じる．治療の基本は，水分やNaの制限である．治療薬は，ループス利尿薬とRAA系を抑制するACE阻害薬，アンジオテンシンⅡ受容体拮抗薬（ARB），抗アルドステロン薬や交感神経を抑制するβ遮断薬の併用である．

2 | 腎性浮腫

急性・慢性糸球体腎炎やネフローゼ症候群，急性・慢性腎不全から生じる腎性浮腫では，有効循環血漿量が増加する場合と減少する場合があり，このどちらかを見極める必要がある．

急性糸球体腎炎や腎不全では，腎臓でのNa排泄能低下により水分・Naの貯留が起こり，循環血漿量が増加する．毛細血管内の静水圧が上

RAP：right atrial pressure
右房圧

ACE阻害薬：angiotensin converting enzyme inhibitor
アンジオテンシン変換酵素阻害薬

ARB：angiotensinⅡreceptor blocker
アンジオテンシンⅡ受容体拮抗薬

昇し，毛細血管から間質へ水分・Naが移動し，浮腫を生じる(overfilling type)．肺水腫に注意が必要である．

一方，ネフローゼ症候群は，極度の低アルブミン血症から膠質浸透圧が低下し，毛細血管から間質への水分・Naの移動により浮腫が生じ，有効循環血漿量が減少する(underfilling type)．

腎性浮腫は，顔面にむくみを呈しやすい．腎炎，ネフローゼ症候群では，血尿，タンパク尿，高血圧がみられ，ネフローゼ症候群では，脂質異常症，易感染性（低グロブリン）となる．

治療の基本は，塩分制限と利尿薬である．

3 肝性浮腫（肝硬変）

低アルブミン血症から生じる血漿膠質浸透圧の低下により，水分が血管外に漏出し，全身性浮腫や腹水を生じる．また，門脈圧亢進に伴い，腹腔内の動脈が拡張する．それにより有効循環血漿量は減少するため，交感神経系，RAA系，ADHなどの血管作動因子が増加し，尿細管での水分・Naの再吸収が促進し，浮腫を生じる．

全身性の浮腫を呈するが，重力により身体下部に最も著明に浮腫が現れる．さらに，胸腔内には胸水として，腹腔内には門脈圧亢進症による腹水貯留を認める．著明な腹水では，腹部膨満感，横隔膜挙上による呼吸困難，食欲減退を生じる．

治療は，食塩摂取量を制限し，血清アルブミン濃度が 2.5 g/dL 以下になればアルブミンを投与する．利尿薬の投与を行い，投与時には尿量，体重，腹囲を連日測定し，血液や尿中の電解質もチェック，脱水に注意する．

4 内分泌性浮腫（甲状腺機能低下症）

眼瞼浮腫や，脛骨前面に粘液水腫がみられる．粘液水腫は，皮下組織にムコ多糖類とタンパク質の複合体が増加することにより生じる，非圧痕性の浮腫である．治療としては，原疾患に対して行う．

5 その他の全身性浮腫

薬剤性浮腫は，血管拡張作用，Na貯留作用などにより起こるが，すべての薬剤で起こる可能性があり，それを疑った場合は原則投与中止とする．

2 局所性浮腫

局所性浮腫は，局所もしくは片側性に起こり，静脈閉塞性，リンパ性，血管神経性，アレルギー性，炎症性である．片側性下肢浮腫では，深部静脈血栓症（DVT）を疑う（表5）．

図3 浮腫の観察

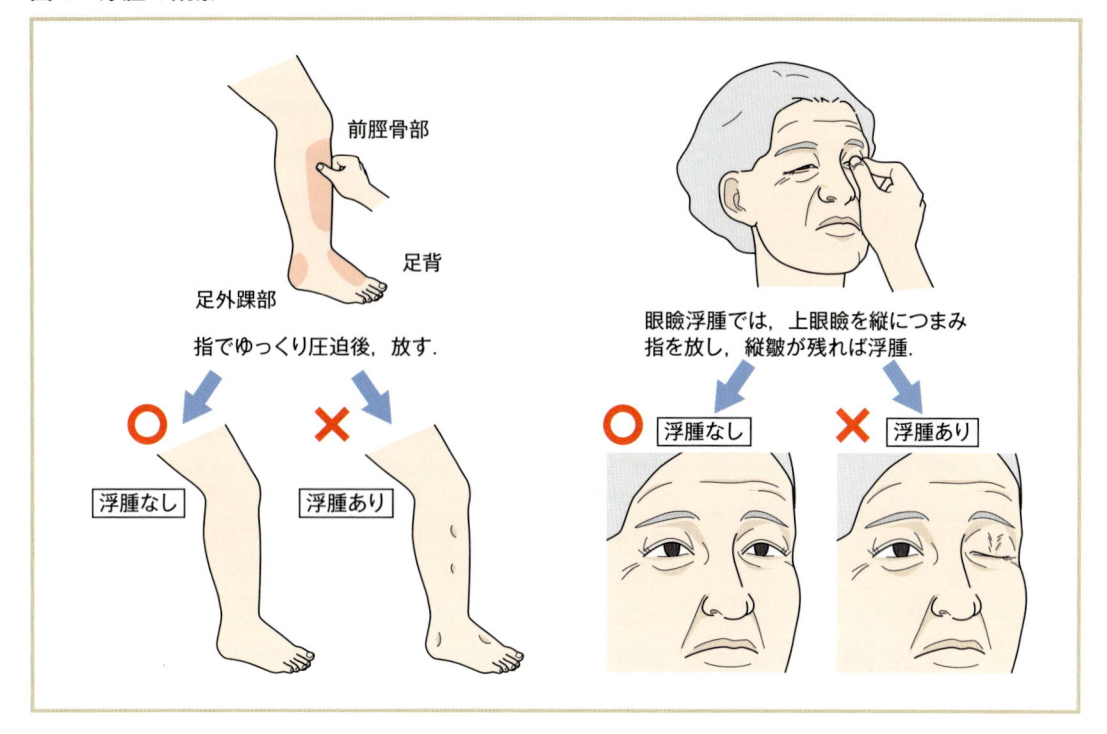

前脛骨部 / 足背 / 足外踝部
指でゆっくり圧迫後，放す．
○ 浮腫なし　× 浮腫あり

眼瞼浮腫では，上眼瞼を縦につまみ指を放し，縦皺が残れば浮腫．
○ 浮腫なし　× 浮腫あり

治療・マネジメントの実際

問診・身体所見

　まず，問診により，病歴や浮腫の経過，朝夕の違い，眼瞼や全身の浮腫および体重増加の有無，基礎疾患の有無，薬剤歴，アレルギー歴などを確認する．とくに薬剤歴については，薬だけではなく市販品や漢方薬，サプリメントの内服歴も確認するとよい．

　自覚症状として，手足のだるさ，むくみにより物が握りにくい，指輪・ベルト・靴が窮屈になった，瞼が重いなどを訴える．

　身体所見としては，眼瞼や四肢の浮腫などを確認し，局所性か全身性か，圧痕性浮腫（pitting edema）か非圧痕性浮腫（non-pitting edema）かを見極めることが重要である．

　測定方法は，脛骨前面や足背，仙骨部を母指で1～2秒間強く圧迫し，圧痕が残る圧痕性浮腫（pitting edema）と圧痕が残らずすみやかに回復する非圧痕性浮腫（non-pitting edema）に分類される（**図3**）．圧痕性浮腫（pitting edema）は，約10秒間，深さ約5mmで圧迫して，回復が40秒未満のfast edemaか40秒以上のslow edemaに分類される．眼瞼浮腫も圧痕性浮腫（pitting edema）に含まれる．

表6 浮腫の原因とその所見

浮腫	原因疾患	症状・検査および所見
全身性	心不全	呼吸困難，SpO₂低下，頸静脈怒張，胸部湿性ラ音，胸部単純X線写真にて心陰影（CTR）拡大や胸水・肺うっ血・肺水腫所見あり，心電図異常，心エコーにて心筋収縮率低下，採血にて心筋逸脱酵素マーカー（CK，CK-MBなど）の異常や神経体液性因子（ANP，BNPなど）の異常，動脈血ガス分析の異常
	ネフローゼ症候群	高度のタンパク尿の持続（成人で3.5g/日以上）または早朝尿で300mg/dL以上と低タンパク血症（TPが成人で6.0g/dL以下，またはアルブミンが成人で3.0g/dL以下）
	腎不全	急速に血清Cr値およびBUN値が上昇すれば急性腎不全．慢性腎不全の場合は基礎疾患を確認，腎性貧血あり．尿検査．
	肝硬変	肝機能障害（AST，ALT，γ-GTP，Bil），低タンパク血症（TP，アルブミン），凝固能異常，肝炎ウイルスマーカー陽性，上部消化管内視鏡（食道静脈瘤の有無），腹部画像検査（肝臓および門脈の異常所見），肝エコー
	薬剤性	甘草，ホルモン薬，NSAIDs，糖尿病治療薬などのNa蓄積作用のある薬剤の服用歴を確認し，疑わしい薬剤の使用中止により浮腫の消退を確認
	内分泌	血液検査（TSH，freeT3・T4，ADH，TC，CKなど）
	妊娠	腹部エコー，尿中妊娠反応
局所性	アレルギー	アレルギー検査
	静脈性（四肢静脈血栓症，上・下大静脈症候群）	単純X線写真，CT，MRI
	炎症性	発熱，局所の熱感，圧痛を確認
	リンパ性	エコー，手術や放射線治療の病歴を確認

　圧痕性浮腫は，タンパク質が少なくNaを多く含む滲出液が間質に貯留して生じ，非圧痕性浮腫は，リンパ浮腫や粘液水腫で生じる．

検査

　緊急検査としては，血液検査（血球算定検査，AST，ALT，TP，アルブミン，BUN，Cr，電解質，血糖，脂質，CRPなど）や尿検査，X線検査を実施する．
　浮腫では，循環血漿量が減少または過剰のどちらの可能性も考えられるため，超音波エコーを用いた下大静脈（IVC）径の循環血漿量の評価を行うことは浮腫の鑑別や治療においては重要となる（**表6**）．

治療

　浮腫の治療の基本は，薬物療法や食事療法，安静療法であるが，最も重要なことは原因疾患の治療である．したがって，浮腫の原因を正しく鑑別することが，適切な治療を行う鍵となる（**図4**）．
　救急現場で遭遇頻度の多い疾患は，心不全や腎不全である．右心不全

図4 浮腫の鑑別

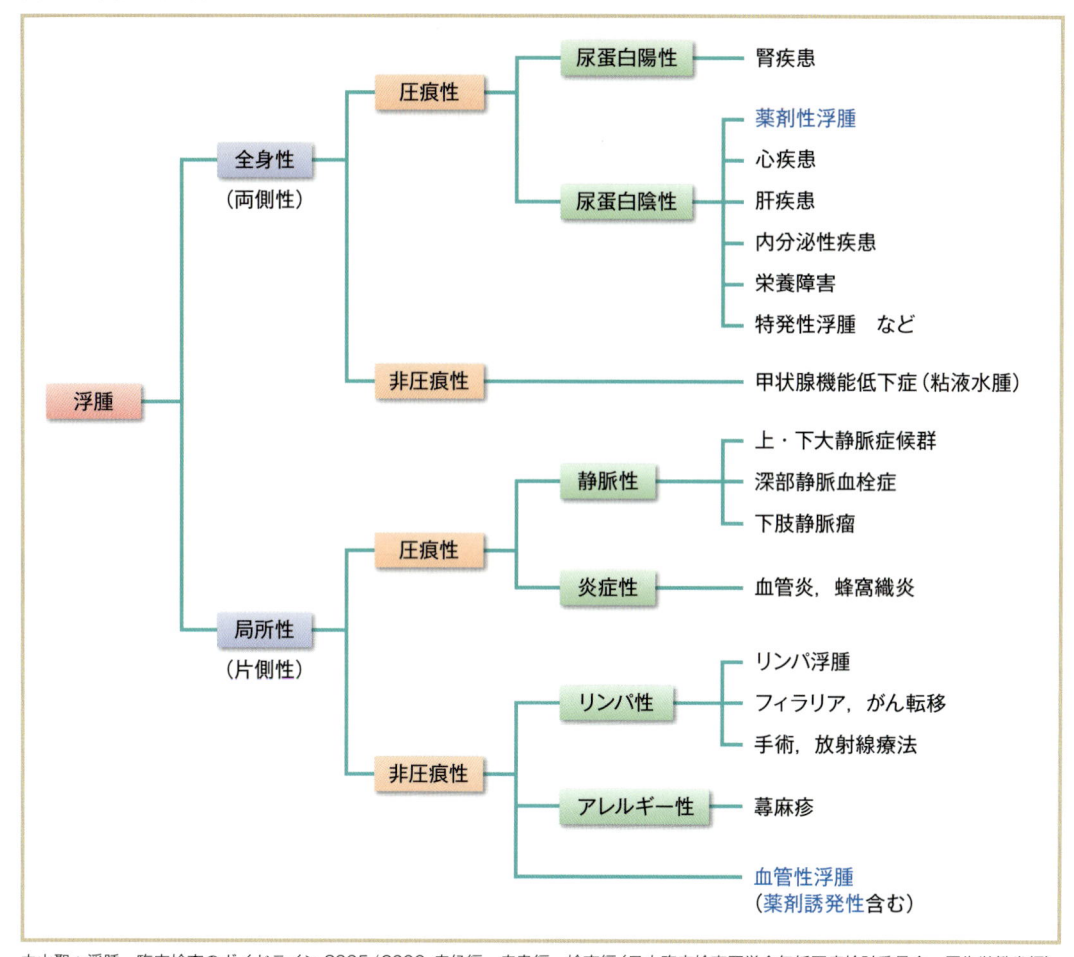

- 浮腫
  - 全身性（両側性）
    - 圧痕性
      - 尿蛋白陽性 ─ 腎疾患
      - 尿蛋白陰性
        - 薬剤性浮腫
        - 心疾患
        - 肝疾患
        - 内分泌性疾患
        - 栄養障害
        - 特発性浮腫　など
    - 非圧痕性 ─ 甲状腺機能低下症（粘液水腫）
  - 局所性（片側性）
    - 圧痕性
      - 静脈性
        - 上・下大静脈症候群
        - 深部静脈血栓症
        - 下肢静脈瘤
      - 炎症性 ─ 血管炎，蜂窩織炎
    - 非圧痕性
      - リンパ性
        - リンパ浮腫
        - フィラリア，がん転移
        - 手術，放射線療法
      - アレルギー性 ─ 蕁麻疹
      - 血管性浮腫（薬剤誘発性含む）

内山聖：浮腫．臨床検査のガイドライン 2005/2006 症候編・疾患編・検査編（日本臨床検査医学会包括医療検討委員会，厚生労働省編），p.14-19，宇宙堂八木書店，2005．安田尚史ほか：薬剤性浮腫．Fluid Management Renaissance, 2(3)：269-276, 2012．より引用

では，夜間仰臥位による呼吸困難や起坐呼吸を主訴として来院することが多い．静脈血のうっ滞により，肺うっ血や胸水，全身性浮腫を認める．浮腫は夕方，両下肢に増強するのが特徴である．採血，X線，エコーにより評価する．

心不全治療の基本は水分やNa制限であり，薬剤（ループス利尿薬，ACE阻害薬，ARB，抗アルドステロン薬，β遮断薬）を併用する．

腎不全では，尿量低下により体内水分量が異常に増加すると，体重増加や全身性浮腫を認める．浮腫は朝，顔面に著明にみられるのが特徴である．末期腎不全による水分貯留から溢水をきたし，心不全をきたすと緊急性は高く，緊急透析が必要となる場合がある．いずれも重症例では緊急性が高く，気管挿管を実施し人工呼吸器管理が必要となる．

また，血管性浮腫（クインケ浮腫）は蕁麻疹の特殊型で口唇，舌，頬部に好発する．咽頭や喉頭の浮腫により気道閉塞をきたす可能性があるため十分注意する．

看護ケアの焦点

初期観察・応急処置

　浮腫をみたら，まず全身性か局所性か，圧痕性か非圧痕性を見極めるためにしっかり観察することが重要である（図2）．

　救急現場ではとくに，浮腫だけにとらわれるのではなく，気道・呼吸・循環のABCが安定しているか確認する必要がある．それらのどこかに異常があれば，早急に気管挿管，酸素投与，人工呼吸，循環安定のための処置準備を行う．

　浮腫のケアだけを行うのではなく，原因疾患の治療に即した看護を展開する．そのためには，浮腫の原因となる病態をしっかり理解しておく．

看護ケア

　心不全の場合，呼吸困難があれば，体位を起坐位に調整する．下肢挙上は，心臓に戻る血流量が増加し心負荷になるため実施しない．

　肝性浮腫の場合，多量の腹水貯留により横隔膜が押し上げられることで呼吸困難をきたすため，安静の保持や体位の工夫が必要である．

　蜂窩織炎に伴う局所性浮腫であれば，炎症を起こしている皮膚に対して冷却し，疼痛を伴うようであれば，鎮痛薬の使用を考慮する．

　リンパ系の障害であれば，リンパドレナージが有効である．むくんでいる部位を挙上することや，弾性圧迫包帯を使用した圧迫療法を行う．

　安静臥床が強いられる場合は，DVT発生リスクを回避するため，弾性ストッキングや間欠的空気圧迫法による予防が必要となる．また，薬物療法としてヘパリン投与が行われる．何よりも早期離床がDVT発生を防ぐ．

　浮腫によって脆弱化した皮膚や粘膜は傷害されやすく，細菌の侵入により感染を起こしやすい．よって，スキンケアにより皮膚の清潔や保湿を保ち，新たなスキントラブルを起こさないようにする．

　とくに下肢浮腫は足関節の可動を制限し，歩行困難により転倒リスクが生じる可能性があるため，注意が必要である．

　体表に著明な浮腫を認める場合には，循環血漿量の過不足を考える必要がある．浮腫があるから必ず循環血漿量が増加しているわけではなく，逆に減少による脱水の可能性もあり，治療が異なるため正しい評価を行うことが重要である．

　浮腫を認めるからといって，安易に利尿薬を使用すると，循環血漿量が減少している場合は，さらに脱水を助長する結果になるので注意する．

浮腫はさまざまな原因で起こるため，来院時に必ずバイタルサイン測定し，必要であれば持続的モニタリングを実施する．また治療効果についても，継続的な観察が必要である．

引用・参考文献
1) 内田俊也：2-41 脱水．内科學（矢﨑義雄ほか編），第10版，p.119，朝倉書店，2013．
2) 千島佳也子：救急医療に必要な指標．EMERGENCY CARE，23(11)：1101-1110，2010．
3) 福井次矢ほか：脱水．内科診断学，第2版，p.491，医学書院，2008．
4) 磯﨑泰介ほか：浮腫の鑑別診断の実際．Fluid Management Renaissance，4(2)：170-178，2014．
5) 山本啓二：浮腫の鑑別診断．Fluid Management Renaissance，2(3)：226-232，2012．
6) 富野康日己ほか：浮腫とは．内科診断学，第2版，2008．
　　https://secure.juntendo.ac.jp/bcs/ct/k_shinryo/,DanaInfo=.atprCmxrpjlt0+index.php?do=check#（2014年10月29日検索）
7) 百村伸一ほか：座談会　浮腫をみたら．Fluid Management Renaissance，2(3)：217-225，2012．
8) 安田尚史ほか：薬剤性浮腫．Fluid Management Renaissance，2(3)：269-276，2012．

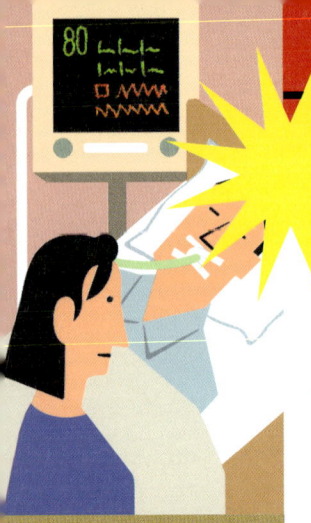

敗血症

宮田佳之

病態

●感染症は，通常，病原微生物が生体内に侵入・増殖し，病原性を発揮することにより成立するが，生体の免疫機能が正常であれば，感染は局所にとどまり，自然に軽快する場合も多い．しかし，病院微生物が感染局所より周囲へ波及したり，血液（菌血症）などを介して遠隔組織へ広がった場合には発熱，頻脈などの全身症状が出現する（図1）．
●これは病原微生物に由来する毒素などの物質（PAMPs）や，障害を受けた組織に由来する物質（DAMPs）によって，単球/マクロファージ，

PAMPs：pathogen-associated molecular patterns
病原体関連分子パターン

DAMPs：damage-associated molecular patterns
傷害関連分子パターン

図1 感染症から敗血症までの流れ

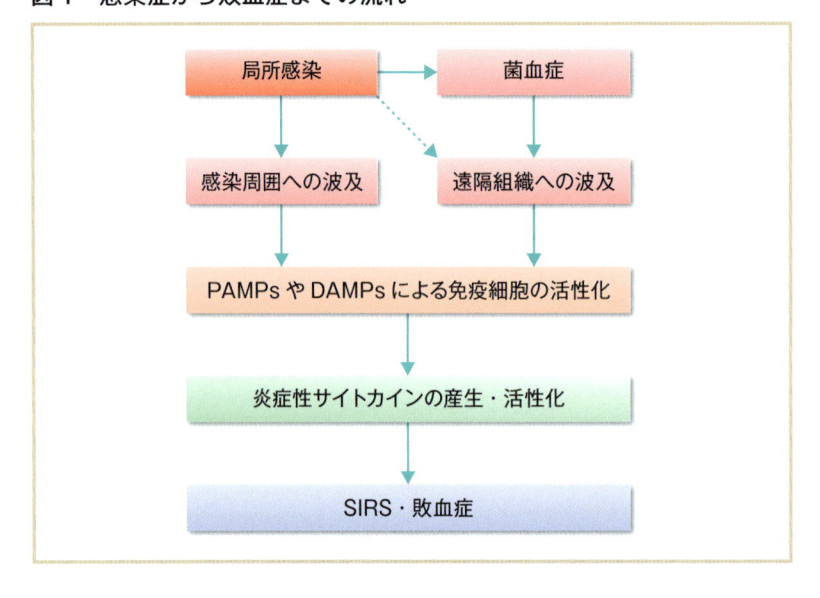

局所感染 → 菌血症
↓ ↓
感染周囲への波及　遠隔組織への波及
↓
PAMPs や DAMPs による免疫細胞の活性化
↓
炎症性サイトカインの産生・活性化
↓
SIRS・敗血症

リンパ球，血管内皮などが刺激を受け産生・放出されるサイトカインに対する生体防御反応である．これらが全身性炎症反応症候群（SIRS）の基準（表1）を2項目以上満たすことで，敗血症と診断される．
● SIRSの定義のみではあまりに非特異的であり，正確な病態を診断できないとの理由から，2003年に敗血症の定義と診断基準の見直しが検討された．SIRSの定義と，「敗血症がinfection-induced SIRSである」という基本的な考え方には変更なく，敗血症の診断項目について変更がなされた．日本版敗血症診療ガイドラインでも敗血症のための補助的指標として掲載されている（表2）[1]．

表1 SIRS診断基準

体温	>38℃または<36℃
脈拍	>90回/分
呼吸	>20回/分またはPaCO$_2$<32 Torr
白血球	>12,000 mm^{3}または<4,000 mm^3 未熟型白血球>10%

SIRS：systemic inflammatory response syndrome
全身性炎症反応症候群

表2 敗血症の補助的指標

全身的指標
発熱（深部温>38℃）
低体温（深部温<36℃）
心拍数（>90/分，または年齢の基準値よりも>2 SD：標準偏差）
頻呼吸（>20回/分）
精神状態の変化
著明な浮腫または体液増加（24時間で>20 mL/kg）
高血糖（血糖値>120 mg/dL，ただし非糖尿病患者）

炎症反応の指標
白血球増多（WBC>12,000/μL）
白血球減少（WBC<4,000/μL）
白血球数正常で未熟型白血球>10%
CRP（>2.0 mg/dL*）
プロカルシトニン（>0.5 ng/mL，重症敗血症>2.0 ng/mL）
IL-6（重症敗血症>1,000 pg/mL*）

循環動態の指標
低血圧（成人では収縮期血圧<90 mmHgもしくは平均血圧<70 mmHg，または収縮期血圧40 mmHg以上の低下，小児では年齢基準値よりも2 SD以上の低下）

臓器障害の指標
低酸素血症（PaO$_2$/FiO$_2$<300）
急な尿量減少（尿量<0.5 mL/kg/hr）
Creの上昇（>0.5 mg/dL）
凝固異常（PT-INR>1.5またはaPTT>60秒）
イレウス（腸蠕動音の消失）
血小板数減少（<100,000/μL）
高ビリルビン血症（T-Bil>4 mg/dL）

臓器灌流の指標
高乳酸血症（>2 mmol/L）
毛細血管再充満時間の延長，またはまだらな皮膚

*参考値：測定法により異なる
日本集中治療医学会 Sepsis Registry 委員会：日本版敗血症診療ガイドライン，2007．より抜粋

SD：standard deviation
標準偏差

PT-INR：prothrombin time-international normalized ratio
プロトロンビン時間国際標準比

APTT：activated partial thromboplastin time
活性化部分トロンボプラスチン時間

救命救急の臨床像

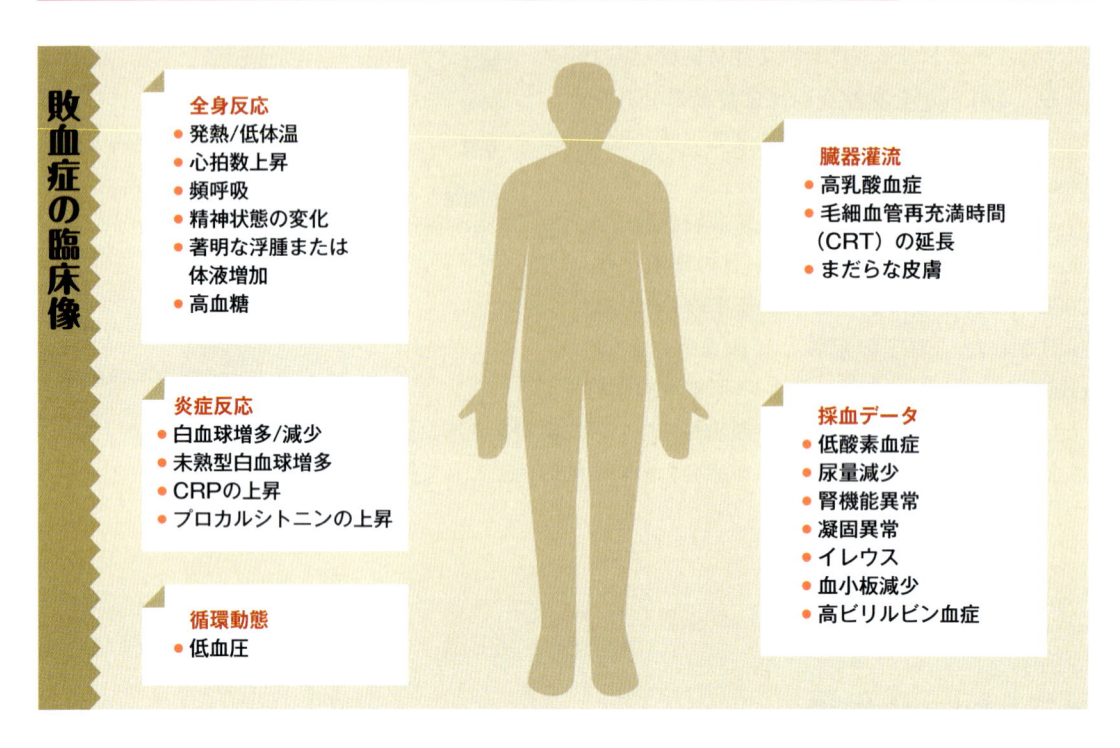

敗血症の臨床像

全身反応
- 発熱/低体温
- 心拍数上昇
- 頻呼吸
- 精神状態の変化
- 著明な浮腫または体液増加
- 高血糖

炎症反応
- 白血球増多/減少
- 未熟型白血球増多
- CRPの上昇
- プロカルシトニンの上昇

循環動態
- 低血圧

臓器灌流
- 高乳酸血症
- 毛細血管再充満時間（CRT）の延長
- まだらな皮膚

採血データ
- 低酸素血症
- 尿量減少
- 腎機能異常
- 凝固異常
- イレウス
- 血小板減少
- 高ビリルビン血症

　前項で述べたように，感染症の存在下で敗血症と診断するための臨床指標として，日本版敗血症診療ガイドラインでは，「全身的指標」「炎症反応の指標」「循環動態の指標」「臓器障害の指標」「臓器灌流の指標」に分け，それぞれが具体的数値としてあげられている．

全身的指標

　SIRS診断基準の4項目中3項目がバイタルサインによるものとなっており，バイタルサインの重要性と全身所見から敗血症を疑うことの重要性を強調している．実際に，早期から敗血症を認識でき，治療が開始されることにより院内死亡率の低下を認めた報告もある[2]．
　注意すべきこととして，とくに高齢者の場合で発熱や頻脈を呈さないことや，薬剤の影響からバイタルサインに一見異常がなさそうに見えることを念頭に置く必要がある．

炎症反応の指標

　近年注目されているバイオマーカーとしてプロカルシトニン（PCT）がある．PCTは，重症細菌性感染症で上昇を認め，反応時間がCRPに比べて早く，半減期が長いのが特徴である．

PCT：procalcitonin
プロカルシトニン

表3 SOFAスコア

スコア	0	1	2	3	4
呼吸器 PaO_2/F_1O_2	X>400	400≧X>300	300≧X>200	200≧X>100 呼吸補助下	100≧X 呼吸補助下
凝固系 血小板数 ($\times 10^3 mm^2$)	X>150	150≧X>100	100≧X>50	50≧X>20	20≧X
肝機能 (mg/dL)	<1.2	1.2〜1.9	2.0〜5.9	6.0〜11.9	>12.0
心血管系 低血圧	なし	平均動脈圧> 70 mmHg	ドパミン≦5γあるいは ドブタミン投与(量問わず)	ドパミン>5γあるいはエピネフリン≦0.1γあるいはノルエピネフリン≦0.1γ	ドパミン>15γあるいはエピネフリン>0.1γあるいはノルエピネフリン>0.1γ
中枢神経系 GCS	15	13〜14	12〜10	9〜6	6未満
腎機能 クレアチニン値 (mg/dL)	1.2未満	1.2〜1.9	2.0〜3.4	3.5〜4.9 あるいは尿量<500 mL/日	≧5.0 あるいは尿量<200 mL/日

しかし外傷や侵襲度の高い手術後でも上昇することから，特異的診断力に関しては課題が残されている．

循環動態の指標

循環動態の指標としては，ショック状態があげられるが，ショック状態は必ずしも低血圧を意味しているわけではない．

ショックの概念は，末梢組織・細胞レベルにおける酸素代謝の異常であり，血圧のみならず臓器障害や組織での低灌流の有無を評価することが重要である．

敗血症に加えて，それに起因した臓器障害や低灌流を認める場合は，重症敗血症と定義され，重症敗血症に対して十分な輸液を行っても，血圧が収縮期で90 mmHg未満か，通常よりも40 mmHgの低下が認められる場合は，敗血症性ショックと定義されている．

臓器障害の指標

採血データとしては，臓器障害の指標とするため，日本版敗血症診療ガイドラインにおいて推奨されているSOFAスコア(**表3**)などの指標を用いることで，呼吸器(PaO_2/F_1O_2比)，凝固系(血小板数)，肝機能(ビリルビン値)，心血管系(低血圧)，中枢神経系(GCS)，腎機能(尿量およびクレアチニン値)により点数化し，重要臓器障害を評価していく．

また重症敗血症では，単球や血管内皮細胞からさまざまなサイトカインが放出され，血管内凝固が起こり，血管内微小血管に血栓が形成され

SOFA: sequential organ failure assessment
呼吸器，凝固系，肝機能，心血管系，中枢神経系，腎機能の6臓器について，障害の程度を0〜4点の5段階で評価し，臓器ごとの点数および総和としての重症度を表す．

ることで，各重要臓器の血流障害をきたし多臓器不全となる．そのため急性期 DIC 診断基準による評価と早期介入が重要となる．

DIC：disseminated intravascular coagulation
播種性血管内凝固症候群

臓器灌流の指標

臓器灌流については，前述のとおり，敗血症性ショックは，重症敗血症の状態で十分な輸液を行っても，血圧が収縮期で 90 mmHg 未満か，通常よりも 40 mmHg の低下が認められる場合に診断される．

低血圧は敗血症性ショックの重要な指標となるが，必ずしも診断には必要ない．血中乳酸値が，敗血症性ショックのよいバイオマーカーになるとされている．つまりは見た目の血圧が正常であっても血中乳酸値が高値を示している場合には，初期蘇生（後述）を開始する必要がある．

臨床においては，これらバイタルサインの変化や症状出現の程度は患者によってさまざまである．しかし既往や現疾患によっては免疫不全状態に陥っている可能性もあるため，発熱を主訴に来院した患者や化学療法中などの免疫抑制を疑う患者，また原因不明のショック状態での救急車搬入例では，病態の進行が早く，生命の危機状態にあることを考慮し，迅速なフィジカルアセスメントや後述する検査・処置の準備介助を行っていくことが重要である．

治療・マネジメントの実際

検査項目

1 動脈血液ガス分析

呼吸状態の評価はもちろんのこと，敗血症の重症度を判断するうえで，臓器障害や組織での低灌流の評価は重要である．動脈血液ガス分析を行うことで，血中乳酸値や代謝性アシドーシスの確認を行う．

血中乳酸値に関しては，以前より組織酸素代謝の指標とされてきたが，同時にショックの程度も反映する．エネルギー産生は，「好気性代謝（TCA サイクル）」と「嫌気性代謝（解糖系）」で行われる．通常，細胞への酸素供給が保たれている場合では，好気性代謝でエネルギーが産生されるが，酸素需要に供給が追いつかず，組織での低灌流や低酸素状態では嫌気性代謝が亢進し，乳酸値の上昇を認めることとなる．

TCA サイクル：tricarboxylic acid cycle
トリカルボン酸回路

血中の乳酸の基準値は 0.4〜1.8 mmol/L（4〜16 mg/dL）であるが，治

療にもかかわらず乳酸値の高値が持続する場合には，多臓器不全やDICといった合併症の発生率や死亡率が高いことが報告されている．

代謝性アシドーシスを評価する際にはアニオンギャップ（AG）の増大の有無を確認する．AGは以下の式で求められる．

AG＝ナトリウムイオン−（クロールイオン＋重炭酸イオン）

基準値は12 ± 2 mEq/Lで，これより上昇している場合には，代謝性アシドーシスが存在する．代謝性アシドーシスを呈する病態としては腎不全，糖尿病性ケトアシドーシス，アルコール性ケトアシドーシス，乳酸アシドーシスがあげられるが，これらは重症敗血症や敗血症性ショックの場合にも認められる．

AG：anion gap
アニオンギャップ

2 培養

1 血液培養

重症敗血症や敗血症性ショックでは菌血症を合併している場合が多く，原因菌診断の目的で抗菌薬投与開始前に血液培養を行うことが重要である．

具体的な採取方法としては，手洗いと滅菌手袋を着用したうえで，皮膚を十分に消毒し，穿刺を行う．消毒薬としては0.5％クロルヘキシジンでの消毒，またはアルコール含有製剤での前清拭の後に10％ポビドンヨードを塗布し十分な乾燥を待って穿刺することが推奨されている．

採取量は1セットあたり20 mLとし，2セット以上採取する．とくにカテーテル関連血流感染症を疑う場合には，2セットのうち1セットは経カテーテル採血とする．

また心内膜炎を疑う場合には，3セット以上を採取する．培養ボトル注入口がゴム栓の場合には，血液注入前にアルコール含有製剤で消毒し注入する．

血液培養採取のタイミングとしては，発熱以外に低血圧や悪寒戦慄がある場合には，菌血症が生じている可能性があるため採取の目安となる．

2 その他の培養

肺炎を疑う場合には気道分泌物の採取を行い，必要に応じて気管支肺胞洗浄（BAL）を実施する．また髄膜炎を疑う場合には，頭蓋内圧亢進症状のないことを確認後に，髄液採取を行う．

BAL：bronchoalveolar lavage
気管支肺胞洗浄

3 画像診断

敗血症性ショックの症例において，外科的処置を含めた早期の感染巣のコントロールにより生存率の向上がみられたとする報告もある．

ベッドサイドでも施行が可能な単純X線写真や超音波検査に加えて，

表4 部位別の感染巣の診断に推奨される画像診断法

	単純X線	超音波検査	CT検査	MRI検査
髄膜脳炎	○		◎	FLAIR像 造影T1強調画像
頸部膿瘍 軟部組織感染	◎	○	造影CT◎ MDCT○	T2強調画像
呼吸器感染	胸部◎		胸部単純◎, HRCT	
胆道系感染	腹部◎	◎	腹部造影◎	MRCP
尿路感染	KUB○	◎	腹部・骨盤部◎, 同部造影CT○, MDCT	
Septic emboli	胸部◎	心臓◎, 頸部静脈○	胸部単純◎	

◎最も推奨される画像診断　○2番目に推奨される画像診断
FLAIR：fluid attenuated inversion recovery, MDCT：multi detector-row CT
HRCT：high-resolution CT
KUB：kidney-ureter-bladder, MRCP：magnetic resonance cholangiopancreatography

日本集中治療医学会Sepsis Registry委員会：日本版敗血症診療ガイドライン，2007．より引用

広範なスクリーニングが可能なCTが有用であるとされている．とくに感染巣の検索には，造影CTが推奨されている．

表4に日本版敗血症診療ガイドラインで感染巣の診断に推奨される画像診断法を示す．

治療

1 初期蘇生の開始基準

日本版敗血症診療ガイドラインにおいては，「血圧低下にこだわらず，代謝性アシドーシスの進行，血中乳酸値の上昇を認めた場合に，初期蘇生を開始する（1A）」[1]としている．

ショックや組織低灌流状態の評価は，血圧低下だけではとらえることができないことから，血中乳酸値の上昇や代謝性アシドーシスの存在を同時に確認していくことによる早期介入の重要性を示している．

具体的に日本版ガイドラインでは，血中乳酸値の上昇（>2 mmol/L）を認めた場合には初期蘇生を開始することとしている．

2 初期蘇生の目標となる指標（図2）

敗血症に対する初期蘇生の最終目標は，ショックの指標である血中乳

図2 敗血症の初期蘇生の例

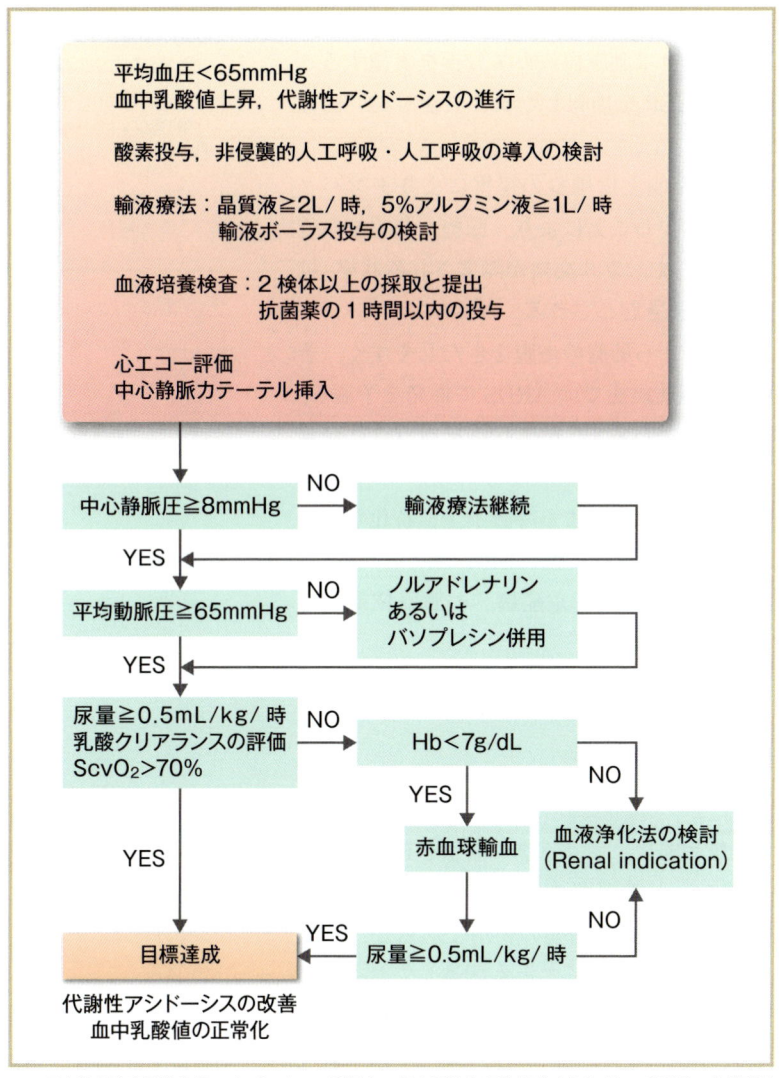

平均血圧<65mmHg
血中乳酸値上昇,代謝性アシドーシスの進行

酸素投与,非侵襲的人工呼吸・人工呼吸の導入の検討

輸液療法:晶質液≧2L/時,5%アルブミン液≧1L/時
輸液ボーラス投与の検討

血液培養検査:2検体以上の採取と提出
抗菌薬の1時間以内の投与

心エコー評価
中心静脈カテーテル挿入

中心静脈圧≧8mmHg → NO → 輸液療法継続
↓ YES
平均動脈圧≧65mmHg → NO → ノルアドレナリンあるいはバソプレシン併用
↓ YES
尿量≧0.5mL/kg/時
乳酸クリアランスの評価
ScvO₂>70% → NO → Hb<7g/dL
↓ YES   ↓ YES   → NO
                        赤血球輸血   血液浄化法の検討 (Renal indication)
                                     ↓ NO
目標達成 ← YES ← 尿量≧0.5mL/kg/時
代謝性アシドーシスの改善
血中乳酸値の正常化

日本集中治療医学会 Sepsis Registry 委員会:日本版敗血症診療ガイドライン,2007. より引用

酸値および代謝性アシドーシスの改善にある.

具体的には「平均血圧>65 mmHg,尿量>0.5 mL/kg/時,中心静脈血酸素飽和度(ScvO₂)>70%,血中乳酸値低下,代謝性アシドーシスの少なくとも6時間以内の改善を目標とする(1A)」[1] とある.

これは早期目標指向性治療(EGDT)に準じており,いかに早く敗血症と判断し治療を開始するかが重要であることを示している.**図2**に敗血症の初期蘇生の例を示す.

3 呼吸管理

敗血症では,高サイトカイン血症,好中球増加と肺への遊走,炎症性

ScvO₂ : central venous oxygen saturation
中心静脈血酸素飽和度

EGDT : early goal-directed therapy
早期目標指向性治療

細胞による肺組織の損傷，血管透過性亢進型肺水腫の発生などにより2次的に急性呼吸窮迫症候群（ARDS）が惹起されることがあり，ARDSの間接的原因としては最も多い．これは動脈血液ガス分析を実施することにより PaO_2/F_IO_2 比を算出し PEEP を加味した値と発症時期，画像所見により診断される（表5）．

ARDS は，肺血管内上皮細胞と肺胞上皮細胞の傷害によりタンパク質の多い水分が間質と肺胞内に漏出することにより，肺胞と肺毛細血管とのガス交換がない状態（シャント）や，ガス交換が障害される状態（拡散障害，換気血流比不均衡分布）が引き起こされる．

また肺のコンプライアンスの低下から肺胞の虚脱をきたしやすく，著明な低酸素血症をまねく．そのため敗血症では ARDS の併発を予測し，急変に備えて低酸素血症の存在にかかわらず，酸素投与を行うことが重要である．

とくに人工呼吸管理に関しては，敗血症による呼吸不全に特化したものではないが，①6 mL/kg（標準体重）前後の低一回換気量，②吸気プラトー圧を抑える，③至適 PEEP の設定，④重症例への腹臥位療法を考慮することとされている．

ARDS：acute respiratory distress syndrome
急性呼吸窮迫症候群

PEEP：positive end-expiratory pressure
呼気終末陽圧

4 循環管理

1 ショックへの対処

敗血症性ショックに対する治療戦略は，ショックの病態を正確に把握し，適切かつ迅速に対処することが重要である．初期の治療法は，EGDT に準じた急速大量輸液療法と血管収縮薬の使用であるが，時間の経過とともにショックの病態が変化していくことも認識しておくことが大切である．

具体的には，敗血症初期は過剰に産生された一酸化窒素（NO）や各種血管拡張物質により血管抵抗が低下した血液分布異常性ショックを呈す

表5　ARDS 診断基準

時期		発症後1週間以内の新しいもしくは悪化している呼吸器症状
胸部画像		両側性浸潤影 （胸水，無気肺，結節では説明できないもの）
肺水腫の要因		心不全や心原性肺水腫では説明できない呼吸不全 リスクがなければ，客観的評価（心エコーなど）によりうっ血性肺水腫を除外する
酸素化	軽度（Mild）	$200<P/F$ 比≤ 300（PEEP/CPAP≥ 5 cmH$_2$O）
	中等度（Moderate）	$100<P/F$ 比≤ 200（CPAP≥ 5 cmH$_2$O）
	重度（Severe）	P/F 比≤ 100（CPAP≥ 5 cmH$_2$O）

る．そのため末梢は温暖である場合が多く warm shock といわれ，後負荷が低下しているため高心拍出量の状態にある．

しかし，病態の経過とともに血管内皮細胞障害が進行すると，血管拡張物質の産生は低下し，逆に血管収縮作用による末梢血管の収縮から cold shock へ移行する．この時期は後負荷が上昇するため，心拍出量は減少した状態となる．

近年では，心収縮能低下よりも心筋の拡張障害が注目されており，左室の拡張障害の存在が重症敗血症および敗血症性ショックの独立した予後予測因子であるとも報告されている[3]．

このような心機能低下例や左室拡張障害を呈する症例に対して，急速大量輸液療法は病態を悪化させる可能性があり，敗血症性ショックに対する大量輸液療法の是非が論争されている[4]．

2 血管収縮薬の使用

血管収縮薬の使用に関して，日本版ガイドラインにおいては，「敗血症初期の末梢が温暖な warm shock では，血管作動薬としてノルアドレナリン（0.05 μg/kg/分〜）を第1選択とする（1A）」[1]としている．

敗血症初期は，前述したように炎症性サイトカインによる各種血管拡張物質の賦活化が起こり，体血管抵抗が減少した血液分布異常性ショックを呈する．そのため血管収縮（α受容体）に作用するノルアドレナリンが選択される．

以前はドパミンが選択されることもあったが，ドパミンは低用量ではドパミン（D）受容体，中用量であればβ受容体，高用量ではα＋β受容体に作用することが知られており，血管収縮を目的とした投与とすると高用量となり，逆に血管拡張（β受容体）作用も出現することがあるため，現在では推奨されていない（**表6**）．

ノルアドレナリンへの反応が低下している症例の場合には，バソプレシン（0.03単位/分）の併用も考慮するとされている．作用機序としてバソプレシンは血管平滑筋を収縮させ，カテコラミンに対する反応性を改善し血圧の上昇に働く．

実際に，カテコラミン抵抗性の患者に，ノルアドレナリン単独投与とノルアドレナリンにバソプレシンの併用比較検討したところ，併用したほうが頻脈は減少し，平均動脈圧や心拍出量が増加し，腸管血流が維持できたと報告されている[5]．

5 抗菌薬の投与

抗菌薬には，経験的治療と標的治療がある．経験的治療とは，感染症を疑った後に原因菌が培養同定され，その薬剤感受性が判明するまでのあいだに開始される抗菌薬治療をさす．

表6 カテコラミンの薬理作用

	α作用	β作用		ドパミン受容体
		β₁	β₂	D
作用	末梢血管収縮	心収縮力	心拍数	末梢血管拡張 気管支拡張	腎・腸管血流
ドパミン	中〜高用量：++	中容量：++	中容量：+	高用量：+	低用量：+
ノルアドレナリン	+++	+	−/+	−	−

　標的治療とは，原因菌が同定され，薬剤感受性結果も判明した後に開始される治療をさす．

　日本版敗血症診療ガイドラインにおいては，経験的抗菌薬を敗血症診断後1時間以内に投与することを推奨している．心肺停止や多発外傷，脳卒中の治療においても時間が重視されているが，重症敗血症においても時間を意識した抗菌薬投与が重要となる．

看護ケアの焦点

　救急外来で働く看護師として，看護ケアの焦点は，敗血症のスクリーニングと緊急度の判定，そして治療戦略を予測した準備と診療（検査）の補助と，呼吸・循環の評価および管理である．

敗血症のスクリーニングと緊急度の判定

　敗血症は，治療の遅れから容易に重症敗血症や敗血症性ショックへ進展し，多臓器障害を合併し，死亡率の上昇につながる．そのため，いかに早く敗血症と診断し，治療を開始するかが重要となる．

　ガイドライン上でもEGDTや抗菌薬の投与に関しても時間を意識した行動が必要であることが示されており，救急外来で働く看護師として敗血症のスクリーニングを念頭に置いた観察が大切である．

　臨床像でも述べたように，SIRSの4項目のうち3項目はバイタルサインを基本としており，ふだんからバイタルサインを意識的に測定し，症状と合わせたアセスメントが敗血症のスクリーニングにおいて重要である．

　また日本版緊急度判定支援システム（JTAS）においても，発熱の項目において敗血症の徴候を確認することとしており（表7），敗血症を積極的に疑う場合には，JTAS Triage level 2（緊急）として，蘇生を要する

JTAS：Japanese Triage and Acuity Scale（日本版）緊急度判定支援システム

表7 発熱と敗血症

発熱＞38℃	JTASレベル
免疫不全：好中球減少（あるいは疑い），化学療法またはステロイドを含む免疫抑制剤の投与中．	2
敗血症疑い：SIRS 診断基準の2項目以上を満たす．または循環動態不安定，中等度呼吸障害または意識障害．	2
具合悪そう：SIRS 診断基準は2項目未満しか満たさないが，具合悪そうな状態（紅潮，傾眠，不安・不穏）．	3
具合良さそう：SIRS 診断基準のうち発熱のみが陽性であり，苦痛なく落ち着いた状態．	4

日本救急医学会，日本救急看護学会，日本小児救急医学会，日本臨床救急医学会監：緊急度判定支援システム JTAS 2012 ガイドブック，へるす出版，2012．より引用

状態にまで急速に悪化する場合を考慮し，迅速な診療体制を整えることとしている[6]．

初期蘇生のための準備と診療（検査）の補助

　治療の項において初期蘇生の開始基準と治療目標をあげた．敗血症と診断もしくは疑う場合には，医師はガイドラインに沿った治療を行うことが予測される．

　EGDT では，呼吸管理を行いながら中心静脈（CV）カテーテルを挿入し，$ScvO_2$ や中心静脈圧（CVP）を測定することを明記している．

　輸液療法に反応しなければ，カテコラミンの投与も考えられる．末梢静脈路からのカテコラミン投与は，血管炎の発生や投与流量の不確実性をきたす可能性があり，CV カテーテル確保のための準備も予測しておく必要がある．それに伴い，血行動態の観察や，頻繁な動脈血液ガス分析も必要となるため，観血的動脈圧ラインを挿入し持続的に動脈圧を測定することが多い．

　実際に EGDT においても平均血圧＞65 mmHg を目標としており，非観血的血圧測定に加えて継続的な血行動態の評価に有用である．

　そのほか，血液培養も含めた各種培養（痰，鼻腔，尿，髄液など）の採取準備と，目標としている尿量が確保できているかを評価するため，膀胱留置カテーテルの準備と介助が必要となる．

呼吸・循環管理

1 呼吸管理

　ARDS 症例には，高確率で敗血症を伴うことから，低酸素血症をき

表8 主なモニタリングの指標

指標	目標値
平均動脈圧（MAP）	65 mmHg 以上
中心静脈圧（CVP）	8～12 mmHg
中心静脈血酸素飽和度（ScvO$_2$）	70%以上
末梢血管抵抗（SVRI）	1,700～2,400 dynes/秒/cm^2/m^2
一回拍出量変動率（SVV）	13%未満
心係数（CI）または心拍出量（CO）	2.6～4.2 L/分/m^2 または 4.0～8.0 L/分
下大静脈（IVC）径，呼吸性変動	21 mm 以上，50%以下

真弓俊彦編：敗血症治療 一刻を争う現場での疑問に答える．羊土社，2014．を参考に作成

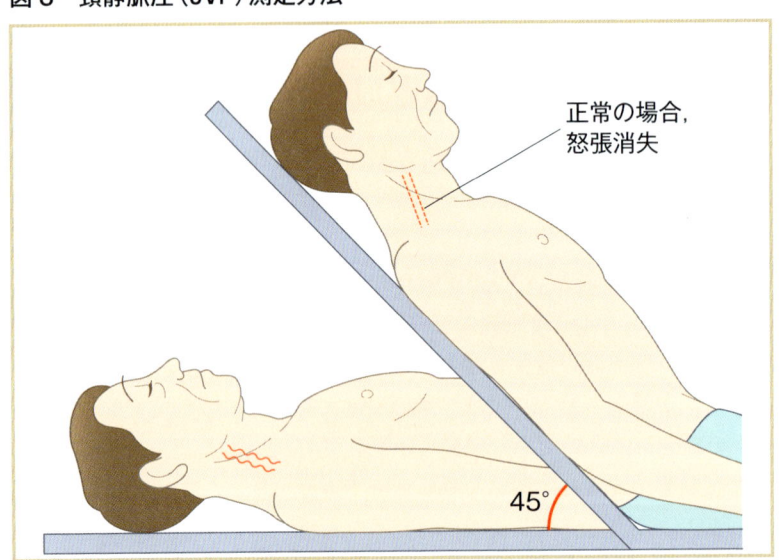

図3 頸静脈圧（JVP）測定方法

たさないケアを行ううえで呼吸管理は重要である．

　侵襲に伴う交感神経の亢進や発熱などの代謝亢進に伴う酸素需要の増大，代謝性アシドーシスに対する代償機転などでは，不安定な呼吸パターン（頻呼吸や呼吸様式の変調）を呈することがある．この状態が持続すると，呼吸仕事量や酸素消費量の増大をまねき，容易に低酸素血症に陥るため，人工呼吸管理が必要となることが多い．

　救急外来においては，時間を追うごとに変化する病態に伴い，酸素化の増悪傾向をきたすことも考えられる．継続的なフィジカルの観察と，気管挿管の準備も含めた確実な酸素投与が重要である．

　気管挿管後の人工呼吸管理では，気管吸引時に注意が必要である．とくに ARDS の病態として肺の虚脱をきたしやすいため，肺胞の開存を

目的としてPEEPを高めに設定することで酸素化を維持している場合が多い．

頻回な吸引や無意味な呼吸器回路の開放はPEEPの解除につながり，肺胞の虚脱に伴う酸素化の急激な悪化や，肺胞周囲にある間質液が肺胞内に移動するなど，気管吸引手技がショック状態の原因となる．

ルーチンでの気管吸引は避けるべきであり，フィジカルアセスメントにより中枢への痰の移動を確認したのちに，必要最小限の時間で行うことが重要である．

2 循環管理

循環管理に関しては，近年，敗血症の治療や管理を行う際のさまざまなデバイスが開発されており，情報量として多くのモニタリング指標を得ることができる（**表8**）[7]．

しかし，数値化されたモニタリング結果は敗血症時の臨床指標の1つ（「循環動態の指標」）にすぎず，バイタルサインやフィジカルを中心とした「全身的指標」や「臓器灌流の指標」も合わせてアセスメントしていくことは，看護師として忘れてならない．

その1指標として頸静脈圧（JVP）測定は，第5のバイタルサインともいわれている方法である（**図3**）[8]．これは，非侵襲的に静脈圧を推定することで，ほかの客観的指標と統合し，患者の病状把握や看護展開を行うことができる．

JVP：jugular venous pressure
頸静脈圧

看護師は各指標が改善もしくは増悪傾向かを判断し，医師への報告とともに，予測性をもって準備・介入を行っていくことが重要である．

敗血症診療にかぎらず，看護は救急外来のみで完結するものではないため，継続看護の視点で患者をとらえ，初期蘇生開始前・中・後でのバイタルサインや症状など，患者の処置への反応の変化を，水分出納バランスとともに次の部署（ICU，救命救急センター，病棟など）へ申し送ることも重要な役割だといえる．

引用・参考文献
1) 日本集中治療医学会 Sepsis Registry 委員会：日本版敗血症診療ガイドライン．2007．
2) Landesberg G, et al.：Diastolic dysfunction and mortality in severe sepsis and septic shock. Eur Heart J, 33(7)：895-903, 2012.
3) Levy MM, et al.：The Surviving Sepsis Campaign：Result of an international guideline-based performance improvement program targeting severe sepsis. Crit Care Med, 38(2)：367-374, 2010.
4) Boyd JH, et al.：Fluid resuscitation in septic shock：a positive fluid balance and elevated central venous pressure are associated with increased mortality. Crit Care Med, 39(2)：259-265, 2011.
5) Dünser MW, et al.：Arginine vasopressin in advanced vasodilatory shock：a prospective, randomized, controlled study. Circulation, 107(18)：2313-2319, 2003.
6) 日本救急医学会，日本救急看護学会，日本小児救急医学会，日本臨床救急医学会監：緊急度判定支援システム JTAS 2012 ガイドブック．へるす出版，2012．
7) 真弓俊彦編：敗血症治療 一刻を争う現場での疑問に答える．羊土社，2014．
8) 徳田安春：救急外来におけるバイタルサインの解釈．救急医学，35(6)：635-640, 2011．
9) 山内豊明：フィジカルアセスメントガイドブック—目と手と耳でここまでわかる．第2版，医学書院，2011．

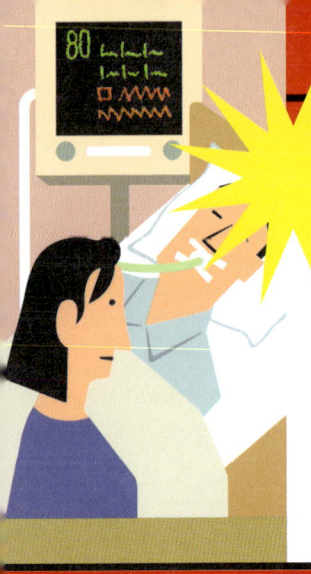

重症外傷

合原則隆

病態

- 外傷は，交通事故や転落による鈍的外傷と刃物や銃による穿痛性外傷の2つに大別され，中でも，生命の危険が迫っていることから迅速な処置が求められるものを，重症外傷という．
- 外傷の死亡には，3つの群があり，即死または数分で亡くなる群（第1次ピーク），出血性ショックや頭部外傷などが原因で2〜3時間で死亡する群（第2次ピーク），敗血症や多臓器不全（MOF）で数日から2〜3週間後に死亡する第3のピークがある．
- 頭部外傷では，脳実質を直接損傷して生じる1次性脳損傷と占拠性病変から，脳幹，呼吸，循環障害が起こる2次性脳損傷があり，2次性脳損傷の予防・軽減が患者の社会復帰を含めての予後改善の鍵となる．
- 頸部外傷では，気道閉塞・損傷と大量出血による循環不全，骨折，脱臼による運動・知覚障害が生じる可能性があることから，確定診断がつくまでは，全脊柱固定を念頭に体位管理を行う．
- 胸部外傷では，肺，心，大血管の損傷により，緊急性の高い病態が生じ迅速な観察，処置などの対応が必要である．腹部外傷で，臓器損傷を受けることで出血や組織感染が生じるおそれがある．
- 骨盤外傷では，骨折に伴う血管損傷からの大量出血と骨盤内の臓器損傷が生じるおそれがある．
- 重症外傷の場合，骨折や損傷による四肢外傷を伴っている場合が存在するが，機能障害を防ぐための処置を念頭に対応することが求められる．

救命救急の臨床像

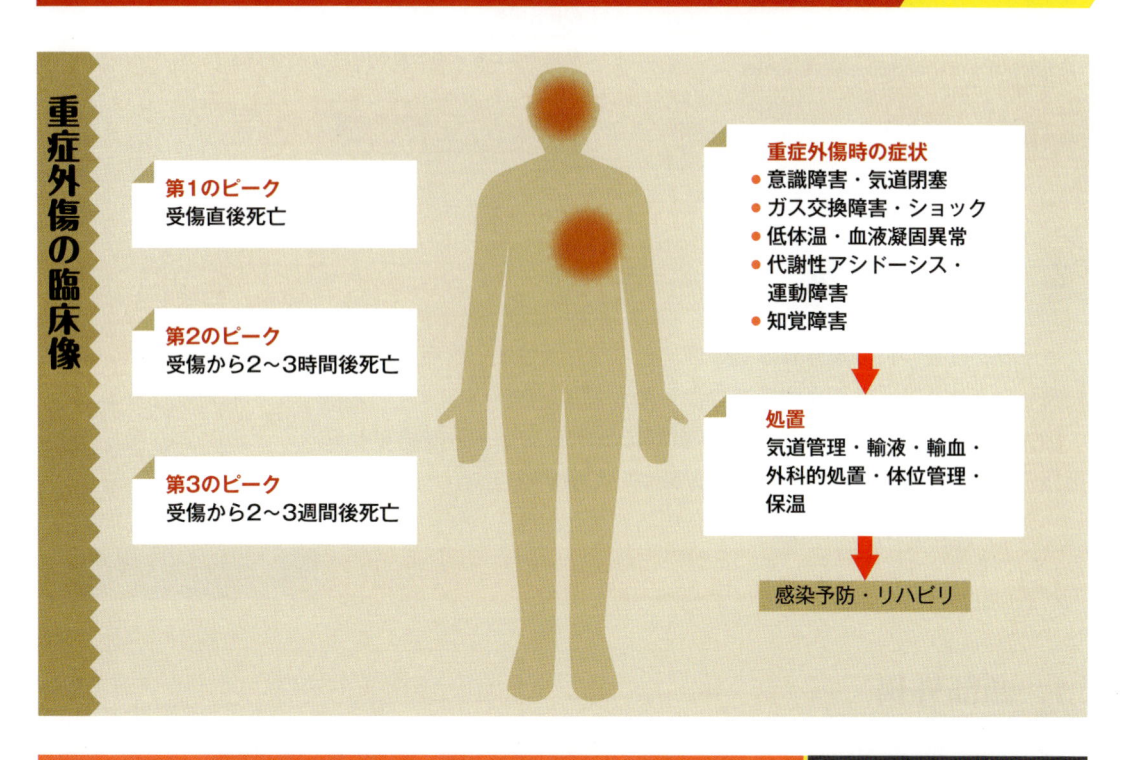

重症外傷の臨床像

第1のピーク
受傷直後死亡

第2のピーク
受傷から2～3時間後死亡

第3のピーク
受傷から2～3週間後死亡

重症外傷時の症状
- 意識障害・気道閉塞
- ガス交換障害・ショック
- 低体温・血液凝固異常
- 代謝性アシドーシス・運動障害
- 知覚障害

処置
気道管理・輸液・輸血・外科的処置・体位管理・保温

感染予防・リハビリ

外傷初療とショック

1 ショック状態とは

　JATEC™では，ショックを，外傷・非外傷を問わず「主要臓器への有効な血流が低下して組織代謝に異常をきたし，細胞機能が維持できないことによる症候群」[1]と定義している．

　生命活動は，大気中から取り込まれた酸素が，肺でガス交換され，心臓のポンプ作用によって，中枢神経を含む全身の組織に供給されて形成される生命の輪によって維持されている．生命の輪に1つでも障害が起きると，生命活動は維持できなくなる．

　ショック状態では，組織への酸素供給が低下して，好気性代謝から嫌気性代謝に切り替わるため，乳酸値の上昇による代謝性アシドーシスやナトリウム-カリウムポンプ機能が障害され，ナトリウム濃度が上昇し浮腫の形成が起こる．

JATEC：Japan Advanced Trauma Evaluation and Care
外傷初期診療ガイドライン日本版

重症外傷　199

表1 外傷の原因によるショックの分類

分類	原因
循環血液量減少性ショック (hypovolemic shock)	出血・体液量低下
閉塞性ショック (obstructive shock)	緊張性気胸, 心タンポナーデなどの拡張障害
心原性ショック (cardiogenic shock)	心筋挫傷などによる心臓のポンプ機能低下
血液分布異常性ショック (distributive shock)	脊髄損傷によって, 神経系の循環調節機構の破綻により生じる

2 ショック分類

ショックは4つに分類される(表1).そのうち緊急度,重症度がともに高いショックは,循環血液量減少性ショックである.

図1に,救急外来における,外傷初療におけるショックの認知と原因検索,処置,初期輸液療法のあり方について示す[2].

外傷部位における臨床像

1 頭部外傷

- **頭蓋骨骨折**:頭蓋骨骨折自体が意識障害の原因となることはない.しかし,付随して急性硬膜外血腫があった場合は,意識障害が生じることがある.
- **頭蓋骨円蓋骨骨折**:線上骨折と陥没骨折に分類される.骨折線が中硬膜動脈に及んだ場合は,急性硬膜外血腫を合併することが多い.陥没骨折で,1 cm を超える陥没,髄液の流出を認める開放性陥没骨折などの場合は,感染予防のため,緊急手術(デブリードマン,頭蓋骨整復術)を考慮する.
- **頭蓋底骨折**:中頭蓋底骨折では,耳介後部の皮下出血(バトル徴候,図2),前頭蓋底骨折では,眼窩周囲の皮下出血(ブラックアイ,図3)が出現する.耳鼻腔,外耳道から出血を認めた場合は,ガーゼ上に摘下し,二重の輪(ダブルリング試験)にならないかも確認する.CT上で気脳症を認めた場合は頭蓋内感染に注意を払う.
- **局所性脳損傷**:占拠性病変によりGCS 8点以下,意識障害に瞳孔不同,片麻痺,クッシング徴候を認めた場合や,頭部CT上5 mm以上の正中偏位を認めた場合は,緊急手術が行われることがある.
- **急性硬膜外血腫**:意識清明期があり,頭部CTでは凸レンズを認める(図4).

図1 外傷初期診療におけるショックの認知と原因検索，処置，初期輸液療法

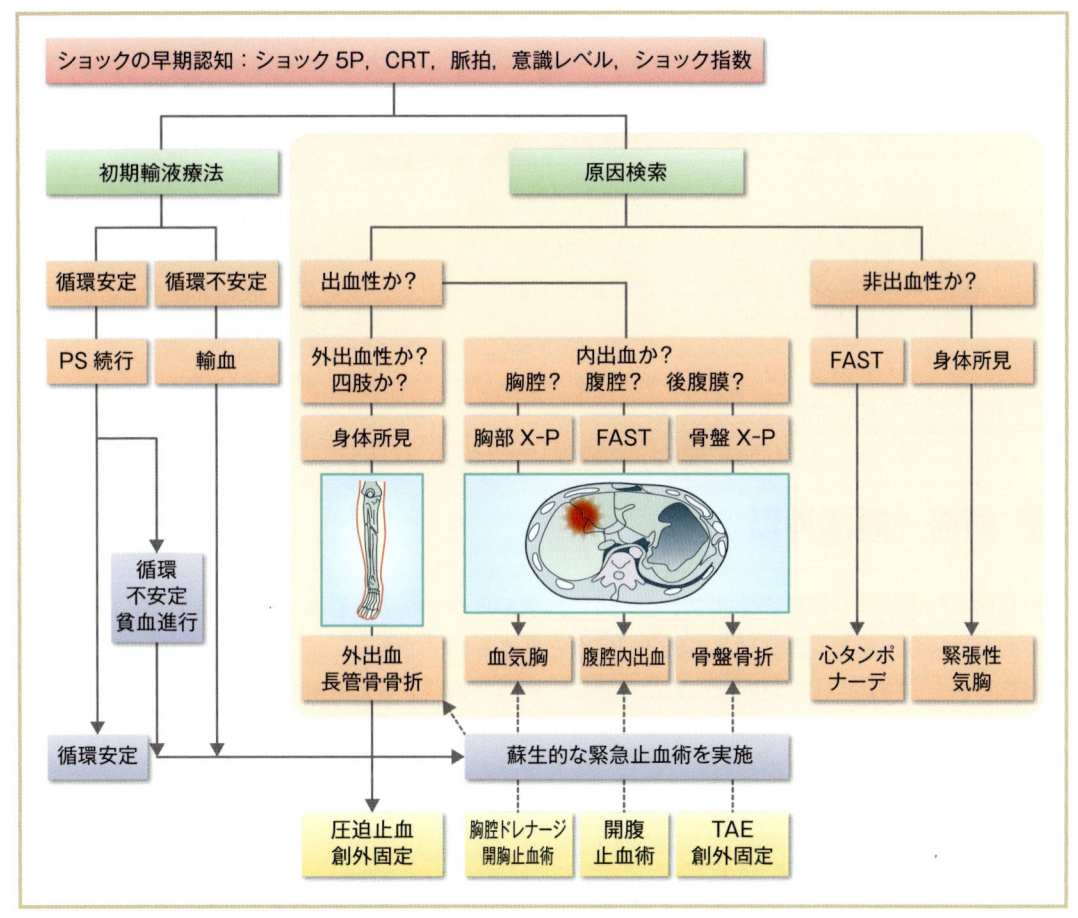

PS：primary survey
日本救急看護学会監，日本臨床救急医学会編集協力：外傷初期看護ガイドライン JNTEC，改訂第3版，p.38，へるす出版，2014．より引用，一部改変

図2 バトル徴候

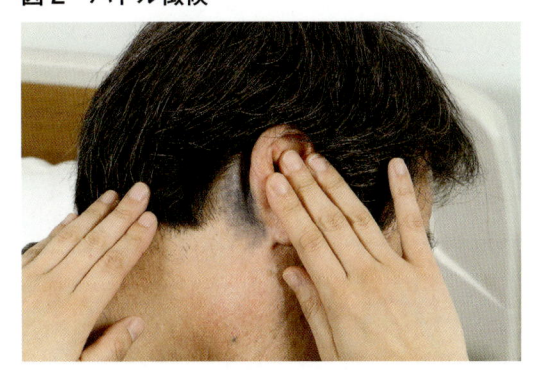

図3 ブラックアイ

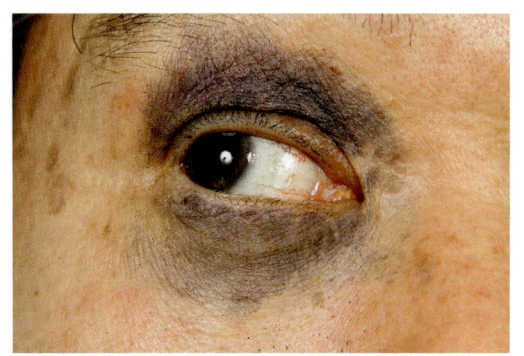

- **急性硬膜下血腫**：頭部CTでは，三日月形状に血腫が広がる．予後は，急性硬膜外血腫に比べると不良（図4）．

重症外傷 201

図4 急性硬膜外血腫と急性硬膜下血腫

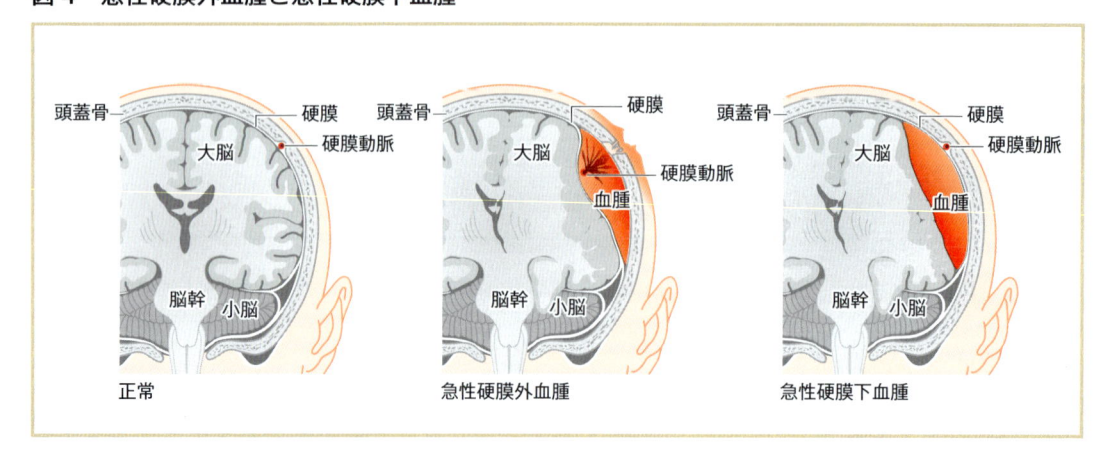

2 顔面・頸部外傷

　直接的な外力により損傷を受けやすく，外頸動脈からの分岐網を形成しており，視覚，嗅覚，聴覚などの感覚器官が存在する部位である．
　対応にあたっては，①口腔内軟部組織の腫脹，声門浮腫による気道閉塞，②血管損傷による大量出血，③頭部・頸椎・頸髄損傷の合併，④感覚器に機能障害などの後遺症が残る可能性，を考慮する必要がある．

3 胸部外傷

　胸部外傷での緊急度・重症度が高い病態は4つある．

- **気道閉塞と呼吸障害**：頸部気道損傷，気道出血などは，気道閉塞の原因となる．肺挫傷の場合，換気血流比不均衡，フレイルチェストに伴う，疼痛と胸郭運動制限による呼吸障害をきたす．
- **閉塞性ショック**：緊張性気胸（図5）が生じた場合，空気が胸腔内に貯留しつづけることで，胸腔内圧が上昇し，静脈還流が障害される．心タンポナーデは，心嚢に貯留した血液により拡張障害が生じることからショックを呈する．これらの病態は，緊急度は高いが迅速な診断，処置を行うことで，病態の改善が期待できる．
- **循環血液量減少性ショック**：心・大血管・肺などの損傷により，大量の血気胸や縦隔内血腫となり，ショックを呈する．
- **心原性ショック**：鈍的心損傷により生じる場合がある．

図5 緊張性気胸の病態

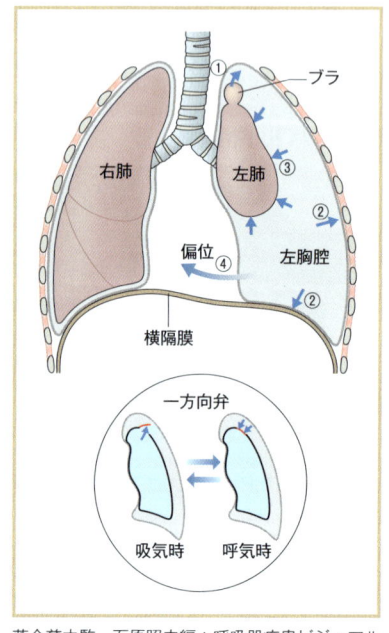

落合慈之監，石原照夫編：呼吸器疾患ビジュアルブック．p.352，学研メディカル秀潤社，2012.より引用

4　腹部外傷

- **循環異常（出血性ショック）**：大量の腹腔内出血によるショックを呈した場合，早期に根本的な止血術を施行する．保存的治療においても，活動性出血が隠れている場合もあることから，繰り返し，活動性出血の有無を検索し，遅くても2～4時間以内に，開腹術を行うか否かを決断しなければならない．
- **細菌汚染（腹膜炎）**：消化管穿孔，膵臓損傷で，消化管内容物や膵液などが，無菌的な腹腔内にもれることで，腹膜炎を併発することから，受傷後6時間以内に，開腹術を行うか否かを決断しなければならない．

5　骨盤骨折

不安定型骨盤骨折患者の90％以上に，他部位損傷が合併している．受傷早期の主たる病態は，出血性ショックである．開放性骨折の場合，局所感染や敗血症を合併する．また，その後の運動器の機能障害，泌尿・生殖器の機能回復や，深部静脈血栓症（DVT）などが生じるおそれもあることから，各科専門医によるチーム医療が必要不可欠となる．

6　脊椎・脊髄損傷

脊椎・脊髄損傷の見逃しや不適切な対応は，不可逆的な後遺症の原因となることから，高エネルギー外傷の場合，脊髄損傷の可能性を念頭に置き，脊髄損傷が専門医により否定されるまでは，全脊柱固定で医療機関に搬送するとともに，頸部固定，脊柱軸の屈曲を起こさないよう体位管理を行っていく．

7　四肢外傷

骨折や脱臼によって致死的となることは少ないが，主要動脈損傷，大腿骨開放骨折や多発四肢骨折の場合は，出血性ショックの原因となる．その他の致死的損傷として，圧挫滅症候群，脂肪塞栓症候群がある．

機能障害を残すものとしては，動脈損傷による虚血と神経損傷による運動感覚障害がある．

治療・マネジメントの実際

患者受け入れ

　外傷患者の受け入れが決まったら，MIST（M：受傷機転，I：受傷部位，S：ショック状態やロード＆ゴーの適応理由，T：応急処置）で情報収集を行い，到着時点での悪化を前提に，ABCDE（A：気道，B：呼吸，C：循環，D：中枢，E：脱衣と体温管理）に沿った評価が行えるよう，スムーズな受け入れを準備する．

　また，PTD（防ぎえた外傷死）を回避するために，関係する多職種にも情報提供を行っておくことも重要である．

> MIST：mechanism, injured site, signs, treatment
> 受傷機転，受傷部位，現場でのショック状態やロード＆ゴーの適応理由となったサイン，病院前救護処置
>
> PTD：preventable trauma death
> 防ぎえた外傷死

Primary survey

　Primary surveyでは，蘇生処置を必要とする病態を検索するために生理学的評価を行い，致命的な問題があった場合は，先に進むことなくその時点で必要な処置を行う．

1 第一印象

　救急車到着後，患者と接触し，まず名前を問いかける．返答があった場合は気道開通と判断でき，さらに正確な返答であればD（中枢）の異常は低いと判断する．

　よびかけと同時に，呼吸様式，頻呼吸・徐呼吸の別，胸郭挙上の様子を観察し，異常を感知する．

　橈骨動脈の触知を行い，頻脈・徐脈の有無を確認する．触知が可能な場合は，収縮期血圧は80 mmHg以下と判断できる．また，毛細血管再充満時間（CRT）を観察し，2秒以上認めた場合は末梢循環不全を疑う．

　ショックになると生理学的にカテコラミンが汗腺を刺激することで末梢冷汗・湿潤を認めることから，末梢冷汗，湿潤の有無の観察も行う．

> CRT：capillary refilling time
> 毛細血管再充満時間

2 初療室収容後の対応

　ABCDEアプローチに従い診療を進めていく（詳細は，3章12　外傷・創傷管理の実際を参照）．収容後は，モニタを装着し，心拍音の音量をチーム全員が聞こえる程度に設定する．血圧の測定間隔の設定，酸素の切り替え，末梢確保と輸液も迅速に行う．

　次に，リーダ医師の指示のもと，全脊柱固定の解除（アンパッケージング）を行い，身体の抜けがないように頭から足先まで行う．

3 気道評価・確保，頸椎保護

　ショック徴候では，酸素運搬能の低下から意識障害が生じて，呼吸，循環にも悪影響を及ぼすことから，リザーバマスク10～15 L/分の投与を開始もしくは継続する．

　第一印象で気道の異常（陥没呼吸，シーソー呼吸，口腔内異常音，喘鳴）を認めた場合は，ただちに，吸引，気道確保・気管挿管の準備をメンバーに指示する．初療の段階では，頸椎損傷が隠れているおそれもあることから，頭部・頸部は愛護的に扱う．

4 呼吸の評価と致命的な胸部外傷の処置

　Primary surveyにおいて，気道閉塞，開放性・緊張性気胸，心タンポナーデ，大量血気胸などの，呼吸に異常をきたす致死的胸部外傷があれば，ABCの評価を絶えず行い，必要な処置が迅速に行えるよう準備しておかなければならない．

図6　タオルなどによる圧迫固定

　頸部の診察の際は，頸椎カラーを一時的に外し，緊張性気胸の鑑別のために，気管偏位，皮下気腫，頸静脈の怒張の有無の確認，頸椎・髄損傷の鑑別のために，後頸部の圧痛を確認する．確認後は，再度頸椎カラーの装着を行うことを患者に説明し，装着する．

　胸部の観察において視診では，胸郭の左右差，奇異呼吸，頸静脈怒張，開放創の有無を確認する．救急隊が胸部に開放創を認め，開放性気胸を疑った場合，3辺テープを貼用し，とくに奇異呼吸があると，タオルなどを用いて圧迫して（図6）搬送する場合もある．搬送されてきた患者がこのような処置を受けている場合，医師の指示があるまで除去しない．

　触診は，皮下気腫，胸郭動揺，轢音（れきおん）の有無を観察する．聴診は，前胸部，側胸部の4点を迅速に評価する．打診では，気胸の際に生じる鼓音，血気胸の際に生じる濁音の有無を確認する．

　なお，緊張性気胸や血気胸では，呼吸音の減弱，皮下気腫出現，頸静脈怒張などが生じる．これらの所見があった場合は，28 Fr以上の胸腔ドレーンの処置もしくは，緊急を要する場合は，18 Gの静脈確保留置針を第2肋間鎖骨中線に穿刺を行うので準備を行う．

　血気胸（図7）で止血困難な場合は開胸止血術を行うこともあることから，開胸術の適応を

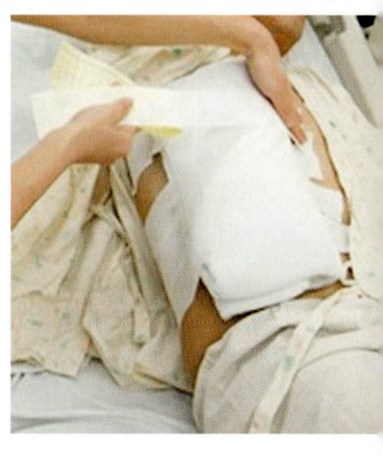

図7　血気胸の病態

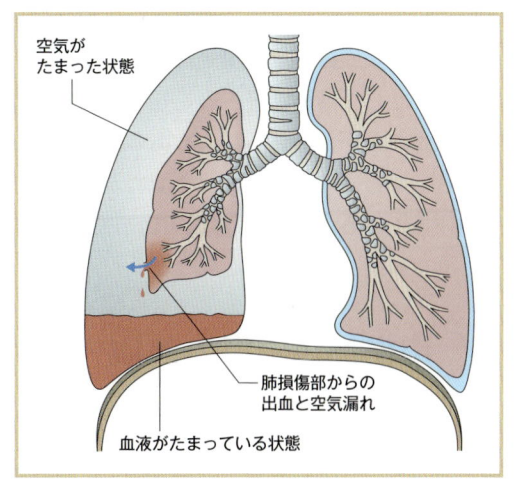

空気がたまった状態
肺損傷部からの出血と空気漏れ
血液がたまっている状態

落合慈之監，石原照夫編：呼吸器疾患ビジュアルブック．p.348，学研メディカル秀潤社，2012．より引用

重症外傷　205

理解しておく必要がある．

5　循環評価と止血

　外傷の場合，主に出血性ショックであるが，緊張性気胸，心タンポナーデなどの閉塞性ショック，脊髄損傷から生じる神経原性ショック，脊髄ショックもあり，それぞれの病態の特徴を理解しておく必要がある．

　ショックの身体的所見では，血圧低下のみではなく，皮膚所見（蒼白，チアノーゼの有無），脈拍，CRTの遅延，意識レベルなどをもとに総合的に判断する．

- **外出血の止血**：外出血の場合，ただちに，滅菌ガーゼを用いた直接圧迫を行う．頭皮の場合は，出血量も多く，止血困難の場合があることから，ステープラーを用いた縫合処置が必要な場合がある．
- **静脈路確保，輸血**：成人では，18G以上の留置針で，最低2ルート確保を行う．輸液は，出血性ショックの場合，体温が奪われ低体温となることから，39℃に加温した細胞外液を使用する．輸液の目安は，成人では，1〜2L，小児では，20mL/kg×3を急速輸液する．輸液に対して反応がない場合は，加温した濃厚赤血球液や新鮮凍結血漿を投与する．間違いが起こらないように，輸血依頼書の患者氏名と血液型，製剤番号などは，必ず複数の医療スタッフで確認を行う．
- **出血源検索と心タンポナーデ処置**：出血源検索のために，身体診察では，自発痛の有無や明らかな外傷（打撲痕，ベルト痕，創傷）の有無，骨盤周囲の打撲痕の有無，下肢長差の有無，開放創の有無，腹部膨隆の有無のほか，圧痛や反跳痛，筋性防御の観察を行う．

　検査では，胸部，骨盤X線像とFASTを行う．

　心挫傷の鑑別には，トロポニンなどの検査を行い，陽性反応を認めた場合は心挫傷を疑う．

　腹腔内出血で循環の維持ができない場合は，緊急開腹止血術を第1選択とし，後腹膜出血の場合は，緊急経カテーテル動脈塞栓術なども行うことから，関係部署への迅速な連絡が必要となる．また，初療室で開腹術などが行われることもある．

　FASTなどで心嚢液に貯留を認めた場合や，Beckの3徴（頸静脈怒張，血圧低下，心音減弱），奇脈を認めた場合は心タンポナーデと診断し，心嚢穿刺，心膜切開が必要となる．

FAST：focused assessment with sonography for trauma
外傷患者に対する超音波診断

6　中枢神経障害の評価

　頭部には，頭髪に隠れた損傷もありうるため，身体観察では，頭皮を触りながら，疼痛の有無，診察者の手に出血を認めないか確認しながら診察を行う．

表2 切迫するD所見

1. GCS合計点8点以下の場合
2. 経過中にGCS合計点が2点以上低下する場合
3. 脳ヘルニア徴候を伴う意識障害がある場合
4. 瞳孔不同，片麻痺，高血圧を伴う徐脈（クッシング現象）

日本救急看護学会監，日本臨床救急医学会編集協力：外傷初期看護ガイドライン JNTEC. 改訂第3版, p.42-43, へるす出版, 2014. より引用

　神経学的所見として，意識レベルと瞳孔所見，片麻痺の有無の観察を行う．JATEC™では，表2の条件を満たす場合を，「切迫するD」とよび，重篤な頭部外傷を疑う．この共通認識に立ち，頭蓋因子による2次的脳損傷を防ぐために，ABC（酸素化と循環）の安定をはかるために，気管挿管を行った後に頭部CTの検査を行う．
　切迫するDを認めた場合は，緊急穿頭術，もしくは開頭術の準備を行う．

7 脱衣と体温管理

　外傷時の環境温によって，また体液等で濡れた場合などに体温が下がりやすいことから，脱衣が必要となる．低体温は出血傾向を助長し，代謝性アシドーシス，凝固異常など生命を脅かす因子となることから，脱衣後の保温と，輸液の際には加温した液を使用することは重要である．

8 四肢の観察

　疼痛の有無の問診を行い，視診，触診で変形，腫脹，皮膚の色調変化，麻痺，打撲痕などの明らかな外傷の有無を確認する．足背動脈の拍動を確認し，CRTの測定も行う．動脈触知の左右差，消失，CRTの遅延は，動脈損傷のおそれがあることから，そのような徴候を認めた場合は，すみやかに医師に報告を行う．
　著しい疼痛と疼痛部位と同位置の腫脹，急性阻血症状（脈拍消失・減弱，冷感，蒼白，疼痛，知覚異常，運動麻痺）を認めた場合は，筋区画症候群を疑い，筋膜切開処置の準備を考慮する．

Secondary survey

　Secondary surveyでは，各身体部位の損傷を解剖学的評価で系統的に検索し，根本治療を決定する．医師が診察していた場合，看護師はその結果を聴取・記録するとともに，検査や処置が必要になった場合は，関係部署にすみやかに連絡・手続きを行い，病棟に収容する際には，必要物品の手配や収容予定時間などの報告を行う．

1 病歴聴取

外傷の検索と根本的治療を決定するために必要である．

2 身体診察

Secondary survey では，Primary survey 同様，抜けがないように頭から足先まで身体診察を行い，各身体部位の「孔」の診察を必ず行う．また，診察の際には，緊急性の高い損傷が存在していないかを念頭に診察を行う．

3 感染予防

開放創の場合は，感染予防から洗浄・デブリードマンの処置が行われることがある．創の汚染がある場合は，破傷風トキソイドなどを使用することもある．胸腔ドレーン，創処置を行った場合には，ペニシリン製剤や第1世代のセファロスポリンの投与などの抗菌薬予防的投与が行われるので医師に確認する．

4 抜けがないか確認

Secondary survey を終える前に，見落としがないかの確認を行う．

看護ケアの焦点

限られた時間内での配慮

外傷患者の対応では，PTD の回避のために時間との戦いでもある．看護師は，病院前を含む救急医療システムを理解し，限られた情報の中で疾病を予測し，医師と呼吸を合わせて連携し，診療の補助に努める．

また家族は，外傷という突然の出来事に困惑・動揺しており，患者の現状を認めがたいため，看護師は，患者の療養上の世話に加え，家族への十分なケアにも配慮する．

日本における外傷初期看護ガイドラインとして，JNTEC™ があるが，外傷の際のケアの目的・目標を確認し，実務に役立てることが大切である．

受傷機転，現病歴を確認し，初期アセスメントを行い，家族も含めた看護上の問題を明確にして，看護計画を立案・評価などの看護過程を展

開し，系統的に看護実践を行う．

看護課題1：組織循環変調への対応

先述した，生命の輪が1つでも破綻した場合，生命の維持ができなくなる．看護課題として，①体液量の減少，②ガス交換障害，③頭蓋内圧上昇による頭蓋許容減少があり，統合すると脳，心肺，主要臓器の組織循環の変調がある．

まず，主要臓器の組織循環変調という問題に対して迅速なケアが求められる．

■ 課題1　組織循環の変調

- 肺実質，気道，口腔，顔面損傷，体液量が減少することでガス交換が破綻をきたす．
- 低酸素になると，酸素需要の増大で代償しようと頻呼吸になる．
- 交感神経が優位，アドレナリン分泌の増加で末梢血管は収縮し，血圧を維持しようとする．その代わりに臓器の血流低下が生じる．
- 抗利尿ホルモン分泌増加，レニン-アンジオテンシン系（RAS）の亢進により，水，Naの排泄が減少し，体液量を維持するため尿量が低下する．
- 脳血流低下，低酸素により脳浮腫が生じる．また，血腫，浮腫により頭蓋内容量が減少し，脳実質を圧迫するなどの2次的脳損傷をきたしやすい．

RAS：renin-angiotensin system
レニン-アンジオテンシン系

看護ケア

観察項目

- **意識レベル**：GCSで評価を行う．
- **血糖測定**：意識障害が起きたのちの外傷かどうか，意識障害の原因検索
- **バイタルサイン**：呼吸回数，SpO_2，脈拍，血圧，CRT
- 末梢冷感，湿潤の有無
- 瞳孔所見
- 鼻腔，耳孔，口腔内からの出血の有無
- 外出血や全身に明らかな外傷がないか
- 頸静脈怒張，皮下気腫，呼吸補助筋の使用の有無
- **優位な呼吸様式，胸郭挙上の左右差の有無，胸部触診，聴診，打診**：奇異呼吸がある場合は，フレイルチェスト，腹式呼吸が優位な場合は頸髄損傷を疑う．胸郭の左右差を認めた場合は，胸部外傷を疑う．聴診では，Air入りの左右差，肺雑の有無，打診では鼓音の場合は気胸，濁音の場合は血気胸を疑う．
- **心音**：心タンポナーデの場合，心音の減弱を認めることから，

ベースとなる心音を聴取する．
- **腹部膨満の有無**：著明な膨満を認めた場合は，腹腔内出血を疑う．
- **知覚障害，麻痺の有無**：徒手筋力テスト（MMT）で評価を行う．
- 四肢の腫脹，変形，圧痛の有無，足背動脈触知の有無，下肢長差の有無
- 呼吸困難感，悪心の有無
- **ショック指数**：出血性ショックの場合，ショック指数（心拍数/収縮期血圧）を算出し，推定出血量を推定する．
- 輸液，尿量，体重，身長
- ブラックアイ，バトル徴候の有無
- 鼻腔，耳孔からの出血を認めた場合は，ダブルリング試験を行う．

以下は胸部外傷を認めた場合の観察項目
- 胸腔ドレーンを挿入した場合は，排液量，性状，Airリークの有無
- 心嚢穿刺をした場合は，排液量，性状を観察
- 画像・検査データの把握

 頭部CT：出血，血腫，脳浮腫，骨折の有無，出血・血腫を認めた場合は，ミッドラインシフトが生じていないかを確認する．

 胸部X線：骨折，気胸の有無を確認する．気管挿管が実施された場合は，挿管チューブの位置が適切か確認する．

 骨盤X線：骨折の有無

 FAST：心嚢内，モリソン窩，脾臓周囲，左右胸腔内，膀胱周囲に液体貯留がないか確認する．

 その他：全身CT，撮影したX線結果の把握，血液ガス，Lac，血液・尿検査

- 救急隊の情報を元に系統的に必要な医療器材の準備を行う．
- 室温調整，低体温を認めた場合は，不必要な露出は避け，ブランケットなどを用いて保温を行う．
- 心拍の音量，血圧測定間隔を設定
- 医師の指示された酸素投与がなされているか確認する．
- 外出血，開放創などで汚染を認めた場合は，適宜ガーゼ交換を行う．
- 検査・処置など関連する部署への連絡を迅速に行う．
- 頸椎・髄損傷，脊髄損傷，骨盤骨折など疾患の場合は，フラットリフトを行う．
- 頸椎カラーなどの装具がきちんと装着されているか確認を行う．また，2次的脊髄損傷を防ぐために，頭部を動かさないように説明する．
- 胸腔ドレーン挿入患者の場合は，チューブの抜けがないか，吸引圧は医師の指示どおりか．
- 口腔内から異常音が聞かれた場合は，すみやかに口腔内吸引を行う．

MMT：manual muscle test
徒手筋力テスト

看護課題2：家族ケア

外傷で搬入された家族の心理的特徴として（**表3**）がある．家族のニードを理解して家族ケアを行っていく必要がある．

■ **課題2　家族ケア**

看護ケア

- **治療における情報提供を迅速に行う**：画像検索中などの空いた時間に現在どのような検査を行っているのか，今後の面会までの流れなどの説明を行う．
- 患者との面会をなるべく早く行えるように調整する．
- 予期的悲嘆作業を促す．
- **医療者は誠実な態度で接する**：家族が動揺している場合，医療者の説明を理解することが困難な場合があり，同じ質問をしてくる場合もある．そのような場合は，誠実に何度も答える．無意味な励ましや，楽観的な見通しは口にしないよう気をつける．
- **家族の感情を理解する**：家族が医療者に怒りや憤りを向けることがあるが，これらは心理的な防御反応と理解し，傾聴するとともに，タッチングなどのスキンシップをはかる．

表3　家族の心理的特徴

- 急な知らせで，心の準備がないまま，あいまいな情報だけで患者に直面し，元気だった姿と現状の姿の違いの大きさにショックを受ける．
- 突然のできごと，緊急入院などから，動揺，不安，怒りが表出し，現実対処に向けた情緒的反応を示す．
- あいまいな情報しかわからないことから，患者に関しての情報のニード，「助かるんですよね」という保証のニードは高い．
- 患者の身体の損傷などから，現状の認知に時間がかかる．

引用・参考文献

1) 日本外傷学会・日本救急医学会監，日本外傷学会外傷初期診療ガイドライン改訂第4版編集委員会編：外傷初期診療ガイドラインJATEC，改訂第4版，p.45，へるす出版，2012．
2) 日本救急看護学会監，日本臨床救急医学会編集協力：外傷初期看護ガイドライン JNTEC，改訂第3版，p.38，へるす出版，2014．

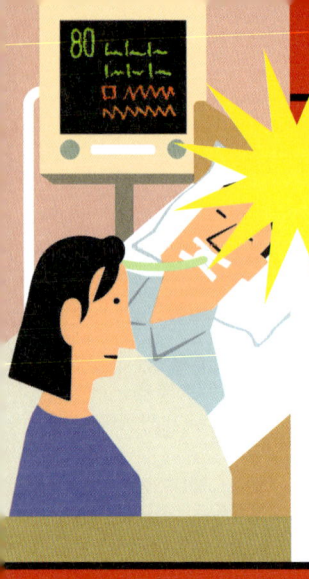

脊髄損傷

清末定美
山勢善江

病態

● 脊髄損傷は，脊椎に外力が加わり，脊髄の保護機能が損なわれ脊髄が損傷を受ける疾患である．発生頻度は年間5,000人前後で，損傷部位は頸髄，胸髄，腰髄の順に多く，交通事故や転落，転倒，スポーツ外傷などの事故が原因である場合が多い．男女比は4：1である．

● 頸椎・頸髄損傷の25％は頭部外傷，胸椎損傷の多くは胸部外傷，腰椎損傷は腹部外傷を合併していることが多い．

● 脊髄損傷の直後から一過性（数時間から数週間）に，障害部位よりも尾側の脊髄機能が停止し，弛緩性麻痺や，四肢や体幹に運動・知覚障害，膀胱・直腸障害，腱反射消失を起こす脊髄ショック（spinal shock）が起こる．

表1　脊髄損傷の分類

名称	損傷の程度
完全脊髄損傷	完全横断損傷では損傷部以下の感覚・運動機能は完全に麻痺する．
不完全脊髄損傷 1）前部脊髄損傷	運動麻痺とともに表在性感覚が障害されるが，深部感覚は保たれる．
2）後部脊髄損傷	運動麻痺とともに深部感覚が障害されるが，表在性感覚は保たれる．
3）中心性脊髄損傷	下肢に比較して上肢の運動・感覚障害が顕著である．
4）Brown-Sequard型損傷	脊髄片側のみの損傷．損傷側の運動・深部感覚障害と反対側表在性感覚障害がみられる．
5）神経根損傷	神経根の障害による感覚・運動障害を呈する．

図1　脊髄損傷の重症度と評価のめやす

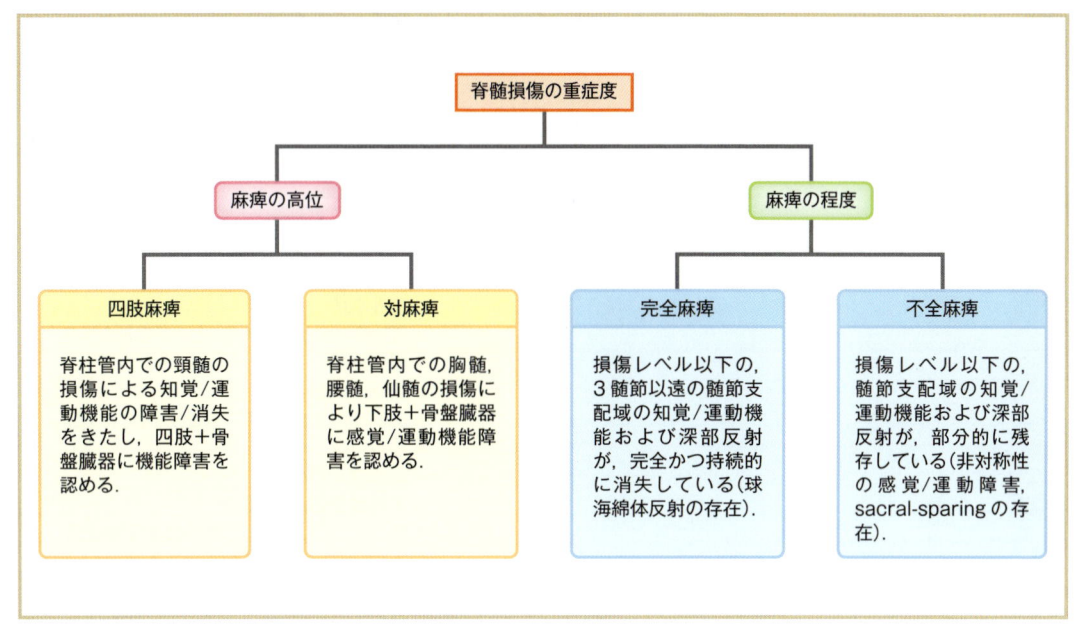

```
                    脊髄損傷の重症度
                    ┌──────┴──────┐
                麻痺の高位        麻痺の程度
                ┌───┴───┐        ┌───┴───┐
            四肢麻痺  対麻痺    完全麻痺  不全麻痺
```

四肢麻痺	対麻痺	完全麻痺	不全麻痺
脊柱管内での頸髄の損傷による知覚/運動機能の障害/消失をきたし，四肢＋骨盤臓器に機能障害を認める．	脊柱管内での胸髄，腰髄，仙髄の損傷により下肢＋骨盤臓器に感覚/運動機能障害を認める．	損傷レベル以下の，3髄節以遠の髄節支配域の知覚/運動機能および深部反射が，完全かつ持続的に消失している（球海綿体反射の存在）．	損傷レベル以下の，髄節支配域の知覚/運動機能および深部反射が，部分的に残存している（非対称性の感覚/運動障害，sacral-sparingの存在）．

落合慈之監，下出真法編：整形外科疾患ビジュアルブック，p.223，学研メディカル秀潤社，2013．より引用

● 生理機能では，脊髄損傷では自律神経障害が起こるため，循環器（心臓・血管）の神経調節が失われ，末梢血管抵抗の低下による低血圧を呈する神経原性ショックが発生する．通常のショックでは，血圧が低下すると恒常性維持のため脈拍は促進されるが，脊髄損傷により心臓機能を支配する交感神経が遮断されるため，徐脈を呈し，末梢の皮膚温は温かい状態となる．

● 脊髄損傷は，大きく完全損傷と不完全損傷に分けられ，不完全損傷はさらに損傷横断位によって分類される（表1）．その評価・目安を図1に示す．

救急救命の臨床像

　脊髄損傷は，損傷部位が高位であればあるほど，呼吸や循環に対する身体的ダメージは大きい．また，完全損傷の場合，現代の医療では治癒は絶望的であり，損傷部より下の運動感覚機能の障害が一生涯残る．
　さらに，突発的な事故による発症がほとんどであるため，患者本人をはじめ，周囲の動揺も非常に強い．以下に，その具体的な臨床像を示す．

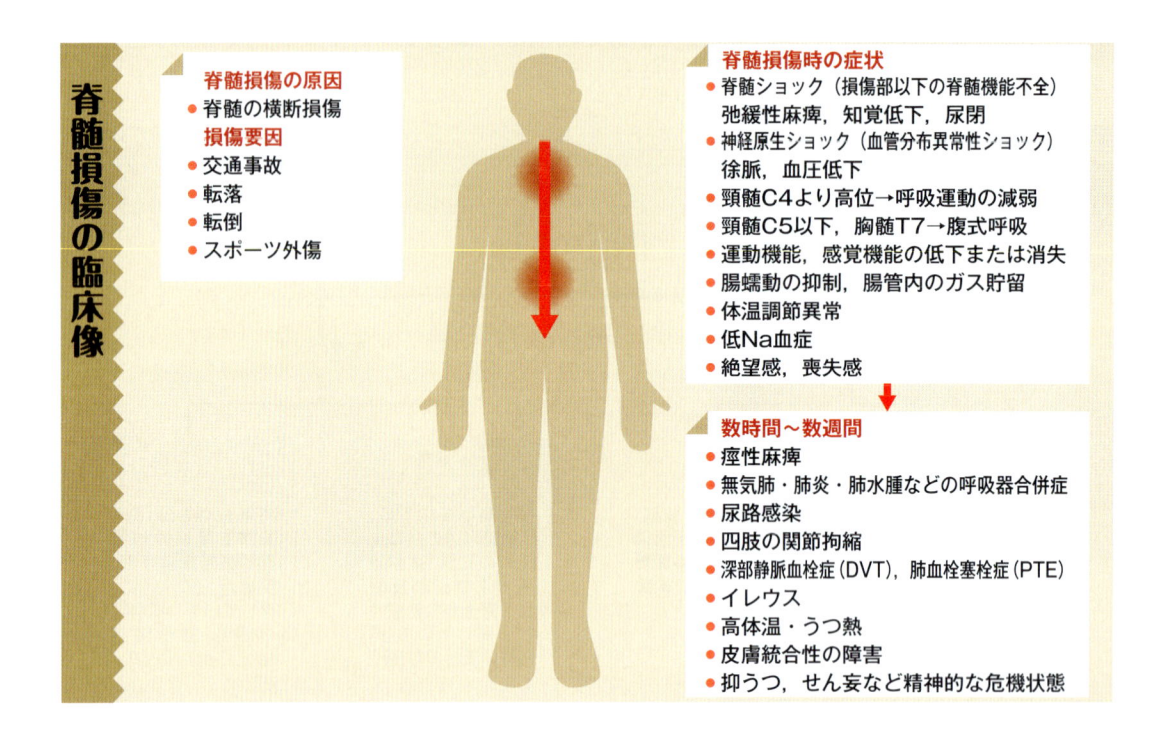

脊髄損傷の臨床像

脊髄損傷の原因
- 脊髄の横断損傷

損傷要因
- 交通事故
- 転落
- 転倒
- スポーツ外傷

脊髄損傷時の症状
- 脊髄ショック（損傷部以下の脊髄機能不全）弛緩性麻痺，知覚低下，尿閉
- 神経原生ショック（血管分布異常性ショック）徐脈，血圧低下
- 頸髄C4より高位→呼吸運動の減弱
- 頸髄C5以下，胸髄T7→腹式呼吸
- 運動機能，感覚機能の低下または消失
- 腸蠕動の抑制，腸管内のガス貯留
- 体温調節異常
- 低Na血症
- 絶望感，喪失感

数時間〜数週間
- 痙性麻痺
- 無気肺・肺炎・肺水腫などの呼吸器合併症
- 尿路感染
- 四肢の関節拘縮
- 深部静脈血栓症（DVT），肺血栓塞栓症（PTE）
- イレウス
- 高体温・うつ熱
- 皮膚統合性の障害
- 抑うつ，せん妄など精神的な危機状態

脊髄ショックに引き続く神経原性ショック

　脊髄損傷の受傷直後は，脊髄（図2）の損傷部以下の横断損傷によって脊髄ショック（spinal shock）が起こる．脊髄の損傷部より尾側の脊髄機能が失われ，筋トーヌスが低下する弛緩性麻痺，知覚低下，尿閉が起こり，一過性に脊髄反射である腱反射，表在反射ともに消失する．その後，数時間から数週間で徐々に筋トーヌスが亢進し，損傷した髄節支配領域の障害に限局し，痙性麻痺に移行する．この神経症状を，脊髄ショックとよぶ．

　さらに入室時は，自律神経系の失調によって副交感神経が優位となる際に，末梢血管が拡張し，徐脈や血圧低下の症状を呈する．この状態を神経原性ショックといい，血液分布異常性ショックに分類される．

呼吸機能の障害

　頸髄C4寄りの高位の頸髄損傷では，呼吸筋麻痺から呼吸障害が生じる．とくに頸髄C3は横隔神経を支配しているため，横隔膜の運動が障害され，呼吸運動ができず，生命維持が危くなる．このため，気道確保と呼吸管理をしなければ即死の可能性もある．

　頸髄C5以下，胸髄T7付近までの損傷では，肋間筋の運動障害により，横隔膜の運動に頼った腹式呼吸を呈するのが特徴である．

図2 脊髄，解剖と神経支配領域

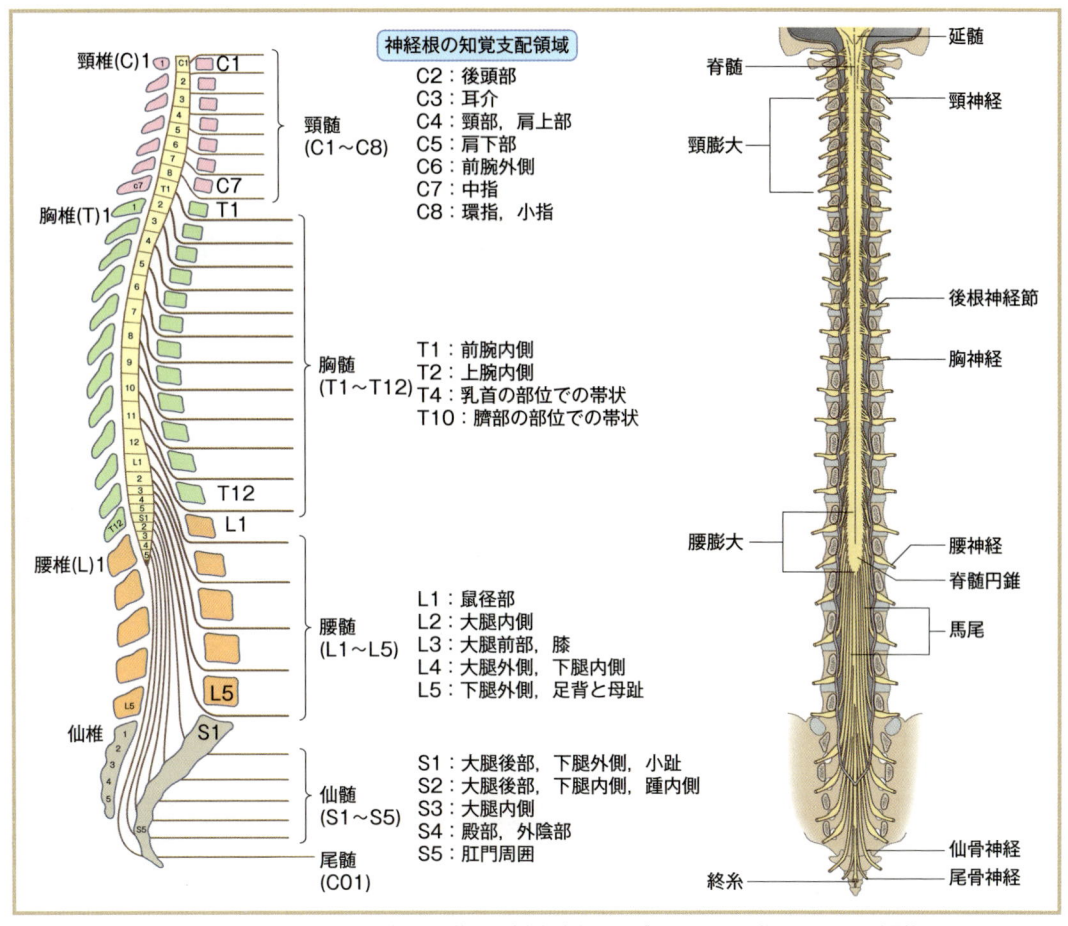

神経根の知覚支配領域
- C2：後頭部
- C3：耳介
- C4：頸部，肩上部
- C5：肩下部
- C6：前腕外側
- C7：中指
- C8：環指，小指
- T1：前腕内側
- T2：上腕内側
- T4：乳首の部位での帯状
- T10：臍部の部位での帯状
- L1：鼠径部
- L2：大腿内側
- L3：大腿前面，膝
- L4：大腿外側，下腿内側
- L5：下腿外側，足背と母趾
- S1：大腿後部，下腿外側，小趾
- S2：大腿後部，下腿内側，踵内側
- S3：大腿内側
- S4：殿部，外陰部
- S5：肛門周囲

頸椎(C)1～C7，頸髄（C1～C8）
胸椎(T)1～T12，胸髄（T1～T12）
腰椎(L)1～L5，腰髄（L1～L5）
仙椎，仙髄（S1～S5）
尾髄（CO1）

延髄，脊髄，頸神経，頸膨大，後根神経節，胸神経，腰膨大，腰神経，脊髄円錐，馬尾，終糸，仙骨神経，尾骨神経

落合慈之監，下出真法編：整形外科疾患ビジュアルブック，p.31，学研メディカル秀潤社，2013．より引用

運動・感覚機能障害

　受傷直後より，脊髄の損傷部以下の支配領域の運動機能および感覚機能が，低下または消失する．いったん消失した感覚機能は，数時間から数週間後に，痺れやだるさといった感覚異常や疼痛として出現することもある．

　上肢や下肢の自発的な収縮が減弱および消失する状態では，関節拘縮をきたし，廃用性萎縮をまねくこととなる．さらに，静脈還流が不良となり，深部静脈血栓症（DVT）や肺血栓塞栓症（PTE）併発のリスクを伴うことになる．

膀胱・直腸機能障害

　排尿の脊髄中枢は，仙髄S2～S4にある．そのため，それより高位の

損傷では完全尿閉になる．その後の回復期では，膀胱内の自律神経だけが排尿を支配するようになり，ある程度尿がたまってくると，持続的に尿がもれ，尿失禁となることが多い．

失禁のない場合は，間欠的導尿や膀胱瘻造設などの尿路変更が必要になる場合もある．

消化管機能障害

大腸・小腸は内臓神経の支配を受けており，受傷直後から腸蠕動が抑制され，腸管内にガスの貯留が起こりやすくなる．自力での運動が制限され体動がないことから，腸管内の鼓腸やイレウスなどを起こしやすく，適切な排泄管理は急性期から引き続き回復期でも必要となる．

自律神経障害

自律神経がアンバランスになるため，発汗障害，皮膚血流障害，アドレナリン分泌障害などにより体温調節異常を生じやすい．また腎交感神経活動減少により，尿中のNa排泄量を減らすことができず，低Na血症をきたすことがある．

精神的危機

頭部外傷など他臓器の損傷の影響による意識障害や，鎮静薬投与，アルコール摂取などがなければ，受傷時から意識は保たれていることが多い．そのため，突然の麻痺という身体的な障害は，社会生活や本人の人生に多大な影響を及ぼし，その衝撃は精神的危機状態を引き起こす．

患者を取り巻く家族にとっても，患者の身体の機能障害は大きなショックであり，さらに社会的経済的負担を伴う場合，家族の役割機能にも変化をもたらすこととなる．

治療・マネジメントの実際

前述のように，脊髄損傷は他臓器の外傷を伴っていることも多く，脊椎・脊髄のさらなる損傷予防目的で，プレホスピタルにおいて全脊柱固定（図3）がなされて救急搬送される．入室後は，外傷初期診療に沿って治療や処置が進められる．

検査

1 X線撮影

運動・感覚機能の障害により脊髄損傷を疑う場合，胸部正面，骨盤正面のポータブルX線撮影のほか，頸椎3方向（正面，側面，開口位）の撮影が行われる．撮影時には，X線フィルムの背部への敷き込みや体位調整を行うため，脊椎が動揺しないように，患者へ説明し十分な人員を確保して患者を動かし，撮影を行う．第6～7頸椎側面の撮影時には，第7頸椎を描写するため，肩関節が頸椎にかかるのを回避するよう患者の両手を前面で尾側に引っぱる（図4）．X線検査では，骨折・脱臼の有無のほか，脊柱管狭窄症や後縦靱帯骨化症，骨粗しょう症の有無などを診断する．

National Emergency X-Radiography Utilization Study (NEXUS) では，①頸椎正中後部の圧痛なし，②意識障害なし，③中毒・アルコールなし，④頸髄損傷を疑わせる神経学的所見なし，⑤他部位の激痛なしの5項目が揃えば頸椎のX線撮影は不要としている．

しかしJATEC™では，骨折の見逃しがないよう受傷機転も考慮に入れて頸椎X線を推奨している[1]．

図3　全脊柱固定

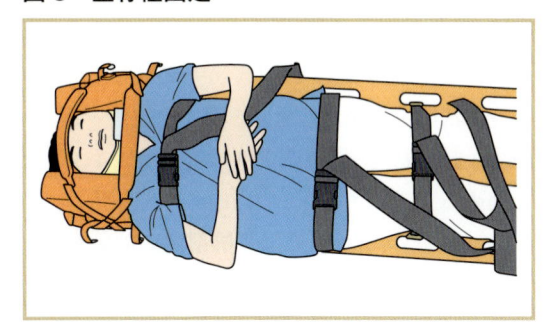

図4　頸椎X線撮影

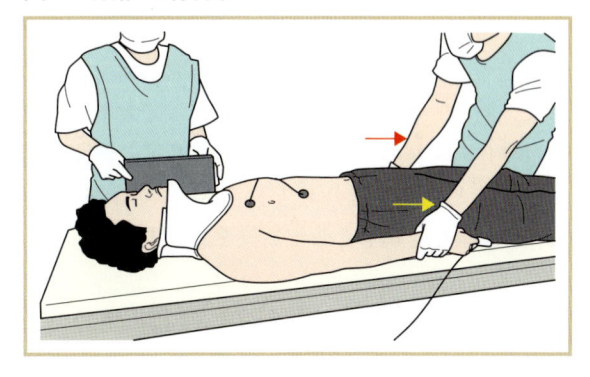

JATEC：Japan Advanced Trauma Evaluation and Care
外傷初期診療ガイドライン日本版

2 CT検査

CTでは，骨折による脊柱管狭窄や回旋損傷など骨の損傷状態を詳細に観察できるため，手術計画には不可欠である．多検出列CT（MD-CT）では，短時間で正確に全椎の撮影が可能である．

MD-CT：multi-detector row computed tomography
多検出列コンピュータ断層撮影法

3 MRI検査

MRIでは，損傷部の脊髄の変形のほか，脊髄内の信号強度の変化や損傷部上下の脊髄の腫大像などがみられる．非骨傷性頸髄損傷の場合は，損傷部脊髄内の信号強度の異常や，椎間板や前縦靱帯の損傷を認めることが多い．脊髄の推定障害高位と一致すれば，診断の決め手となる．

診断

脊髄損傷の診断は，外傷診療のprimary surveyにおいて，生理学的評価や症状から推測する．つまり，損傷部以下は脊髄ショックにより脊髄機能不全の状態であり，末梢血管抵抗の低下による神経原性ショック状態の中で，ほかの疾患が隠れていないかを確認しながら診断予測を行うこととなる．

意識清明・徐脈・低血圧・温かい皮膚・腹式呼吸・弛緩性麻痺・感覚脱失・持続勃起などの特徴的な症状があれば，脊髄損傷を強く疑い診療を進める．

Secondary surveyでは，解剖学的評価を行い，予測もふまえて症状を観察し，画像検査により損傷部を確認し診断をつけることとなる．

1 高位診断

脊髄の損傷高位(レベル)は，初療においてデルマトーム(図5)を参考に，刷毛・ピン・温冷水などを使って大まかな予測が可能である．感覚は身体の両側の正常な知覚を示す最尾の髄節が境界であり，運動機能は少なくとも徒手筋力テスト(MMT)で3/5以上の運動機能が維持されている最尾を境界として高位を診断する．

MMT : manual muscle test
徒手筋力テスト

2 脊髄損傷の重症度評価 (表2)

脊髄横断損傷の神経学的重症度の評価にはフランケル(Frankel)分類とASIAの神経学的分類法がある．ASIA分類はフランケル分類の改良型であり，フランケル分類のAは仙髄節の知覚と運動機能の完全消失を定義し，CとDはMMT 3/5以上か否かで分けている．

ASIA : American Spinal Injury Association
アメリカ脊髄障害協会

3 骨傷のない脊髄損傷

非骨傷性脊髄損傷は，脊椎に脱臼や不安定性があるが，大きな骨折はないものをいう．これは，脊柱管狭窄症により受傷前から脊髄が圧迫されているもので高齢者に多く，転倒などの軽い外傷により生じ，頸部背屈による過伸展損傷が多い．

脊椎X線やCTでは骨折や脱臼がないことから診断され，主病状は中心性脊髄損傷の様相を呈しやすい．この場合，通常の頸椎保護では麻痺を悪化させることになるため，硬性の頸椎カラーを除去し頸部の位置を患者の最も安楽な高さに調整することが必要とされている[5]．

放射線検査で異常がない脊髄損傷(SCIWORA)とよばれる病態は小児の柔軟性の高い骨格に衝撃が加わった際に生じる脊髄損傷で，単純X線，CT，脊髄造影でも異常がみられない．

SCIWORA : spinal cord injury without radiographic abnormalities
放射線検査で異常がない脊髄損傷

図5 デルマトーム

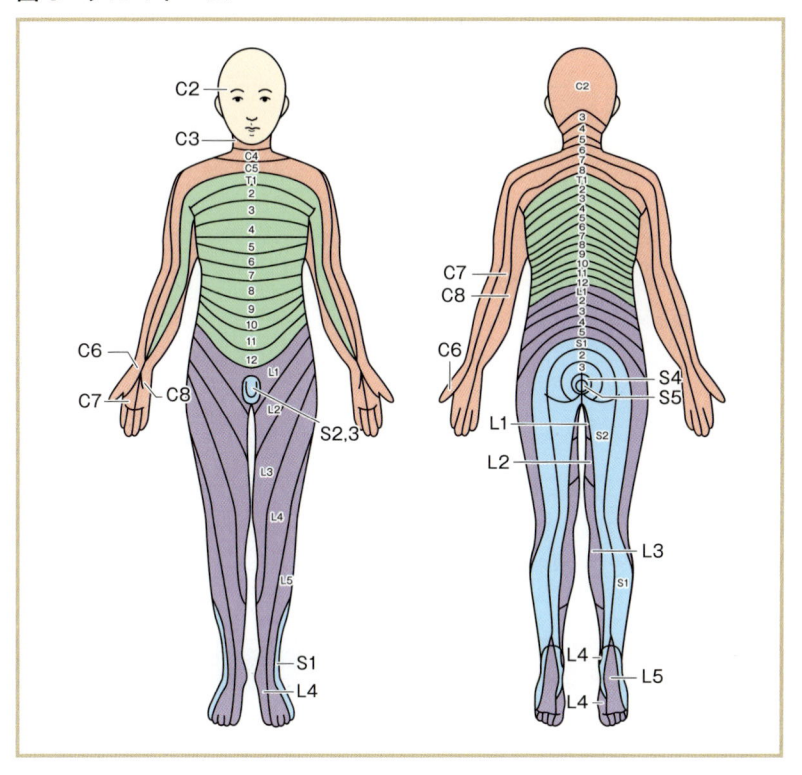

表2 脊髄損傷の重症度評価 Frankel 分類と ASIA 分類

グレード	Frankel 分類	ASIA 分類
A	運動・知覚ともに完全麻痺	S4～S5 まで運動・知覚が完全に喪失
B	知覚はある程度保たれるが，運動は完全麻痺	損傷部以下の運動が完全麻痺 知覚は障害レベル以下から S4～S5 まで残存
C	運動機能はある程度保たれるが，歩行には不十分	損傷部以下の運動機能は残存しているが，筋力は MMT3/5 未満
D	実用になる運動機能が保たれ，補助歩行または独歩可能	損傷部以下の運動機能は残存しており，筋力も MMT3/5 以上である
E	筋力，知覚正常，反射の異常はあってもよい	運動・知覚ともに正常

日本救急看護学会監，日本臨床救急医学会編：外傷初期看護ガイドライン JNTEC．改訂第3版，p.72-81，へるす出版，2014．より引用

4 内頸・椎骨動脈損傷

頸椎の脱臼骨折に，椎骨動脈の損傷を伴うことがある．外傷では頸椎損傷の潜在的問題があり，受傷状況もさまざまで所見の取りにくいことが多い．とくに鈍的頭部外傷では，血管閉塞による脳梗塞のリスクを軽減する必要があり，頸椎保護を行う．

表3 頸椎保護の適応

1.	頸部痛の自覚が強い
2.	神経学的異常がある
3.	意識障害がある
4.	アルコール，薬物（鎮静剤，睡眠薬）
5.	他部位の激痛を伴う外傷がある
6.	鎖骨より頭側の外傷がある
7.	受傷機転（急速な加減速による外傷，追突，墜落，ダイビングなど）

日本外傷学会・日本救急医学会監，日本外傷学会外傷初期診療ガイドライン改訂第4版編集委員会編：外傷初期診療ガイドライン JATEC．改訂第4版，p145-160，へるす出版，2013．より引用，一部改変

頸椎の脱臼，頸椎横突起に達する骨折，頸椎 C1〜C3 の骨折，脊髄損傷と矛盾する片麻痺，意識障害，CT 上の脳梗塞所見があれば，造影 3D-CT や MR アンギオグラフィーを行うことが推奨されている[2),5)]．

治療

1 初期対応

外傷患者の場合，脊椎・脊髄損傷を予測して頸椎保護と全脊柱固定の状態で救急搬送される．初療室では頭部を不意に動かすことで体幹が動き，頸部がねじれるスネーキング（snaking）の予防に努めることが重要である．頭部を動かさないように患者に声をかけ，動いてしまう患者や意識障害のある患者（表3）に対しては，医療者が用手的に頸椎を保護する．

全脊柱固定の解除を行う際は，まず頭部を正中中間位に保持し，体幹ベルトを上から順に外す．背面観察を行う際は，人数をそろえ患者を水平にリフトするなど，脊椎・脊髄損傷の拡大を最大限に予防する必要がある．

脊髄損傷の場合は，脊髄の交感神経路の障害による末梢血管抵抗の低下によって，神経原性ショックを伴っている場合が多い．そこで，病変部への血流維持と2次性の虚血障害の防止のために，細胞外液による初期輸液療法を行う．初期輸液療法への反応は一過性であることが多く，血管作動薬を使用してショックを離脱することも考慮する．心臓を支配する交感神経系の遮断によって起こる徐脈に対しては，薬剤（アトロピン）投与や，1次ペーシングが適応となる場合もある．損傷部以下の運動機能障害や感覚障害，腱反射の低下などの症状は繰り返し観察し，臨床症状の変化を随時確認する必要がある．

図6 頭蓋直達牽引

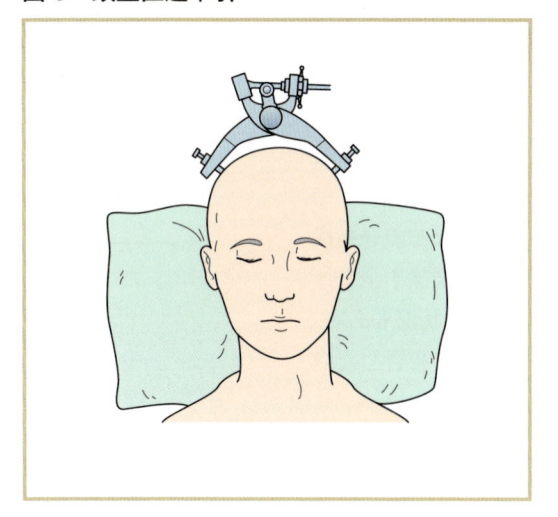

図7 PMT・MR/CT ハローベストシステム

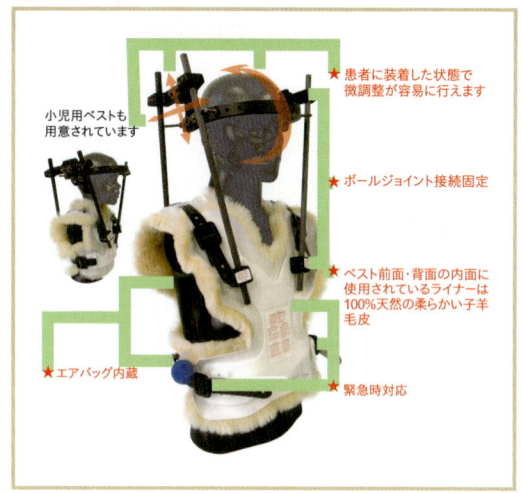

写真提供：欧和通商株式会社

2 整形外科的専門治療

現段階では，脊髄損傷は治癒の見込みはない．整形外科的に脊椎・脊髄損傷の治療を行う目的は，神経組織の除圧と保護によって，損傷脊椎の解剖学的整復と力学的安定を図ることである．

頸椎の骨折や脱臼では，頭蓋直達牽引（図6），ハローベスト（PMT・MR/CT ハローベストシステム，図7）などの保存的治療と，脊椎内固定術を行う手術療法があるが，これらは骨折部位や骨折の形態，神経学的所見の有無，全身状態によって決定される．

外科的治療の時期については，早期の手術が入院期間の短縮や呼吸器合併症など内科的合併症の減少につながると示唆されている[9]．また，24時間以内の手術が，麻痺改善に寄与するという意見もある[10]．

3 ステロイド大量投与

わが国では1997年にソル・メドロール®（メチルプレドニゾロンコハク酸エステルナトリウム）が保険適用承認を受けて使用されているが，臨床的に神経症状改善をもたらすというエビデンスは得られておらず，現在は治療としてのルーチン使用は推奨されていない．

看護ケアの焦点

　脊髄損傷の患者に対しては，損傷された脊髄高位と障害の程度を把握し，全身の機能を維持することと，潜在する合併症に早期に介入する必要がある．

　入室時の状態の多くは，脊髄ショックという麻痺や虚脱などの脊髄機能不全と，神経原性ショックによる徐脈，血圧低下という循環不全を伴うことが多く，意識状態に変調をきたし，所見がとりにくい状況もある．

　また，脊髄損傷が不慮の事故に起因することが多いため，複合した病態を呈していることが多い．

　そのため，受傷機転をふまえ，全身状態のアセスメントや，バイタルサインと症状の関連などをアセスメントしながら対応する必要がある．脊髄損傷は，突然発症する身体症状に加え，生活の変化やニードが満たされないことに対して多大な精神的ダメージをもたらすため，患者の心理過程に応じた看護介入を行う．

4つの看護問題と看護介入

　救急搬送直後は以下のような看護問題があげられる．看護展開においては，生命機能の安定，合併症の予防，残存機能の維持，精神的支援を基盤とし，患者の身体的・心理的・社会的側面からアセスメントし，社会復帰までを見据えた援助を行う必要がある．

■ 看護問題 1

　交感神経遮断，副交感神経優位による神経原性ショックに伴う循環不全状態である．

看護目標1：神経原性ショック状態から離脱でき，生体の機能が維持できる．

看護ケアのポイント

- **バイタルサイン**：心電図をモニタする．徐脈は組織循環の酸素運搬の低下をまねき，呼吸・意識状態の変調をきたす．徐脈は頭部外傷による頭蓋内圧亢進や，心臓刺激伝導障害，出血に伴う循環血液量の減少においても発生する．そのためショックに対する初期治療の効果の確認や脊髄損傷以外にショックの原因の有無について観察・確認を行う．
- **意識レベルの観察**：脊髄損傷では意識は保たれていることがあるが，意識障害があれば脳血流低下やショックによる低酸素血症やアシドーシスの存在を予測する．
- **呼吸状態の観察と気道確保**：高位の脊髄損傷である場合は，呼吸運動の障害をきたすため，呼吸様式はとくに注意して観察を

行う．
- **皮膚色・皮膚温の変化を観察**：神経原性ショックでは血管抵抗は低下し，皮膚は温かい状態であることが多い．
- **指示に基づく輸液管理**：末梢血管抵抗が低いため，細胞外液の輸液を行う．初期輸液で血圧上昇などの反応が一過性であるか否かを観察する必要がある．
- **指示に基づく循環作動薬の管理**：血圧低下に対して，輸液だけで血圧を維持できないことが多く，循環作動薬により血圧と血行動態を適切に維持し，全身の循環の改善をはかる．

看護問題 2
脊髄の横断損傷に伴う脊髄機能不全がある．
看護目標 2：損傷高位と残存機能を把握し，損傷の拡大を最小限にとどめる．

> 看護ケアのポイント

- **損傷の拡大を防止**：搬入時から頸椎カラーによる頸椎固定，バックボードによる体幹固定を確認し，診療中の用手的頸椎保持を行う．頸椎カラーは損傷の程度や治療内容により，解除の基準が異なることを把握しておく．
- **脊髄機能不全の症状を観察**：弛緩性麻痺の程度や感覚障害の程度，反射の消失により，損傷の高位を把握することができる．
- **患者に頸椎保護と損傷拡大防止の協力を得る**：搬入時から頸椎保護を行い，損傷部の保護や損傷拡大防止の必要性を説明し，脊椎をねじるような動きはしないように説明し協力を得る．
- **体温調節**：交感神経遮断により高体温となりやすく，発汗調節機能も障害される．麻痺側においては発汗が少なく，うつ熱となりやすいことも考慮する．体温の変化を把握し，環境温の調整，寝具調整などを行い，高体温による代謝亢進を予防する．
- **障害の程度を把握**：数日から数週間で弛緩性麻痺から痙性麻痺に移行する．したがって経時的に症状を観察し，脊髄ショックの改善や障害の程度の変化を把握していく必要がある．損傷の高位とセルフケアは，1髄節の違いによって残存機能に大きな差があることを認識する．

看護問題 3
麻痺や体動制限に関連した合併症（呼吸運動の障害，皮膚統合性の障害，排泄機能の障害，感染，深部静脈血栓症）が潜在している．
看護目標 3：身体損傷のリスクを最小限にし，残存機能が維持できる．

> **看護ケアのポイント**

呼吸

- **呼吸状態の観察**：呼吸様式を観察し，換気状態や低酸素血症の有無を観察する必要がある．とくに，頸髄損傷では呼吸筋の運動障害や麻痺による咳嗽力の低下や，副交感神経優位による気道分泌物の増加，侵襲による抗利尿ホルモンの分泌増加により体液が貯留しやすい状態となる．これにより，無気肺，肺炎，循環管理のための輸液投与による肺水腫の合併が起こることが多い．呼吸困難の有無など自覚症状の観察，呼吸回数，胸郭・腹壁の動きなどを含めた呼吸様式，酸素飽和度，呼吸音の観察，咳嗽の有無，喀痰の有無・性状を観察する．人工呼吸器装着中となれば，一回換気量，血液ガスデータの変化について経時的に把握する必要がある．
- **呼吸機能の改善**：臥床による換気・血流比不均衡改善のため，頸椎の保護を行いながら頭部挙上，体位調整を行う．非挿管では深呼吸による呼吸筋訓練や排痰時に体位ドレナージ，呼気時胸郭圧迫による排痰援助を行う．

皮膚統合性

- **褥瘡の予防**：麻痺や感覚障害により，自力での体位調整ができず，褥瘡など皮膚統合性の障害が起こりやすい．皮膚状態：発赤，湿潤，乾燥，圧迫，摩擦の有無，皮膚温，骨突出の観察を行い，皮膚の保清を行い，皮膚の除圧・体位調整を効果的に行う必要がある．
- **栄養状態の把握と改善**：低栄養は褥瘡発生の要因となる．血液データ（総タンパク，血清アルブミン，ヘモグロビン，血清鉄，総コレステロール）の把握，代謝量の測定を行い，栄養管理を行う．

排泄機能

- **排泄機能低下による障害の把握と適切な援助**：腸・肛門，膀胱は脊髄神経の支配を受けている．大腸・小腸は自律神経の内臓神経の支配を受けている．したがって適切な量の便を直腸に貯留できない貯留便障害による便失禁が起こる．あるいは腸蠕動の低下により直腸に便がたまりすぎてしまう排出能障害による便秘が起こる．腹部の状態，排泄の回数，便の量・性状などを把握し，患者に合った排便周期の確立をはかる必要がある．

感染

- **感染の危険因子の除去・予防**：呼吸運動障害による繊毛運動の減少により，気道内分泌物の管理が不適切であると，呼吸器感染症のリスクがある．気管挿管の有無にかかわらず，呼吸器合併症を予防するため，呼吸筋の強化や排痰促進の援助を行う．

脊髄ショック期には排尿反射が消失し尿閉となる．膀胱の過伸展を避け，膀胱内圧を低く保つため，膀胱留置カテーテルが挿入される．カテーテル挿入による尿路損傷や逆行性感染のリスクがあるため，間欠的導尿がのぞましい．感染徴候の早期発見のため，バイタルサイン（体温，呼吸音の観察）や尿量・尿性状，検査データ（白血球数，CRP，痰・尿の培養結果）の把握を行う．

- **深部静脈血栓症の予防**：静脈還流の停滞が起こることをふまえ，計画的に他動運動を行う．また弾性ストッキングやフットポンプの使用により，筋肉の収縮運動を行い還流障害を予防する．さらに左右下肢の大腿部や下腿部の周径に左右差がないか，腓腹筋部腫脹はないかなどを客観的に評価する．

■ 看護問題 4

突然の発症・体動不動に伴うニードが満たされず，患者・家族ともに心理的苦悩が生じる．

看護目標 4：身体機能の障害，生活に対する不安の表出ができる．

看護ケアのポイント

- **患者の心理過程に応じたアプローチ**：自分の身体が突然麻痺して動かないという状態は，患者・家族ともに受け入れがたく，社会的・経済的な問題を含め，心理的にも大きな影響を与える．患者がどのような反応を示しているのかをアセスメントする必要がある．

- **患者の精神的な安寧をはかる**：脊髄損傷の患者では麻痺というボディイメージの障害があり，せん妄や心理的抑うつ状態，個人のアイデンティティの障害をまねくことがある．抑うつ状態の強い場合は，自傷の可能性もあるため，十分な安全を確保する必要がある．心理的に危険な状態であるときは，専門家にコンサルテーションする．

- **家族が相互支援するシステムを維持できるよう援助**：患者の身体機能の障害は家族にとっても心理的な影響が大きく，将来への不安をまねき，家族機能の変化を伴うこともある．障害の程度，残存機能，予後をふまえ，長期の治療とケアについて説明し，社会福祉の利用や手続きなど，家族の状況に合わせた情報提供により不安を解消し，家族が意思決定できるように援助する．

引用・参考文献
1) 日本救急看護学会監，日本臨床救急医学会編集協力：外傷初期看護ガイドライン JNTEC，改訂第3版，p.72-81，へるす出版，2014．
2) 日本外傷学会・日本救急医学会監，日本外傷学会外傷初期診療ガイドライン改訂第4版編集委員

3) 堀　進悟：神経原性ショックの病態，診断と治療戦略とは？．救急・集中治療，21(7-8)：985-990, 2009.
4) 日本救急医学会監，有賀　徹ほか編：標準救急医学．第5版，p.441-442，医学書院，2013.
5) 井口浩一：脊髄損傷治療の新展開．ERマガジン，CBR, 11(1)：33-38, 2014.
6) 加藤　宏：脊椎・脊髄外傷．救急医学，36(1)：58-63, 2012.
7) 相磯貞和訳：ネッター解剖生理学アトラス．p.26-27, 南江堂，2006.
8) Dimar JR, et al.：Early versus late stabilization of the spine in the polytrauma patient. Spine (Phila Pa 1976) 35 (21 Suppl)：S187-192, 2010.
9) Cengiz SL, et al.：Timing of thoracolomber spine stabilization in trauma patients ; impact on neurological outcome and clinical course. A real prospective (rct) randomized controlled study. Arch Orthop Trauma Surg, 128 (9)：959-966, 2008.
10) 落合慈之監，下出真法編：整形外科疾患ビジュアルブック．学研メディカル秀潤社，2013.

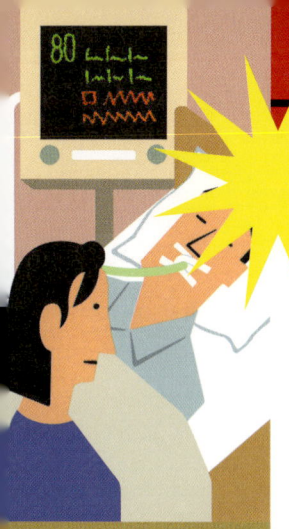

重症熱傷

小幡祐司

病態

- 熱傷とは，熱エネルギーによる生体組織の損傷と定義される．
- 受傷機転により，火炎によるもの(flame burn)，高温液体によるもの(scald burn)，化学物質によるもの(chemical burn)，電撃によるもの(electric burn)などに区別され，受傷原因別症例数では，火炎熱傷が約45%，高温液体が原因の症例が約30%を占めている[1]．
- 熱傷の重症度は，熱傷面積，深度，年齢，部位によって判定される(表1)．
- 熱傷受傷後の病態は，熱刺激による体表面の損傷により，炎症反応が

図1　熱傷受傷後の病態経過

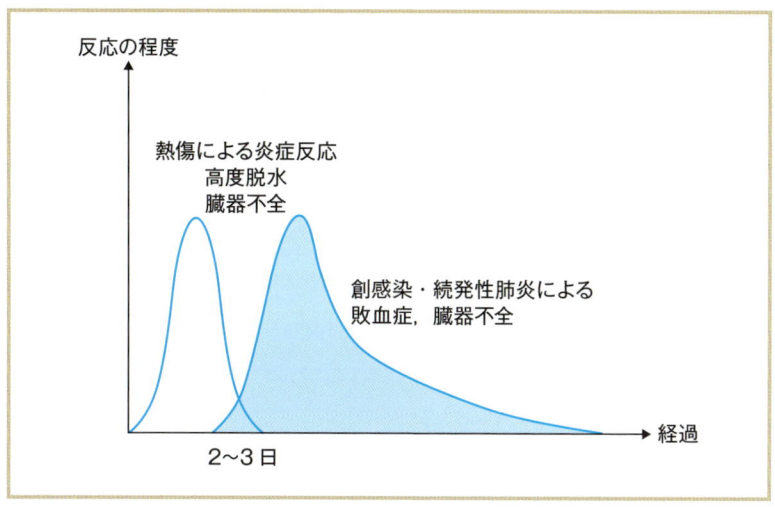

大高祐一ほか：熱傷の基礎知識・病態①　熱傷の病態．臨床看護，34(6)：804-812, 2008. より引用

表1 熱傷重症度の判定因子と判定基準

●熱傷面積計算方法：Lund and Browder の図表

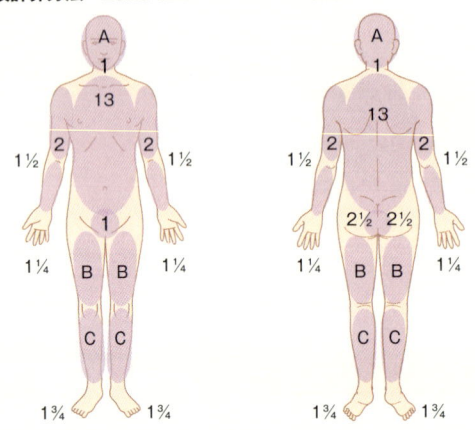

日本熱傷学会用語委員会編：熱傷用語集．改訂版，p.53，日本熱傷学会，1996 より

●日本熱傷学会深度分類

Ⅰ度熱傷：epidermal burn
表皮熱傷で受傷部位の発赤のみで瘢痕を残さず治癒する．

浅達性Ⅱ度熱傷：superficial dermal burn
水疱が形成されるもので，水疱底の真皮が赤色を呈している．通常1～2週間で表皮化し治癒する．一般的に肥厚性瘢痕を残さない．

深達性Ⅱ度熱傷：deep dermal burn
水疱が形成されるもので，水疱底の真皮が白色で貧血状を呈している．およそ3～4週間を要して表皮化して治癒するが，肥厚性瘢痕ならびに瘢痕ケロイドを残す可能性が大きい．

Ⅲ度熱傷：deep burn
皮膚全層の壊死で白色レザー様，または褐色レザー様となったり完全に皮膚が炭化した熱傷も含む．受傷部位の辺縁から表皮化するので治癒に1～3か月以上を要し，植皮術をしないと肥厚性瘢痕，瘢痕拘縮をきたす．

日本熱傷学会用語委員会編：熱傷用語集．改訂版，p.51，日本熱傷学会，1996 より引用，一部改変
＊本文一部改定　本文中皮膚の断層図を引用

●熱傷の重症度判定：Artz の基準
　重症熱傷（熱傷専門ユニットでの入院治療が必要）
　　① Ⅱ度熱傷で BSA30%以上
　　② Ⅲ度熱傷で BSA10%以上
　　③ 顔面，手，足の熱傷
　　④ 気道熱傷が疑われる場合
　　⑤ 軟部組織の損傷や骨折を伴う場合
　　　＊輸液治療が必須で特殊な治療が必要なため
　中等度熱傷（一般病院での入院治療で足りるもの）
　　① Ⅱ度熱傷で BSA15%以上 30%未満
　　② Ⅲ度熱傷で顔面，手，足を除く部位での BSA10%未満
　軽症熱傷（外来での治療で足りるもの）
　　① Ⅱ度熱傷で BSA15%未満のもの
　　② Ⅲ度熱傷で 2%未満のもの
　　　＊輸液治療の必要はなく，通院治療で治療が可能

木所昭夫：診断，重症度の判定，治療施設の選定．熱傷治療マニュアル，p.8，中外医学社より一部改変し表 2-1 を引用

●熱傷指数と熱傷予後指数
　熱傷指数　burn index（BI）
　　BI＝Ⅲ度熱傷面積＋1/2×Ⅱ度熱傷面積
　　＊熱傷深度が予後に大きな影響を与えることを示した指標
　熱傷予後指数　prognostic burn index（PBI）
　　PBI＝BI＋年齢
　　　120＜：致命的熱傷
　　　100～120：救命は可能であるがクリティカルな熱傷である
　　　80～100：重症熱傷であり，死亡する例もありうる

- 引き起こされ，全身性炎症反応症候群（SIRS）の状態になり，臓器障害が発生する．
- 熱傷創には壊死組織が存在し，外界に対する皮膚バリア機能が破綻しているため，創感染を起こしやすく，容易に敗血症の状態に陥る．
- 重症熱傷は，特徴的な病態経過をたどる（図1）．まず，体液喪失に伴う循環血液量減少性ショック，気道熱傷，体液喪失に対する大量輸液に伴う呼吸障害，組織損傷による溶血性障害や，循環血液量減少に伴う腎傷害が認められる．炎症反応によって免疫能は低下し，皮膚バリア機能の破綻，治療のためのカテーテル類の介在によって2次感染を起こす．
- 重症熱傷では，失われた広範囲の表皮修復にエネルギーを必要とするため，熱傷患者の代謝量は熱傷面積に比して増加し，栄養障害をきたす．また，熱傷による組織損傷とともに，炎症反応に伴う全身の異化作用亢進の結果，筋萎縮や関節拘縮をきたし，運動機能障害が認められる．

SIRS : systemic inflammatory response syndrome
全身性炎症反応症候群

救命救急の臨床像

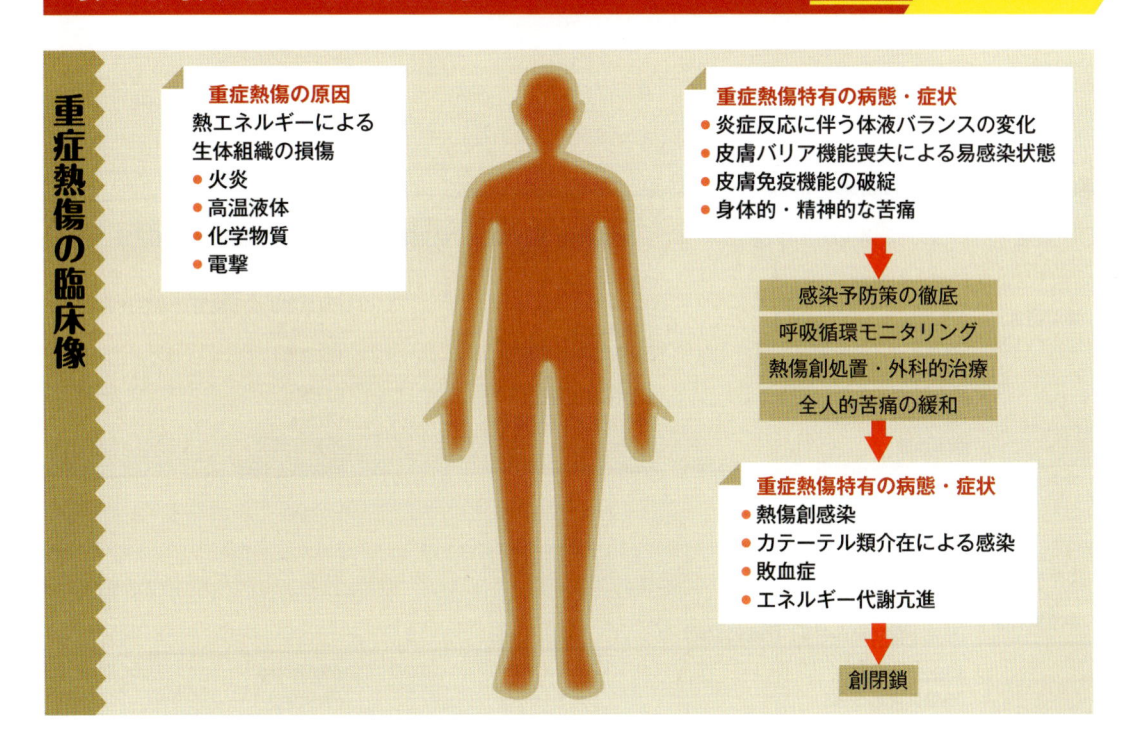

重症熱傷の臨床像

重症熱傷の原因
熱エネルギーによる生体組織の損傷
- 火炎
- 高温液体
- 化学物質
- 電撃

重症熱傷特有の病態・症状
- 炎症反応に伴う体液バランスの変化
- 皮膚バリア機能喪失による易感染状態
- 皮膚免疫機能の破綻
- 身体的・精神的な苦痛

↓
- 感染予防策の徹底
- 呼吸循環モニタリング
- 熱傷創処置・外科的治療
- 全人的苦痛の緩和

↓

重症熱傷特有の病態・症状
- 熱傷創感染
- カテーテル類介在による感染
- 敗血症
- エネルギー代謝亢進

↓
創閉鎖

重症熱傷患者の臨床像(表2)

　重症熱傷は，受傷早期より炎症反応に伴う熱傷特有のダイナミックな生体反応が認められる．重症熱傷患者においては，初期輸液の遅延が，死亡率の上昇や，合併症の発症率上昇に有意に影響すると指摘されており，受傷直後より認められる特徴的な体液変動の理解が不可欠となる．

　また，外界と生体の境界をなすバリア機能が失われると，細菌の侵入を容易にし，熱傷に伴う壊死組織内での細菌の増殖，皮膚に存在する免疫機構の破綻が問題となる．創感染は敗血症を引き起こしやすいとされるなか，易感染状態の時期を乗り越えることが救命の鍵と考えられ，受傷後早期(一般的に5～7日以内)に焼痂組織を切除して創閉鎖を行う早期手術が推奨されている．

　そこで，重症熱傷患者特有のダイナミックな生体反応と，熱傷創に対する治療戦略をふまえた臨床像として，受傷後の時間経過に応じた「急性期：受傷～refilling」，「refilling期」，「感染・回復期：refilling～創閉鎖」に分けて概説する．

表2　熱傷受傷後の病態と症状

病期	受傷～refilling	refilling期：48～72時間	refilling～創閉鎖
循環器系	Hypovolemia (血管透過性亢進) 心機能障害 (熱傷によるSIRS)	over volume (refilling) 心機能障害 (熱傷によるSIRS)	Hypovolemia (敗血症による血管透過性亢進状態) 心筋障害 (敗血症)
呼吸器系	肺水腫 (肺胞型気道熱傷) 咽頭浮腫 (上気道型気道熱傷，頸部Ⅲ度熱傷) ARDS (熱傷によるSIRS) 換気障害 (胸部広範囲Ⅲ度熱傷)	気道閉塞，無気肺 (下気道型気道熱傷) 肺うっ血 (refilling)	ARDS (敗血症) 続発性肺炎 術後肺合併症
中枢神経系	意識障害 (急性一酸化炭素中毒，組織低酸素)		
そのほか	多臓器不全 (熱傷によるSIRS) 末梢血流障害 (四肢全周性Ⅲ度熱傷) 血液希釈，低タンパク血症 ヘモグロビン尿 DIC準備状態 熱傷創の拡大		多臓器不全 (敗血症)

各病期に出現する病態と症状を循環器系，呼吸器系，中枢神経系，そのほかに分けて示した．カッコ内は病態・症状の主たる原因を示す．

上山昌史：熱傷の病態概説．救急・集中治療，19(9・10)：1065-1068，2007．より引用

急性期：受傷〜refilling 期

1 循環器系への影響

熱傷受傷した皮膚局所では，表皮が破綻しており，熱傷創から体液が漏出する．体液漏出量は，熱傷面積に比例することは容易に理解でき，循環血液量減少に拍車をかける．一方，炎症性サイトカインが産生・放出され，炎症反応が始まる．

広範囲熱傷の場合，全身性炎症反応(SIRS)の病態へ進行し，血管透過性の亢進が顕著に認められ，血漿成分の血管外漏出による循環血液量減少状態がもたらされる．

血管透過性の亢進は，受傷後 6〜8 時間後にピークとなり，受傷後 12〜24 時間まで継続するとされている．そのあいだ，循環血液量を維持するためには，受傷後より大量の輸液が必要となる(表3)．

2 呼吸器系への影響

呼吸障害は，気道熱傷に起因するものと，頸部・胸壁の全周性の熱傷に起因するものに大別される．

● 気道熱傷に起因する呼吸障害

気道熱傷は上気道熱傷と下気道熱傷に分けられる．上気道熱傷は，咽頭・喉頭の浮腫による気道閉塞が問題となる．下気道熱傷は，熱による直接損傷によって炎症をきたし，気道分泌物が増加する．また，粘膜上皮細胞が傷害され，分泌物の排出が困難となる．その結果，狭小化された気道と排出困難な分泌物により無気肺を起こしやすい．

火炎熱傷(flame burn)の際には気道熱傷とともに一酸化炭素中毒が問題となる．一酸化炭素はヘモグロビンとの結合力が強く，酸素とヘモグロビンの結合を障害する．その結果，酸素運搬量が著しく減少し，臓器障害を引き起こす(表4)．

● 頸部・胸壁の全周性の熱傷に起因する呼吸障害

熱傷による浮腫と組織の伸展性の低下により胸郭運動が制限され，肺のコンプライアンスが妨げられる．肺のコンプライアンスの低下は，拘束性換気障害をきたし，呼吸不全を引き起こす(図2)．

表3 熱傷初期の輸液公式

	輸液の質と輸液量	投与方法
Parkland 法	乳酸リンゲル液 4 mL×熱傷面積(%)×体重(kg)	はじめの 8 時間に 1/2，次の 16 時間に残り 1/2 を投与

表4 血中一酸化ヘモグロビン濃度と症状

CO-Hb値	症状・徴候
0〜5	通常無症状
6〜10	視力障害
11〜20	頭痛・ふらつき
21〜30	悪心
31〜40	めまい,嘔吐,失神
40〜50	頻呼吸,頻脈
50〜	昏睡,心停止

佐々木淳一:熱傷.標準救急医学,第5版,p.432,医学書院,2014.より引用

図2 熱傷における呼吸障害の病態

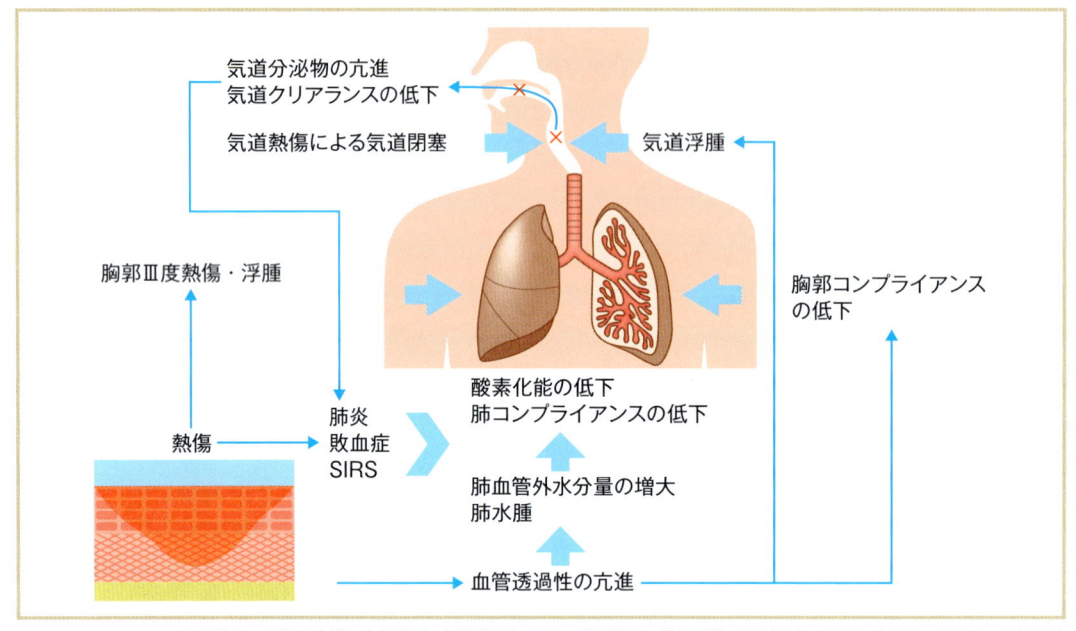

春成伸之:熱傷の病態と全身管理,初期輸液と呼吸・循環管理.救急医学,38(10):1191-1200,2014.より転載

3 腎機能への影響

循環血液量減少は,腎血流の低下をもたらす.また,熱傷による侵襲に伴い分泌される血管作動性ホルモンやカテコラミンによる血管収縮も一因となり,腎前性腎不全を引き起こす.

また,熱傷に伴う筋組織の崩壊によって生じるミオグロビン尿や,溶血に伴って生じるヘモグロビン尿は,尿細管の閉塞をきたし,急性尿細管壊死による腎不全を引き起こす.

4 消化管への影響

広範囲熱傷後に生じるストレス性病態として,Curling潰瘍が発生する.また,消化管粘膜の攻撃因子の増加と防御因子の減少,循環血液量減少に伴う胃血流の減少に伴い,急性胃粘膜病変(AGML)を生じる.

AGML:acute gastric mucosal lesion
急性胃粘膜病変

粘膜病変は腸管粘膜にも生じる．腸管粘膜の萎縮の程度は熱傷面積に比例するといわれ，受傷後12時間以内に腸管粘膜の萎縮をきたす[2]．腸管粘膜の萎縮は，腸管粘膜バリア機能の障害を生じ，消化管由来の細菌が他臓器に侵入するバクテリアルトランスロケーション（BT）を引き起こす．

BT：bacterial translocation
バクテリアルトランスロケーション

5 四肢・頸部・体幹部への影響

急性期には大量輸液が必要となるが，血管透過性の亢進により血管内にとどまらず，間質へ移行し浮腫となる．急激な浮腫は皮下組織・筋膜内の内圧上昇をきたし，各臓器の血流障害をもたらす．

四肢Ⅲ度全周性熱傷では，皮膚は硬化しているため，四肢コンパートメント症候群を引き起こす．胸部広範囲熱傷では，胸郭のコンプライアンスが低下するため，拘束性換気障害による呼吸不全を生じる．腹部広範囲熱傷では，腸管浮腫や腹水の存在により，腹腔内圧が上昇し腹部コンパートメント症候群（ACS）を生じる．組織内圧の上昇に伴う血流障害の低減を目的に，早期に減張切開が施行される．

ACS：abdominal compartment syndrome
腹部コンパートメント症候群

refilling 期

1 循環器系への影響

受傷後48～60時間経過すると，血管透過性亢進がピークを迎え，間質への水分移行が完了する．間質と血管内の浸透圧差が少なくなった時点で，水分の血管内移行が始まり，循環血液量は急激に増加する．循環血液量の急激な増加は，心負荷の増大をきたす．

2 呼吸器系への影響

循環血液量の急激な増加に対して，腎臓からの排泄が追いつかない場合，肺水腫と同様の病態を示す．

感染・回復期：refilling～創閉鎖

1 循環器系への影響

急性期を脱し，創閉鎖までの期間は，熱傷に伴う代謝亢進の状態が持続する．さらに，感染症の発症や発熱，持続する疼痛の存在は酸素消費

量を増加させ，心負荷の増大した状態が持続する．

2 呼吸器系への影響

重症熱傷の場合，高度の侵襲によって全身性炎症反応症候群が惹起され，急性肺損傷/急性呼吸窮迫症候群（ALI/ARDS）を発症しやすい．また，人工呼吸器管理が長期間に及ぶことが多く，人工呼吸器関連肺炎（VAP）の発症が問題となる．

ALI/ARDS：acute lung injury/acute respiratory distress syndrome
急性肺損傷/急性呼吸窮迫症候群

VAP：ventilator-associated pneumonia
人工呼吸器関連肺炎

3 腎機能への影響

熱傷受傷後，SIRSに，創部感染や肺炎が合併すると，敗血症を引き起こし，臓器機能障害の1つとして腎不全を併発する．

治療・マネジメントの実際

熱傷患者のマネジメントは，患者の緊急度と重症度に基づいた初期治療と，呼吸・循環管理を中心とした全身管理，そして，熱傷創の局所管理が重要となる．

緊急度重症度に基づいた初期治療

熱傷初期対応法の1つに，Advanced Burn Life Support（ABLS）コースに準拠したprimary survey（1次評価）とsecondary survey（2次評価）によるアプローチがある[3]．

ABLS：Advanced Burn Life Support
種々の熱傷のプライマリケアを学ぶコースで，アメリカ熱傷学会が認定している．

1 primary survey（1次評価）

熱傷患者の特殊性をふまえ，生命にかかわる病態の評価と安定化がはかられる．

1 A（airway：気道）

気道熱傷の病態進行に伴う上気道閉塞の評価を中心に，的確かつ迅速な気道確保が必要となる．

2 B（breathing：呼吸）

高流量の酸素投与とともに，胸部全周性熱傷の場合には減張切開が必要となる．

3 | C（circulation：循環）

受傷後すみやかに静脈路の確保を行い，初期輸液を開始する．尿道留置カテーテルを挿入し，継時的な尿量のモニタリングを行う．尿の色調が透明鮮紅色の場合はヘモグロビン尿を疑い，ハプトグロビン（Hp）が投与されることが多い．四肢全周性熱傷の場合，末梢循環が障害されるため減張切開が必要となる．

> Hp：haptoglobin
> ハプトグロビン．肝臓でつくられる血漿タンパクで，ヘモグロビンと結びついて複合体をつくり，血中のヘモグロビン喪失を防ぐ．

4 | D（disability：意識・神経系）

意識状態は清明である場合が多い．意識障害がある場合には外傷合併，一酸化炭素中毒，薬物使用，低酸素状態，基礎疾患の有無を考慮する必要がある．一酸化炭素中毒が疑われる場合，高流量の酸素投与が必須となる．

5 | E（exposure／environment：全身・体温）

熱傷創に対する処置は，乾いた滅菌ガーゼあるいはシーツを使用して，創面を被覆するのが原則となる．生命にかかわる病態を評価し安定化させ，初期輸液を開始した後に創処置が行われる．患者の体温保持に十分注意して，体温低下を防ぐ必要がある．

2 Secondary survey（2次評価）

1 | 確認事項

身長・体重（熱傷受傷前の値）の確認，病歴の確認，受傷機転の確認を行う．

2 | 重症度評価

熱傷の重症度は，熱傷深度，熱傷面積，年齢，合併損傷や基礎疾患の有無，受傷部位などを総合的に判断して評価する．合併損傷として気道熱傷の存在には注意が必要となる．

全身管理

1 初期輸液療法

輸液療法は，循環血液量減少に伴うショックの回避・離脱に必要不可欠となる．しかし，大量輸液は浮腫の進行をまねき，組織虚血を引き起こす危険性もある．よって，熱傷輸液公式を参考にすみやかに初期輸液を開始するとともに，尿量0.5 mL/kg/時間（成人）を目標とした輸液速

度の調整が必要と考えられている．

2 呼吸・循環管理

1 呼吸管理

　気道熱傷の場合，閉塞性呼吸障害に対する治療として，気管挿管による人工呼吸器管理が開始される．また，胸郭広範囲熱傷に伴う拘束性呼吸障害の場合には，減張切開が必要となる．

　重症熱傷における呼吸管理では，血管透過性の亢進状態に伴う急性肺損傷/急性呼吸窮迫症候群（ALI/ARDS）の管理が重要となる．

　ARDS に対しては，重篤な ARDS を避けるため，肺保護戦略を考慮した呼吸管理が求められる．一回換気量：6 mL/kg（予測体重 kg）とし，プラトー圧を 30 cmH$_2$O 未満とした換気方法が普及してきている[4]．

2 循環管理

　熱傷における循環管理では，適切な輸液療法が不可欠となる．初期輸液療法を実施するうえで，適正な輸液量を保つには，適正な尿量を厳密に確保していくことが重要である．指標となる適正尿量は前述のとおりである．

熱傷創の局所管理

1 熱傷創管理

　熱傷深度に応じて処置内容は変わる．局所管理における留意点は，体液の漏出をできるだけ抑え，感染を防止し，疼痛を軽減し，上皮化の促進をはかることである．

2 手術療法

　主にⅢ度熱傷が対象となる．前述したとおり，熱傷創，ならびに，全身の浮腫の進行による組織循環の障害に対し，減張切開が行われる（図3）．局所療法としては，Ⅲ度熱傷，とくに深達性Ⅱ度熱傷に対して，早期創閉鎖のために外科的壊死組織切除術（デブリードマン：debridement）と植皮術が行われる．

診断・アセスメント

　重症熱傷は，熱傷に特有なダイナミックな体液変動に対応することが求められる．そのため，起こりうる生体の変化を予測するために，典型的な熱傷の経過の理解が必須である．

　さらに，熱傷重症度判定に必要な熱傷面積，深度，年齢，部位を判定

図3 減張切開の方法

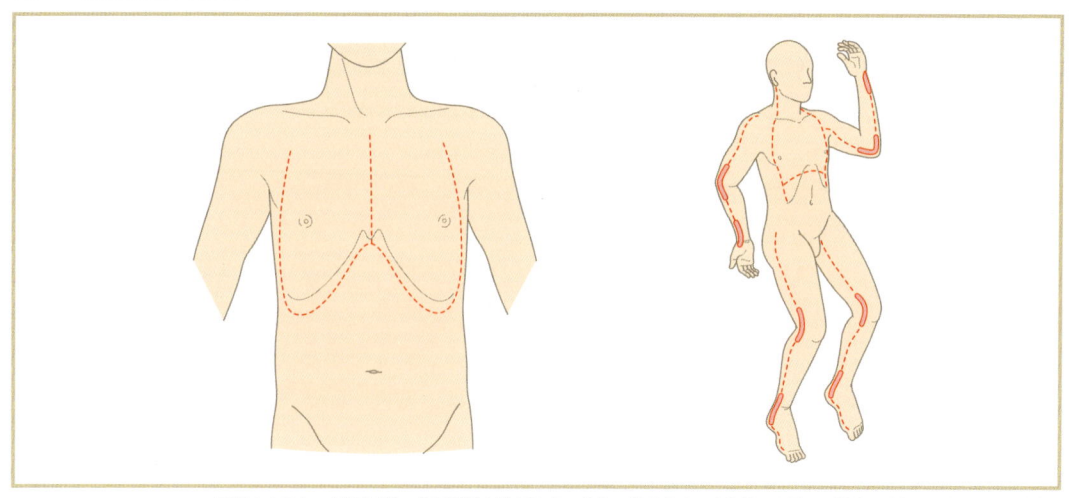

工藤大介ほか：減張切開 非転送例の熱傷治療. 救急・集中治療, 19(9・10)：1200-1204, 2008. より引用

因子として，熱傷重症度を把握することが必要となる．

看護ケアの焦点

　重症熱傷の治療マネジメントは複雑多岐にわたり，長期的な治療経過をたどる場合が多い．そのため，重症熱傷患者の看護ケアの焦点として，生体反応に伴う体液変動に留意した呼吸・循環のモニタリングと異常の早期発見，熱傷創，ならびに，全身の感染徴候のモニタリングと感染防止対策の徹底，迅速な創処置に必要な手順の熟知とチーム内協働体制の構築が重要である．

　熱傷創部の痛みのほか，闘病生活に伴う全人的な疼痛アセスメントと積極的な苦痛緩和，社会復帰を視野に入れた早期リハビリテーションと栄養管理があげられる．

呼吸・循環のモニタリングと異常の早期発見

循環のモニタリング

　受傷直後から，体表面からの体液漏出と，炎症反応に伴う血管透過性亢進による血漿成分の血管外漏出により，循環血液量の減少を生じる．この体液変動は，感染期を離脱するまで持続する．

　よって，血圧・脈圧・脈拍の変動，観血的動脈圧波形の変化を連続的にモニタリングし，循環血液量減少に伴う変化を早期に察知する．

　また，尿量・尿比重の測定と，定期的な水分出納バランスの算出を行い，輸液量の過不足を総合的に判断する．

呼吸のモニタリング

　大量輸液に伴い，胸郭コンプライアンスの低下をきたし，拘束性換気障害を生じる．さらに，体液過剰に伴う肺水腫様の病態に移行する危険性を念頭に置き，人工呼吸器管理中の換気量や，気道内圧の推移をモニタリングし，換気量低下，気道内圧の上昇を早期に察知する．

　また，呼吸音の変化や気道分泌物の量，性状の変化をモニタリングし，体位ドレナージや気管吸引の必要性を判断する．

　重症熱傷患者においては，気管吸引や体位変換などのケアは，さらなる侵襲となる．日々のケアの必要性を十分に評価し実践する．

　気道熱傷を有する患者の場合，気道閉塞の危険性が高く，すみやかな気管挿管が実施されている．気管挿管中の管理においては，確実な固定を実施し，体位変換などの際には，人員確保を行い，気管チューブの位置のズレや，計画外抜管が生じないよう，細心の注意を払う．

感染徴候のモニタリングと感染防止対策の徹底

　皮膚のバリア機能が破綻しているため，スタンダードプリコーションを徹底し，環境を整備する．熱傷創部の観察とともに，滲出液の色，臭気の変化を観察し，感染徴候の早期発見に努める．

　滲出液によるリネン類の汚染は，細菌感染の温床となる．滅菌覆布などを活用し，リネン類の汚染を最小限にし，汚染リネンの定期的に交換する．

　尿道留置カテーテル，血管留置カテーテル，気管挿管チューブなどの介在は，2次感染の原因となる．カテーテル操作時の手指衛生やディスポグローブの装着を徹底し，感染リスクの低減化に努める．

　滲出液に汚染されたガーゼなどによっても，ベッド柵など病床環境は汚染されやすい．定期的な清拭により，水平感染の予防に努める．

迅速な創処置に必要な手順の熟知とチーム内協働体制の構築

　熱傷創処置時は皮膚バリア機能が破綻した創部が外気に曝され，体温変化をきたす．また，患者にとって，壮絶な痛みを伴うことを念頭に置く必要がある．

　創処置の際には，人員確保を行い，円滑，かつ，短時間に処置が終了するよう，必要物品の準備，処置にかかわるすべての医療スタッフで手順の確認を行い，万全の体制を整える．

　室温の調整をはかって体温変化を最小限にとどめることも重要である．疼痛が原因と思われる血圧や脈拍の上昇，表情の変化など，患者の非言語的な反応を察知し，積極的な疼痛緩和に努める．

　さらに，創処置中のカテーテル類の計画外抜去を未然に防ぐため，医師と協働し，安全管理に努めることも重要となる．

全人的な疼痛アセスメントと苦痛緩和

　熱傷患者の身体的・精神的苦痛は計り知れず，積極的に苦痛緩和に努める．Ⅱ度熱傷の場合や，外科的治療として植皮術と併せて行われる採皮により採皮部は疼痛を生じやすい．よって，客観的な疼痛評価スケールを用いた疼痛アセスメントに基づき，積極的な鎮痛管理が求められる．

　患者の苦痛の増悪因子には，①死への恐怖，②身体拘束や不自由な体，③疼痛ややりきれない環境下における睡眠不足，④隔離された環境や孤独感，⑤受傷時の恐怖，⑥将来に対する不安などがあげられている[5]．

　熱傷患者の苦痛を軽減するためには，患者の苦痛を全人的にとらえ，患者，家族を含む医療チーム全体で，苦痛緩和の対策を講じる．

社会復帰を視野に入れた早期リハビリテーションと栄養管理

　熱傷術後早期からのリハビリテーションは，機能回復と，社会復帰のために重要不可欠となる．リハビリテーションは，熱傷受傷範囲や深度により変化する．

　救命救急の場においては，適切な鎮痛・鎮静管理の下に，エネルギー消費を最小限に抑え，良肢位を保持することに加え，エネルギー代謝の亢進に対応すべく，エネルギー消費量に合わせた適切な栄養管理が求められる（表5）．

表5　熱傷患者の必要エネルギー量の概算法

Harris-Benedictの式
　基礎代謝量　BEE：basal energy expenditureの算出
　　男性：66＋13.7×体重(kg)＋5×身長(cm)－6.8×年齢
　　女性：665＋9.6×体重(kg)＋1.8×身長(cm)－4.7×年齢
必要エネルギー量＝BEE×活動係数×ストレス係数
　活動係数＝症状安静：1.2
　ストレス係数
　　熱傷面積20％以下：1～1.5
　　熱傷面積20～40％：1.5～1.85
　　熱傷面積40％以上：1.85～2.05

石井はるみ：熱傷の治療と看護　熱傷の治療．救急看護の知識と実際（臨床ナースのためのBasic & Standard）．山勢博彰編著，p.228-249，メディカ出版，2009．より引用

引用・参考文献

1) 樋口良平：熱傷の統計．熱傷治療マニュアル（木所昭夫編著），p.1-7，中外医学社，2007．
2) 後藤英昭ほか：熱傷の基礎知識とケアの実際　熱傷が及ぼす各臓器への影響．臨床看護，34(6)：831-838，2008．
3) 佐々木淳一：熱傷．標準救急医学，第5版（日本救急医学会監，有賀　徹編），p.425-434，医学書院，2014．
4) 春成伸之：熱傷の病態と全身管理，初期輸液と呼吸・循環管理．救急医学，38(10)：1191-1200，2014．
5) 渡邊淑子：熱傷看護．熱傷治療マニュアル（木所昭夫編著），p.387-395，中外医学社，2007．
6) 石井はるみ：熱傷の治療と看護　熱傷の治療．救急看護の知識と実際（山勢博彰編著），p.228-249，メディカ出版，2009．
7) 日本熱傷学会用語委員会編：熱傷用語集．改訂版，p.51-54，日本熱傷学会，1996．
8) Cheryl W：Emergency Nursing Principles and Practice. Emergency Nurses Association, Sixth ed, p.340-355, Patricia K.H, Rebecca A. 2003.

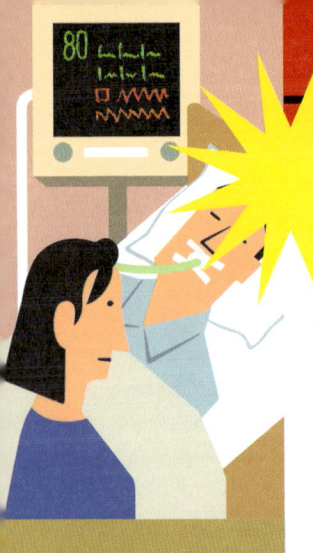

急性薬物中毒

坂田　司

病態

- 薬物中毒とは，人体に有害な毒・薬物の摂取や曝露，人体の許容量を超える毒・薬物の摂取や曝露によって生体の機能に障害を生じる病態である．一般的に医薬品などの常用量以下での異常反応や細菌性食中毒，薬物依存は含まない．
- 薬物中毒の起因物質は，家庭用品，医療用医薬品，一般用医薬品，農業用品，工業用品，自然毒に分類される．中毒起因物質は50万種類を超えるともいわれているが，常に新しい起因物質の出現があるため，その数はさらに増加していると考えられる．
- 中毒物質の体内侵入経路には，経口，経気道，経粘膜，経皮，経静脈などがある．救急外来で対応する中毒患者は，自殺企図による誤飲，誤食が最も多い．
- 急性薬物中毒によって引き起こされる症候は，気道障害，呼吸器障害，循環器障害，消化器障害，肝・腎障害，中枢神経系異常，体温異常など多岐にわたる．

救命救急の臨床像

初療と対応

日本中毒情報センターのデータ（表1）によると，2013年の急性薬物中毒に関する相談受診件数は34,024件であった．しかしながら，わが

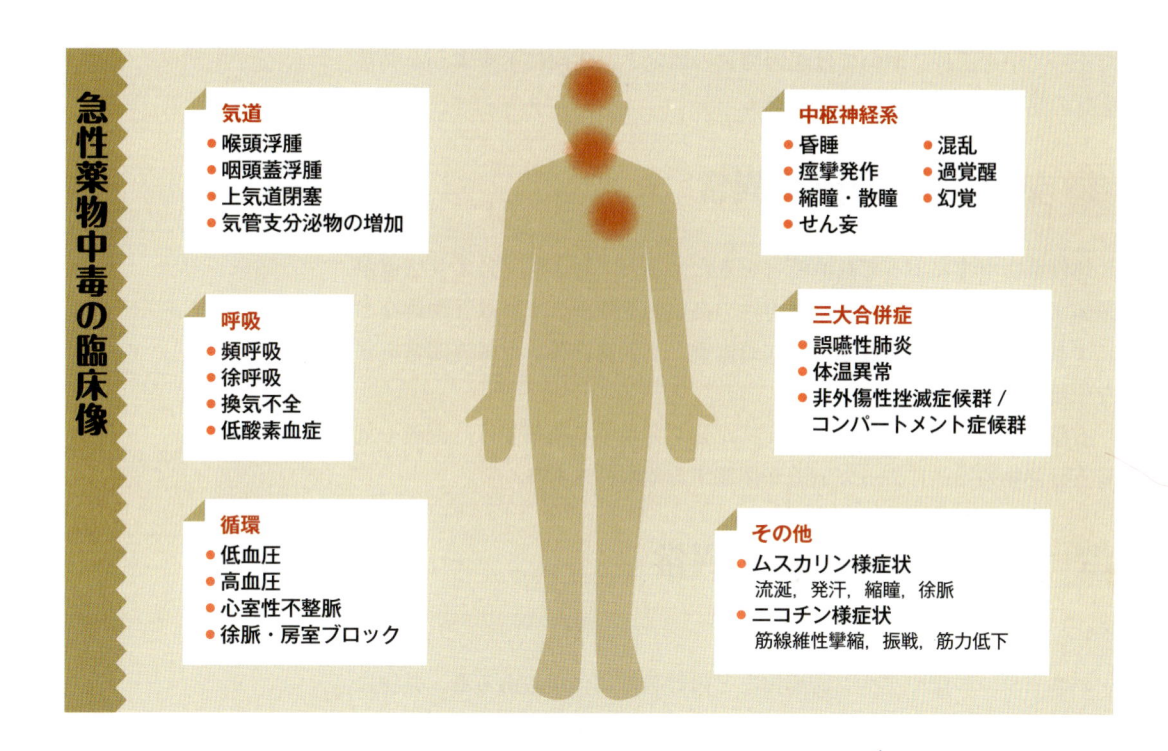

急性薬物中毒の臨床像

気道
- 喉頭浮腫
- 咽頭蓋浮腫
- 上気道閉塞
- 気管支分泌物の増加

呼吸
- 頻呼吸
- 徐呼吸
- 換気不全
- 低酸素血症

循環
- 低血圧
- 高血圧
- 心室性不整脈
- 徐脈・房室ブロック

中枢神経系
- 昏睡
- 痙攣発作
- 縮瞳・散瞳
- せん妄
- 混乱
- 過覚醒
- 幻覚

三大合併症
- 誤嚥性肺炎
- 体温異常
- 非外傷性挫滅症候群/コンパートメント症候群

その他
- ムスカリン様症状
  流涎,発汗,縮瞳,徐脈
- ニコチン様症状
  筋線維性攣縮,振戦,筋力低下

国での急性薬物中毒に関する患者統計はなく,年間の総受診件数や転帰は不明である.

急性薬物中毒患者の多くは意識障害をきたして救急搬送されてくることが多く,初めから中毒物質が特定されている場合もあれば,結果的に意識障害の原因が毒・薬物であったという場合もある.救急外来で対応する中毒患者は自殺企図による誤飲,誤食が最も多いが,自殺を否定する虚偽の申告も多いため,診断は難渋する.

表1 起因物質分類別年間受信件数トップファイブ(総受信件数 34,024 件)

起因物質	受信内容件数上位品目(カッコ内は件数)
家庭用品	紙巻タバコ(2,023),乾燥剤(1,856),漂白剤(1,071),基礎化粧品(963),ピレスロイド含有殺虫剤(571)
医療用医薬品	解熱鎮静消炎薬(639),ステロイド含有外皮用薬(540),アレルギー用薬(525),鎮咳去痰薬(479),血液および体液用薬(350)
一般用医薬品	解熱鎮痛薬(665),感冒薬(537),カンフル含有外皮用薬(247),エタノール(173),耳鼻科用剤(171)
農業用品	有機リン系殺虫剤(114),グリホサート含有除草剤(52),ピレスロイド含有殺虫剤(22),カーバメート系殺虫剤(14),石灰硫黄合剤含有殺菌薬剤(14)
工業用品	灯油(174),潤滑油/モーター油(42),ガソリン(30),酸(30),シンナー(28)
自然毒	シュウ酸塩含有植物(84),ジャガイモ(52),アミグダリン/シアン生成配糖体含有植物(46),ギンナン(31),ドングリ(29)

日本中毒情報センター2013年受信報告より集計し作成

急性薬物中毒では，曝露する薬剤の種類や量によって臨床症状は多岐にわたり，中には搬送後に急激に重篤化し，死に至るケースもある．したがって中毒医療においては起因物質の同定と，下記に示すような異常症状の早期発見と対処が重要である．

1 気道（Airway）の異常

　急性薬物中毒によって意識障害をきたす場合，舌根沈下により気道が閉塞する可能性がある．また水溶性の高い刺激性ガスや腐敗性物質などにより喉頭浮腫，咽頭蓋浮腫，咽頭痙攣，上気道浮腫，上気道閉塞をきたす場合がある．
　有機リンなどのムスカリン様症状が強く発現する薬剤では，流涎や気管支分泌物の増加によって気道が閉塞する危険性もある．

2 呼吸（Breathing）の異常

1 換気不全

　バルビツール酸やアヘン誘導体などの呼吸抑制作用のある毒・薬物による呼吸抑制や，テトロドトキシン（フグ毒），有機リン，アコニチン類（トリカブト毒），などによる呼吸筋麻痺が原因となって換気不全をきたす．

2 低酸素血症

　刺激性ガスや誤嚥性肺炎などによる化学性肺炎，急性呼吸窮迫症候群（ARDS），除草剤であるパラコート中毒による進行性肺線維症などが原因となって低酸素血症をきたす．

3 循環（Circulation）の異常

1 低血圧

　β遮断薬，Ca拮抗薬などの循環器用薬の過剰内服によって引き起こされる心筋収縮力低下や末梢血管の拡張をきたす．また半導体製造などに用いられている無機ヒ素化合物の摂取によって，血液分布異常性ショックをきたし，循環不全に陥る場合もある．

2 高血圧

　交感神経刺激作用のある，アンフェタミンやコカイン，副交感神経抑制作用のある抗コリン薬や抗ヒスタミン薬などが原因となる．

3 | 心室性不整脈

ジギタリス，カフェイン，アコニチン（トリカブト毒）などの毒・薬物が原因となって，心室細動や心室頻拍をきたす．

4 | 徐脈・房室ブロック

β遮断薬，Ca拮抗薬，ジギタリスなどに代表される循環器用薬や，殺虫剤である有機リンやカルバミン酸塩（カーバメート）などの副交感神経興奮作用のある毒・薬物が原因となる．

4 中枢神経系（CNS）の異常

1 | 昏睡

ベンゾジアゼピン系薬物，バルビツール酸，アルコール類などの中枢神経抑制作用のある毒・薬物，一酸化炭素，シアン化合物，硫化水素などの好気性代謝を阻害する毒・薬物が原因で昏睡状態となることがある．

2 | 痙攣発作

三環系抗うつ薬であるアモキサピン，テオフィリン，グルホシネートなど多くの毒・薬物が原因となることが多い．

5 三大合併症：誤嚥性肺炎・異常体温・非外傷性挫滅症候群/コンパートメント症候群

1 | 誤嚥性肺炎

急性薬物中毒では，そのほとんどが意識障害のために，咽頭反射が減弱，または消失している状態で，胃内の酸性内容物を誤嚥することで発生する．また粘膜刺激作用の強い石油製品による化学性肺炎をきたす場合もある．さらには，気管挿管や胃洗浄の際に，医原性に生じることもある．

誤嚥性肺炎が発生した場合に，細菌性なのか，化学性の原因なのかを判断することはむずかしい．化学性であれば抗菌薬はその効果を発揮しないが，化学性肺炎に細菌感染を続発する可能性もあるため，経験的に抗菌薬投与を行う選択肢はある．

日本呼吸器学会の医療・介護関連肺炎診療ガイドラインでは，「なるべく原因菌を同定するよう努力し，有効性の高い薬剤を選択する」[2]とされており，現段階で2次的な細菌性肺炎を予防する目的での抗菌薬投与については明確なエビデンスがない．

CNS：central nervous system
中枢神経系

2 異常体温

❶ 高体温

アンフェタミン類やコカインなどの交感神経興奮作用のある毒・薬物，抗コリン薬や，抗ヒスタミン薬などの副交感神経抑制作用のある毒・薬物が主な原因であるが，心筋機能抑制，発汗の減少，血管拡張の低下などの原因によって高体温となる．

❷ 低体温

バルビツール酸，ベンゾジアゼピン系薬物，抗精神病薬などの向精神薬，またはエタノールなどによる急性薬物中毒では低体温を合併していることがある．

メカニズムとしては，$α1$阻害作用によるシバリング（shivering）の消失，多くの抗精神病薬に含まれるドーパミン受容体遮断作用やセロトニン受容体遮断作用による中枢性体温調節の破綻が考えられている．

また，意識障害をきたし，環境的要因により偶発性低体温をきたす場合もある．

3 非外傷性挫滅症候群/コンパートメント症候群

急性中毒患者は意識障害をきたしている場合が多いため，同一体位のままで放置される場合がある．自らの体重で四肢を長時間圧迫されると，K^+やミオグロビンの漏出により非外傷性挫滅症候群をきたしたり，筋肉の腫脹によるコンパートメント内圧の上昇からコンパートメント症候群をきたしたりする．

すみやかに診断・治療が行われれば予後は良好であるが，受診までに長時間が経過していたり，意識障害により見落とされて診断・治療が遅れると生命を脅かす状態となる．

治療・マネジメントの実際

急性中毒治療の4大原則/5大原則

急性中毒治療は「**全身管理**」「**吸収の阻害**」「**排泄の促進**」「**解毒薬・拮抗薬の投与**」の4大原則からなるとされている．

しかし成人の急性薬物中毒は，自傷行為や自殺企図であることが多いため，患者の精神的評価と治療を行うことも重要である．したがって「**精神的評価と治療**」を加えた5大原則とする場合もある．

急性中毒治療の4大原則のうち「吸収の阻害」および「排泄の促進」が

予後を改善するというエビデンスは乏しく，有効な「解毒薬・拮抗薬」のある毒・薬物はほんの一部であることを考えると，急性中毒治療の成否は，看護師が最も能力を発揮できるであろう「全身管理」で決まるといっても過言ではない．

診断 ── 原因薬物の推定・同定

中毒疾患治療はすべてが診断にかかわるといってもよい．したがって意識障害をきたしている患者は，なぜ意識障害をきたしているのか．また患者がどのような毒・薬物に曝露しているかを，さまざまな方法を用いて検索することが重要である．

1 意識障害の原因検索：AIUEOTIPS の O

臨床現場において意識障害の鑑別を行ううえで用いられているのが，「AIUEOTIPS」である．意識障害の鑑別では AIUEOTIPS を用いることが多いが，この中の "O" は急性中毒を含んでいる．したがって意識障害の患者の対応を行うときには，急性中毒を念頭に置いた対応が重要である．

- **Opiates**（オピオイド類）：オピオイドをはじめとする中枢神経抑制作用のある薬毒物の摂取による意識障害
- **Overdose**（過量服用）：毒薬物の過量服用による意識障害
- **Oxygen**（酸素）：一酸化炭素中毒による意識障害

2 薬物投与による意識障害の鑑別

意識障害をきたしている患者に対して，拮抗する薬剤を投与することで，原因物質を特定する方法が用いられることがある（**表2**）．

表2 意識障害の鑑別に用いられる薬物：
THIN FOG（「もやが晴れる」と覚える）

Thi	thiamine（チアミン，ビタミン B₁）	➡	ウェルニッケ脳症
N	naloxone（ナロキソン）	➡	オピオイド類中毒
F	flumazenil（フルマゼニル）	➡	ベンゾジアゼピン類中毒
O	oxgen（酸素）	➡	一酸化炭素中毒
G	glucose（ブドウ糖）	➡	低血糖

相馬一亥監：急性中毒診療レジデントマニュアル，第2版, p.4, 医学書院, 2012. を引用, 一部改変

表3 AHLSの5つのトキシドローム

トキシドローム	サブグループ	例	主な曝露経路	主な標的器官	臨床症状
刺激性ガストキシドローム	水溶性が高いもの	・アンモニア ・ホルムアルデヒド ・硫化水素 ・二酸化硫黄	吸入	気道	咳, くしゃみ, 鼻水, 呼吸困難など
	水溶性が中等度のもの	・塩素	吸入	気道・呼吸	
	水溶性が低いもの	・ホスゲン ・二酸化窒素	吸入	呼吸	
窒息性トキシドローム	単純窒息性ガス	・二酸化炭素 ・メタン ・プロパン	吸入	心血管系 中枢神経系	頻脈, 低血圧, チアノーゼ, 呼吸困難感など
	化学性窒息性物質	・一酸化炭素 ・シアン化水素 ・硫化水素 ・アジ化水素	吸入	心血管系 中枢神経系	
コリン作動性トキシドローム	農薬	・有機リン ・カーバメート	経皮 経粘膜 経口	中枢神経系	縮瞳, 流涎, 流涙, 気道分泌亢進, 痙攣, 筋攣縮, 消化管の腸蠕動亢進による嘔吐, 下痢, 便失禁, 急性膵炎, 徐脈, 低血圧など
	神経剤	・サリン ・ソマン ・タブン ・VX	吸入 経皮 経粘膜	中枢神経系	
腐食性物質トキシドローム		酸, アルカリ	経皮 経粘膜	気道 心血管系	粘膜刺激症状, 気道刺激など
炭化水素, ハロゲン化炭化水素トキシドローム		・ガソリン ・トルエン	吸入	心血管系 中枢神経系	錯乱, 不穏, 痙攣, 昏睡など

奥村徹：急性中毒の症状とトキシドローム. 月刊薬事, 53(6)：35, 2011. より転載, 一部改変

3 症状による毒・薬物の推定

急性薬物中毒では, 毒・薬物の量や種類によって出現する症状が多岐にわたるため, 症状から薬物を推定する場合には,「トキシドローム」[3]の概念が参考になる.

「トキシドローム」とは, 中毒物質をおおまかにグループ分けし, 症状や徴候から毒・薬物を探っていこうというものである. 国際的に広く認知された概念であり, 中毒・化学災害の教育コースである AHLS の診療手順の根幹をなす重要な概念である.

「トキシドローム」のいちばんの利点は, 中毒起因物質がはっきりわからない段階から大過ない対応がとれることである (表3).

AHLS：Advanced Hazmat Life Support
中毒・化学災害の教育コース

4 臭いによる毒・薬物の推定

毒・薬物には特徴的な臭いのものがある (表4). ただし, 臭いは主観

表4　臭いで疑う毒・薬物

ニンニク臭	➡ 有機リン，ヒ素
アセトン臭	➡ アセトン，エタノール，イソプロパノール
腐った卵の臭い	➡ 硫化水素
苦いアーモンド臭	➡ シアン化合物
焼けたロープ臭	➡ 大麻
防虫剤の臭い	➡ ナフタレン，パラジクロロベンゼン

図1　トライエージDOA

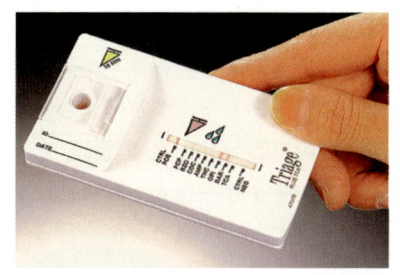

（写真提供：シスメックス株式会社）

の影響を受けやすく，嗅ぎ分けられる能力にも差があることから過度に信頼しない．

また，臭いがしないからといって，否定しないことも重要である．

5　患者情報からの毒・薬物の推定

患者の身のまわりの情報を入手することで，毒・薬物の同定につながるケースも少なくない．たとえば，薬物の容器や，医薬品のラベル，包装紙，シール，常備薬の有無，常用薬の有無，職業，労働環境，嗜好などである．

これらの情報を得るためには，家族や救急隊などとの連携が重要になる．

6　検査キットを使用した薬物の同定

ガスクロマトグラフィー質量分析計（GC-MS）や高速液体クロマトグラフィー（HPLC）などの分析機器類を有する施設は少なく，採取できる試料にも制限があることから個々の物質を分析することは容易ではない．

しかし，トライエージDOA（図1）などの簡易検査はどの施設でも実施が容易であり，ある程度原因物質を想起できる．

GC-MS：gas chromatography mass spectrometry
ガスクロマトグラフィー質量分析計

HPLC：high performance liquid chromatography
高速液体クロマトグラフィー

治療

1　全身管理：AB & 3Csの段階的アプローチ

全身管理のポイントは，基本的には気道（Airway）の管理，呼吸（Breathing）の管理，循環（Circulation）の管理，中枢神経系（CNS）の管理である．さらに急性中毒においては，合併症（Complication）の管理も重要であるため，これら5つの単語の頭文字をとって「急性薬物中毒

CNS：central nervous system
中枢神経系

の全身管理は AB & 3Cs」と覚えるとよい．

1 気道（Airway）の管理
意識障害による舌根沈下や刺激性ガスなどによる上気道閉塞を認めた場合には，いち早く気管挿管を行い，気道を確保する．

2 呼吸（Breathing）の管理
呼吸回数や呼吸様式，呼吸補助筋の使用の有無を観察し，呼吸音の聴取を行うことで呼吸の評価を行う．またパルス・オキシメータでの酸素飽和度を継続的にモニタリングする．

低酸素血症の場合には酸素投与を行うが，酸素投与を行っても低酸素血症が改善しない場合や，換気不全がある場合には，人工呼吸器管理が必要となる．

3 循環（Circulation）の管理
必要な輸液を輸液や薬剤を投与するために静脈路確保は必須であるが，必要に応じて中心静脈路または Swan-Ganz（スワン・ガンツ）カテーテルを挿入し，循環動態の観察を行う．

4 中枢神経系（CNS）の管理
血液検査，CT 検査を行い，毒・薬物以外で中枢神経系の異常をきたす疾患を除外しなければならない．不穏・興奮患者に対してはミダゾラム注（ドルミカム®注）やプロポフォール注（ディプリバン1%®）の持続投与を行い，鎮静を行う．また，必要時抑制を行う．

中枢神経系の異常症状で，最も迅速な対応が求められるのが痙攣発作である．痙攣発作が起こると呼吸が満足にできないため，酸素の取り込みが十分に行われず低酸素血症をきたす．さらに，痙攣が重積すると，脳に不可逆的な変化をもたらす可能性があるため痙攣発作が持続している場合には，ただちにジアゼパム（セルシン®注，ホリゾン®注）の静注やミダゾラム（ドルミカム®注）の静注または筋注を行い，発作を止めなければならない．

5 合併症（complications）の管理
急性薬物中毒の三大合併症は，誤嚥性肺炎，異常体温，非外傷性挫滅症候群/コンパートメント症候群である．これらは時に生命を脅かしたり，後遺症を残すため，早期に治療を開始することが重要である．

2 吸収の阻害

❶ 胃洗浄
アメリカとヨーロッパの臨床中毒学の学術団体である AACT/EAPCCT のガイドラインでは「胃洗浄は，生命を脅かす可能性のある量の毒・薬物を服用してから1時間以内に施行できなければ考慮すべきでない」[4]と記載されている．

また日本中毒学会も，一般的な目安として「1時間以内に施行するこ

AACT/EAPCCT：American Academy of Toxicology / European Association of Poisons Centres and Clinical Toxicologists

表5　活性炭に吸着されない毒・薬物：A　FICKLE（「気まぐれな」と覚える）

A	alcohols（アルコール類），alkalis（アルカリ類）
F	fluorides（フッ化物）
I	iron（鉄），iodide（ヨウ化物），inorganic acids（無機酸類）
C	cyanides（シアン化合物）
K	kalium（カリウム）
L	lithium（リチウム）
E	ethylene glycol（エチレングリコール）

相馬一亥監：急性中毒診療レジデントマニュアル．第2版，p.32，医学書院，2012．を引用，一部改変

とが望ましい」[5]としており，臨床的にも1時間を超えた場合の胃洗浄は行われなくなっている．

❷ 活性炭の投与

活性炭は多くの物質と結合する吸着剤であり，それ自身は体内に吸収されないため，毒・薬物の吸収を減少させる．またすでに血中に吸収されている毒・薬物の排泄促進効果もあるため，基本的には禁忌例や吸着しない薬剤（表5）以外には投与するべきである．

3　排泄の促進

以前は大量輸液と利尿薬の使用により腎排泄を増加させる強制利尿が慣例的に行われていたが，有効性が限定的であるうえに，容量負荷による肺水腫や電解質異常の危険性もはらんでいることから，現在は推奨されていない．

❶ 尿のアルカリ化

炭酸水素ナトリウムを静注し，尿のpH＞7.5に維持することで毒・薬物の尿細管からの再吸収を阻害し，腎排泄を促す方法である．アスピリン/サリチル酸塩およびフェノバルビタールに有効な可能性があるが，予後を改善するエビデンスは乏しい．

❷ 血液浄化法

血液浄化法は，太い静脈にフレキシブルダブルルーメン（FDL）カテーテルを留置し，血液を体外循環させ，吸着・拡散のメカニズムを用いて毒・薬物を除去した後に再度体内に戻す方法である．

薬物中毒に対しての血液浄化法の条件として，①半減期が短くないこと，②分布容積（Vd）が小さいことがあげられる（図2-1，表6）．

● 血液灌流法（血液吸着法）

血液灌流法は，血液を吸着剤の詰まった管の中に通すことで，直接吸着・除外する方法である（図2-2）．

FDLカテーテル：flexible double lumen catheter
フレキシブルダブルルーメンカテーテル

Vd：volume of distribution
分布容積

表6 血液浄化法の適応毒・薬物：CATMEAL（「猫の食事」と覚える）

C	carbamazepine（カルバマゼピン），caffeine（カフェイン）
A	anticonvulsants；phenobarbital（フェノバルビタール） phenytoin（フェニトイン）
T	theophylline（テオフィリン）
M	methanol（メタノール）
E	ethylene glycol（エチレングリコール）
A	aspirin（アスピリン/サリチル酸塩）
L	lithium（リチウム）

上條吉人：急性中毒診療レジデントマニュアル．第2版（相馬一亥監），p.52，医学書院，2012．より転載，一部改変

図2-1 分布容積

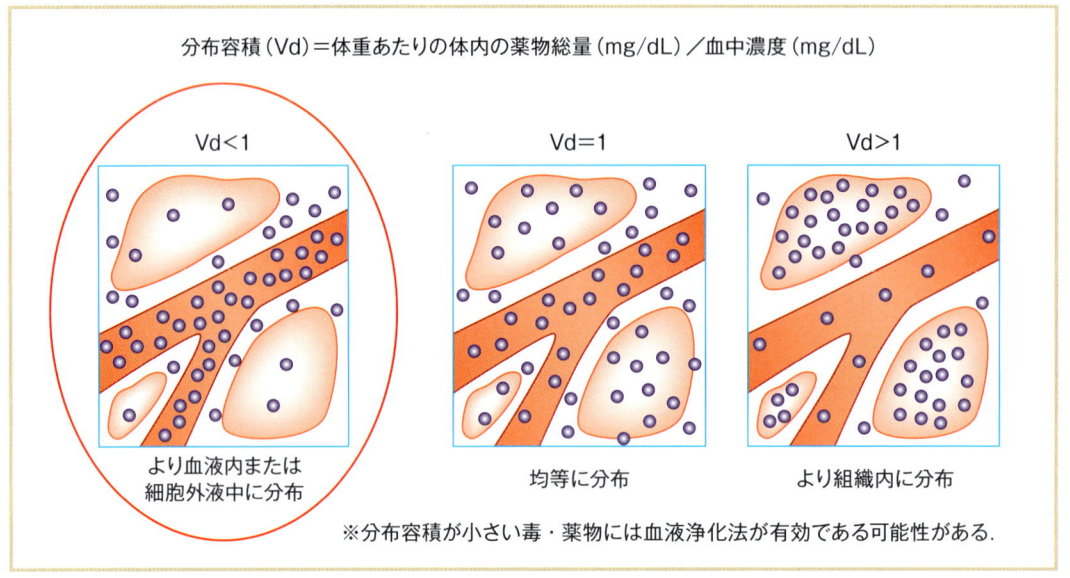

分布容積（Vd）＝体重あたりの体内の薬物総量（mg/dL）／血中濃度（mg/dL）

Vd<1　より血液内または細胞外液中に分布

Vd=1　均等に分布

Vd>1　より組織内に分布

※分布容積が小さい毒・薬物には血液浄化法が有効である可能性がある．

上條吉人：急性中毒診療レジデントマニュアル．第2版（相馬一亥監），p.49，医学書院，2012．より転載，一部改変

● 血液透析法

　血液透析法は，中空糸となっている透析膜の中に血液を，外側に透析液を還流させ，濃度の違いによる拡散のメカニズムを利用した，毒・薬物の除外を行う方法である（図2-3）．

　タンパクに結合した毒・薬物は透析膜を通過しないため，タンパク結合率の低い毒・薬物に有効である．

4　解毒薬・拮抗薬

　解毒薬・拮抗薬とは，中毒の原因となっている毒・薬物の毒性を減弱させる薬物などである．適応がある場合には，解毒薬・拮抗薬を投与する（表7）．

図2-2 血液灌流法

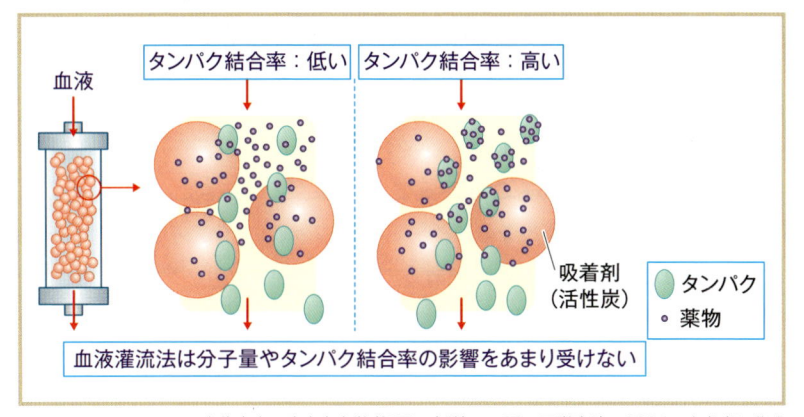

上條吉人:臨床中毒学(相馬一亥監). p.28, 医学書院, 2009. を参考に作成

図2-3 血液透析法

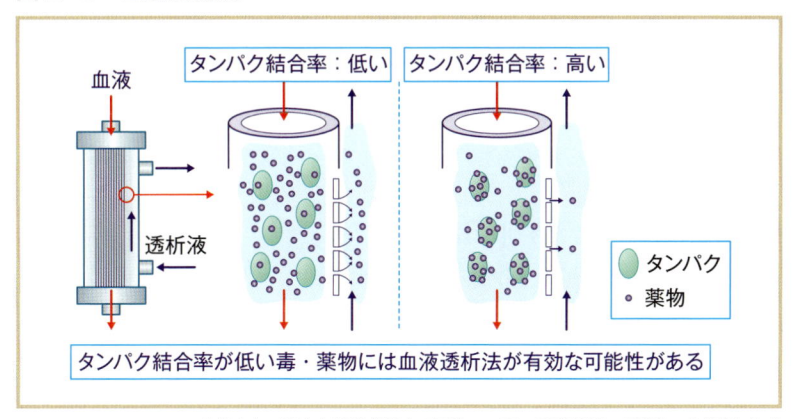

上條吉人:臨床中毒学(相馬一亥監). p.28, 医学書院, 2009. を参考に作成

表7 代表的な毒・薬物と解毒薬・拮抗薬

毒・薬物	解毒薬・拮抗薬
有機リン	硫酸アトロピン,プラリドキシムヨウ化物(パム®注)
麻薬	ナロキソン
アセトアミノフェン	アセチルシステイン
シアン	亜硝酸アミル,亜硝酸ナトリウム,チオ硫酸ナトリウム
メタノール	エタノール
フッ化水素	カルシウム
ベンゾジアゼピン	フルマゼニル
ワルファリン	ビタミンK
ヘパリン	プロタミン硫酸塩
ヒ素	BAL(バル®注)
β遮断薬	グルカゴン,塩化カルシウム,ヒトインスリン+ブドウ糖
Ca拮抗薬	塩化カルシウム,グルカゴン,ヒトインスリン+ブドウ糖

BAL:British Anti Lewisite
ジメルカプロール

日本救急医学会監:標準救急医学. 第4版, 医学書院, 2009. を参考に作成

看護ケアの焦点

　急性薬物中毒では「全身管理」が最も重要な治療であるため，看護師は医師と協働し，気道，呼吸，循環，中枢神経系の評価と観察を継続的に行い，それらの安定化と異常の早期発見に努めることが重要である．また同時に患者の精神的安定に向けた介入が必要となる．

　観察は一度行えば終了ではなく，絶えず継続する必要がある．ABCDの段階的アプローチのなかで異常が見つかれば，医師と協働し，異常が解決されるように対応していくが，行ったことの評価と観察の継続は，看護師が最も大切にしなければならないことである．

2つの看護課題と目標

　急性薬物中毒では，2つの課題があり，それぞれの看護目標に沿った看護計画を実施する必要がある．下記に，それぞれの看護計画を示す．

課題1についての看護計画

■ 課題1
　潜在的に呼吸状態・循環動態に異常をきたす可能性が高い．
看護目標1：異常の早期発見と適切な介入により呼吸状態・循環動態が安定する．

観察項目

気道・呼吸（Airway・Breathing）
① 自発呼吸の有無，呼吸補助筋の使用の有無，胸郭の左右差
② 気道狭窄音の有無，呼吸回数，呼吸音，深さ，副雑音の有無
③ 流涎，喀痰，気管分泌物の有無や量・性状
④ 経皮的動脈血酸素飽和度（SpO_2）モニタ
⑤ 動脈血ガス分析から得られるデータをもとに算出するP/F値やA-aDO₂の値

P/F：PaO_2/F_IO_2
動脈血酸素分圧/吸入気酸素濃度（酸素化係数ともいい，正常範囲は300程度）

看護のポイント

　パルスオキシメータは比色法を用いた測定法であるが，O_2-HbとCO-Hbを区別できないため，一酸化炭素中毒患者の酸素飽和度を過大評価してしまう可能性がある．

　したがって急性薬物中毒を疑う患者には動脈血ガス分析を行い，換気と酸素化の評価を行う必要がある．動脈血ガス分析から得られる数値をもとに，酸素化の評価（P/F値，A-aDO₂）を継続的に行う．

　また，フィジカルアセスメントを行い，総合的に呼吸の評価を行うことが大切である．

循環（Circulation）
　①皮膚の性状や温度，脈の緊張，発汗，チアノーゼの有無
　②尿量，補液量，in-out のバランス
　③心電図モニターを使用したモニタリング（波形のリズムや形）
　④圧（自動血圧や動脈内留置カテーテルによる血圧モニタリング）
　⑤CVC やスワン・ガンツカテーテルで得られるデータ（例：CVP，$S_{CV}O_2$ など）

> **看護のポイント**

　心電図モニターによる脈拍，リズムの確認や，自動血圧計もしくは動脈内留置カテーテルによる血圧モニタリングはもちろんであるが，皮膚の状態，発汗の有無などのフィジカルアセスメントを行い，総合的に循環の評価を行う．
　また，尿量や経口水分量などを含めた水分出納は，循環動態の重要な指標となることを念頭に置いておかなければならない．

中枢神経系（Dysfunction of CNS）
　①意識レベル（GCS，JCS）
　②瞳孔：瞳孔径，対光反射の有無
　③痙攣の有無
　④麻痺の有無

> **実施項目**

1. 気道確保，吸引，挿管の介助
2. 効果的な酸素投与方法の選択，人工呼吸器の管理・点検
　①低濃度酸素投与：経鼻カニューレ，ベンチュリーマスク
　②高濃度酸素投与：リザーバー付き酸素マスク，オキシマスク
　③加圧による酸素投与：陽圧換気（PPV），呼吸器，バッグバルブマスク（BVM）
3. 薬物療法の介助
4. 体位の工夫：循環動態をアセスメントしながら，体位を工夫する．
5. 誤嚥性肺炎の予防：口腔ケア，循環動態を観察しながら，上半身を 30～45°挙上する．
6. 吸収の阻害（胃洗浄や活性炭の投与）の介助

PPV：positive pressure ventilation
陽圧換気

> **看護のポイント**

　ムスカリン様症状が強く出現する毒・薬物では，流涎や気道分泌物の増加により誤嚥の可能性がある．したがって気道閉塞のリスクを考慮しながら観察を行い，必要時には吸引を実施したり，体位を整えることで気道浄化を図る．

課題2についての看護計画

■ 課題2

急性薬物中毒患者は，うつ病，境界型パーソナリティ障害，統合失調症などの精神障害を合併している場合や，自殺企図である場合も多く，精神的に不安定である．

看護目標2：現状を認知することができ，精神的安静が保たれる．

CAM-ICU：confusion assessment method for the ICU
ICUのためのせん妄評価法

ICDSC：intensive care delirium screening checklist
せん妄評価スケール

観察項目

1. 患者の表情や言動，行動
2. せん妄（CAM-ICU，ICDSCを用いて評価）
3. 睡眠状況

実施項目

1. TALKの原則（表8）を参考に患者対応を行う．
2. 自傷他害を予防する：救急の現場にある危険な物から患者を遠ざける．
3. 安全を保障する：現在安全な環境にいることを説明する．
4. 患者の行為ではなく，気持ちに焦点を当てる．

表8 TALKの原則

Tell	誠実な態度で話しかける
Ask	自殺についてはっきりと尋ねる
Listen	相手の訴えを傾聴する
Keep safe	安全を確保する

日本救急医学会：自殺未遂者への対応：救急外来（ER）・救急科・救命救急センターのスタッフのための手引き．より引用，改変

看護のポイント

看護師は患者とのかかわりの中で，「死へのエネルギー」が強いのか弱いのかを評価する必要がある．

救急医療で，とくに常勤の精神科医がいない臨床現場に従事している看護師にとって重要なのは，再自殺の危険や予兆を察したときに，その内容を担当医や臨床心理士に報告するといった交渉および調整する能力を強化することである．

常日頃から患者対応のシミュレーションやカンファレンスを行い，自分たちの知識や技術を高めるとともに，連携がとれる関係を構築しておくことが重要である．

患者の精神的介入はもちろんであるが，患者家族の精神的ケアも重要である．苦悩する家族がいる反面，患者にかかわることを拒む家族もいる．

看護師が誠実に対応することで，抱える問題を表出し，介入に結びつく場合もあるため，看護師のかかわりは非常に重要である．

引用・参考文献

1) 日本中毒情報センター：2013年受信報告．
   http://www.j-poison-ic.or.jp/homepage.nsf（2014年12月1日検索）
2) 日本呼吸器学会：医療・介護関連肺炎（NHCAP）診療ガイドライン．p.32-35, 2012.
3) 奥村徹：急性中毒の症状とトキシドローム．月刊薬事，53(6)：789-793, 2011.

4) Vale JA : Position statement : gastric lavage. American Academy of Toxicology / European Association of Poisons Centres and Clinical Toxicologists. J Toxicol Clin Toxicol, 35 (7) : 711-719, 1997.
5) 日本中毒学会：胃洗浄，急性中毒の標準治療. http://jsct.umin.jp/page038.html（2014年10月20日検索）
6) 日本救急医学会：自殺未遂者への対応：救急外来（ER）・救急科・救命救急センターのスタッフのための手引き. http://www.mhlw.go.jp/bunya/shougaihoken/jisatu/dl/07.pdf（2014年10月20日検索）
7) 相馬一亥監：急性中毒診療レジデントマニュアル. 第2版, p.4-53, 医学書院, 2012.
8) 相馬一亥監：臨床中毒学. p.4-50, 医学書院, 2009.
9) 日本救急医学会監：標準救急医学. 第4版, p.476-492, 医学書院, 2009.
10) 山勢博彰編著：救急・重症患者と家族のための心のケア. p.179-185, メディカ出版, 2011.
11) 益子邦洋ほか：「指標」・「基準」の使い方とエビデンス. 救急医学, 36 (10) : 1437-1454, 2012.
12) 山勢博彰編著：救急看護の知識と実際. p.252-266, メディカ出版, 2009.
13) 日本救急医学会監：救急診療指針. 改訂第4版, p.522-533, へるす出版, 2011.

体温異常

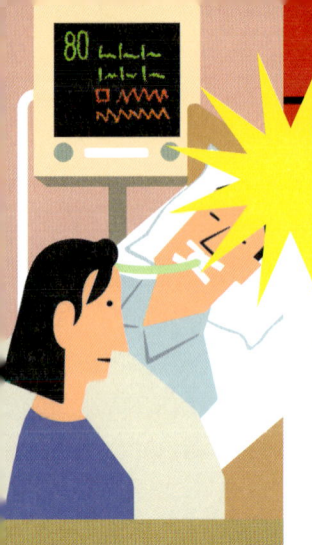

多田昌代

　体温は，通常，視床下部にある体温調節中枢によって，熱の産生と放散のバランスがはかられ，一定（腋窩で 36±0.5℃）にコントロールされているが，なんらかの原因によってバランスが崩れ，体温異常をきたす．
　熱の放出が熱の産生を上回って体温が低下すると低体温症となり，この逆に，熱の放出が熱の産生を下回って体温が過度に上昇すると，高体温症となる．

低体温症の病態

● 低体温とは，深部体温が 35℃ 以下となった状態のことであり，低体温によって生じる障害のことを低体温症という（表1）．

● 日本救急医学会が報告したわが国における低体温症の実際[1]のなかでは，低体温症の患者の約 8 割近くが，低温環境に曝露されて発症したと考えられる症例であった．このような外因による低体温症は，偶発性低体温症（accidental hypothermia）とよばれ，麻酔などで意図的に低体温にした場合とは区別される．

● 偶発性低体温症は，健常者が陥る 1 次性低体温症と，重篤な全身状態の合併症として低体温症となる 2 次性低体温症に分類される．このうち 2 次性低体温症のほうが 1 次性低体温症より予後が不良といわれている．

● 体温が低下することで，中枢神経系，循環器系，呼吸器系，腎・内分泌系，神経筋肉系，血液凝固系，消化器系など，全身の組織や臓器が影響を受ける．

● 一般的に集中治療を必要とするような重症患者において，来院時の体温の低さは不良予後の指標となる．通常，感染症患者においては体温 35.5〜

表1　低体温症の原因

熱放出の増大	低温曝露 薬物やアルコールによる血管拡張 熱傷や乾癬などによる皮膚機能の低下
熱産生の低下	甲状腺，下垂体，副腎などの内分泌機能不全 低血糖，低栄養 高齢者や活動性低下による神経筋の低下
体温調節機能低下	脳血管障害　パーキンソン病 外傷や薬物 糖尿病などの末梢循環障害

36℃未満で生命予後不良といわれるが，非感染症患者の場合は異なる．
●偶発性低体温症の場合，病態の進行と予後は，その背景によっても異なるが，患者が心停止をきたし，時間的に一般的な蘇生の可能性の範囲を超えていても，救命の適応となりうることがある．
●その重症度については，体温のみで区切ることはむずかしいとする見方もあり，体温と合わせて，バイタルサインや表2に示すような症状，臓器の障害程度，血液凝固異常なども指標とすることが，重症度の適切な見極めにつながる．
●低体温の重症度は，軽度低体温は35～32℃，中等度低体温は深部体温32～28℃，重度低体温28℃～に分類される（この重症度に関しては，文献によって定義されている深部体温に多少の違いがある）．低体温によるあらゆる生理機能の低下によって，さまざまな症状を認める（表2）．

表2 低体温の重症度

	深部体温	症状
軽度	35℃	36℃から震えが始まり，この時点では震えは続いている．意識は保たれている．
	34℃	極度に寒いと感じるようになる．判断力の低下を認める．カテコラミンが放出され，末梢血管は収縮するために頻脈となる．この時点では，血圧は比較的保たれている．その後，徐々に徐脈となる．頻呼吸となる．
	33℃	錯乱状態となり運動失調も認める．震えは減少，頻呼吸が低換気となる．
	32℃	さらに体温が低下することで，自己の体温調整機能は破綻し，震えはほぼ止まる．意識がさらに混濁し，混迷に陥る．酸素消費量は正常の75%未満．
中等度	31℃	高度の末梢血管収縮を呈する．徐脈や心収縮力の低下から，血圧は測定困難なほど低下する．
	30℃	筋の硬直が増大．意識障害が進行する．心房細動やそのほかの不整脈のリスクがある．不整脈は，血清カリウムの細胞内への移動や，寒冷利尿に伴う尿中排泄がトリガーとなっている．心拍出量は正常の70%未満となる．
	29℃	脈拍と呼吸は遅いが確認することができる．不整脈の頻度が増える．瞳孔は散大していることが多い．
重度	28～26℃	28℃以下となると，出血傾向やDICを呈する．体動による心臓の刺激で，心室細動（VF）が出現するリスクが高くなる．意識は消失し，すべての随意運動は停止する．26℃以下になると深部腱反射も瞳孔の対光反射も消失する．
	25℃以下	25℃以下で刺激を与えなくても，VFが自然に起きるようになり，20℃前後でVFの振幅が非常に細かくなり，心停止のようになる． 24℃で肺水腫をきたし，酸素化能は著しく悪化する．高度な血圧低下・重症徐脈が起こることがある． 20℃で脳波は，ほぼ平坦化する．

＊生命徴候
30℃未満の重度の低体温の特徴としては，徐々に生命徴候すべてが消失していく．生命維持に必要な機能は次のような順序で完全に消失していくといわれている．
　意識とすべての随意運動の消失
　瞳孔の対光反射の消失
　深部腱反射の消失
　自発呼吸の消失
　心電図上の適切な心リズムの消失とVFの発生

DIC：disseminated intravascular coagulation，播種性血管内凝固症候群
VF：ventricular fibrillation，心室細動
American Heart Association：偶発性低体温患者と雪崩被害者における心停止．ACLS EP マニュアル・リソーステキスト．p.399-407，シナジー，2012．を参考に作成

救命救急の臨床像

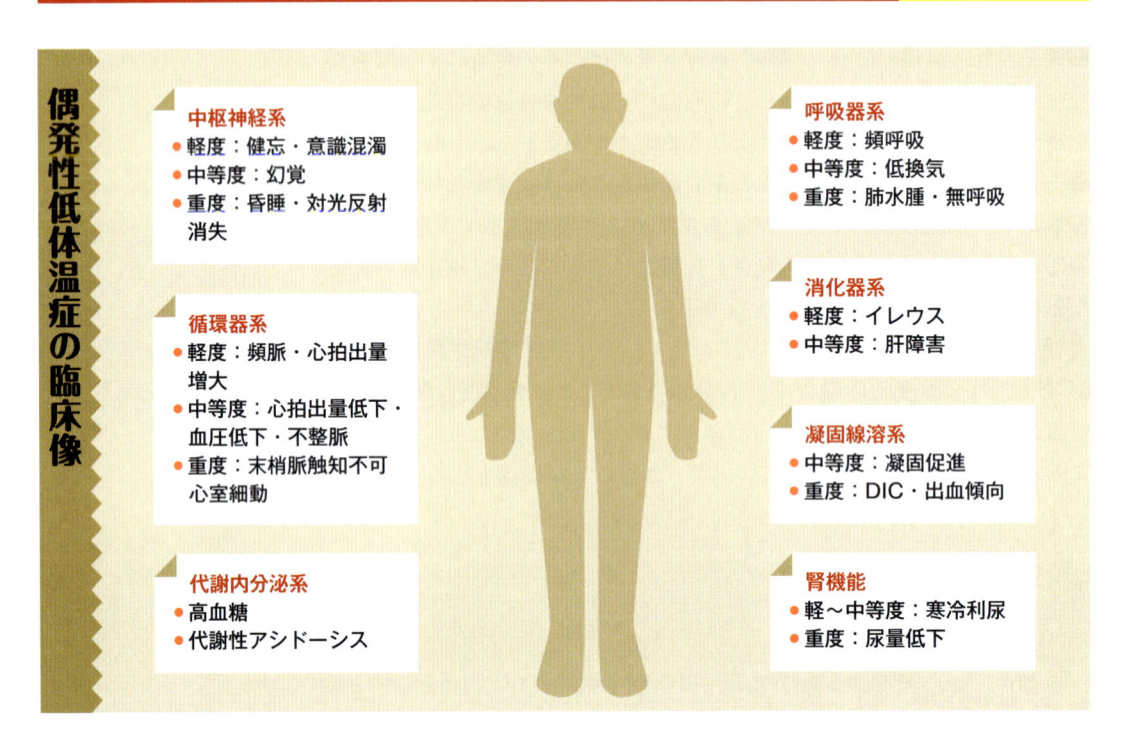

偶発性低体温症の臨床像

中枢神経系
- 軽度：健忘・意識混濁
- 中等度：幻覚
- 重度：昏睡・対光反射消失

循環器系
- 軽度：頻脈・心拍出量増大
- 中等度：心拍出量低下・血圧低下・不整脈
- 重度：末梢脈触知不可 心室細動

代謝内分泌系
- 高血糖
- 代謝性アシドーシス

呼吸器系
- 軽度：頻呼吸
- 中等度：低換気
- 重度：肺水腫・無呼吸

消化器系
- 軽度：イレウス
- 中等度：肝障害

凝固線溶系
- 中等度：凝固促進
- 重度：DIC・出血傾向

腎機能
- 軽～中等度：寒冷利尿
- 重度：尿量低下

　軽度の低体温では，体温調整機構が働いて，末梢血管収縮による熱放散の抑制や，Shivering（シバリング）による熱産生の増加により，生体が体温を維持しようとする．しかし，体温の低下がさらに進行すると，自律性反応が低下して恒常性が失われ，酵素活性の低下やアシドーシス，電解質異常などから臓器の機能不全に陥り，生命危機に瀕する．

症状（注意すべき臨床像）

1 中枢神経系

　低体温によって，機能は全体的に低下する．見当識障害と錯乱が始まると，低体温が軽度から中等度へ移行していることを示す．

2 循環器系

　軽度低体温では，視床下部の指令によりカテコラミンが放出され，末梢血管は収縮し，一回拍出量が増加し，頻脈となる．
　中等度以上の低体温に至ると，心機能が低下するとともに，各臓器での血流の需要が低下することで，徐脈となり心拍出量も低下する．また，

抗利尿ホルモン（ADH）分泌により，寒冷利尿とよばれる大量の希釈尿が産生されるほか，血管透過性亢進による循環血液量低下に伴い，血圧は低下する．

中等度以上になると，不整脈の出現を認める．心電図は，陰性T波やwide QRS，QTの延長などを認めるが，重症度が進むにつれて，しばしばOsborn J-wave（通称「J波」）とよばれる特徴的な心電図波形を認めることがある（図1）．J波はQRSとST間に認める．このような波形は，心室細動の前触れとしてとらえることもできる．

さらに，血清カリウムの細胞内への移動や，寒冷利尿による尿中排泄の結果，低カリウム血症をきたし，不整脈が誘発されやすい．

ADH：antidiuretic hormone
抗利尿ホルモン

3 呼吸器系

軽度低体温では，交感神経興奮により頻呼吸となるが，中等度以上では代謝低下によって酸素消費量は低下し，徐々に低換気となり，呼吸回数の減少と一回換気量の低下を認める．

さらに重症度が進むと，呼吸中枢の抑制によって無呼吸に至る．また，不動による気道分泌物の貯留や無気肺，肺炎，血管透過性亢進に伴う肺水腫などが要因となって，酸素化能は低下することから呼吸不全に至る．

図1　J波とは

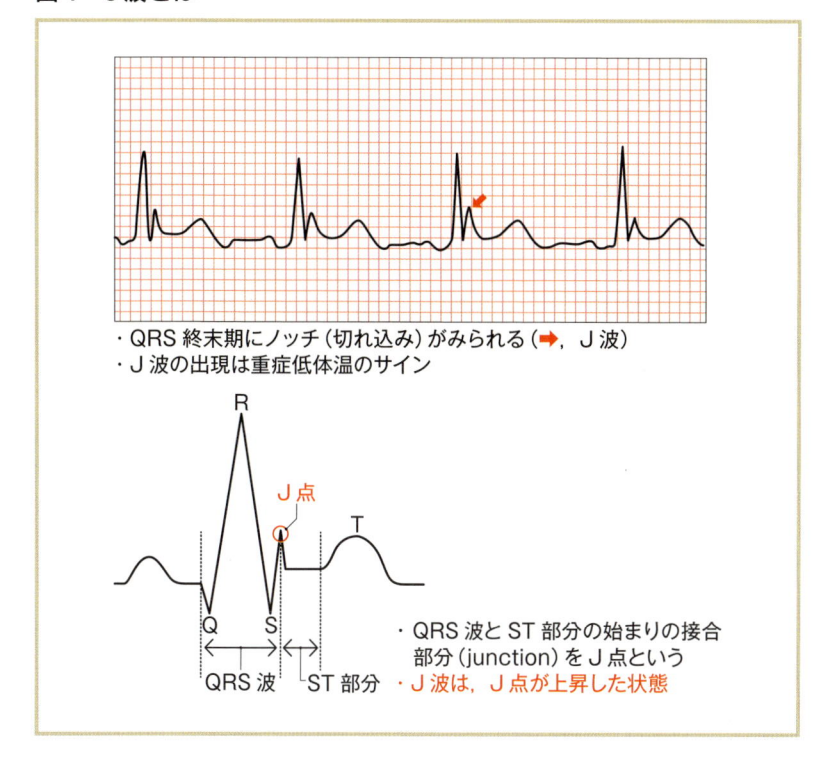

・QRS終末期にノッチ（切れ込み）がみられる（→，J波）
・J波の出現は重症低体温のサイン

・QRS波とST部分の始まりの接合部分（junction）をJ点という
・J波は，J点が上昇した状態

4 腎臓

腎細胞の機能不全とADH濃度の低下により,大量の希釈尿である寒冷利尿が産生される.寒冷利尿は,低体温時の血管透過性低下に拍車をかけ,血液量が減少する.

5 代謝内分泌系

インスリンの分泌および組織取り込みが阻害され,耐糖能が低下することから高血糖になる.組織アノキシア(anoxia)といって,組織代謝に必要な酸素の供給が停止した酸素欠乏状態となり,患者は代謝性アシドーシスとなる.

6 凝固・線溶系

低体温により血小板の形態が変形し血小板数が低下するほか,血小板機能は低下し,凝固活性の抑制も起こる.また低体温はフィブリノゲンの産生を抑制するうえ,アシドーシスがフィブリノゲンの変性を亢進させるため,血中フィブリノゲン濃度は低下する.また,血管内皮細胞の傷害や血液濃縮によって微小循環障害が生じ,臓器障害をきたす.

7 消化器系

交感神経の興奮,腸管の末梢血管収縮によって腸管機能の低下が起こる.腸管粘膜は傷害され,バクテリアルトランスロケーション(BT)のリスクが高まる.

BT:bacterial translocation
バクテリアルトランスロケーション

治療・マネジメントの実際

初期対応と治療

初療での対応としては,まずはモニタリングを開始し,ABCDEの評価を行い,心リズムのモニタリングも行う.

体温に関しては,深部体温を測定する.また,同時に濡れた服などは脱がせ,毛布等で外部の環境から守り,蒸発による熱の喪失を早急に防ぎ,復温を開始する.

低体温症への対応は図2のとおりである.また,初療においては,低

体温に至った原因（表1）と，なんらかの疾患が背景にあるかもしれないことを考慮して対応することが求められる．

検査

1 血液検査

採血から得られる，脱水の程度，全身の臓器障害の程度，凝固・線溶系を確認し，血液ガスデータでは，代謝性アシドーシスの確認を行う．

2 画像検査

2次性低体温症では，原因が予後を左右する可能性も高く，診断を確定する意義は高い．軽度～中等度の低体温であれば，2次性低体温の鑑別のために，保温を行ったうえでのCTやX線検査を優先して行ってもよいが，重度の低体温の場合には，これらの検査によって致死的な不整脈を誘発する可能性があるため，検査には慎重な判断を要す．

図2　低体温症の復温のフロー

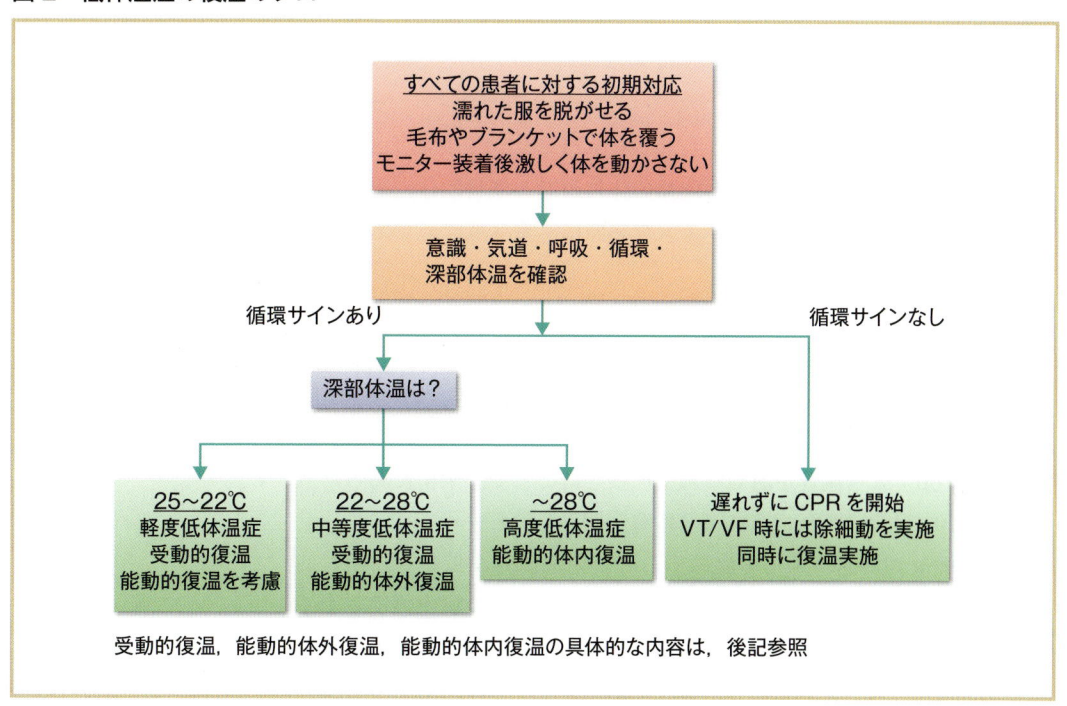

```
            すべての患者に対する初期対応
            濡れた服を脱がせる
            毛布やブランケットで体を覆う
            モニター装着後激しく体を動かさない
                        │
            意識・気道・呼吸・循環・
            深部体温を確認
      ┌─────────────────┴─────────────────┐
  循環サインあり                          循環サインなし
      │                                      │
   深部体温は？                        遅れずにCPRを開始
  ┌────┬────┬────┐                  VT/VF時には除細動を実施
25～22℃ 22～28℃ ～28℃                同時に復温実施
軽度低体温症 中等度低体温症 高度低体温症
受動的復温  受動的復温   能動的体内復温
能動的復温を考慮 能動的体外復温
```

受動的復温，能動的体外復温，能動的体内復温の具体的な内容は，後記参照

体温異常　261

看護ケアの焦点

ABC の確保

まずは A（気道），B（呼吸），C（循環）の確保が必須であり，バイタルサインによる基本的かつ重要な生命徴候の観察を行う．これに加え，経時的な深部体温のモニタリングを行う．食道温が推奨されているが，初療の場面では，膀胱温や直腸温でも便宜的で測定しやすいため，代用可能である．

低体温により呼吸抑制や循環不全を認めた場合，意識障害があれば，気道挿管が必要となる．循環管理に関しては，低体温によって起きる血管透過性の亢進と寒冷利尿により，血管内脱水となっているため，早急に十分な細胞外液の投与が必要である．

不整脈の誘発を避ける

初期対応に際して，不整脈の誘発を避けることは重要視される点の1つである．なるべく患者に刺激を与えないようにすることが求められる．この理由は，中等度以上の重度の低体温症では，心臓が刺激を受けやすい状態となっており，簡単な刺激でも不整脈を起こしやすいためである．対応が遅れすぎることなく，患者への刺激が最小限となるような呼吸循環管理を目指して，看護師は，チームの一員として機能することが求められる．

低体温に対する復温

復温方法は，受動的体外復温と能動的体外復温と能動的体内復温に分けられる（**表3**）．**図2**のアルゴリズムを参照に，重症度に応じて復温を実施する．

復温時の after drop と rewarming shock に注意した観察

- **after drop**：末梢血管が温められて拡張したことで，末梢にあった低温の血液が中枢側に流れ，逆に深部体温が低下してしまう．
- **rewarming shock**：末梢を温めることで末梢血管が拡張し，相対的に循環血液量が減少することで，血圧が低下する．とくに中等度以上の低体温症では，しっかりと補液する前に外部からの復温を優先することにより，血管内脱水の状態で末梢血管が拡張する．これが血圧の著しい

表3　低体温に対する復温方法

	復温法	具体的方法	効果と注意点など
受動的体外復温	環境や衣服の調整	温かい環境を調整する．濡れた衣服を着替えさせ，患者の体が濡れている場合はすみやかに拭く．	・体温が失われないようにする． ・軽度の低体温に効果があるが，中等度・重度の低体温で能動的な復温を行う患者に対しても，まず行うべき対処方法となる． ・寒冷刺激を除去し，患者の内部エネルギーに期待する方法であるため，復温の速度が遅かったり，不整脈の出現を認めた際は，能動的復温を考慮する．
能動的体外復温	電気毛布	電気毛布で全身の保温を行う．	・非侵襲的で，非常に簡便な方法 ・効果は1℃未満/hr ・室温の調整も同時に行うと，より効果的 ・rewarming shock に注意し，十分な輸液を投与しながら実施
能動的体外復温	加温マットレスや温風式加温装置	加温マットレスや温風式加温装置で加温する．	・簡易的ではあるが，効果としてはあまり期待できない． ・補助的な方法として用いる． ・スキントラブルの合併症に注意する． ・rewarming shock に注意
能動的体内復温	加温輸液	40.0℃前後に温めた細胞外液を静脈ラインから投与する．	・熱伝導が遅く，0.5℃前後/hr 程度の復温効果で ・after drop に注意 ・LEVEL1® などの加温機能のあるデバイスがある場合には使用
能動的体内復温	加温加湿酸素吸入	40〜45℃の温かい酸素を投与する．	・侵襲は少なく，簡便である． ・効果はあまり少ない． ・気管挿管を実施した際に，人工呼吸器の加温加湿器の設定を40〜45℃に設定
能動的体内復温	体腔内灌流	40〜45℃の加温生理食塩液を用いて，胃や膀胱洗浄を行う．胸腔ドレーンなどの還流を行う方法もある．	・体腔内灌流のなかで，胃や膀胱灌流は比較的侵襲が少ない． ・復温効果としては，胃・膀胱洗浄では2℃/hr 未満であり，胸腔ドレーンによる灌流のほうが，復温の効果は期待できる． ・持続的に注入と吸引が必要で，人手がかかる．
能動的体内復温	体外循環	透析による方法はウォーマーパッドやウォーターコイルを回路に使用する方法などがある．PCPS では，人工肺に熱交換器を装着する．	・早急に復温が可能で，PCPS による復温は効果大であり，6℃/hr 程度である． ・非常に侵襲的 ・準備に人手がかかる． ・準備に時間がかかる． ・感染や出血などの合併症のリスクがある．

PCPS：percutaneous cardiopulmonary support，人工心肺補助装置

低下につながりうることを知ったうえで対応すべきである．

スキントラブルの予防

末梢循環不全，血管透過性亢進や輸液負荷によって起こりうる浮腫や，患者の不動による同一部位の圧迫などの要因から，スキントラブル発生のリスクが高くなる．実際に，褥瘡は，低体温症に合併する頻度の高さが報告されている．

意識状態の変化を認める患者では，体位変換が必要となるが，重度低体温では，体位変換の刺激でも心室細動のような致死的な不整脈が出現するため，タイミングを見極めてケアを行っていく．

また，多くのモニタやルートが挿入されることが予測され，それらによるスキントラブルにも留意し，細やかな環境整備とテープの固定の工

夫などが求められる．

高体温の病態

● 体温が高い場合を，「発熱」と「高体温」に分けている．発熱（fever）は，炎症性サイトカインの作用によって，体温調整中枢におけるセットポイントが上昇している状態である．一方の高体温（hyperthermia）は，環境因子によるものや過剰な熱産生によって起きる体温調整の異常である．本項では，後者の高体温について述べる．

● 高体温は，体温調整中枢でのセットポイントは変わっていない．ヒトの体温は熱産生と熱喪失のバランスで一定の範囲を保っているが，高体温ではなんらかの原因により，この体温調整ができない状態となっている．

● 高体温の原因としては，熱中症，悪性症候群，薬剤誘発性高体温，神経遮断薬悪性症候群，セロトニン症候群，悪性高熱，内分泌疾患，中枢神経障害があげられる．以下より，救命救急の場面で目にする最も一般的な原因である熱中症について解説する．

● 熱中症は，発症後すみやかな冷却開始が，重症化の予防と，良好な予後につながり，合併症も少ない．治療に反応して順調に体温が下がるかどうかなども，予後を推測する重要な因子となる．体温の正常化と症状の改善が1時間以内に達成できれば，ほぼ完全回復が見込まれる．熱中症全体の重症度はⅠ度からⅢ度に分類される（図3）．

● 深部体温は高いほど予後不良といわれ，昏睡も予後不良の因子である．

● 後遺症は，入院例の約3％に出現し，中枢神経障害，とくに高次脳機能障害や嚥下障害，失語症，四肢麻痺などが多くみられる．

● 来院時CPAや脳梗塞先行例を除く死亡例は，全症例の2％であり，来院時から深昏睡，ショック，体温40℃以上，アシデミアの症例が有意に多い．循環不全を含む多臓器不全により数日以内に死亡に至るといわれている[3]．

CPA : cardiopulmonary arrest
心肺停止

救命救急の臨床像

体内の熱は，輻射，対流，伝導，蒸散という4つのメカニズムによって，体外へ放散されている．しかし，高温，多湿，無風という体外環境下においては，熱の放散効率が悪くなり，高体温を引き起こす．

図3 熱中症の重症度

新分類	症状	重症度	治療	従来の分類（参考）
Ⅰ度	めまい, 大量の発汗, 失神,筋肉痛, 筋肉の硬直（こむら返り）		通常は入院を必要としない →安静,経口的に水分とNaの補給	熱失神 (heat syncope) 熱痙攣 (heat cramp)
Ⅱ度	頭痛,嘔吐, 倦怠感,虚脱感, 集中力や判断力の低下		入院治療が必要 →体温管理,安静,十分な水分とNaの補給（経口摂取が困難なときには点滴にて）	熱疲労 (heat exhaustion)
Ⅲ度 （重症）	下記の3症状のうちいずれか1つ ①中枢神経症状 　意識障害,小脳症状,痙攣発作 ②肝・腎機能障害 　AST, ALT, BUN, Creの上昇 ③血液凝固異常 　急性期DIC診断基準（日本救急医学会）にてDIC(disseminated intravascular coagulation：播種性血管内凝固症候群）と診断		集中治療が必要 →体温管理 　surface cooling（体表冷却）, endovascular cooling（体内冷却） 呼吸,循環管理 DIC治療	熱射病 (heat stroke)

　また，熱交換の効率には，熱の運搬役である血管内容量が一定量必要となるが，体内の水分が不足して熱交換の効率は低下し，熱中症に拍車をかけることとなる．

　熱中症の病態としては，高体温の熱そのものによる臓器障害と臓器への血流低下の2つがあげられる．

　注意すべき症状について，下記に示す．

1 中枢神経系

　高体温によるニューロンの活動への影響や，血管内皮障害と循環不全による2次的な影響などにより，脳浮腫と脳虚血をきたす．頭痛や悪心，集中力の低下といった症状から，重症度がさらに進むと，意識障害や小脳症状，痙攣といった中枢神経障害を認める．

2 循環器系

　脱水により血管内容量が低下する．これを補うために心拍数を上げて収縮力を高めようとする．体温1℃上昇により，心拍数は8〜12回/分増加する．心拍出量は，深部体温が1℃上昇すると，3L/分増大する．

高体温(熱中症)の臨床像

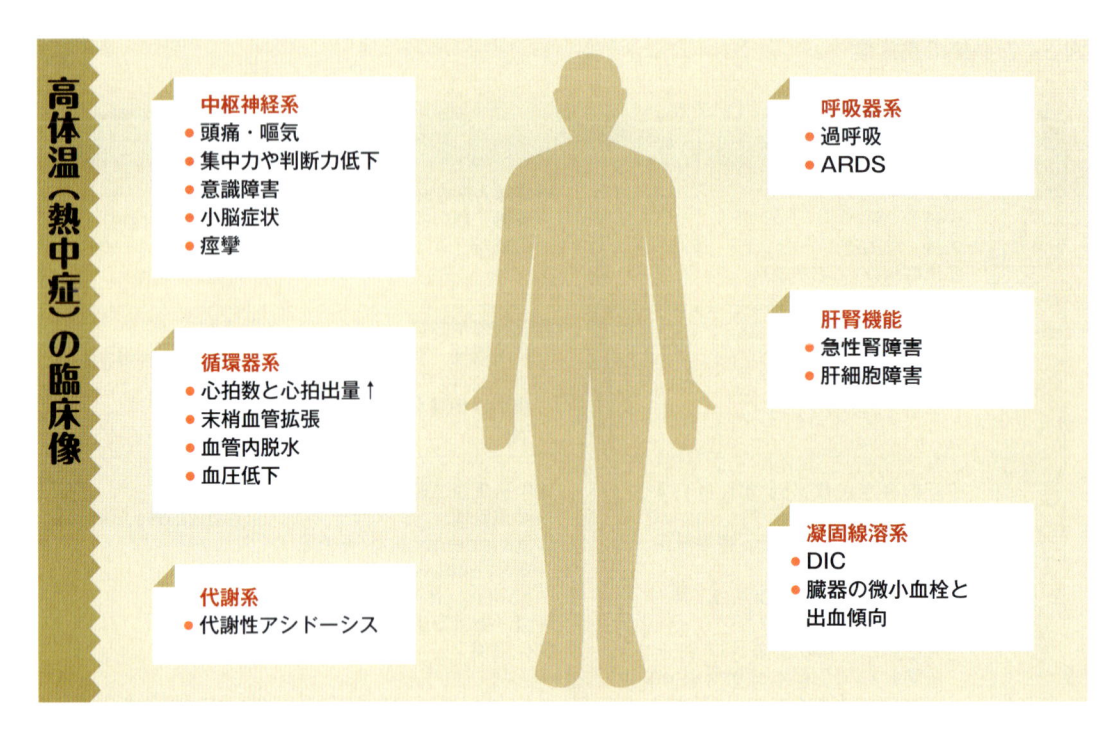

中枢神経系
- 頭痛・嘔気
- 集中力や判断力低下
- 意識障害
- 小脳症状
- 痙攣

循環器系
- 心拍数と心拍出量↑
- 末梢血管拡張
- 血管内脱水
- 血圧低下

代謝系
- 代謝性アシドーシス

呼吸器系
- 過呼吸
- ARDS

肝腎機能
- 急性腎障害
- 肝細胞障害

凝固線溶系
- DIC
- 臓器の微小血栓と出血傾向

これらが心負荷となることにより,循環器系に影響する.

3 呼吸器系

体温の1℃上昇により,代謝は7〜13%亢進し,それに伴い酸素消費量は増大する.この酸素消費量増大に加え,代謝性アシドーシスを代償しようとするため,過呼吸となる.また,サイトカインによる肺血管拡張と透過性の亢進により ARDS へ進行することがあげられる.

ARDS:acute respiratory distress syndrome
急性呼吸窮迫症候群

4 肝・腎機能

心ポンプ機能の低下に,脱水による血流量のさらなる低下が加われば,重要臓器への酸素とエネルギーの供給が滞り,臓器障害が進む.腸管粘膜のバリア機能が,熱と血流低下によって障害されれば,細菌やその構成成分が免疫系を活性化して,生体は高サイトカイン血症の状態となり,多臓器不全を呈する.

腎臓では,これらに横紋筋融解症も加われば,急性腎障害(AKI)へと至る.

AKI:acute kidney injury
急性腎障害

5 凝固・線溶系

Ⅲ度熱中症の症状の1つである DIC は,生体が高熱に曝されたことによる血管内皮の直接的な障害と末梢循環障害が主な病態であると考え

DIC:disseminated intravascular coagulation
播種性血管内凝固症候群

られているが，熱の侵襲から腸管粘膜の透過性の亢進が起こり，バクテリアルトランスロケーション（BT）を呈する．BTによる高サイトカイン血症も，DIC発症にも大きく関与していると考えられている．

BT：bacterial translocation
バクテリアルトランスロケーション

治療・マネジメントの実際

夏の熱中症を疑った対応

梅雨明けから8月にかけては，暑熱環境にいた場合や，スポーツもしくは肉体労働中の体調不良を訴えて来院した患者は，すべて熱中症の可能性があることを考慮して，初療において検査や診断を進めていく必要がある．

熱中症の重症度に表記した症状は，あくまでもよく見かける症状であり，指標の1つにすぎない．症状のみから重症度を判断するのではなく，採血結果から得られる，脱水の程度，肝機能，腎機能，凝固・線溶系，栄養状態なども含めて診断を行う．

また直腸温などを測定し，深部体温を確認する．

鑑別診断

熱中症を強く疑う症例では，鑑別診断や原因検索のために，画像検査や血液検査などが優先されるが，冷却処置が遅れることがないように対応する．

1 血液検査

採血から得られる脱水の程度，肝・腎機能，凝固・線溶系，感染症の有無や栄養状態などの検査結果から，熱中症の分類Ⅲの診断や危険因子の推測が可能となる．各種培養検査も考慮する．

2 画像検査

高体温か発熱かの鑑別を，画像検査も含めて行う．また意識障害に関しても鑑別が必要となる．中枢神経症状を伴う高体温病態を見た際には，髄膜脳炎は鑑別にあげるべき病態であり，画像のみならず脊髄液検査も検討する．

3 血液ガスデータ

代謝性アシドーシスを認めた場合は，循環不全を示唆し，予後不良である．

初期対応と治療

初療では，ABC の安定化が最優先である．

まずは初療で熱中症を疑うことが，最善の治療の第1歩となる．早期発見と早期治療が効果的であり，初療が奏効すれば後遺症は起こりにくい．低体温と比較して，高体温による生存の可能性は，非常に狭い範囲に限定されているということを念頭に入れておく．

1 重症度を見極める

重症度を見極めるためのポイントとなる症状として，意識障害と発汗があげられる．

意識障害の程度によって，熱中症の重症度を推測することができる．とくに，「軽い意識障害を見逃さない」ことが重要である．何となくおかしい，ボーッとしているなど，JCS I-1 程度の意識障害を，いかに見逃さず治療につなげられるかが，患者の予後に大きく影響する．

発汗は，体内にまだ汗を作りだす水分があることを示しており，身体が高体温とならないよう調節している段階にあると判断できる．通常は，発汗が体温上昇を防いで恒常性を保っているが，長時間暑熱環境に曝された場合，恒常性維持の機能は破綻する．

熱中症が重度になれば，脱水がさらに進み，発汗することもできなくなる．身体所見で,「体温が高いにもかかわらず皮膚が乾燥している」状況に接したとき，この所見の示す危険性をただちにとらえることができるかどうかが大切である．

2 I度・II度熱中症は，適切な対応で重症化を防ぐ

I 度熱中症への対応は，基本的には涼しい環境での安静と補水である．熱中症での脱水は，水分と塩分が同時に喪失する混合性脱水である．この状態で真水やお茶で水分補給を行うと，希釈性の低 Na 血症を生じて，筋痙攣を起こす．

スポーツドリンクの組成は，最適とされる塩分の含有より塩分が少なく糖分が多い．これに対し，大量発汗時の補水として推奨されるのが，経口補水液 OS-1® である．I 度の症例でも，かなり脱水を認める際に

は点滴での補水のほうが早期の回復につなげることができる．症状が改善するまで，細胞外液の点滴を行うことを考慮する．

Ⅱ度の場合には，入院の適応となる．初療からすみやかに細胞外液の輸液を実施する．通常の維持量の2倍程度の速度で，1 mL/kg/時以上の十分な尿量が得られるまで，入院後もこの輸液療法を実施するとよいといわれている．

24時間程度は経過観察として，腎障害，肝障害，DIC，横紋筋融解症などの確認を行った後に退院とする．

3　Ⅲ度熱中症を疑った時点での早急な冷却

Ⅲ度熱中症への対応としては，まず病歴に加えて，中枢温で39℃程度の高熱と意識障害があれば，すべての検査の結果が揃うのを待たずに，Ⅲ度熱中症として冷却と集中治療を急ぐべきである．できるだけ早く体温を下げることが予後を分ける．

熱中症の最大の死亡原因は，循環不全である．冷却の効果は，体内のうつ熱を血液に乗せて体表面に運びだすことができるかどうかで決まる．そのためには，心臓のポンプ機能とともに，十分な血管内容量が必要である．

4　注意すべき合併症

熱中症の合併症として横紋筋融解症があげられる．横紋筋融解症発症の指標として，クレアチニンキナーゼ(CK)が正常上限値の5倍を超えることがあげられる．これを指標に，細胞外液で十分な前負荷をかけて利尿を図り，尿のアルカリ化を行い，急性腎不全の予防を行う．

このとき，最初の24～72時間は，尿量2 mL/kg/時以上を得ることができるように，初療から積極的に治療を開始する必要がある．

高齢の場合，加齢による心機能・腎機能の低下があり，急激な容量負荷は，うっ血性心不全，肺水腫をきたして致命的となるリスクがあることもふまえて，観察を行う．

看護ケアの焦点

ABCの確保

重症度の高い熱中症においては，生命の危険があるため，ただちにABCの確保を行う．熱中症の重症度は，対処のタイミングや内容，患

表4 熱中症に対する冷却方法

	冷却法	具体的方法	効果と注意点など
体表冷却	蒸散冷却	微温湯を体表にスプレーし，扇風機などで風を当てる．	・冷却効果も期待でき，簡易的で実用的であることから，熱中症における冷却方法として推奨される． ・スプレーに冷水は使用しない．冷水を使用すると血管が収縮して体温の放散が妨げられてしまう． ・アルコールは末梢血管を収縮させて，うつ熱を起こす可能性があるため使用しない．加えてアルコールを受けつけない体質の患者である場合もある． ・Shivering は起きやすい．
	冷却ブランケット	冷却水灌流装置自動制御機能付体温管理装置などを使用して，体表を冷却する．	・簡易的ではあるが，効果としてはあまり期待できないともいわれ，補助的な冷却法として用いる． ・装置によっては体温管理や維持が簡便． ・スキントラブルの合併症に注意する．
	アイスノンや氷嚢	頸部や鼠径部，腋下にアイスパックや氷嚢を当てる．	・非常に簡便で非侵襲的． ・冷却のペースは遅く単独ではあまり効果はない． ・ほかの冷却法との併用が可能．
	氷水への浸漬	氷水へ全身を浸漬する．	・迅速で効果的方法であり，その効果は9℃前後/hrともいわれ，これは蒸散冷却の3倍にもあたる． ・上記のとおり急激な体温の低下が見込まれるため，危険性も高い．加えて，モニタリングができない． ・特定の施設以外の実施は，推奨されない． ・Shivering は起きやすい．
体腔冷却	静脈内冷却	4℃の冷却輸液30〜40 mL/kg，もしくは2 Lを，20〜30分程度で急速輸液	・即効性はあるが，体温の維持は困難． ・比較的簡便． ・急速輸液のために，末梢静脈路は2本確保するとよい． ・理論上は30〜40 mL/kgの冷却輸液の投与によって，体温は2±0.5℃の低下が見込まれるが，重篤な高体温における効果は明確ではない．
	胃洗浄，膀胱などの体腔洗浄	胃管や膀胱留置カテーテルを用いて，冷却生理食塩液で洗浄し冷却する．ほかには，胸腹腔内があげられる．	・侵襲的． ・医療者の労力を要す． ・ほかの冷却方法と併せ補助的に行われることが多い．
	体外循環による冷却法	透析による冷却方法としては，冷蔵庫で4℃に冷やした濾液，透析液を用いるとともに，ウォーマーコイルに氷を入れる方法がある．PCPSでは，人工肺に熱交換器を装着する．	・早急に冷却が可能である． ・目標体温が維持しやすい． ・非常に侵襲的． ・準備に人手がかかる． ・準備に時間がかかる． ・感染や出血などの合併症のリスクがある．

者側の状態により刻々と変化する．冷却も含めたさまざまな治療が行われるなかでも，常に患者のABCを繰り返し確認し，状態変化や治療への反応を早急に察知できるようにする．

さらに，高体温が1時間以上続き一度細胞の傷害が発生していれば，冷却によって体温が低下したとしても，多臓器障害への影響は防ぐことはできないため，継続した集中管理が求められる状態であることを忘れないで看護する．

熱中症に対する冷却

発症後すみやかに冷却が開始され，体温の正常化と症状の改善が1時

間以内に達成されれば，ほとんどの症例で回復につなげることができる．

冷却方法には，体表冷却と体腔冷却があり，39℃以上の症例では，体表冷却と体腔冷却を組み合わせて行う（**表4**）．

冷却は，30分以内に深部体温が39℃以下になることを目標に行う．38℃まで低下したら，積極的な冷却は中止する．

冷却時にはモニタリングを十分に行い，とくにShivering（シバリング）に注意する．Shiveringを起こすと，熱産生量が多くなるため，いかにShiveringを起こさないように冷却することができるかが勝負である．必要時には鎮静も考慮する．

熱中症予防への対応

気温の上昇への感度が低下している高齢者や，発汗機能が不十分な乳幼児，高血圧や糖尿病の既往がある人，独居や経済的弱者の人々などは，熱中症弱者とよばれている．

熱中症は，予防できる疾病のため，とくにこれらの熱中症弱者が入院した際は，以後の再発のリスクを回避できるように，看護師は，今回の経緯や原因を確認し，患者に対して，自宅環境の整備や社会的資源の活用，家族のみならず地域のコミュニティなどの調整，高気温時の自宅での過ごしかたの教育なども行うことが求められる．

引用・参考文献
1) 本邦における低体温症の実際－Hypothermia STUDY2011最終報告．日本救急医学会雑誌，24(6)：377-389，2013．
2) American Heart Association：偶発性低体温患者と雪崩被害者における心停止．ACLS EPマニュアル・リソーステキスト．p.399-407，シナジー，2012．
3) 三宅康文：熱中症．レジデントノート，13(5)：884-893，2011．
4) 三宅康史ほか：本邦における熱中症の実際－Heatstroke STUDY2008最終報告．日本救急医学会雑誌，21(5)：230-244，2010．
5) 稲田栄一監：高体温症候群と低体温症候群．ICUハンドブック，第3版，p.605-618，メディカル・サイエンス・インターナショナル，2008．
6) 三谷英範ほか：偶発性低体温症．救急医学，37(9)：1053-1058，2013．
7) 萩原周一ほか：偶発性低体温症－疫学と治療．ICUとCCU，38(7)：453-457，2014．
8) Higuchi S, et al.：J waves in Hypothermia. Circulation Journal, 78(1)：128-134, 2014.
9) 柳澤裕之：低体温症，凍瘡・凍傷．日本臨床，71(6)：1074-1078，2013．
10) 大久保浩一：高体温．ICU実践ハンドブックー病態ごとの治療・管理の進め方（清水敬樹編），p.354-357，羊土社，2010．
11) 宇佐美知里：集中ケアにおける体温管理-看護サイドから見た体温管理．ICUとCCU，38(7)：481-490，2014．
12) 多田昌代：重症患者を見逃さない！緊急度の高い病態を想定できる知識を身につける 低体温症，凍傷，低温熱傷．救急看護&トリアージ，1(2)：34-36，2011．
13) 多田昌代：重症患者を見逃さない！緊急度の高い病態を想定できる知識を身につける 熱中症，ハチ刺され，爆発，雷撃症．救急看護&トリアージ，1(2)：31-33，2011．
14) 三宅康史：病因としての体温異常 熱中症．救急医学，37(9)：1040-1045，2013．
15) 八木啓一：熱中症の治療．日本臨床，70(6)：963-968，2012．
16) 岩村高志ほか：全身の加温と冷却．救急医学，37(9)：1059-1064，2013．
17) 今泉均：体外循環を用いた体温管理．救急医学，37(9)：1074-1080，2013．

第3章

救急看護における患者管理のためのプラクティスレビュー

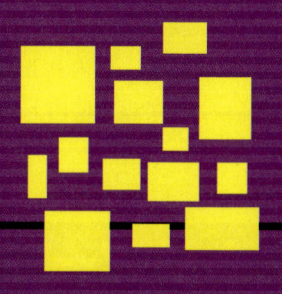

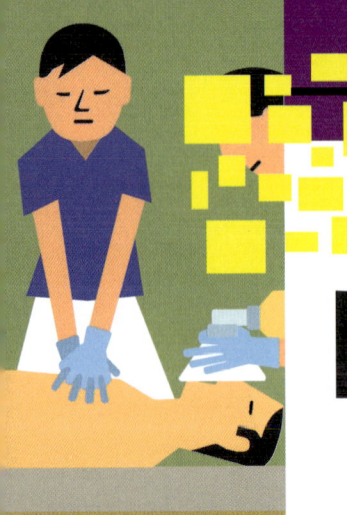

トリアージの実際

濱元淳子

トリアージとは

　院内トリアージとは，緊急度・重症度によって救急患者の順位づけを行い，治療への優先順位を判定することである．診療を待つ者の中から，生命予後や機能予後に危機の可能性がある患者を迅速に見つけだすことが目的であり，個々の患者に対して，適切な理由で，治療まで待つことができる適切な時間を決定することである．

　院内トリアージによって，より緊急度の高い患者から優先的に治療を開始することができ，病状悪化の危険性を減らすことができる．一方，災害時のトリアージは，生存者をできるかぎり増やし，大多数に最大の利益を与えるために実施される．災害時に圧倒的多数の傷病者が発生すると，十分な診療に必要な医療器材と人材が相対的に不足し，その補充も期待できない可能性もある．このため，災害時には，かぎりある医療器材や人材を各傷病者に投入する前に，その適応と優先順位を判断し，効率的に医療を提供するためにトリアージが行われる．

　このように，院内および災害時のトリアージは，その目的も機能も異なる．ここでは，院内トリアージについて解説する．

トリアージシステムと緊急度

　トリアージの歴史は18世紀に始まり現在に至る．システムとして開発されたのは20世紀に入ってからで，発達した救急医療システムをもつ国々においては，より効果的な救急医療のために，一貫して，信頼性と妥

表1 各トリアージシステムで推奨されている診察までの時間, およびJTASにおける緊急度の概要

	CTAS/JTAS	MST	AST	ESI
レベル1	蘇生（即時）	直ちに（即時）	生命の危機（即時）	ESI-1（即時）
レベル2	緊急（15分）	緊急（10分）	きわめて致命的（10分）	ESI-2（分単位）
レベル3	準緊急（30分）	半緊急（60分）	致命的な可能性あり（30分）	ESI-3（60分）
レベル4	低緊急（60分）	標準（120分）	重症の可能性あり（60分）	ESI-4（待機可能）
レベル5	非緊急（120分）	非緊急（240分）	非緊急（120分）	ESI-5（待機可能）

CTAS：Canadian Triage and Acuity Scale, カナダ・トリアージ緊急度スケール
JTAS：Japanese Triage and Acuity Scale, 日本緊急度判定支援システム
MTS：Manchester Triage System, マンチェスター・トリアージシステム
AST：Australasian Triage Scale, オーストラリア・トリアージスケール
ESI：Emergency Severity Index, 救急重症度指数

JTASレベル		概要
レベル1	蘇生（即時）	生命または四肢を失う恐れがある状態であり，積極的な治療が必要な状態
レベル2	緊急（15分）	潜在的に生命や四肢の機能を失う恐れがあるため，迅速な治療が必要な状態であり，医師または医師の監督下に迅速な医学的介入を必要とする状態
レベル3	準緊急（30分）	重篤化し救急処置が必要になる潜在的な可能性がある状態．強い不快な症状を伴う場合があり，仕事や日常生活を行ううえで支障がある状態
レベル4	低緊急（60分）	患者の年齢に関連した症状，苦痛と感じる症状，潜在的に悪化を生じる可能性がある状態で，1～2時間以内の治療開始や再評価が望ましい状態
レベル5	非緊急（120分）	急性期の症状だが緊急性のないもの，増悪の有無にかかわらず慢性期の症状の一部である場合

日本救急医学会ほか監：緊急度判定支援システムJTAS2012ガイドブック．へるす出版，2012．より引用

当性の高い国内標準トリアージシステムの整備・普及がなされてきた．

諸外国のトリアージシステムを概観すると，5段階もしくは3段階の緊急度が用いられているが，3段階の緊急度判定は，その信頼性と再現性が低いことが複数の研究によって明らかにされている[1)-3)]．

一方，5段階トリアージシステムは，複数の評価者による緊急度判定の一致や，同一評価者による判定―再判定といった再現性の研究において，統計学的に高い信頼性と妥当性が示されている[4)-9)]．

日本では，2012年に日本緊急度判定支援システム（JTAS）が導入され，多くの救急医療施設において5段階の緊急度判定が用いられている．各トリアージシステムで推奨されている診察までの時間，およびJTASにおける緊急度の概要について**表1**に示す．

院内トリアージの実際

　カナダ・トリアージ緊急度スケール（CTAS）では，来院から10分以内のトリアージ開始と，2分以内のトリアージ判定が目標にされている[10]．この目標は，CTAS2008日本語版であるJTASにおいても同様である[11]．またマンチェスター・トリアージシステム（MTS）では，すべての患者を240分以内に診察し，入院，もしくは帰宅などの患者転帰を決定しなければならない[12]．これらの時間的制約の根拠として，長時間のトリアージによって患者に不利な転帰をもたらすことが，いくつかの研究で証明されている[13)14]．

　院内トリアージは，客観的・主観的な情報の収集によるアセスメントプロセスである[15]．このプロセスは，諸外国で用いられている院内トリアージシステムによって若干の相違はあるものの，「第一印象」「問診」「フォーカスアセスメント」などの要素によって成り立っている（図1）．院内トリアージのプロセスは，これらの構成要素に沿って実施されることが望ましい．

図1　3つのトリアージシステムにおけるトリアージプロセスの構成要素

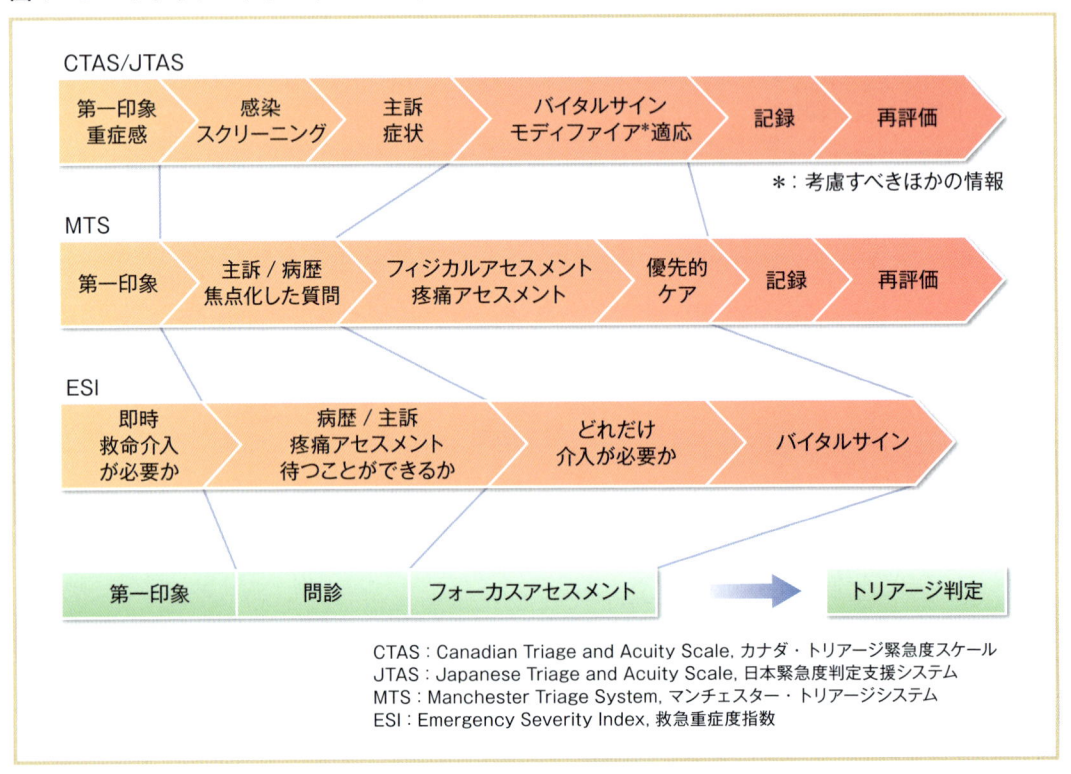

CTAS/JTAS：第一印象 重症感 → 感染スクリーニング → 主訴 症状 → バイタルサイン モディファイア*適応 → 記録 → 再評価
　　＊：考慮すべきほかの情報

MTS：第一印象 → 主訴/病歴 焦点化した質問 → フィジカルアセスメント 疼痛アセスメント → 優先的ケア → 記録 → 再評価

ESI：即時救命介入が必要か → 病歴/主訴 疼痛アセスメント 待つことができるか → どれだけ介入が必要か → バイタルサイン

第一印象 → 問診 → フォーカスアセスメント → トリアージ判定

CTAS：Canadian Triage and Acuity Scale，カナダ・トリアージ緊急度スケール
JTAS：Japanese Triage and Acuity Scale，日本緊急度判定支援システム
MTS：Manchester Triage System，マンチェスター・トリアージシステム
ESI：Emergency Severity Index，救急重症度指数

第一印象による重症感の見極め

第一印象とは，患者が救急外来に到着した際の「見た目の重症感」[16]である．CTAS および JTAS では，この来院時の迅速評価は 3～5 秒間で行うべき[16)17)]とされており，この段階で重症感があると判断された場合は，迅速に処置室に誘導するなど，治療開始の遅れを防ぐべきである．

第一印象で迅速に評価するためには，外表面に表れている諸症状のみで判断する必要がある．一般的に ABCD についてすばやく確認する．これらの生理学的評価に異常がみられた場合は緊急度が高く，迅速な処置室への搬送が必要となる．

ABCD : airway, breathing, circulation, disability of central nervous system (CNS)
気道，呼吸，循環，神経学的所見

1 気道・呼吸の評価

呼吸状態の評価では，まず発声状況の有無から気道が開通しているか確認する．また呼吸回数に加え，呼吸リズムや呼吸様式，呼吸補助筋の使用などの努力呼吸の有無を瞬時に確認する．

発声できない場合は，上気道の完全閉塞を示し，緊急度は非常に高く迅速な処置が必要となる．嗄声や咳嗽などが認められた場合は，気道狭窄を示唆しており，そのほかにも呼吸補助筋の使用や陥没呼吸などの努力呼吸は，緊急度が高いと判断する．

2 循環動態の評価

立っていられないような状態，著しい顔色蒼白，冷汗などのショックの徴候を呈していないか，見た目から判断する．

ショックは，あらゆる疾患や外傷によってもたらされる生命の危機的状態であり，重要臓器の機能障害が進行中であることを示す．迅速な対応が行われなければ致命的となるため，患者がショック状態に陥っているかどうか，また陥る可能性があるのか，すばやく見極める必要がある．

3 意識状態の評価

意識は，よびかけなどの外部刺激への反応などから意識の清明度を確認する．よびかけに反応し注意をこちらに向けるか，また会話が成立するかを確認する．一般的には，JCS や GCS を用いることで，意識状態を点数で示し定量化することができる．

JCS 30 以上，もしくは GCS 8 点以下では，緊急度が高いと判断する．意識状態は大脳を含む中枢神経系の機能を示すため，意識障害がある場合は，呼吸中枢の抑制による徐呼吸にも注意する必要がある．

JCS : Japan Coma Scale
ジャパン・コーマ・スケール

GCS : Glasgow Coma Scale
グラスゴー・コーマ・スケール

4 ナースの直感による評価

　トリアージでは，患者の第一印象から瞬間的に重症感を判断する能力が求められる[18]が，時折，その外見にとらわれずに急変を予測できることがある．たとえその根拠を説明できなくても，直感的な判断によって行動を起こし介入する必要性を感じる場合がある．
　トリアージナースの63％は，トリアージの際に過去の経験を直観的に使用しており，それが緊急度判定の際に重要な役割を果たすとともに，判定結果の信頼性に影響を及ぼすことが明らかになっている[19]．

問診による来院時症状/主訴の特定

　緊急的に介入が必要なレベル1もしくはレベル2でない場合は，問診を行う．トリアージにおける問診は，患者の緊急度と介入の必要性について，データを収集し，判断するための基礎となる[15]．つまり，いくつかの可能性を確認するため，もしくは除外するために問診を行う．
　CTASでは，症状の経過について患者自身の「話」から聴取する必要性とその際の留意点が示されている（表2）．また問診のポイントとして，OPQRSTやOLD CART，COMPLAINTS[20]という覚え方がある（表3）．これらの記憶法は，かぎられた時間の中で患者の状態を系統的に評価するうえで有効である．

フォーカスアセスメント

　問診によって来院時症状を特定した後は，バイタルサインなどの生命徴候からABCDを観察するとともに，問題にフォーカスしたフィジカルアセスメントなどの身体的所見の結果から解剖学的評価を行い，緊急度を判定する．

1 気道・呼吸状態の評価

　呼吸困難を訴えている患者は会話が困難な場合も多く，問診ができないこともある．その場合，身体所見は視診，聴診によって評価する．
　視診では，呼吸回数，呼吸リズムや呼吸様式，SpO_2，気管の位置，胸郭の動き，頸動脈の怒張を観察する．
　聴診では，呼吸音の左右差，喘鳴や副雑音の有無と種類を確認する．低酸素血症や高二酸化炭素血症では，中枢化学受容野や末梢化学受容野が反応し，呼吸回数は増加する．
　脳神経障害では，呼吸リズムの異常が認められる．また，脳神経障害や中毒などによって，呼吸中枢が抑制された場合は，呼吸回数が減少し，肺胞低換気をきたす．この場合は，意識状態と合わせて評価する必要が

表2 問診時の留意点

- 必要な情報に焦点をあてる
- アイコンタクトや表情によって会話を促進させる
- キーワードに注意して傾聴する
- 症状に関する詳細を聞きだすときには，自由回答式(Open-ended question)の質問がよい
- 特定の項目に関する答えを導きだすときは，選択回答式(Closed-ended question)の質問がよい
- 情報の内容を明確にするために徹底的に質問する
    ex.「具合が悪いとおっしゃったのは，具体的にどういうことか，詳しく説明していただけますか？」
- 要点をまとめて質問を終わらせる
- 何よりも，共感しながら傾聴することが重要である
    性急に判断しない
    患者が何を言おうとしているのかを積極的に聞く
    患者の言いたいことを明確にするために，沈黙や言い換えなどの方法を用いる

表3 問診のポイント

OPQRST	OLD CART	COMPLAINTS
O (Onset) 発症様式	O (Onset of symptoms) 症状の発現	C (Chief complaint) 主訴
P (Provokes) 増悪・緩和因子	L (Location of symptoms) 症状の部位	O (Onset) 発症
Q (Quality) 痛みの性質	D (Duration of symptoms) 症状の持続時間	M (Magnitude) 強さ
R (Region/Radiation) 部位/放散	C (Characteristics of symptoms) 症状の特徴	P (Pattern) 周期性
S (Severity) 痛みの強さ	A (Aggravating factors) 増悪因子	L (Location) 場所
T (Time/Treatment) 経過/治療	R (Relieving factors) 緩和因子	A (Associated symptoms) 随伴症状
	T (Treatment administered before arrival and outcome) 来院前に行われた治療とその結果	I (Improvement) 寛解因子
		N (Negative stimuli) 増悪因子
		T (Type of symptom) 性状
		S (Similar episode) 過去の同様の症状

ある．

2 循環動態の評価

一般的には血圧測定を行うが，脈拍の触知状態で収縮期血圧の値を推測することもできる．橈骨動脈の触知では 80 mmHg，大腿動脈の触知では 70 mmHg，頸動脈の触知では 60 mmHg であると推定できる．

激しい胸痛を訴え急性大動脈解離を疑う場合は，四肢の血圧の差を観

察する．侵襲下では，交感神経の興奮により脈拍数は一般的に増加している．また出血や炎症，低酸素血漿や貧血でも動脈血酸素含量の低下に伴う代償反応として心拍出量が増加し，その結果，血圧と脈拍数が増加する．一方，脈拍の減少は，洞不全症候群や房室ブロック，そのほか抗不整脈薬や抗うつ薬，高血圧や狭心症の治療薬である交感神経抑制薬の副作用でも減少する場合がある．この場合は，意識状態と合わせて評価する必要がある．また，12誘導心電図検査によって，心拍数，リズム，および異常Q波やST-T波の異常の有無を確認し，緊急度が高い心電図異常の発見に努める．

3　意識状態の評価

神経学的機能の定量的な評価には，JCSやGCSが用いられることが一般的である．しかし救急重症度指数（ESI）[18]やオーストラリア・トリアージスケール（AST）[19]では，意識の評価にAVPUスケールを用いている（表4）．日本では，主に小児科領域で使用される指標であるが，諸外国においては成人も含め一般的に用いられている．

AVPUスケールは，短時間で評価が可能なため，院内トリアージにおける第一印象の把握など，患者の意識状態の程度を迅速に把握したい場合に用いる．AVPUスケールでPもしくはUの場合は，気道閉塞がみられたり，呼吸や循環が不安定であったりするため，緊急的に気道確保や蘇生処置が必要になる場合がある[18]．

そのほか瞳孔所見として，大きさ，左右差，対光反射の有無，および眼位の観察を行う．また麻痺の有無は，バレー徴候[21]（図2）やシンシナティ病院前脳卒中スケール[22]（表5）などで評価し，麻痺の程度は，運動レベルの評価である徒手筋力テスト（MMT）で簡易的に評価できる．

4　疼痛の評価

特記すべき症状の1つに疼痛がある．諸外国において疼痛は，体温・

ESI：emergency severity index
救急重症度指数

AST：Australasian Triage Scale
オーストラリア・トリアージスケール

MMT：manual muscle test
徒手筋力テスト

表4　第一印象の把握とAVPUスケール

A：気道（Airway）	
B：呼吸（Breathing）	
C：循環（Circulation）	
D：神経学的所見（Disability）	A：意識清明（Alert）
	V：呼びかけに対して反応はあるが見当識なし（Verbal）
	P：痛みにのみ反応あり（Painful）
	U：刺激に対して反応なし（Unresponsive）

図2 バレー徴候

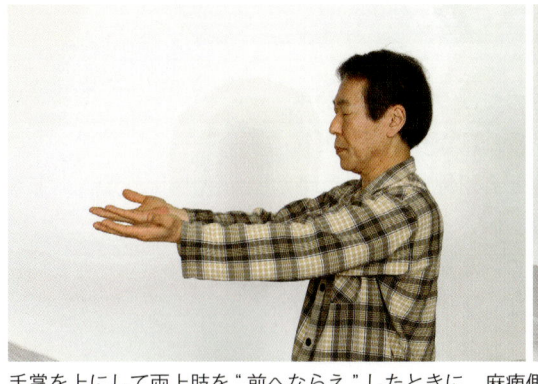

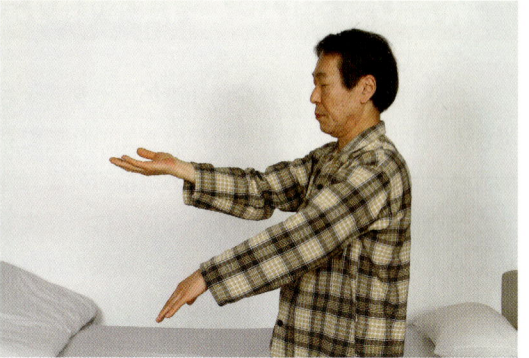

手掌を上にして両上肢を"前へならえ"したときに，麻痺側は回内し下降する（バレー徴候）．軽い麻痺の見つけ方として簡便に用いることができる．

表5 シンシナティ病院前脳卒中スケール

顔面の下垂	歯を見せるように，あるいは笑顔を指示	
	正常	両側が等しく動く
	異常	片側がもう一側のように動かない
上肢の動揺	目を閉じさせ，10秒間上肢をまっすぐに伸ばすよう指示	
	正常	左右とも同じように挙がる，または左右ともまったく挙がらない
	異常	片方が挙がらないか，もう一方と比べてふらふらと下がる
言語	「瑠璃（るり）も玻璃（はり）も照らせば光る」（例）を繰り返すよう指示	
	正常	正しい言葉を明瞭に話す
	異常	不明瞭な言葉，間違った言葉，またはまったく話せない

上記3つのうち1つでも異常がある場合，脳卒中である確率は72%，
3つの所見すべてが認められる場合，脳卒中である確率は85%を超える．
Kothari R, et al.：Early Stroke Recognition：Developing an Out-of-hospital NIH Stroke Scale. Academic Emergency Medicine, 4 (10)：986-990, 1997. より引用

呼吸・心拍・血圧に加え，第5のバイタルサインと位置づけられており[23)-25)]，トリアージにおいては，看護師による初期評価の一部[12) 15)-17) 26) 27)]とされている．バイタルサインに異常はなくても，疼痛の評価によっては緊急度レベルが上がる場合もある．しかし，疼痛は主観的なものであり，客観的に程度を把握するのはむずかしい．そのため，患者の訴えに加え，看護師による見た目の評価とバイタルサインの変化などを総合して評価する必要がある．

疼痛の強さは，数値評価スケール（NRS）によって「0：痛みなし」から「10：これ以上ない痛み（これまで経験したいちばん強い痛み）」までの11段階に分け，その程度を数字で選択する方法が一般的である．

NRSは国際的に疼痛の評価ツールとして合意されているスケールで，痛みの経過を調べるためにも使用される．

NRS：numeric rating scale
数値評価スケール

緊急度判定と批判的思考法

緊急度判定は，単に経験的知識のみで判断するのではなく，批判的思考法とトリアージスケールを用いた知的作業でなければならない．批判的思考法は，適切なデータを集め，情報の妥当性と有用性を分析し，さまざまな選択肢を評価し，妥当な結果に到達するという一連の活動を決定するために使われるプロセス[28]と定義づけされている．

緊急度判定において批判的思考を用いるためには，まず緊急度を決定するためのエビデンスを集める幅広い知識が必要になり，次いで患者から収集した情報を体系的に考え，多角的な視点から検討し，問題を焦点化できる能力が求められる．つまり，あらゆる可能性を考慮して最良の判定を決定するといった，批判的に考え論理的に推論する能力が必要になる．この能力は，緊急度判定までのアセスメントプロセスにおいて重要な役割を示すことが複数の研究により示されている[29]-[31]．

緊急度判定は，観察—評価—判定を行うアセスメントプロセスである．「第一印象」「問診」「フォーカスアセスメント」のプロセスをたどり，トリアージスケールを使いこなすことで，さまざまな症状を呈する患者を的確にトリアージすることができる．すばやい判断と行動のあいだであっても，その判定に対する根拠が求められるが，生理学的評価と解剖学的評価の結果を示すことで，緊急度の根拠を明確にすることが可能になる．

引用・参考文献

1) Gill JM, et al. : Disagreement among health care professionals about the urgent care needs of emergency department patients. Annals of Emergency Medicine, 28 (5) : 474-479, 1996.
2) Wuerz R, et al. : Inconsistency of emergency department triage. Emergency Department Operations Research Working Group. Annals of Emergency Medicine, 32 (4) : 431-435, 1998.
3) Worster A, et al. : Assessment of inter-observer reliability of two five-level triage and acuity scales : a randomized controlled trial. Canadian Journal of Emergency Medicine, 6 (4) : 240-245, 2004.
4) Manos D, et al. : Inter-observer agreement using the Canadian emergency department triage and acuity scale. Canadian Journal of Emergency Medicine, 4 (1) : 16-22, 2002.
5) Beveridge R, et al. : Reliability of the Canadian emergency department triage and acuity scale : interrater agreement. Annals of Emergency Medicine, 34 (2) : 155-159, 1999.
6) Dong SL, et al. : Reliability of computerized emergency triage. Academic Emergency Medicine, 13 (3) : 269-275, 2006.
7) Dallaire C, et al. : Interrater agreement of Canadian emergency department triage and acuity scale scores assigned by base hospital and emergency department nurses. Canadian Journal of Emergency Medicine, 12 (1) : 45-49, 2010.
8) Murray MJ, et al. : The reliability of the Canadian emergency department triage and acuity scale in the prehospital setting : interrater agreement between paramedics and nurses [abstract]. Canadian Journal of Emergency Medicine, 4 (2) : 124-154, 2002.
9) Grafstein E, et al. : Inter-rater reliability of a computerized presenting-complaint-linked triage system in an urban emergency department. Canadian Journal of Emergency Medicine, 5 (5) : 323-329, 2003.
10) Beveridge R, et al. : Canadian Emergency Department Triage and Acuity Scale : Implementation Guidelines. Canadian Journal of Emergency Medicine, 1 (3 suppl) : S2-28, 1999.
11) 日本救急医学会ほか監：緊急度判定支援システム JTAS2012 ガイドブック．へるす出版，

2012.
12) Manchester Triage Group : Introduction. Emergency Triage Second Edition, p.1, Blackwell, 2006.
13) Travers D : Triage : how long does it take? How long should it take? Journal of Emergency Nursing, 25(3) : 238-240, 1999.
14) Geraci EB, et al. : An observational study of the emergency triage nursing role in a managed care facility. Journal of Emergency Nursing, 20(3) : 189-194, 1994.
15) Valerie G.A. Grossman : Quick Reference to Triage. Second Edition, Lippincott Williams & Wilkins, 2003.
16) Canadian Association of Emergency Physicians : The Canadian Triage & Acuity Scale Combined Adult/Paediatric Educational Program Participant's Manual. Triage Training Resources. 2007.
17) 日本救急医学会ほか監：緊急度判定支援システムプロバイダーマニュアル—CTAS 2008 日本語版/JTAS プロトタイプ．へるす出版，2011.
18) Canadian Association of Emergency Physicians : The Canadian Triage and Acuity Scale : combined adult/paediatric educational program. 2009.
19) Cioffi J : A study of the use of past experiences in clinical decision making in emergency situation. International Journal of Nursing Studies, 38(5) : 591-599, 2001.
20) Tipsord-Klinhammer B, et al. : Quick reference for emergency nursing, Saunders. p.319, 1998.
21) Kothari RU, et al. : Cincinnati Prehospital Stroke Scale : reproducibility and validity. Annals Emergency Medicine, 33(4) : 373-378, 1999.
22) Kothari R, et al. : Early Stroke Recognition : Developing an Out-of-hospital NIH Stroke Scale. Academic Emergency Medicine, 4(10) : 986-990, 1997.
23) American Pain Society Quality of Care Committee : Quality improvement guidelines for the treatment of acute pain and cancer pain. JAMA, 274(23) : 1874-1880, 1995.
24) Veterans Health Administration. Pain as the 5th vital sign toolkit. October 2000, revised edition. Geriatrics and Extended Care Strategic Healthcare Group, National Pain Management Coordinating Committee. Available from : URL : http://www.va.gov/PAINMANAGEMENT/docs/TOOLKIT.pdf（2014 年 11 月 18 日検索）
25) American Pain Society (APS) : Principles of analgesic use in the treatment of acute pain and cancer pain, 4th ed, p.111, 1999.
26) Gilboy N, et al. : Emergency Severity Index (ESI) A Triage Tool for Emergency Department Care. Version 4. Agency for Healthcare Research and Quality. 2011.
27) Australian Government Department of Health and Ageing : Emergency triage education kit. Available from : URL : http://www.health.gov.au/internet/main/publishing.nsf/Content/387970CE723E2BD8CA257BF0001DC49F/$File/Triage%20Education%20Kit.pdf（2014 年 11 月 18 日検索）
28) Beeken JE, et al. : Teaching critical thinking skills to undergraduate nursing students. Nurse Educator, 22(3) : 37-39, 1997.
29) Gerdtz MF, et al. : Triage nurses' clinical decision making. An observational study of urgency assessment. Journal of Advanced Nursing, 35(4) : 550-561, 2001.
30) Kataoka-Yahiro M, et al. : A critical thinking model for nursing judgement. Journal of Nursing Education, 33(8) : 351-356, 1994.
31) Göransson KE, et al. : Thinking strategies used by registered nurses during emergency department triage. Journal of Advanced Nursing, 61(2) : 163-172, 2008.

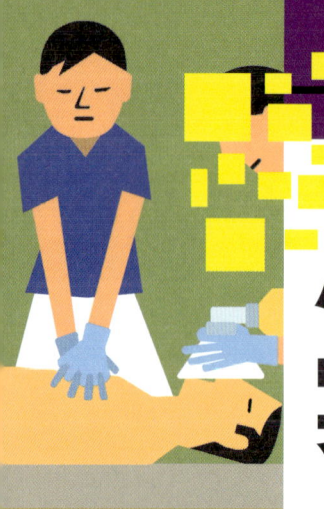

心肺蘇生法の実際

佐藤憲明

心肺蘇生ガイドライン

策定の経緯

心肺蘇生法（CPR）の指針は，米国心臓病協会（AHA）の研究実績に加え，1974年より6年ごとに改訂され現在のガイドラインが誕生した．この間に，諸外国でもこの分野の探求は継続され，1989年にはヨーロッパ蘇生協議会（ERC）が結成されている．

その後，1990年には42か国が参加した国際蘇生連絡協議会（ILCOR）が設立され，今もなお効果的な心肺蘇生法の研究が継続されている．

2000年に発表されたガイドラインは，ILCORとAHAによる心肺蘇生の国際ガイドラインとして発表され，世界の標準として広く知られている．ガイドライン2000は，世界における心肺蘇生法の標準化を目指したものである．その特徴は，多くの大規模試験とエビデンスに基づいて優先度が決定されたことや，自動体外式除細動器（AED）の実施が導入されたことである．

この5年後，ILCORは，ガイドラインではなく，「心肺蘇生と緊急心血管治療のための科学と治療の推奨にかかわる国際コンセンサス2005（2005 CoSTR）」を発表し，CoSTRに基づいて，各地域や各国の事情に合わせたガイドラインが作成されることになった．

一方わが国は，2001年に日本救急医療財団から独立した日本蘇生協議会（JRC）により，国内初の関係機関団体統一ガイドラインを策定した．しかし，2005年ILCORの定款の改訂で，ILCORの加盟条件が複数国家もしくは複数地域と指定されたことから，日本，韓国，シンガポール，台湾によりアジア蘇生協議会（RCA）を設立し，2006年に

ILCOR：International Liaison Committee On Resuscitation
国際蘇生連絡協議会

2005 CoSTR：2005 International Consensus Conference on Cardiopulmonary Resuscitation and Emergency Cardiovascular Care Science With Treatment Recommendations
心肺蘇生と緊急心血管治療のための科学と治療の推奨にかかわる国際コンセンサス2005

RCA：Resuscitation Council of Asia
アジア蘇生協議会

ILCORへの加盟が実現した．

　現在のガイドライン2010は，こうした基盤と背景をもって日本独自に開発されたガイドラインであるが，さらにそのエビデンスは追求され，2015年には新ガイドラインが発表される．

心肺蘇生ガイドラインとウツタイン様式

　心肺蘇生法の学習を深めると，よくウツタイン様式という言葉を聞く．これは地名で，1990年に，米国心臓協会，カナダ心臓および卒中財団（HSFC），オーストラリア蘇生委員会（ARC）などから，各代表者がノルウェーの小さな島にある史跡ウツタイン修道院に集まって初の国際蘇生会議が行われたが，この開催場所にちなんでウツタイン様式とよばれるようになった．

HSFC：Heart and Stroke Foundation of Canada
カナダ心臓および卒中財団

ARC：Australian Resuscitation Council
オーストラリア蘇生委員会

　ウツタイン様式は，心停止の目撃の有無，初期心電図の種類，バイスタンダーCPRの有無，心拍再開の有無などの情報が国際的に統一されたデータとして集約できる記録様式やシステムであり，国際比較など臨床疫学の面でも重要な役割を果たしている．

エビデンスに支えられる推奨度

　CoSTR（コースタ）では，研究結果の信頼性に基づいて，手技や手順の推奨度を4段階に分け，その強さを「必須」（ClassⅠ）〜から「弱い推奨」（ClassⅢ）までの4段階に分類している（**表1**）．わが国のガイドラインにはその表記はないが，本稿では**表1**に従ってその分類を区別する．

心肺蘇生法の手順

1 第一印象 ── 患者・傷病者の確認

　患者に接近する場合は，あくまでもスタンダードプリコーション（標準予防策）を基本とする．医療従事者であれば，何か異変に気づいたとき，患者の顔色，表情，呼吸，体動の有無，失禁の有無などを瞬時に察知する．

　異常事態であると認識したら**応援の要請**を行う．傷病者または患者に対し，肩を叩きながら「大丈夫ですか！」と声をかけ，反応がなければ，通報他者に対して人が倒れていることを告げ，救急車とAEDを依頼する．病院内であれば，ナースコールを押すなどして，応援を要請する．

表1　CoSTRの推奨度

class	推奨度	表現
Ⅰ	必須	べきである
Ⅱa	強く推奨	望まれる　望ましい
Ⅱb	中等度の推奨	考慮する　考えられる
Ⅲ	弱い推奨	とされている　ことがある

　応援要請では，緊急事態である詳細を告げ，医師を含む応援を呼び，AED，救急カートなどを持参させる．病院内で，患者の診療カルテ（電子カルテ）がある場合は，患者の治療方針やこれまでの病歴を参照することができる．

> **コラム**　北村らの報告によると，傷病者の卒倒時に目撃があり，かつ初期波形が心室細動（VF）であった場合の社会復帰率は，2005年に2.1%であったのに対し，5年後は4.3%と2倍に増えている[1]．これには，近年の蘇生教育や早期AED実施率の向上が影響していることが考えられる．
> 　諸外国では，バイスタンダーの実施率が蘇生教育の啓発と早期AEDが実施できる環境を整備することによって，CPR実施率は2倍に増えるとともに，1か月生存率が3倍に到達したとの報告もある[2]．

呼吸の確認と脈の触知

JRCのガイドライン

　国際蘇生連絡協議会（ILCOR）の心肺蘇生と救急心血管治療のための科学と治療の推奨にかかわる国際コンセンサス2010をもとに，米国心臓協会（AHA），ヨーロッパ蘇生協議会（ERC），日本蘇生協議会（JRC）など，それぞれの協議会が地域の実情に応じてガイドラインを発表しているが，呼吸の観察と脈の触知の対応に関する手順は，わずかに異なっている．

　わが国におけるガイドラインでは，CPRの際，救急救命士や蘇生教育を受け熟練した医療従事者にかぎって，気道確保と循環の確認を同時に行うとし，循環は，頸動脈の触知を行いながら呼吸の観察を10秒以内で実施する．

　心肺蘇生法を熟知していない医療従事者や，一般市民では気道確保や

頸動脈の触知は避け，死戦期呼吸の認識とともに早期に胸骨圧迫を実施する（Class Ⅱa）．

頸動脈触知

気道確保を実施した状態で，片方の指で甲状軟骨を触知し（頸部の真ん中），触知した指を肘方向に戻して胸鎖乳突筋との間隙に位置することで触れるものである（図1）．訓練された者であってもショック時には触れることはむずかしい．

1次救命処置（BLS）教育を受けた一般市民と救急隊員が，脈拍のある傷病者の45％を「脈拍なし」と判断し，脈拍のない傷病者の10％を「脈拍あり」と判断（感度55％，特異度90％）するとの報告がある[3]．このためAHAガイドラインでは，傷病者発見時の循環のサイン（脈拍の触知）をガイドラインから削除した．

また気道確保の方法は，頭部後屈顎先挙上法で行うが，ここで時間を要することは禁じられている．

図1　頸動脈触知

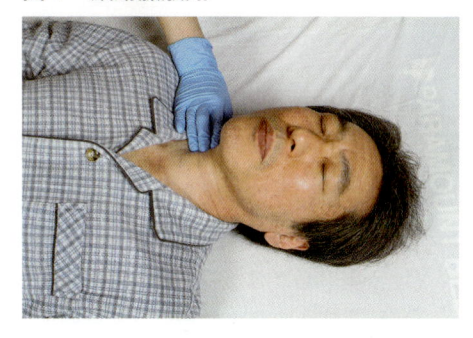

死戦期呼吸

死戦期呼吸は，横隔膜と肋間筋のほかに呼吸補助筋を使用した比較的大きな呼吸運動で，吸気は急速である．呼吸パターンは不規則で，徐々に吸気が大きくなった後に小さくなり，やがて無呼吸となる．

死戦期呼吸は，心原性心停止のような突然の血流途絶において出現するものであるが，この状態に遭遇した発見者は，躊躇してしまうため，CPRまでの時間が延長するとの報告もある[4]．

気道確保を行うことで，この状態を回避することはまれであり，死戦期呼吸に遭遇したならばすみやかに胸骨圧迫に移行する．卒倒したばかりであれば，胸骨圧迫のみでもよい（Class Ⅱb）．

成人の胸骨圧迫

胸骨圧迫の意義

突然に卒倒した症例では，心原性心停止である可能性が高い．心原性心停止の多くはVFを呈し，その過程には3相ある．

最初の4〜5分は「電気相」とよばれ，この時期には胸骨圧迫を行い，

図2 胸骨圧迫の深さと除細動成功率の比較

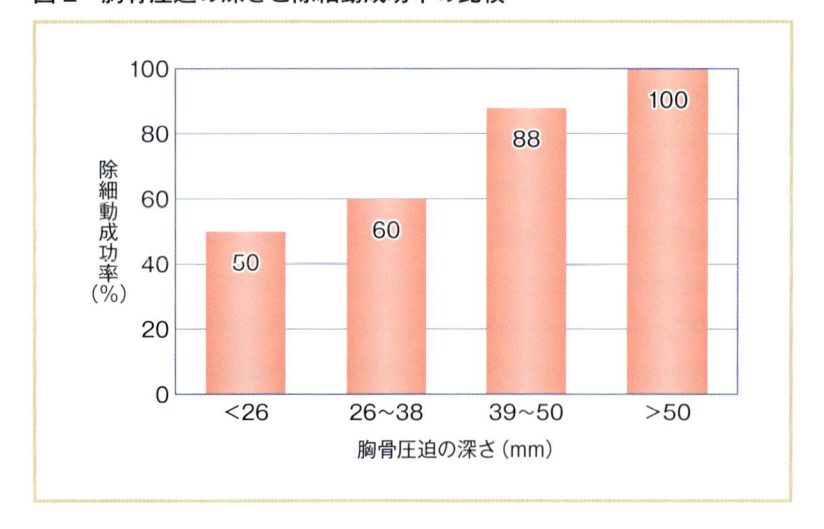

胸骨圧迫の深さ (mm)	除細動成功率 (%)
<26	50
26〜38	60
39〜50	88
>50	100

脳血流を維持しなければ心拍が再開しても神経学的な後遺症が残る．卒倒から15分以降は「異化相」とよばれ，救命のためには低体温療法などの高度治療が必要となる[5]．

心原性心停止直後の数分間は，肺胞内や血液中の酸素濃度はある程度保たれているため，卒倒後の初期では，心筋および脳への酸素供給は，血中の酸素濃度低下よりも心拍出量の低下によって制限されている．

そのため心原性心停止では，人工呼吸より先に胸骨圧迫を開始して早急に血流を再開することに意義がある（ClassⅠ）．

したがって，質の高い胸骨圧迫をより早期に「**強く，速く**」実施するということが強調されている．

1 圧迫の位置

胸骨圧迫の位置は，胸骨の下半分であり，乳頭を結んだラインではない．目安は胸の真ん中である．経験者であればわかるように，衣類の上からでは乳頭の位置は確認できず，性別によっても乳頭の位置が異なるためである（ClassⅠ）．

2 圧迫の深さ

胸骨圧迫に関する研究は古くから行われ，動物実験による胸骨圧迫で25〜26 mmまで深くすることで心拍出量が増加した報告があり（**図2**）[6]，50 mm以上の胸骨圧迫で除細動の成功率が高いことを示している[7]（ClassⅡa）．

胸骨圧迫の回数

　胸骨圧迫は100回/分以上で実施する（Class Ⅱa）．胸骨圧迫のテンポは，できるだけ同リズムで行い，スピードが落ちないように気をつけなければならない．

　過去のガイドラインでは100回/分とされていたが，100回以上の回数と速さのほうが，心肺再開率が上昇したとの報告が多い．

　Idrisらは，胸骨圧迫のテンポと心肺停止後の予後が関係し，平均125回/分以上が最も心拍再開率がよかったとしている[8]（Class Ⅱa）．

　しかし，実際の心肺蘇生教育では「早すぎず」と指導している．これは，30回の連続した胸骨圧迫のあいだに灌流圧を低下させないためである．すなわち人の力はかぎられており，徐々に力が落ちることによって効果が減少することを予防しているのである．

胸骨圧迫は胸壁を完全に戻す

　胸骨圧迫を実施するうえで重要なのが，胸骨圧迫後の胸壁の戻しである（図3）．

　先述のように，胸骨圧迫を連続的に行うとだんだんと疲れてくる．テンポよく100回/分のリズムで圧迫するためには，胸骨を圧迫した後に十分に胸壁が挙がらない状態で圧迫しないように気をつける必要がある（Class Ⅱa）．

図3　胸骨圧迫後のリコイル

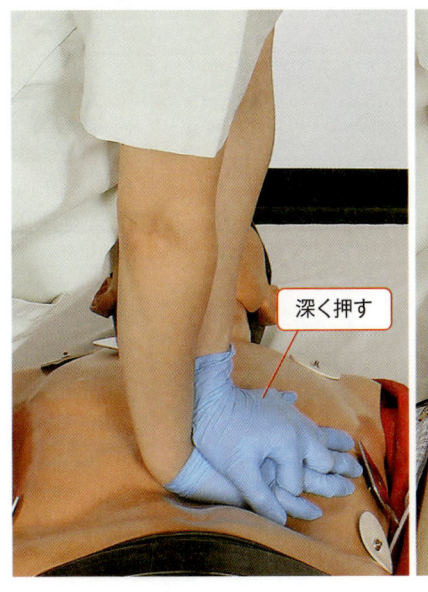

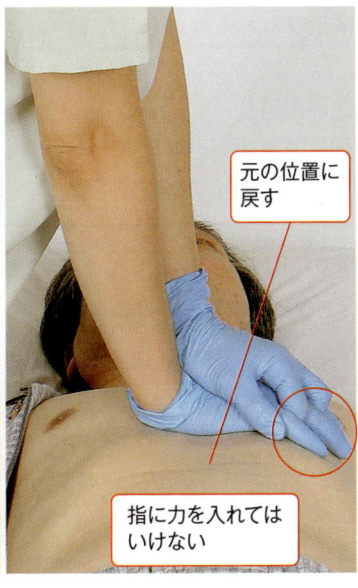

> **コラム**　胸骨の圧迫を解除するとき，胸腔内圧は陰圧となり，静脈血が心臓へと戻ることが知られている．胸壁を完全に戻すことなく胸骨圧迫を行うと，平均動脈圧と冠動脈灌流圧が減少し，右房圧は上昇する．
>
> この結果，脳を含む全身臓器への灌流量も減少していく．また心肺蘇生中の冠動脈灌流圧は心拍再開と相関し，冠動脈灌流圧が25 mmHgを超えたときの心肺再開率は75％であったとの報告もある[9]．

胸骨圧迫と人工呼吸

応援が駆けつけて2次救命処置（ALS）ができるまでCPRは継続する．訓練を受けていて人工呼吸ができる状況であれば，30回の胸骨圧迫ののち，頭部後屈顎先挙上で気道確保して人工呼吸を2回行う．

フェイスマスクなどのデバイスがないか，人工呼吸を実施する自信がない場合には，胸骨圧迫のみの実施でよい（ClassⅡa）．

ALS：advanced life support
2次救命処置

1 下顎挙上法

下顎挙上は，術者が両手で下顎を保持し，これを上方に挙上して気道を確保する方法である（図4）．親指を除く手指を下顎底から下顎枝に当てる．親指は両口角のやや下の下顎部にもってくる．下顎枝に置いた手指で下顎を下部歯列が上部歯列より前になるまで挙上する（ClassⅡa）．

鈍的外傷患者の2％は頸椎損傷のおそれがあり，さらに顔面外傷またはグラスゴー・コーマ・スケール，スコア8点以下の症例では頸椎損傷リスクが3倍となる報告もある[10]．このため救急看護師や心肺蘇生法を訓練された看護師は，下顎挙上法により気道確保を実施する．

図4　下顎挙上

2 バッグバルブマスク人工呼吸法

病院内では，バッグバルブマスクを用いた人工呼吸が主流である（図5）．

CPR中は肺血流が大幅に減少しているので，正常よりも少ない1回換気量と呼吸数で，適切な換気血流比を維持することができる．バッグバルブマスクを用いると，換気量が増

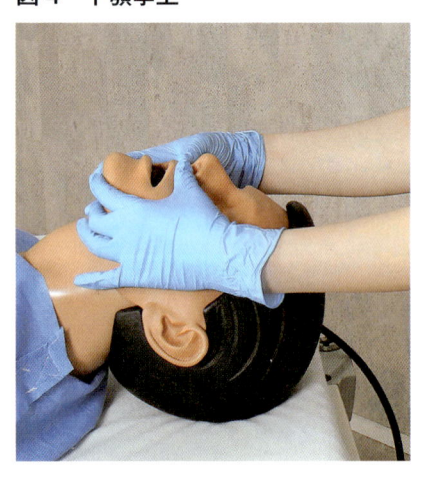

図5　バッグバルブマスクによる人工呼吸法

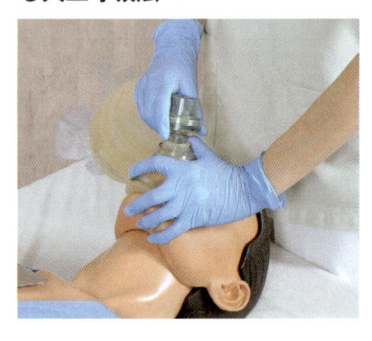

すが，1回の換気量は胸があがる程度にして過剰な換気量は避けなければならない．

過剰な換気は胸腔内圧を上昇させ，心臓への静脈還流を減少させる．これは心拍出量と生存率を低下させるばかりではなく，胃の膨満とそれに伴う合併症をきたすおそれがあるからである．

AEDの実施

AED使用の際の注意

心肺蘇生時には，AEDをすみやかに準備しなければならないが，昨今病院内の除細動器にもAEDが実施できる機器もあるため，把握しておくとよい．

患者が卒倒して，除細動までの時間がかかる場合，除細動前に数分のCPRを行うと，院外の成人心室細動（VF）/心室頻拍（VT）例において，心拍再開率や生存率が改善されたとの報告がある．このことは，AEDの実施にあたっても，胸骨圧迫の中断を最小限とすることを裏づけている．

また，AEDと手動式除細動器の院内での使用について比較したランダム化比較試験（RCT）はないが，院内の成人心停止例において，手動式除細動器を用いた場合より，AEDプログラムに沿って除細動された場合のほうが，生存退院率が高かったことを示す報告がある．

模擬患者での研究では，モニタを装着し全自動化された除細動器を使用した場合，手動式除細動器の場合より除細動までの時間が短縮されたとの報告もあり，病院内でAEDプログラムの訓練とその充実をはかることを示唆している．

RCT：randomized controlled trial
ランダム化比較試験

> **コラム**　前胸部叩打法は，心電図モニタを装着した状態で，不安定な心室細動を発見した場合に，除細動器が手元になく，準備までに時間を要する場合に実施される行為である．
>
> 患者の胸壁より約20 cmの高さより，胸部真ん中を垂直に叩く．
> 前胸部叩打法で発生できる電流は10 J程度であるが，必要以上の行為は心筋挫傷や肋骨骨折など合併症をまねくおそれがあるため1度のみの実施が望ましい．
> 前胸部叩打法は，2005年のガイドラインで推奨はされなくなったが，現在では心電図モニタ下での不安定な心室頻脈に対しては実施してもよいとされている（Class IIb）．

2次救命処置（ALS）

2次救命処置（ALS）では，医師やほかのスタッフとともに蘇生に向けた治療を行う．ここでも強調しなければならないのが，医師や応援スタッフが駆けつけた直後に気管挿管やモニタのチェックを行うなどの理由から胸骨圧迫の一時中断に時間を取らないということである．
できるだけ胸骨圧迫を継続することが望ましい．

胸骨圧迫の交替

BLSで胸骨圧迫を担当していた者は疲労していることが予測されるため，応援のスタッフが駆けつけた段階で他者と交替する（ClassⅡb）．
胸骨圧迫の交替は，互いに声かけを行い，胸骨圧迫を決して中断することがないように心がける．
Wikらは，病院外のCPRの評価を行ったなかで，全心肺停止時間のうち胸骨圧迫を実施していなかった時間が38％に達し，心肺再開率の低下を示唆している[12]．
胸骨圧迫を実施していなかった時間は，胸骨圧迫から人工呼吸への移動，さらにはAEDの解析時間などが主であり，これらの行為を適切に実施して胸骨圧迫の中断を最小限に抑える必要がある．

気管挿管

気管挿管は，確実な気道確保とその後の集中治療を目的としているが，気管挿管実施中も胸骨圧迫は中止してはいけない（ClassⅠ）．
BLSで胸骨圧迫のみを実施している場合には，胸骨圧迫を30回に対し，バッグバルブマスクを用いた人工呼吸を2回行う．気管挿管前に酸素化を改善して気管挿管を実施する．

図6　胃泡音の聴取

1　気管挿管後の確認

カプノメータ（E_TCO_2を測定する呼気二酸化炭素モニタ）
バッグバルブマスク，またはジャクソンリースを用いた換気を試みる．
同時に聴診器で，胃泡音を聴取（図6）し，食道挿管を否定したあと，呼吸音の左右差を確認する．胃泡音が確認されたら，食道挿管の可能性

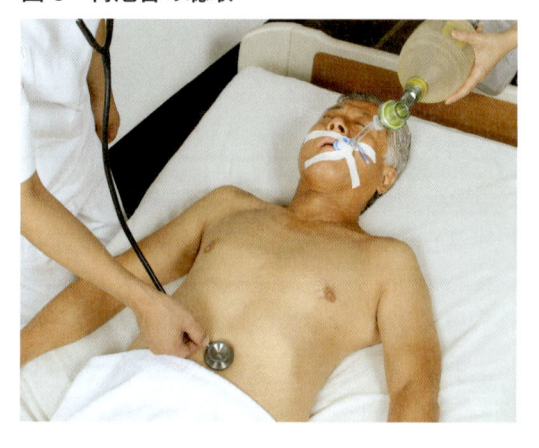

E_TCO_2：end-tidal carbon dioxide
呼気終末二酸化炭素

図7 E_TCO₂センサーによる確認

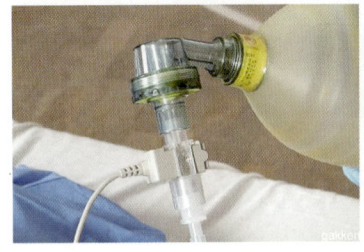

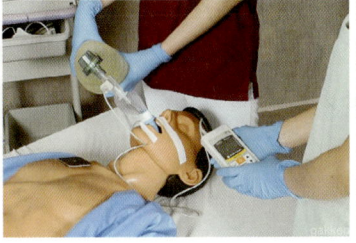

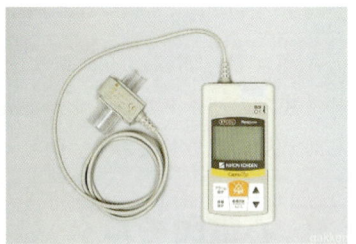

があるため，チューブを抜去して，バッグバルブマスクで再換気を行う．また，左肺野のエア入りが悪い場合には，右肺などへの片肺挿管が考えられる．

E_TCO₂センサーを接続し，挿管後の呼気終末時の二酸化炭素値（写真）を確認する（ClassⅡa，**図7**）．値が確認できない，または一桁と低い場合には食道挿管の可能性があるため，チューブを抜去し再換気を行う．

E_TCO₂センサー（**図7**）は，気管チューブが適切な位置に挿入されたとの評価があれば，チューブ横にバイトブロックも入れ，気管チューブをテープで固定する．

気管挿管が実施された際，気管チューブの先端に専用アダプターを用いて接続する．

2 気管挿管下での人工呼吸

胸骨圧迫では，胸を押して肺を圧縮するため，空気が肺から口に向かって押しだされる．したがってバッグバルブマスクを用いた人工呼吸は，胸骨を圧迫した時に実施するのではなく，人工呼吸と分けて実施しなければ，口から入る空気と肺から出てくる空気がぶつかってしまう．

これに対して気管挿管が実施された状態では，チューブを通して肺に空気が入り，口から抜ける通り道もできるため，気管挿管を実施した後の胸骨圧迫と人工呼吸は非同期に実施できる（**図8**）．この場合の胸骨圧迫は100回/分を連続的に実施し，人工呼吸は6〜8秒に1度の割合で行う（ClassⅢ）．

図8 気管挿管下の（胸骨圧迫：人工呼吸）は非同期

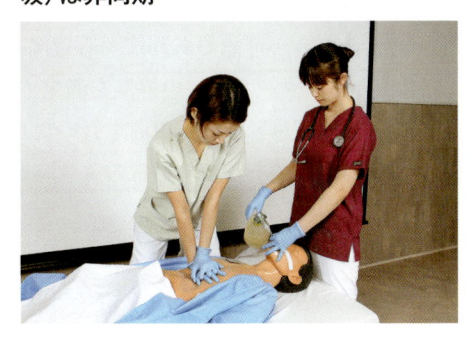

> **コラム** 心停止中の胸骨圧迫による心拍出量は正常の1/3とされ，肺における換気血流比を考えると換気量も正常時の1/3〜4程度で十分ということになる[6]．気管挿管を行った後も，過度の人工呼吸は実施すべきでない（ClassⅢ）．

心肺蘇生時のモニタリング

　ALSでは，常にバイタルサインを確認しながら蘇生を行う．そのため，患者のバイタルサインが測定できるよう以下のモニタリングを準備し，適切に装着しておく．

1 心電図モニタ

　心電図モニタ装着では，ロードを身体に密着させる．リード線が確実に心電図モニタ接続されるかを確認する．心電図モニタの心拍波形の誘導はⅡ誘導であるかを確認する．また，波形は，1/2以上の大きめの波形にしておく．

2 パルスオキシメータ

　蘇生時には，末梢血管の収縮により適切な値は測定しづらい状況だが，蘇生の結果，心肺の再開とともに，SpO₂の値も改善していく．
　パルスオキシメータのプローブは，ショック時には，指に装着しても値が反映されないため，耳などに付け替えることも有効である（図9）．

3 体温測定

　ALSでは，心肺停止の原因検索または，蘇生の指針のために体温測定が必要となる．可能であれば，心電図モニタに値が反映される（直腸温）体温サミスターなどで中枢温を測定することが望ましい．
　極度の低体温患者では，復温を行いながらの蘇生を実施する．病院搬送時に低体温症であれば，通常の蘇生時間より長い時間の蘇生が必要となる．

図9　パルスオキシメータの装着

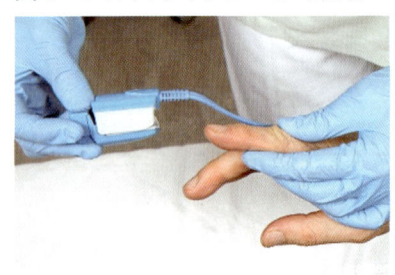

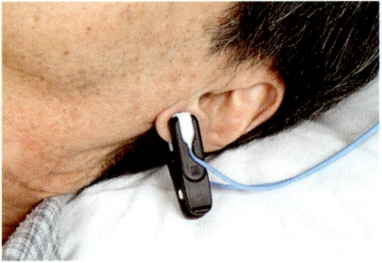

4 輸液・骨髄路

一般的に心肺蘇生時には，正肘皮静脈など確保しやすい末梢血管に静脈路を確保して輸液や薬剤を投与する．

しかし，末梢静脈路の確保がむずかしい，あるいは時間を要する場合には骨髄内穿刺が実施される．これは，骨髄穿刺キットを用いて，骨髄を穿刺し，骨髄内に薬剤や輸液を行うものである（図10）．

図10　骨髄穿刺の実際

①右下腿内側察，②右下腿前面，③右下腿断面（末梢側から見上げた場合）．膝蓋骨下縁より2〜3横指遠位側の脛骨前縁（稜）に，脛骨粗面（結節）とよばれる膝蓋靱帯の付着部が，隆起として触知できる．ここより内側に存在する平坦な面（内側面）が，穿刺部である．子どもの場合，成長板を損傷してはならないので，近位側を穿刺しない．

成人：
　　脛骨粗面より2 cm 内側，1 cm 近位
6〜12歳の小児：
　　脛骨粗面より1〜2 cm 内側，1〜2 cm 遠位
6歳以下の乳幼児：
　　脛骨粗面より1 cm 内側，1 cm 遠位

T ➡ 脛骨粗面
A ➡ 成人の穿刺部
C ➡ 小児・乳幼児の穿刺部

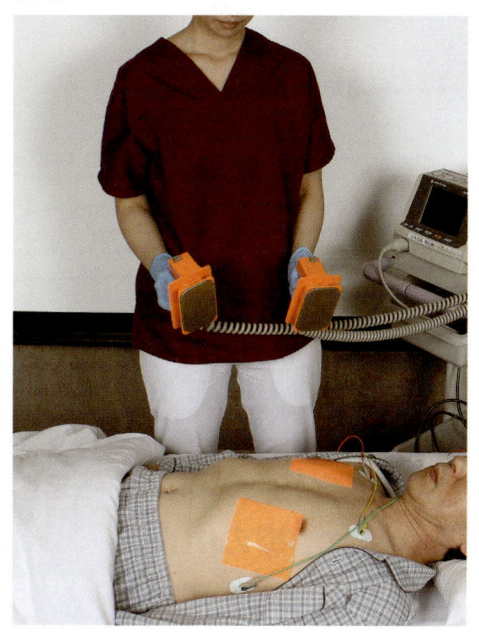

谷村信宏：3．薬剤投与経路．改訂版ALS：写真と動画でわかる二次救命処置（平出敦，小林正直監），p.22，学研メディカル秀潤社，2012．

除細動

除細動は，心室細動あるいは脈を触知しない心室性頻拍のときに行い，蘇生中にこれらの波形が確認できた段階ですみやかに実施される．このため，除細動がいつでも実施できるよう準備が必要である．

除細動器は，実施する術者側に設置しておく．また，除細動パドルを患者の身体に直接接触させると熱傷など皮膚障害が生じるため，専用の除細動パッドやペーストなどを準備しておく（図11）．

図11　除細動の実際（熱傷防止のパッド装着時）

1 除細動の実施

1. 医師の指示に従い，チャンネルを必要エネルギーに設定する．
2. 医師はパドルを外し，患者の身体に密着させる．
3. この段階で周囲の者を患者から離れるよう指

示する (Class I).
4. 酸素も気管チューブから外し，バッグバルブマスクなどを離す (Class I).
5. 医師は除細動パドルの手元ボタンで急速充電を行い，ショックというかけ声とともに細動を実施する．

　患者の身体は，除細動の刺激で一時的に浮き立つことがあるが，すみやかに胸骨圧迫を再開する．

2 自己心拍再開の評価

　自己心拍再開の評価は，心電図モニタの波形や動脈触知で評価するが，できるかぎり蘇生中の胸骨圧迫の中断はしないほうがよい．

　心電図モニタ上で，脈拍の再開が確認できたら，頸動脈や鼠径動脈などで脈拍の触知を行い，呼吸の再開を確認するとともに，血圧測定をすみやかに行う．

　蘇生行為を実施したほとんどの症例で，心拍再開後に昇圧薬を使用するケースが多いため，輸液・輸注ポンプとともにカテコラミンなどの薬剤を準備しておく．

家族対応

　「AHA心肺蘇生と救急心血管治療のための国際ガイドライン2010」でも，施設内の心肺蘇生時に可能なかぎり家族に立ち会わせるべきで，蘇生中に家族に立ち会わせるかどうかについて，医療スタッフは，事前に話し合いをすべきとされている．

1 家族への説明

　看護師は，家族が到着した段階で，できるだけ早くに状況説明に行く．患者の身体的危機状況を伝えることも重要であるが，ここでは医療チーム全体が一丸となって蘇生を行っていることを強調する．

　この根拠は，患者家族の予期的悲嘆を考慮し，突然の心理的危機状況を回避するとともに，段階的悲嘆過程を促すことも必要であるからである．

　次に，蘇生が10分ほど経過したときにも状況説明を行う．もちろんこの段階で心拍の再開がみられれば，集中治療をふまえた医師が病状説明を行う．

2 延命治療の中止

　約10分経過後に蘇生が達成されていない状況であれば，もう一度，

図12　家族への説明や立会い

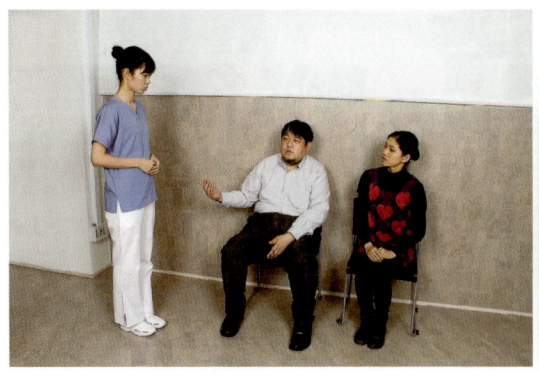

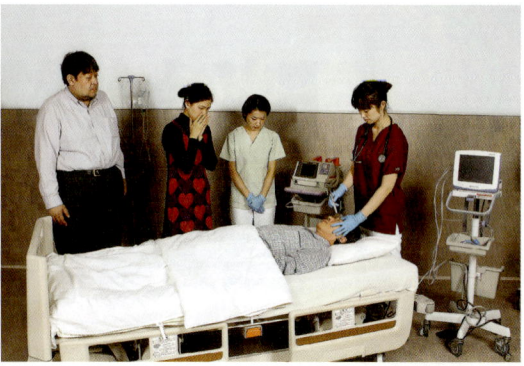

現状を伝え，改めて蘇生治療を継続する宣言を家族に行う．

この段階で家族が延命治療の中止（DNAR）を訴えたら蘇生は中断される．

蘇生行為を継続することになっても，時間の経過と2回に及ぶ医療者の説明から，家族は，患者の生命が脅かされている事実を認知することになる．この認知は，その後の死亡確認前に家族が患者の蘇生に立ち会うことや，臨終を受け入れる場面に重要となる（図12）．

DNAR：Do Not Attempt Resuscitation
延命治療の中止

引用・参考文献

1) Kitamura T, et al. : Nationwide improvements in survival from out-of-hospital cardiac arrest in Japan. Circulation, 126(24) : 2834-2843, 2012.
2) Wissenberg M, et al. : Assosiation of national initiatives to improve cardiac arrest management with rates of bystander intervention and patient survival after out-of-hospital cardiac arrest. JAMA, 310(13) : 1377-1384, 2013.
3) Ruppert M, et al. : Checking for breathing : evaluation of the diagnostic capability of emergency medical services personnel, physicians, medical students, and medical laypersons. Annals of Emergency Medicine, 34(6) : 720-729, 1999.
4) Bång A, et al. : Interaction between emergency medical dispatcher and in suspected out-of-hospital cardiac arrest calls with focus on agonal breathing. A review of 100 tape recordings of true cardiac arrest cases. Resuscitation, 56(1) : 25-34, 2003.
5) Weisfeldt ML, et al. : Resuscitation after cardiac arrest : a 3-phase time-sensitive model. JAMA, 288(23) : 3035-3038, 2002.
6) Babbs CF, et al. : Relationship of blood pressure and flow during CPR to chest compression amplitude : evidence for an effective compression threshold. Ann Emergency Medical, 12(9) : 527-532, 1983.
7) Edelson DP, et al. : Effects of compression depth and pre-shock pauses predict defibrillation failure during cardiac arrest. Resuscitation, 71(2) : 137-145, 2006.
8) Idris AH, et al. : Relationship between chest compression rates and outcomes from cardiac arrest. Circulation, 125(24) : 3004-3012, 2012.
9) Paradis NA, et al. : Coronary perfusion pressure and the return of spontaneous circulation in human cardiopulmonary resuscitation. JAMA, 263(8) : 1106-1113, 1990.
10) Demetriades D, et al. : Nonskeletal cervical spine injuries ; epidemiology and diagnostic pitfalls. J Trauma, 48(4) : 724-727, 2000.
11) 佐藤憲明監：これでうまくいく！場面・状況別　心肺蘇生の技術．月刊ナーシング，34(4) : 19-70, 2014.
12) Wik L, et al. : Quality of cardiopulmonary resuscitation during out-of-hospital cardiac arrest. JAMA, 293(3) : 299-304, 2005.
13) 平出敦，小林正直監：改訂版 ALS：写真と動画でわかる二次救命処置．p.22, 学研メディカル秀潤社，2012.
14) 日本蘇生協議会，日本救急医療財団監：成人の二次救命処置（ALS）．JRC蘇生ガイドライン2010．p.46-142, へるす出版，2011.
15) 佐藤憲明：すぐ動ける！心肺蘇生法の手順 BLS ACLSできるポイント 早わかり心肺蘇生法 ACLS編．Expert Nurse, 22(10) : 42-49, 2006.
16) 佐藤憲明：救急看護の必須知識！心肺蘇生のABC CPR編．呼吸器&循環器ケア，6(5) : 78-83, 2006.
17) 佐藤憲明：系統看護学講座4 救急看護学．第5章 主要病態に対する救急処置と看護．医学書院，2007.

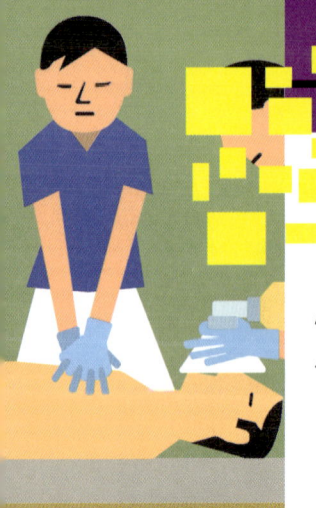

脳神経・脳循環管理の実際

佐々智宏

脳卒中は昭和26（1951）年から55（1980）年までの30年間，日本人の死亡原因の第1位を占めていたが，昭和40年代後半から死亡率は低下しはじめ，56（1981）年からは第2位，60（1985）年からは第3位，平成23年（2011）は第4位で，死亡総数の約10％弱を占める疾患となっている．

寝たきりなどの介護が必要となった原因は，全疾病において脳血管疾患が第1位（2013年）である．

脳卒中は，くも膜下出血，脳出血，脳梗塞に分けられるが，脳血管疾患の死亡率（人口10万対）では脳梗塞疾患が最も多く，次いで脳内出血，そのほかの脳血管疾患，くも膜下出血となっている[1]．

1990年代，米国でbrain attackの概念が提唱され，急性期における脳梗塞治療の重要性が強調された．脳梗塞は発症後早期の確定診断および脳保護と脳血流改善が求められる神経救急疾患であり，救急領域における看護師は，脳卒中チーム（stroke team，以下，脳卒中チーム）としての職務も果たさなければならない．

脳梗塞と基本的な治療方針

脳虚血は重症度，再開通までの虚血時間で予後が左右される．患者や家族がいち早く身体の異変に気づき，可及的すみやかに専門治療を開始することが重要である．このような「脳卒中救命の連鎖（Stroke Chain of Survival）[2]」が円滑に継続されれば，脳卒中患者の救命率の向上やrt-PAの静脈内投与の実施率向上が期待できる．

また，現場または搬送中にバイタルサインの異常をきたしやすい病態であることを念頭に置いて，緊急安静搬送（Hurry, but gently！）[3]を共

rt-PA：recombinant tissue plasminogen activator
遺伝子組み換え組織プラスミノゲン・アクチベータ

通認識として治療開始時間までの短縮を図り，脳保護療法により脳損傷を軽減しうる「治療可能時間域（therapeutic time window)[4]」に専門治療を開始する必要がある．

脳梗塞が発症した場合，脳卒中治療ガイドライン2009では，3時間以内に血栓溶解薬のt-PAの静注療法を行うことがグレードA（行うべき治療）として位置づけられている．また，脳梗塞発症後3〜4.5時間の時間枠におけるt-PA療法は有効であり，死亡率を悪化させることなく転帰良好率を上昇させる[5]．

したがって，発症から治療開始までの4.5時間がゴールデン・タイムとなる．

t-PA：tissue plasminogen activator
組織プラスミノゲン・アクチベータ

脳梗塞に用いられる主な注射薬（表1）

1 血栓溶解療法：rt-PA静注療法[7]

遺伝子組み換え組織プラスミノゲン・アクチベータ（rt-PA）の静脈内投与による血栓溶解療法は，2005年に発症後3時間で認可された．虚血性脳血管障害で慎重に適応判断された発症3時間以内に治療可能な患者に対して行うよう強く推奨される（グレードA）とされた．

さらに，2012年には，適応は発症後4.5時間までに延長された．ただし4.5時間を超えて血栓溶解療法を行うと，脳出血を合併するリスクが高くなる．

時間的制約による適応外症例と脳主幹動脈閉塞症例の無効例は多く，

表1 脳梗塞に用いられる主な注射薬

作用	薬品名	商品名	脳梗塞型	開始時間	使用期間
血栓溶解薬	アルテプラーゼ（t-PA）	グルトパ®	すべて	発症4.5時間以内	1時間
抗血小板薬	オザグレルナトリウム	オザグレルナトリウム®	非心原性	5日以内	最大14日
抗凝固薬	アルガトロバン	ノバスタンHI®，スロンノンHI®	アテローム血栓性	3日以内	7日
	ヘパリンカルシウム	ヘパリンカルシウム®	心原性・アテローム血栓性	制限なし	10日程度
脳保護薬	エダラボン	ラジカット®	すべて	24時間以内	最大14日
抗脳浮腫薬	濃グリセリン	グリセオール®	脳浮腫を伴う梗塞	制限なし	最大7日程度

Lansberg MG, et al.：Efficacy and safety of tissue plasminogen activator 3 to 4.5 hours after acute is chemic stroke：a metaanalysis. Stroke, 40(7)：2438-2441, 2009. より引用，一部改変

内頸動脈，脳底動脈，中大脳動脈近位部位といった脳主幹動脈閉塞において有効性が低く，内頸動脈閉塞では転帰良好率は10〜20％台と報告されている[8]．

2 脳保護薬：エダラボン

エダラボン（ラジカット®）は，世界初の脳保護薬として，2001年にわが国で開発された．脳虚血から再開通時に産生されて細胞膜障害や脳浮腫を生じるフリーラジカルを除去し，脳を保護する作用が期待される．

エダラボンは，脳梗塞（血栓症・塞栓症）患者の治療法として推奨されている[9]．また，rt-PAに併用した場合，rt-PA単薬と比較して脳出血の合併頻度が低くなる作用[10]も併せ持っている．

最新の脳梗塞急性期脳血管再開通治療法（表2）

rt-PAの静脈内投与による血栓溶解療法を基軸に，その適応から外れた患者やrt-PA後に血流の回復が得られなかった患者に対し，いくつかの機械的血栓回収療法が治療戦略の中に組み入れられるようになった[11]．

これらは，①発症4.5時間以内にt-PA静注療法を施行したにもかかわらず無効だった症例，②発症4.5時間以内であったがrt-PAの禁忌事項に該当した症例，③発症4.5時間を超え発症8時間以内であり神経機能改善の可能性がある症例，に対する機械的な血栓回収療法である．

脳血流改善に対する治療法の選択は，脳梗塞や閉塞血管の部位，発症から来院までの時間，画像所見などにより判断される．従来のrt-PA静注療法を第1選択に，Merciリトリーバー，Penumbraシステムのほ

表2　最新の脳梗塞急性期脳血管再開通治療法

	長所	短所	備考
rt-PA静注療法	エビデンスがある（グレードA）	rt-PA毒性による脳出血のリスクがある　脳主幹動脈閉塞において有効性が低い	適応：発症3時間以内，承認：2005年．2012年からは発症4.5時間以内に適応が拡大された
Merciリトリーバー	内頸動脈閉塞などに有効性が高い	出血の危険性がある	承認：2010年
Penumbraシステム	中大脳動脈などに有効性が高い		承認：2011年
Solitaire FR	再開通時間が短く，再開通率が高い	血管攣縮の合併がある	適応：発症8時間以内），承認：2013年
Trevo ProVue		死亡率がMerciよりやや高い	適応：発症8時間以内），承認：2014年

Merci：mechanical embolus removal in cerebral ischemia
急性期脳卒中に対して機械的血栓除去ができるデバイス

か，脳ステント型血栓除去デバイスである Solitaire™ FR，Trevo® ProVue などの新たな血管内治療法が導入されてきている．

1 Merci リトリーバー

　Merci リトリーバーは，2010年10月に保険収載された．これは，デバイス先端のらせんループを頭蓋内動脈に到達させ，急性脳動脈閉塞の原因となっている脳幹動脈内の血栓を閉塞病変の遠位に留置して，血栓塞栓を補捉・回収する．
　血栓溶解薬を使用しないため出血リスクが低く，発症経過時間の適応枠をより拡大することが可能と推定されている．
　米国21施設，141例の前向き登録研究において，血流再開通（TICI スコア grade 2〜3）は48％，90日後の転帰良好（mRS 0〜2）は27.7％であった．良好な再開通率，比較的低い有害事象発生率，さらに再開通成功例の転帰が比較的良好であったことから，急性期脳梗塞患者の塞栓除去を目的とした使用が認められた[12]．
　日本でも，原則として発症後8時間以内の急性期脳梗塞において，遺伝子組み換え組織プラスミノゲン・アクチベータ（rt-PA）静注療法の治療適応外であるか，rt-PA 静注療法でも血流再開が得られなかった患者を対象とした場合に，本機器を用いた血栓摘除治療が有効であることが示唆された．
　急性内頸動脈閉塞による脳梗塞は重症例が多いため，rt-PA 静注療法単独では再開通率が低く，予後は不良である．急性内頸動脈閉塞に至った脳梗塞に対し，緊急頸動脈ステント留置術と Merci リトリーバーを併用して再開通に成功し，良好な転帰を得た報告もある[13]．
　しかしながら，本療法の有効性および安全性は，まだ十分に確認されていない．

2 Penumbra システム

　Penumbra システム（図1）は，Merci リトリーバーよりも細く，閉塞病変の近位から遠位へと血栓塞栓を追いかけていく方法で，2011年10月に保険収載された．陰圧（約 −50 mmHg）により血栓塞栓を補捉回収するシステムである．
　米国内の臨床試験では，21血管に Penumbra システムが用いられ，高い再開通率が得られた．血流再開通（TICI スコア grade 2〜3）が81.6％にみられた．90日後は転帰良好が20.0％，死亡率は26.4％で，再開通率成功が転帰の改善に関連する傾向がみられた[14]．

TICI：thrombolysis in cerebral infarction
脳梗塞の血栓溶解による脳血管の再開通の状況は，グレード0，1，2，2a，2b，3までの6段階の TICI スコアで評価する．

mRS：modified ranking scale
日本版の脳梗塞判定基準書で，患者の予後の指標として用いられる．

図1 Penumbraシステム

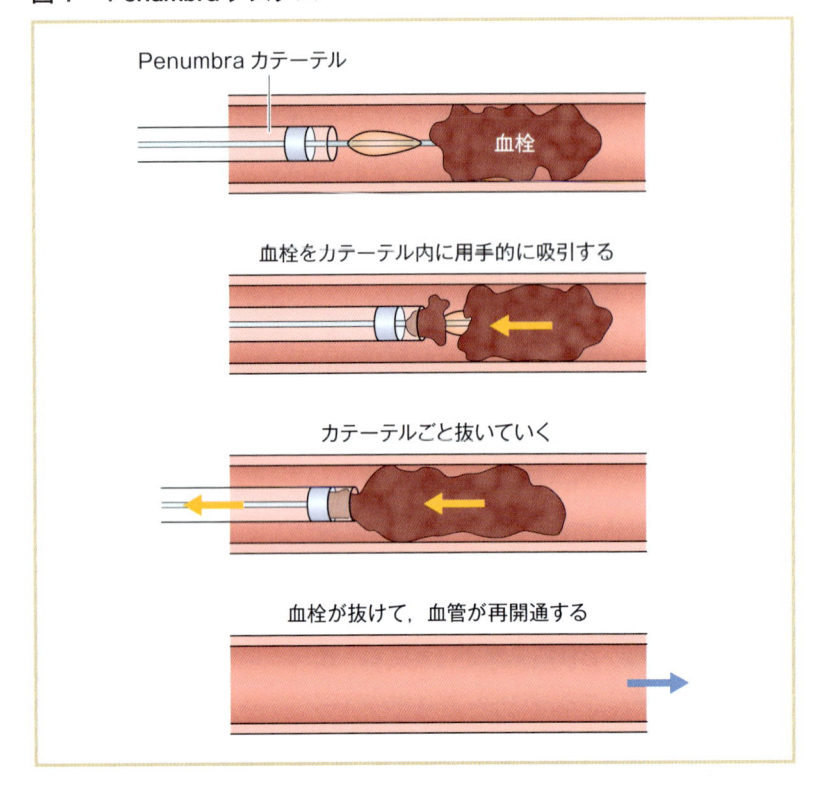

3 Solitaire™ FR

Solitaire™ FRは，スリットの入った自己拡張型の筒状の形状で，血行再建と血栓回収機能が一体化した血栓除去デバイスである．血栓に直接アクセスする急性脳動脈閉塞の再開通療法で，2013年12月に認可された．

Solitaire™ FR With the Intention For Thrombectomy（SWIFT）Trialは，Merciリトリーバーを対照群としたランダム化比較試験（RCT）で，両群間で再開通率と臨床転帰とを比較している．登録された144例を解析してこの2群を比較した結果，再開通率，臨床転帰ともにSolitaire群の有意性が示された．

最終的な血流再開通（TICIスコア grade 2〜3）は，Solitaire群88.9％，Merci群67.3％と，Solitaire群が有意に高かった．また，90日後の死亡率は，Solitaire群17.2％，Merci群38.2％と，Solitaire群が有意に低かった[14]．

RCT：randomized controlled trial
ランダム化比較試験

4 Trevo® ProVue

2014年3月に認可された．Trevo® ProVueは，自己拡張型ステントを有するリトリーバーデバイスで，マイクロカテーテルを使用して目的部位に進め，ステントの自己拡張により血栓を把持し，回収する．

2世代のTrevo® ProVue（TREVO2）は，合計178例が登録され，TICIスコアgrade 2a以上の血流再開通率がTrevo群で86.4％，Merci群で60.0％，TICIスコアgrade 2b以上の血流再開通率がTrevo群で67.8％，Merci群で43.3％と，Trevo群の有効性が示された[14]．

くも膜下出血と基本的な治療方針

くも膜下出血の原因は，85％が脳動脈瘤破裂，次いで10％が不明，5％が脳動脈奇形である．くも膜下の出血量が多いと生命にかかわり，患者の2割が病院到着前に命を落とすといわれている．

また，予後は初回出血の程度でほぼ決まり，意識障害を伴う場合などの重症例は予後不良とされる．合併症である再出血（再破裂）や脳血管攣縮などは，予後の心身機能を左右する．

基本的な治療方針は，動脈瘤の破裂予防で，破裂した瘤の再破裂防止も含め，動脈瘤直達手術を行い，脳血管攣縮を予防する．

脳動脈瘤破裂によるくも膜下出血の治療エビデンス

2002年に報告された開頭クリッピング術と血管内コイル塞栓術の国際ランダム化試験（ISAT）では，破裂した脳動脈瘤の治療から1年後の要介助または死亡が，外科的治療の脳動脈瘤頸部クリッピング術群（30.6％）に対して，内科的治療の血管内手術であるコイル塞栓術群（23.7％）の優位性が証明された[15]．

ただし本研究は，破裂脳動脈瘤全般において血管内治療と動脈瘤直達手術を比較したものではない．あくまでも，血管内治療と動脈瘤直達手術のいずれも適応と考えられた破裂動脈瘤によるくも膜下出血において，血管内治療群のほうが1年後の予後が良好であったことを示している．

さらに，血管内治療群のほうが5年後の死亡率が有意に低く，その優位性が継続することが証明されている．

ISAT : International Subarachnoid Aneurysm Trial
開頭クリッピング術と血管内コイル塞栓術の国際ランダム化試験

図2 脳動脈瘤頸部クリッピング術(ネッククリッピング)

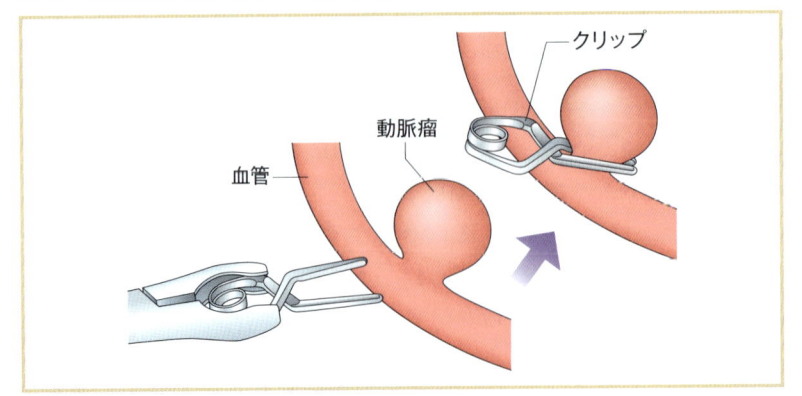

落合慈之監，森田明夫ほか編：脳神経疾患ビジュアルブック．p.97．学研メディカル秀潤社，2009．より引用

1 外科的治療：脳動脈瘤頸部クリッピング術(ネッククリッピング)

　前述のとおり，術後1年目の自立生存率は，脳動脈瘤頸部クリッピング術(ネッククリッピング，図2)と比較して，血管内コイル塞栓術で優れていた．

　しかし，脳動脈瘤頸部クリッピング術は，ISAT2005の追加報告において，後期の再出血リスクが全体的に低かった[16]．術後1年目の自立生存率は，血管内コイル塞栓術のほうが優れているが，外科的治療である脳動脈瘤頸部クリッピング術でなければ治療ができない症例があることは事実である．

2 内科的治療：コイル塞栓術(図3)

　血管内治療と動脈瘤直達手術のいずれも適応と考えられた破裂動脈瘤によるくも膜下出血の症例を対象としたISAT研究で，前交通動脈瘤の占める割合は約45％であった．

　わが国における急性期破裂前交通動脈瘤の血管内手術は，77症例に対して実施され，転帰良好群68例(88.3％)，転帰不良群9例(11.7％)であり，死亡例を除く平均臨床的観察期間は16.8か月であった．この間に出血をきたした症例は認めていない．

　この結果から，急性期破裂前交通動脈瘤の血管内手術は，安全で良好な臨床転帰が期待できるうえに，短中期的には再破裂予防効果も高いと述べている[17]．

　脳卒中治療ガイドライン2009では，血管内治療は，外科的治療と同等の治療選択肢として位置づけられている．また，2002年，2005年の

図3 コイル塞栓術

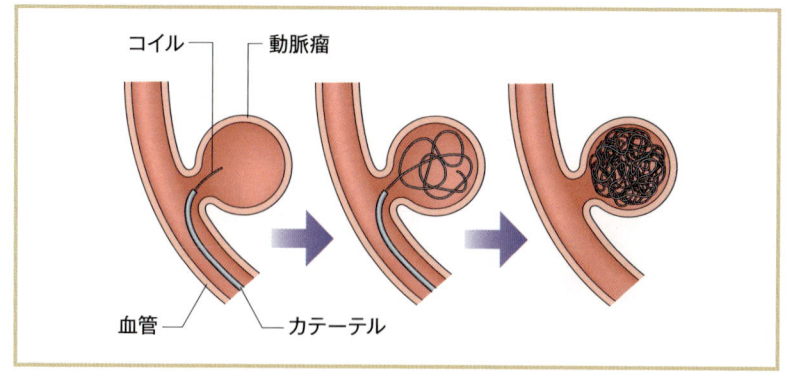

落合慈之監，森田明夫ほか編：脳神経疾患ビジュアルブック．p.97，学研メディカル秀潤社，2009．より引用

ISATに続き，2013年にはISAT Ⅱが開始され，その結果が注目される．

脳出血と基本的な治療方針

　脳出血では，長期間の高血圧や先天性の脳血管障害により，脳血管の脆い部分が破れ，脳内に出血する．脳出血の発生率は，脳卒中全体の約2割であるが，出血によるダメージからさまざまな後遺症があり，生命を脅かす疾患である．後遺症として，主に片麻痺の運動障害，感覚障害，言語・構音障害，高次機能障害，嚥下障害などがある．

脳出血の好発部位と発生頻度

　脳出血の発生頻度は，被殻（40％），視床（30％），皮質下領域（10％），小脳（5～10％），脳幹（5～10％）となっている（図4）．

プレホスピタルからの脳卒中救命の連鎖

脳卒中治療の8つのD

　「脳卒中救命の連鎖（Stroke Chain of Survival）[2]」では，可及的すみやかに専門治療を開始するために，脳卒中の診断と治療における主要な手順として，①発見・通報（detection），②出動（dispatch），③搬送（delivery），④到着（door），⑤情報収集・検査（data），⑥治療方針決定

図4 脳出血の好発部位

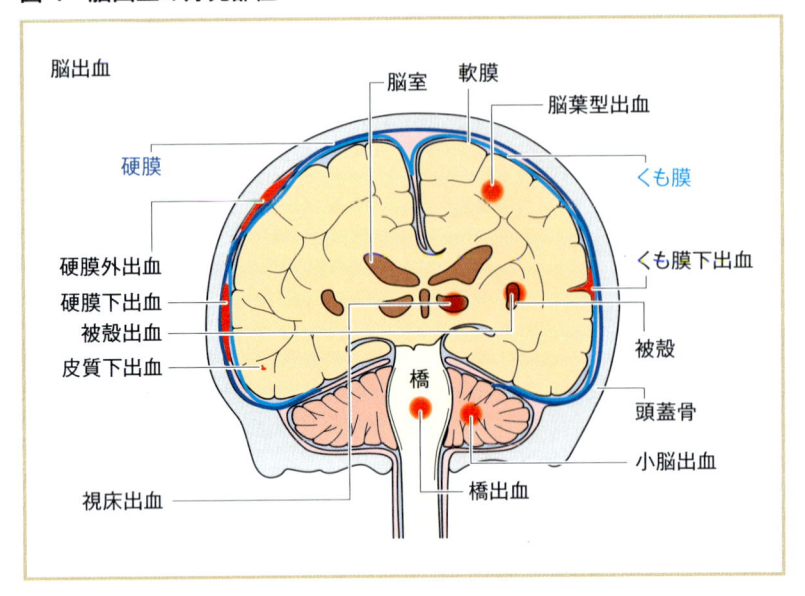

(decision)，⑦投薬 (drug administration)，⑧ICUやSCUなどへの迅速な移送 (disposition) を，脳卒中治療の8つのDとよぶ．

脳卒中病院前救護 (PSLS) では，救急隊が現場に到着したときに，脳卒中が疑われrt-PA静注療法が必要と考えられる場合，直近の病院ではなく，rt-PA静注療法ができる病院へ直接救急搬送する制度 (ストロークバイパス) が，最近全国で増加している．

脳卒中の疑いがある患者の評価と管理においては，院内治療開始までの時間が重要な意味を持ち，治療結果を改善するためには，発症から4.5時間以内にrt-PA静注療法を開始することが大切である．血栓閉塞の再開通までの開通時間を短くするとともに，血栓閉塞した血管の開通度を上昇させることが要となる．さらに，脳梗塞に至らない可逆性の虚血ペナンブラ (不完全虚血部位) を救済することにもつながり，救急看護師の対応によっては予後に影響を与える．

PSLS：prehospital stroke life support
脳卒中病院前救護

ドクターヘリによる救急医療活動

近年は，搬送にドクターヘリ (Doctor Heli) を使った救急医療活動が行われている．これにより，脳保護療法を適用して脳損傷を軽減しうる治療可能時間域 (therapeutic time window)[4]に専門病院への迅速搬送し，発症後早期の確定診断および脳保護と脳血流改善のためのrt-PA静注療法を規定時間内に開始できる可能性も高まっている．

ドクターヘリは，新たな搬送デバイスとして定着しつつあり，搬送時間については，救急車搬送群 (55.6±39.0分) に対し，ドクターヘリ搬

送群（49.9±10.4分）が有意に短く，とくに遠方からの症例に対して有用性が高かったとの報告がある[18]．

投薬後の移送（disposition）に関しては，脳卒中専門ユニット（SU）または集中治療室（ICU）への緊急移送が望ましいとされ，急性期脳卒中で入院した患者が，脳卒中専門ユニットで専門チームによるケアを受けた場合，1年生存率，機能的転帰，QOLが改善することも報告されている[19]．

インホスピタルでの迅速対応

救急領域の看護師は，脳卒中初期診療の介助に従事する際，脳卒中患者が救急治療室に搬入される，④到着（door）から，⑤情報収集・検査（data）までが主たる対応となる．

少ない事前情報からの搬入準備に始まり，患者の来院と同時に気道・呼吸・循環の評価，おおまかな神経学的評価，瞳孔所見までを10分以内に行う．さらに，病歴・発症時刻・既往歴，脳卒中スケールによる評価，頭部CT検査までを25分以内，専門医による頭部CT読影で，⑥治療方針決定（decision）までを45分以内に完了する迅速対応が求められる．

その間にも末梢静脈路確保，血液検査，採血，12誘導心電図，胸部X線，痙攣への対処，家族対応なども並行して進める必要がある．とくに治療戦略に影響を与える身体的症状については，発症時刻（発見時刻ではない）を正確に把握することが求められる．

全身管理のための脳卒中ケアユニット

脳卒中ケアユニット（SCU）は，2006年の診療報酬改定時に新設された．SCUは，脳卒中急性期の集中治療を行う体制と緊急病棟としての体制を併せ持っている．

脳卒中急性期の治療は，くも膜下出血，ラクナ梗塞，深昏睡，発症前の日常生活動作（ADL）が不良な場合を除き，専門医療スタッフがモニタ監視下で，濃厚な治療を計画的かつ組織的に行う脳卒中専門病棟であるSCUで治療をすることが望ましい．

SCUでの包括的医療は，一般病棟における治療に比べ，脳卒中による死亡率や，施設入所者を各々3％減少させ，同時に，自立患者を6％増加させる．その効果は，性別，年齢，重症度，脳卒中の病型などにか

かわらず有効であることが報告されている[20]．

そのほか，急性期の脳卒中チームの協働とSCUでの厳重な全身管理により死亡率の低下，在院期間の短縮，自宅退院率の増加，長期的なADLとQuality of Lifeの改善を図ることができるとされている（グレードA）[19]．

脳卒中急性期の基本的な看護管理のポイント

Brain Attackの脳卒中急性期には，脳卒中に習熟した救急領域の看護師，パラメディカルが脳卒中チームを組む．救急領域の看護師は，脳卒中急性期の全身観察と循環・呼吸といった全身管理を密に行い，専門性を持って異常の早期発見・早期対応する必要がある．以下に主なモニタリングとアセスメント，合併症，看護実践を記載する．

1. 循環管理：血圧管理による再出血予防，未破裂脳動脈瘤の管理
2. 呼吸管理：低酸素脳症による二次損傷予防，肺合併症予防
3. 体温管理：体温の上昇による二次損傷予防
4. 輸液管理：脳腫脹・脳浮腫に対する脳圧降下薬の投与
5. 術後管理：開頭術後，穿頭術後，外減圧術後の全身管理
6. 脳室ドレナージ管理：急性水頭症に対する減圧管理
7. 合併症の予防：再破裂，水頭症，脳血管攣縮，脳浮腫，感染，消化管出血
8. 廃用予防：循環と酸素代謝の促進

*

脳卒中は塞栓血管の再開通時間と開通度，初回出血量や初回出血後の再出血（再破裂），脳血管攣縮や水頭症，各種合併症で予後が大きく変化する．救急領域の看護師は，脳卒中急性期の知識と臨床経験，フィジカルアセスメント能力，科学的根拠を兼ね備え，患者の早期回復，社会・家庭復帰に向けた高度な看護実践が求められる．

引用・参考文献
1) 厚生労働統計協会：国民衛生の動向・厚生の指標（増刊）．61（9）：67-68，2014
2) American Heart Association：ACLSプロバイダーマニュアルAHAガイドライン2010準拠．p.132-147，シナジー，2012．
3) 脳卒中病院前救護ガイドライン検討委員会：改訂PSLSコースガイドブック-救急隊員による脳卒中の観察・処置の標準化．p.14-21，へるす出版，2010．
4) 神谷達司：t-PA時代の脳保護療法—Neurovascular unit保護と血管内皮保護—．臨床神経学，51（5）：305-315，2011．
5) 髙木繁治：知ってなおすシリーズ 世界で一番やさしい脳血管疾患．p.154，エクスナレッジ，2010．
6) Lansberg MG, et al.：Efficacy and safety of tissue plasminogen activator 3 to 4.5 hours after acute ischemic stroke：a metaanalysis. Stroke, 40（7）：2438-2441, 2009.
7) 篠原幸人ほか編：脳卒中治療ガイドライン2009．p.48-51，2009．
8) 吉村紳一：急性期脳梗塞に対する血栓回収療法と外科治療．脳神経外科ジャーナル，22（9）：688-694，2013．

9) 篠原幸人ほか編：脳卒中治療ガイドライン 2009. p.57-59, 2009.
10) 下畑享良ほか：tPA療法後の脳出血合併防止を目指した治療戦略. 脳循環代謝, 23(2)：166-174, 2012.
11) 立嶋智ほか：急性期虚血性脳卒中の脳血管内治療：複数デバイス時代に備えた適切な治療法の選択とは. Journal of Neuroendovascular Therapy, 5(1)：3-14, 2011.
12) 日本脳卒中学会, 日本脳神経外科学会, 日本脳神経血管内治療学会：経皮経管的血栓回収用機器適正使用指針. p.6, 2013.
13) 尾原信行ほか：頸動脈ステントと Merci retrieval system の併用により良好な転帰を得た急性内頸動脈閉塞の一例：症例報告. J Neuroendovascular Ther, 5(2)：118-125, 2011.
14) 日本脳卒中学会, 日本脳神経外科学会, 日本脳神経血管内治療学会：経皮経管的血栓回収用機器適正使用指針. p.7, 2013.
15) Molyneux A, et al.：International Subarachnoid Aneurysm Trial (ISAT) of neurosurgical clipping versus endovascular coiling in 2143 patients with ruptured intracranial aneurysms：a randomised trial. Lancet, 360 (9342)：1267-1274, 2002.
16) Molyneux A, et al.：International subarachnoid aneurysm trial (ISAT) of neurosurgical clipping versus endovascular coiling in 2143 patients with ruptured intracranial aneurysms：a randomised comparison of effects on survival, dependency, seizures, rebleeding, subgroups, and aneurysm occlusion. Lancet, 366 (9488)：809-817, 2005.
17) 大石英則ほか：急性期破裂前交通動脈瘤に対する血管内手術の治療成績. J Neuroendovascular Ther, 2(1)：9-15, 2008.
18) 江崎考徳ほか：脳血管障害におけるドクターヘリの役割. Neurosurg Emerg, 13(2)：143-150, 2008.
19) 篠原幸人ほか編：脳卒中治療ガイドライン 2009. p.18-20, 2009.
20) 長谷川泰弘：t-PA時代の脳梗塞診療. 日本内科学会雑誌, 101(9)：2719-2724, 2012.

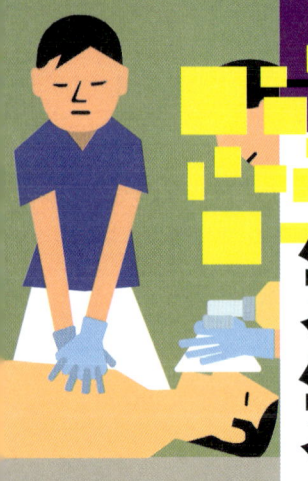

気管挿管と外科的気道確保の実際

田戸朝美

気道確保の方法

器具を用いた気道確保

　救急の現場では，心肺停止や意識障害，および呼吸不全など，迅速に気道を確保しなくてはならない状況がある．また，意識がない場合は，誤嚥が起こりやすいことから，人工器具を用いた気道確保は，救急患者の呼吸管理において重要である．

　器具を用いた気道確保の方法としては，①経口または経鼻エアウェイの挿入，②声門上デバイス（SGA）の挿入，③気管挿管，④外科的気道確保の4つがある．

　その選択は，状況や気道確保を行う職種，患者の状態によっても異なる．

SGA：supraglottic airway device
声門上デバイス（器具）

1 エアウェイ

　患者の自発呼吸が維持されているが，意識障害などで舌根沈下による気道閉塞がある場合に用いられる．

2 SGA

　声帯より咽頭側に器具を挿入して気道を確保する方法で，気管挿管に比べて，侵襲が低くストレス反応が小さい．SGAには，ラリンジアルマスクやコンビチューブなどがある．気道確保困難症や，救急救命士の気道確保において，挿入から換気開始までの時間が，気管挿管と比較し

て短縮できることなどのメリットがあり，現在も広く用いられている．

3 気管挿管

最も確実な気道確保の方法である．気管挿管の歴史は，1858年フランスの小児科医 Eugène Bouchut がジフテリア偽膜による気道閉塞回避のため7例に実施したことに始まる．その後1878年に William Maceman が，クロロフォルムを使用して気管挿管下で初めて手術を実施した．1940年代に Robert Macintosh が Macintosh 喉頭鏡を考案し，今現在まで普及している[1]．小児では，Miller 喉頭鏡が用いられることもある．

4 外科的気道確保

救急時に，①～③までの方法で気道確保が困難な症例に用いられてきたが，21世紀に入り，画像システム技術の向上により，モニタ画面上で間接的に声門を確認できるビデオ喉頭鏡が開発された．ビデオ喉頭鏡の登場によって，救命の場での挿管困難な傷病者や頸椎保護を考慮すべき傷病者への挿管が容易となり，外科的気道確保に至らずに済む症例も出てきた．

ビデオ喉頭鏡について

Macintosh 喉頭鏡などの一般的な喉頭鏡は，直視下喉頭鏡ともよばれ，声門を直視しなければ挿管できないという制約がある．これに対し，近年普及しているビデオ喉頭鏡は，モニタ画面上で間接的に声門が確認できる．

ビデオ喉頭鏡はさらに，ブレードの形状によって声門を直接視認できる直接視認型と，画面を通して間接的に観察する観察視認型（ビデオ・システム）とに分かれる．また気管チューブを誘導するための装置（ガイド）の有無によっても分類できる（表1）．

AIR WAY SCOPE®（図1）などのビデオ喉頭鏡の利点は，①気管挿管の成功率，②挿管時の頸椎の非動化，③挿管困難症への対応，④合併症および問題点の改善等があるとするものの，エビデンスの蓄積にはさらなる検討が必要であることが指摘されている[2]．

グライドスコープ®AVL（図2）については，声門が良好に視認でき，スムーズな挿管が可能であるかが，システマティックレビューによる検証がある．これによると，グライドスコープ®AVL は，Macintosh 喉頭

表1 喉頭鏡の分類と特徴

視力	ビデオ・システム	気管チューブガイド	製品名	特徴	声門視認と挿管成功との関係
直接	×	×	Macintosh型 Miller型 McCoy型など	視線とチューブ通過経路が同一 通常の挿管で使用	声門が見えなければ、挿管できない
直接	○	×	上記にビデオシステムが付属したもの	声門近くでの観察の向上 視線とチューブ通過経路が同一 通常の挿管で使用 通常の喉頭鏡での挿管のための訓練	声門が見えなければ、挿管できない
間接	△	×	グライドスコープ®AVL McGRATH® TrueView®	視線とチューブ通過経路が異なる むずかしい気道に役立つ カメラの死角での軟部組織損傷のリスク	声門が見えても、挿管できないことがある
間接	△	○	Bullard型 AIR WAY SCOPE® Airtraq®	視線とチューブ通過経路が同一 通常の挿管で使用、むずかしい気道に役立つ 頸椎に及ぼす影響が少ない	声門が見えたとき、チューブも声門前に到達可能

図1 AIR WAY SCOPE®（HOYAサービス）

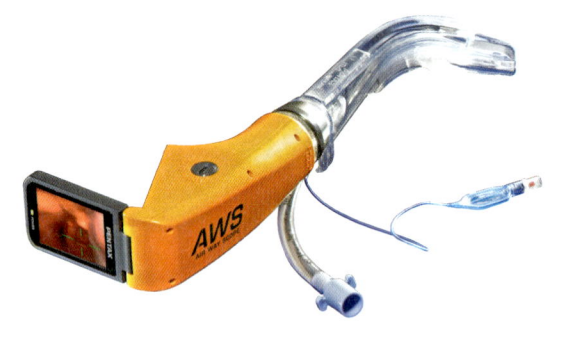

写真提供：HOYAサービス株式会社

図2 グライドスコープ®AVL（ベラソンメディカル）

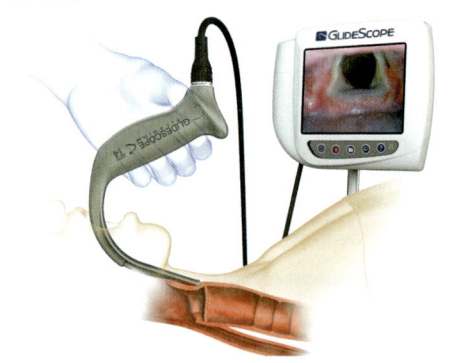

写真提供：ベラソンメディカル株式会社

鏡と比較して、気管挿管困難でない症例では、リスク比（RR）1.5（95%信頼区間［CI］：1.2〜1.9）で良好な視野が得られたが、気管挿管困難症例では、リスク比3.52（95% CI：2.3〜5.5）でさらに良好な視野が得られたと示されている。

また、非熟練者の成功率は、リスク比1.8（95% CI：1.5〜2.2）で成功し、必要時間はリスク比−43秒（95% CI：72〜14）で、グライドスコープ®AVLによって改善がみられたと報告された。

救急救命士に対するシミュレーション教育において、Airtraq®、AIR WAY SCOPE®、Macintosh喉頭鏡を用いた気管挿管成功率と、挿管に要した時間などを比較したところ、標準的な気道では有意な差はみられないものの、気管挿管困難症例や床上での挿管には、AIR WAY SCOPE®の有効性が報告された[4]。

また、胸骨圧迫が気管挿管に及ぼす影響について、研修医に対するシ

RR：risk ratio
リスク比。ある条件に曝露した群において疾病などの事象が発生する頻度を対照群である非曝露群での発生頻度で除して求める。相対危険度（relative risk ratio）と同じとされる。

CI：confidence interval
信頼区間

ミュレーション教育において，Airtraq®，AIR WAY SCOPE®，Macintosh喉頭鏡の3つを用いた気管挿管を検討したところ，挿管時間は，AIR WAY SCOPE®に比して，胸骨圧迫施行中のMacintosh喉頭鏡またはAirtraq®で有意に長くなった．

　この研究では，すべての参加者が胸骨圧迫に関係なくAIR WAY SCOPE®でうまく気管チューブを固定することができたとともに，胸骨圧迫が挿管時間を延長しなかったことも報告された[5]．

　これらの研究をふまえて，わが国でも救急救命士の行う気管挿管において，2011年，厚生労働省より「救急救命士の気管内チューブによる気道確保実施に係るメディカルコントロール体制の充実強化について」(消防救第217号　医政指発0801第3号)によって前回の2004年の通知が改正され，気管内チューブによる気道確保を実施する際のビデオ硬性挿管用喉頭鏡の使用が認められた．これによって所定の訓練を受けた救急救命士は，Macintosh喉頭鏡に代わりAIR WAY SCOPE®を用いることができるようになった．

　しかし，2014年に発表されたAIR WAY SCOPE®とMacintosh喉頭鏡の使用を比較したシステマティックレビューでは，Airway Scope®を用いたときの声門視認は，Macintosh喉頭鏡と比較してリスク比2.4（95% CI：1.8〜3.3）で，優位に確認されやすいとされるが，気管挿管率や気管挿管時間には，差がないことを示している[6]．

　以上のことにより，各種ビデオ喉頭鏡は，挿管の可能性を高める器具としてその特徴をふまえ，患者の状況に応じた使用ができるよう適切に選択することが望ましい．看護師は，挿管介助にあたるに際して，各種ビデオ喉頭鏡の特徴を把握しておく必要がある．

気管挿管の確認と食道挿管の鑑別

　気管挿管は，確実に気道内に挿入し，適切な位置に留置することが求められる．気管チューブを留置する際，食道への誤挿管の認識が遅れる場合があり，この遅れが患者の生命を脅かし，重篤な合併症を引き起こす可能性がある．よって気管挿管後はただちに，気管チューブの留置が正しく行われたかを十分に評価する必要がある．

　気管挿管の際には，臨床徴候と，二酸化炭素濃度を計測するカプノグラフィの呼気CO_2から，状態を確認することが知られている．

　臨床徴候としては，気管チューブの直視下での声門通過の観察を行い，挿管後に胸部左右の呼吸音，心窩部での呼吸音がないか，胸郭の動きに左右差はないかなどの視診・聴診を行う．

　しかし救急において，救急医療提供者による気管挿管の誤挿管の確率

図3 カプノグラフィの例

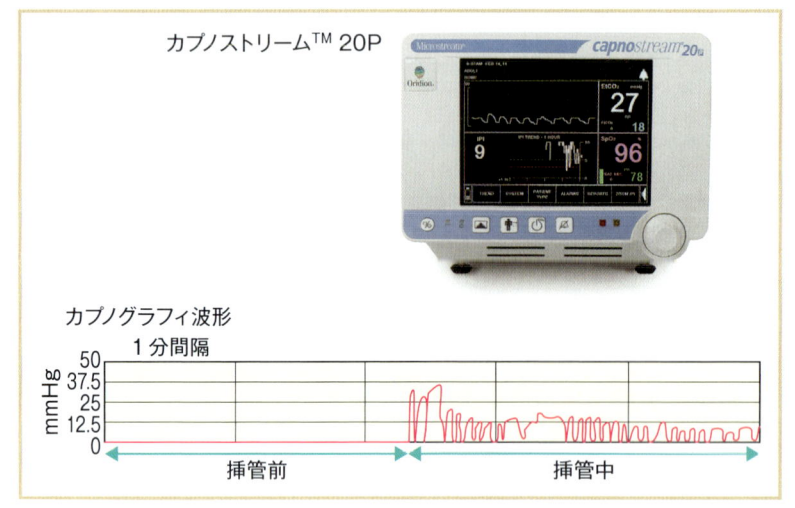

写真提供：コヴィディエン ジャパン株式会社

は，12％と報告されている[7]．誤挿管の影響が大きいことから，気管チューブの先端位置を評価するものとして，近年カプノグラフィの有用性が注目されている．

Grmecら[8]は，聴診とカプノメーターおよびカプノグラフィの緊急挿管における成功の精度について調査し，カプノグラフィの精度は心停止患者において感度100％，特異度100％であったことを報告している．

Silvestriら[9]は，院外で気管挿管を受けた153例について調査し，カプノグラフィを装着した93例には誤挿管の発生はなく，装着しなかった60例のうち13例で認識されなかった食道挿管が発生し，両群で有意差を認めたことを報告している．

これらのエビデンスより，「アメリカ心臓協会心肺蘇生と救急心血管治療のためのガイドライン2010」では，連続定量波形によるカプノグラフィの使用が推奨された[10]．わが国でも「JRC蘇生ガイドライン2010」によって，AHAに準じてカプノグラフィの使用が推奨されている．

これによって，救急救命士が行う気管挿管の誤挿管を予防するため，カプノグラフィを装備し，使用している救急隊も出てきている．

カプノグラフィには，ポータブルとしてバッテリーを内蔵した形式のものや，SpO_2の測定も可能なもの（図3）などがあり，広く活用されることが望まれる．

AHA：American Heart Association
アメリカ心臓協会

JRC：Japan Resuscitation Council
日本蘇生協議会

SpO_2：arterial oxygen saturation
動脈血酸素飽和度

気管挿管介助について

気道管理において，誰がどのような道具を使用して気管挿管を行うか

図4　気管挿管介助の手技の違い

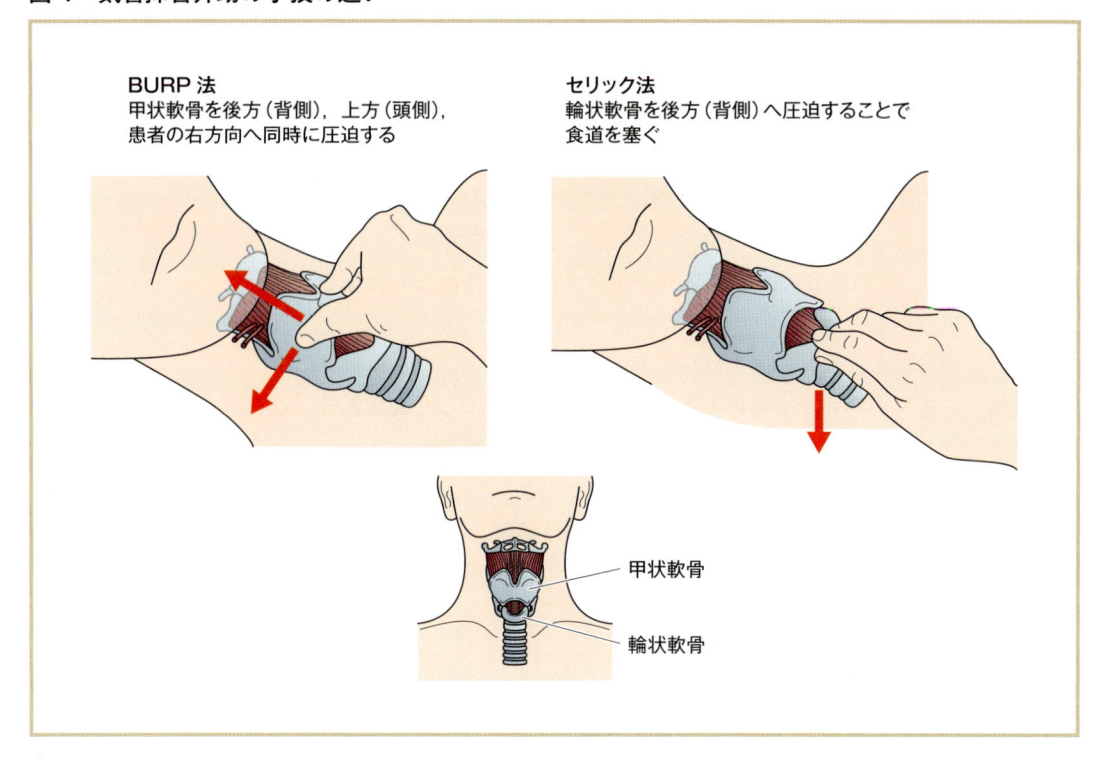

BURP法
甲状軟骨を後方（背側），上方（頭側），患者の右方向へ同時に圧迫する

セリック法
輪状軟骨を後方（背側）へ圧迫することで食道を塞ぐ

甲状軟骨
輪状軟骨

は重要であるが，補助する医療者の介助方法も重要である．気管挿管の介助方法として，セリック法（Sellick法，輪状軟骨圧迫法［cricoid pressure］ともいう）とBURP法がある．

BURP法

わが国では，この手技を正しく認識している介助者が少ないことが報告されている[11]．気管挿管介助の頻度が高い手術室および救命センター，集中治療室に勤務する看護師40名を対象に，セリック法とBURP法に関する認識と実際を調査したところ，BURP法の部位と向きを正しく答え，かつ実施できたものは0名であった．セリック法では，「輪状軟骨」と部位を正解しながら，実施時には「甲状軟骨」を圧迫している看護師が65％だった．

この結果，両手技を正しく理解している看護師は少なく，手技の混同が認められることが明らかになった．

BURP法は，甲状軟骨部分を後方，頭側，右側に押す方法で[12]（図4），喉頭展開時の視野が悪く，気管チューブの挿入が困難と思われるときに実施される．研修医を対象に，気管挿管の介助なしと，輪状・甲状軟骨圧迫法とBURP法を検討した結果，非熟練者の気管挿管において，BURP法が喉頭展開時に良好な視野を得るための補助手段として有用で

BURP：backward upward rightward pressure「バープ」と読み，背側（backward），頭側（upward），右側（rightward）へと圧迫する手技

あった[13]．

セリック法

　セリック法は，輪状軟骨部分を後方へ圧迫することで食道を塞ぐ方法である．食道の閉鎖によって，バッグバルブマスク換気中の逆流と，胃膨満緊急挿管など，フルストマック（6〜8時間以内に食物を摂取して胃内容物があること）の場合の誤嚥リスクを低下させる手技として実施される．

　圧迫は，手のひらを胸骨の上方に位置させ，第1指と第3指を輪状軟骨の両端に，そして第2指を軟骨の中央部に置くことによって輪状軟骨全体に30 N（ニュートン：約3 kg）の力で圧を加える[12]（図4）．

　セリック法は，1960年の提唱以来広く普及してきたが，1980年頃より，セリック法を正しく用いても誤嚥を完全には防げないこと[14]に加え，正しい圧迫の加え方や位置，時間など，セリック法の習得が困難で，再訓練なしに技術が維持しにくいと報告された[15]．

　また，セリック法の弊害として，換気や挿管が行いにくくなることも指摘された[14]．AHA2010年度版1次救命処置（BLS）ガイドラインでは，これらの理由より，救助者による心停止におけるルーチンでのセリック法の使用を推奨しないことに変更している[16]．

BLS：basic life support
1次救命処置

　以上，両手技に関する介助者の実態と手技の実際とエビデンスについて述べた．これらの2つの手技は目的が異なり，正しく施行されないと効果がないばかりか，換気や気管挿管操作の妨げともなりうる．

　両手技を根本的に違うものとして認識し，適切な手技の習得とともに，技術を定期的に確認する必要がある．臨床現場において，どちらの介助が求められているのかを認識し，適切に実施していく必要がある．

気道確保困難と外科的気道確保について

気道確保困難の早期発見

　気道確保が必要な場合において，ある一定の割合で気道確保困難が存在することに注意が必要である．

　気道確保困難な状況としては，①マスク換気あるいは声門上デバイス（SGA）での換気困難，②SGA挿入困難，③喉頭展開困難，④気管挿管困難，⑤気管挿管失敗の5つに分類される．

　米国麻酔科学会（ASA）は，気道確保困難症例を認識し，十分な戦略

ASA：American Society of Anesthesiologists
米国麻酔科学会

表2 LEMON法に基づく気道評価

L	Look externally	外観の観察 （顔面の外傷，大きい切歯，あごひげと口ひげ，大きな舌）
E	Evaluate the 3-3-2 rule	3-3-2法での評価 ①切歯間の距離（3横指より小さい） ②舌骨とオトガイとの距離（3横指より小さい） ③口腔底から甲状腺までの距離（2横指より小さい）
M	Mallampati	マランパティ分類 開口させ咽頭の見える程度を4段階に分ける クラスが高いほど挿管困難になりやすい クラスⅠ：口蓋弓，軟口蓋，口蓋垂が見える クラスⅡ：口蓋弓，軟口蓋は見えるが，口蓋垂は見えない クラスⅢ：軟口蓋のみ見える クラスⅣ：口蓋弓，軟口蓋，口蓋垂が見えない
O	Obstruction	気道の閉塞 どのような状態でも気道閉塞は起こりうる （とくに喉頭蓋，扁桃周囲膿瘍と外傷で）
N	Neck mobility	頸部運動能 頸部の運動制限がないか

Reed MJ, et al.: Can an airway assessment score predict difficulty at intubation in the emergency department?. Emerg Med J, 22(2): 99-102, 2005. より引用，一部改変

をとることで気道確保困難によって生じる心肺停止，低酸素脳症，気道損傷，予期せぬ外科的気道確保を減らすことが重要であるとしている．

気道確保困難の中でも，大きな問題が，①マスク換気あるいはSGAでの換気困難である．この症例のことを一般に換気不可・挿管不可（CVCIまたはCICV）という．CVCIが予測される独立危険因子は，頭文字をとって"LEMON"と覚える[17]（表2）．

看護師が，医師とともに，これらの因子がないかを確認し，気道確保困難となる可能性を早期に発見することは，スムーズな対処のために重要である．

CVCI：can't ventilate, can't intubate
換気不可・挿管不可

気道確保のアルゴリズム

気道確保にあたっては，チームで統一したアルゴリズムに沿って実施することが望ましい．重症患者を対象とした気道確保のアルゴリズムを図5に示す[18]．

重要なことは，「できるだけ多くの人を呼び集め，皆で対処する」ことである．CVCIの状況では，通常の挿管とは異なり，挿管を助けるビデオ喉頭鏡や内視鏡，または外科的気道確保の準備も必要となる．

よって，日ごろから「挿管困難セット」などを準備しておき，アルゴリズムに沿った対応をふまえておくとよい．

図5 気道確保のアルゴリズム

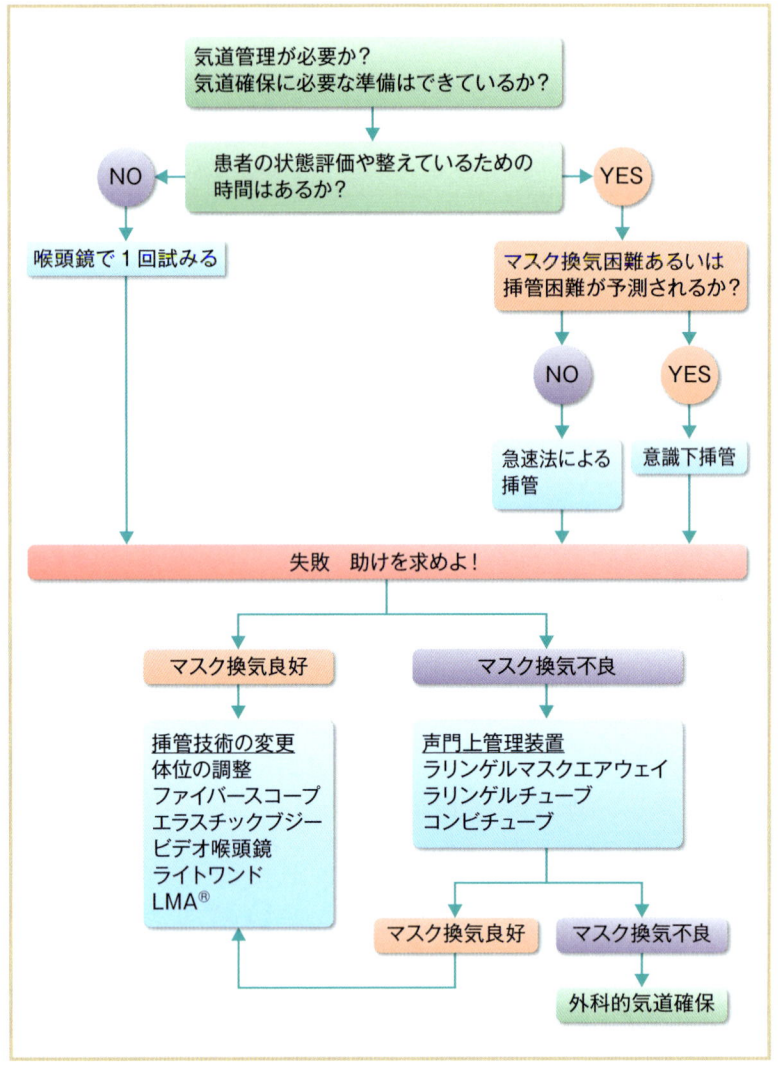

Griesdale DE, et al.: Airway management in critically ill patients. Lung, 189(3): 181-192, 2011. より引用, 一部改変

外科的気道確保

　アルゴリズムをふまえて気道挿管に当たった結果，気道確保が不成功に終わった場合，外科的気道確保が行われる．

　外科的気道確保には，①輪状甲状靱帯穿刺・切開（Needle／surgical cricothyroidotomy），②経皮的気管切開術（PDT），③外科的気管切開（ST）の3つがある．それぞれの特徴や禁忌，キット化されている商品などの一覧を表3に示す．

　CVCIなどの緊急時においては，①輪状甲状靱帯の穿刺や切開が，最終的な気道確保の手段として認識されている．この理由は，体表面から

PDT：percutaneous dilational tracheostomy
経皮的気管切開術

ST：surgical tracheostomy
外科的気管切開

表3 外科的気道確保の分類

	外科的気管切開 (surgical tracheostomy：ST)	経皮的気管切開術 (percutaneous dilational tracheostomy：PDT)	輪状甲状靱帯穿刺・切開 (Needle/surgical cricothyroidotomy)
適応・特徴	Macintosh型 Miller型 McCoy型など	上気道の機械的閉塞 下気道の分泌物貯留，排出困難による気道閉鎖 上気道，口腔咽頭領域手術時の気道確保 神経筋疾患などによる呼吸筋の減弱 長期の人工呼吸器管理など	気管へのアクセスが容易 短時間に実施可能 組織損傷度が低い 合併症が少ない
手術時間	長い	短い	短い
皮膚切開	3～5 cm	1～2 cm	(切開) 2～3 cm
禁忌・適応外		緊急気道確保 甲状腺肥大 短頸肥満等により解剖学的特徴がわかりにくい 気管切開部の手術歴 小児 出血傾向 穿刺部の感染・腫瘍 PEEP≧20 cmH$_2$O 頸椎骨折などにより頸部が不安定	切開は12歳以下の症例には禁忌 緊急で行った輪状甲状膜切開では72時間以上必要になれば気管切開に切り替える
キット		ウルトラパーク®(Smiths Medical社) ネオパーク™(コヴィディエン ジャパン)	セルジンガー法にて挿入するキット ミニトラックIIセルジンガーキット®(Smiths Medical社) メルカー緊急用輪状甲状膜切開用カテーテルセット® (クック・ジャパン社) 直接穿刺・切開にて挿入するキット クイックトラック®(Smiths Medical社) トラヘルパー®(トップ社) ミニトラックIIスタンダードキット®(Smiths Medical社)

表4 各特徴における無呼吸許容時間との関係

	機能的残気量 (mL)	呼気終末酸素濃度 (%)	酸素消費量 (mL/分)	無呼吸許容時間 (分)
酸素化なしの成人	2,500	16	250	0.6
普通の成人	2,500	90	250	8.0
酸素化不十分の成人	2,500	60	250	5.0
肥満	1,250	90	350	2.9
高齢者	2,250	90	200	9.0

無呼吸許容時間は，SpO$_2$が90％になるまでの計算上の時間
Tanoubi I, et al.：Optimizing preoxygenation in adults. Can J Anesth, 56 (6)：449-466, 2009. より引用，一部改変

最短距離で気管に達し，神経や血管などが乏しいことから合併症の可能性が低く，触診での位置確認が容易であることなどである．
　輪状甲状靱帯穿刺・切開のためのキットは数多く普及しており，気道確保困難時の最適なキットや，③外科的気管切開との比較について多数の研究がなされているが，その結論は明らかでない[19]．

重要なことは，CVCIの状態が，酸素供給が途絶えた状況であるということである．

　すなわち換気不能の状況においては，残された無呼吸許容時間を推定して，時間の管理を行わなくてはならない．患者個々に，前酸素化の有無や機能的残気量，酸素消費量が異なることから，無呼吸許容時間が変わってくることに留意する（**表4**）[20]．

　看護師は，これらを参考に患者の換気停止時間を記録し，適切な情報提供とともに早急な気道管理への介助が求められる．

引用・参考文献

1) 上農喜朗：気管挿管から声門上気道確保器具へ―気道確保の過去・現在・未来―．日本集中治療医学会雑誌, 20(4)：581-587, 2013.
2) Niforopoulou P, et al.：Video-laryngoscopes in the adult airway management：a topical review of the literature. Acta Anaesthesiol Scand, 54(9)：1050-1061, 2010.
3) Griesdale DE, et al.：Glidescope® video-laryngoscopy versus direct laryngoscopy for endotracheal intubation：a systematic review and meta-analysis. Can J Anesth, 59(1)：41-52, 2012.
4) Lewis AR, et al.：A paramedic study comparing the use of the Airtraq, Airway Scope and Macintosh laryngoscopes in simulated prehospital airway scenarios. Anaesthesia, 65(12)：1187-1193, 2010.
5) Komasawa N, et al.：Comparison of Pentax-AWS Airwayscope video laryngoscope, Airtraq optic laryngoscope, and Macintosh laryngoscope during cardiopulmonary resuscitation under cervical stabilization：a manikin study. Journal of Anesthesia, 25(6)：898-903, 2011.
6) Hoshijima H, et al.：Pentax Airway Scope® vs Macintosh laryngoscope for tracheal intubation in adult patients：a systematic review and meta-analysis. Anaesthesia, 69(8)：911-918, 2014.
7) Jemmett ME, et al.：Unrecognized misplacement of endotracheal tubes in a mixed urban to rural emergency medical services setting. Acad Emerg Med, 10(9)：961-965, 2003.
8) Grmec S, et al.：Comparison of three different methods to confirm tracheal tube placement in emergency intubation. Intensive Care Medicine, 28(6)：701-704, 2002.
9) Silvestri S, et al.：The effectiveness of out-of-hospital use of continuous end-tidal carbon dioxide monitoring on the rate of unrecognized misplaced intubation within a regional emergency medical services system. Ann Emerg Med, 45(5)：497-503, 2005.
10) Neumar RW, et al.：Part 8：adult advanced cardiovascular life support：2010 American Heart Association Guidelines for Cardiopulmonary Resuscitation and Emergency Cardiovascular Care. Circulation, 122(18 Suppl 3)：S729-767, 2010.
11) 田口志麻ほか：気管挿管介助手技の認識調査―BURP法とcricoid pressureを正しく理解している介助者は少ない―．麻酔, 59(8)：954-960, 2010.
12) 藤原由子：写真とイラストでわかる呼吸管理の手技 コツとワザ Theme1 気管挿管介助．呼吸器ケア, 8(9)：826-835, 2010.
13) 恩田將史ほか：研修医が喉頭展開を行う際のBURP法の補助効果と上達に要する研修期間．麻酔, 61(4)：444-447, 2012.
14) Ellis DY, et al.：Cricoid pressure in emergency department rapid sequence tracheal intubations：a risk-benefit analysis. Ann Emerg Med, 50(6)：653-665, 2007.
15) Johnson RL, et al.：Cricoid pressure training using simulation：a systematic review and meta-analysis. Br J Anaesth, 111(3)：338-346, 2013.
16) Berg RA, et al.：Part 5：adult basic life support：2010 American Heart Association Guidelines for Cardiopulmonary Resuscitation and Emergency Cardiovascular Care. Circulation, 122(18 Suppl 3)：S685-S705, 2010.
17) Reed MJ, et al.：Can an airway assessment score predict difficulty at intubation in the emergency department?. Emerg Med J, 22(2)：99-102, 2005.
18) Griesdale DE, et al.：Airway management in critically ill patients. Lung, 189(3)：181-192, 2011.
19) Langvad S, et al.：Emergency cricothyrotomy－a systematic review. Scand J Trauma Resusc Emerg Med, 21：43, 2013 doi：10.1186/1757-7241-21-43.
20) Tanoubi I, et al.：Optimizing preoxygenation in adults. Can J Anesth, 56(6)：449-466, 2009.

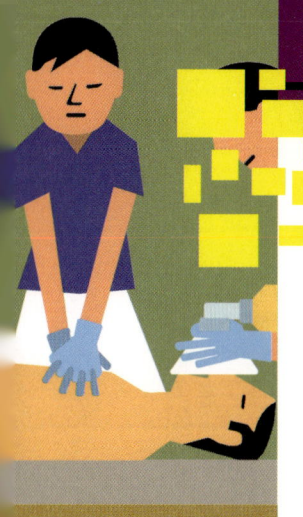

酸素療法と人工呼吸療法の実際

榊　由里

呼吸管理を必要とする病態──呼吸不全

　わが国において呼吸不全は，厚生省特定疾患「呼吸不全」調査研究班による定義が広く用いられている（**表1**）．

　正常では，肺胞換気量（$\bar{V}_A$）と血流量（$\bar{Q}$）の比である換気血流比（$\bar{V}_A/\bar{Q}$）は約0.8であるが，血流量に対し換気が無駄に行われている場合，$\bar{V}_A/\bar{Q}$は増大し，十分に酸素化されない血液が生じている場合，$\bar{V}_A/\bar{Q}$は低下する．

　このような換気量と血液量のバランスがとれていない状態を換気血流不均衡という．

　動脈血中の二酸化炭素の増加を伴うI型呼吸不全では，肺胞気-動脈血酸素分圧較差（$A-aDO_2$）が開大する．

　$A-aDO_2$は，肺胞気から肺毛細血管への酸素拡散が十分行われないとき，開大する．これを拡散障害とよび，肺線維症，心不全による肺胞間質性浮腫などが原因となる．

　ガス交換されていない静脈血が動脈系に混入する現象を，シャントと

$\bar{V}_A$: alveolar ventilation
肺胞換気量

$\bar{Q}$: volume of blood flow
血流量

$\bar{V}_A/\bar{Q}$: ventilation-perfusion ratio
換気血流比

$A-aDO_2$: alveolar-arterial oxygen difference
肺胞気-動脈血酸素分圧較差

表1　呼吸不全の診断基準

1. 室内気吸入時の動脈血酸素分圧が60 Torr以下となる呼吸器系の機能障害，またはそれに相当する異常状態を呼吸不全と診断する
2. 呼吸不全の型を2型に分け，動脈血二酸化炭素分圧が45 Torrを超えて異常な高値を呈するもの（II型）と然らざるもの（I型）とに分類する
3. 慢性呼吸不全とは呼吸不全の状態が少なくとも1か月間持続するものをいう．なお，動脈血酸素分圧が60 Torr以上あり，呼吸不全とは診断されるには至らないが，ボーダーライン（60 Torr以上70 Torr以下）にあり，呼吸不全に陥る可能性の大なる症例を準呼吸不全として扱う

厚生省特定疾患「呼吸不全」調査研究班：呼吸不全─診断と治療のためのガイドライン．メディカルレビュー社，1996．より引用，一部改変

図1 呼吸不全の分類と病態生理

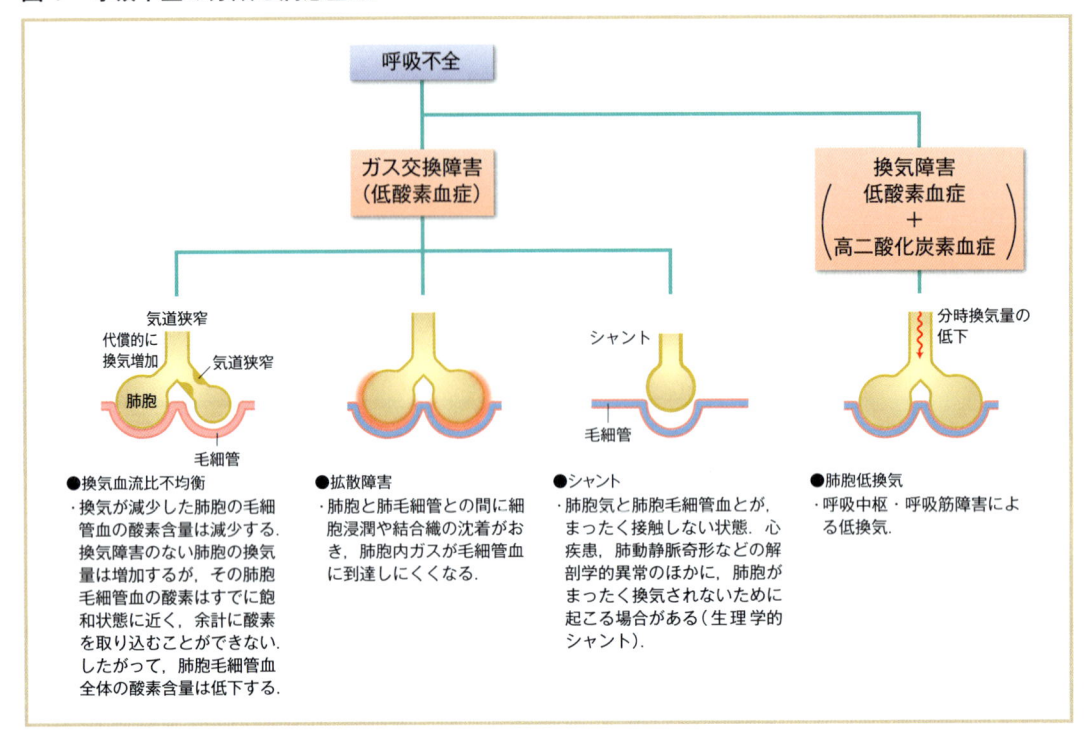

いう．これは無気肺などが原因であり，吸入気酸素濃度（F_IO_2）を増加させても肺胞気酸素分圧（PaO_2）は上昇しない．

低酸素症であるⅡ型呼吸不全では，空気が肺胞まで到達せず，肺胞低換気の状態となる．肺胞レベルでは酸素化障害は起こらず A-aDO$_2$ は正常であるが，PaCO$_2$ は上昇する（図1）．

F_IO_2 : inspired fraction of oxygen
吸入気酸素濃度

酸素療法

日本呼吸器学会，日本呼吸管理学会による酸素療法ガイドライン[2]によると，酸素療法は，低酸素症に対して吸入気酸素濃度（F_IO_2）を高めて，適量の酸素を投与する治療法と定義されている．

適応は，室内気にて PaO$_2$ が 60 Torr 未満あるいは SaO$_2$ 90％以下の場合である．

酸素療法には特別な禁忌はないとされているが，やみくもに投与することは合併症を誘発し危険である．臨床上問題となることが多い合併症は，CO$_2$ ナルコーシスである．

酸素中毒も，忘れてはならない合併症である．高濃度の酸素吸入が肺傷害を誘発する[3]とき，影響する因子は，酸素濃度と吸入時間である．

健常者を対象とした研究によると，肺傷害を引き起こす明確な酸素濃度や吸入時間の値は定義できないが，F_1O_2 0.6 以上 17 時間以上は注意が必要といわれている．

よって，PaO_2 60～65 mmHg を維持するのに最低限必要な F_1O_2 に漸減することが重要である[3]．

しかしながら，合併症をおそれるあまり必要な酸素投与を躊躇してはならない．たとえば慢性閉塞性肺疾患（COPD）をもつ外傷患者には，安定化するまでは CO_2 ナルコーシスをおそれず高流量酸素投与を行うことが基本である[4]．

酸素吸入方法には，低流量システム，高流量システム，リザーバシステムがあり，病態に合わせて選択する．低酸素血症が確認できなくても，混迷，不整脈，血圧低下などの疑わしい身体所見がある場合や，低酸素症へ移行する危険性がある場合は，酸素投与を開始する．

酸素療法下で $PaCO_2>45$ torr，$PaO_2<60$ torr を維持できない場合は，以下に述べる非侵襲的陽圧換気療法（NPPV）などの機械換気を検討する[2]．

非侵襲的陽圧換気療法（NPPV）

NPPV の有効性

1990 年代から NPPV という技術が普及し，多くのエビデンスの蓄積により有効性が示されるようになり，NPPV の使用は世界に普及している．

わが国においては，日本呼吸器学会（2006）が提示した NPPV ガイドラインが診療の指針となっており[5]，現在も改定作業が継続している．

Meduri（2001）らは，NPPV で管理し，気管挿管に至らず成功した確率は 74％ と報告しており[6]，わが国の多施設症例登録でも，80％ 以上との報告がなされている[7]．

NPPV：non-invasive positive-pressure ventilation
非侵襲的陽圧換気療法．上気道から陽圧を用いて換気を行う方法

NPPV 適応の病態

John M（2012）は，COPD や急性心原性肺水腫の患者に関し，NPPV 使用患者の死亡率（オッズ比［OR］＝0.56，95％ 信頼区間［CI］，挿管率（OR＝0.31，95％ CI）は，使用しない患者に比較し有意に低いことを報告している[8]．

わが国の NPPV ガイドラインでも，COPD 急性増悪と急性心原性肺水腫の病態においては，NPPV はレベル I，推奨度 A をもって有効と

OR：odds ratio
オッズ比

CI：confidential interval
信頼区間

表2　非侵襲的陽圧換気療法 NPPV の一般的な適応

・意識がよく協力的であること
・循環動態が安定していること
・気管内挿管が必要でないこと：気道が確保できていること，喀痰の排出ができること
・顔面の外傷がないこと
・マスクをつけることが可能なこと
・消化管が活動している状態であること（閉塞などのないこと）

日本呼吸器学会 NPPV ガイドライン作成委員会編：NPPV（非侵襲的陽圧換気療法）ガイドライン．南江堂，2006．より引用

されている[5]．

　NPPV 治療は，気管挿管を回避できることが大きな特徴であり目標であるが，これに加え，NPPV 治療が，気管挿管による人工呼吸器治療を希望しない患者に適用される際，大きな意味をもつ点を指摘しておきたい．

　NPPV 治療が適応される病態は，多くのランダム化比較試験やシステマティックレビューの蓄積により明確になってきたが，倫理的考察も含め，人工呼吸器治療を望まない患者への適用について，今後さらなる研究の蓄積が望まれる．

　Nava ら（2013）は，NPPV の適応病態として，終末期がん患者を対象にランダム化試験を行っている[9]．99 名の NPPV 群と 101 名の通常酸素療法群を比較したところ，前者において呼吸困難症状と麻薬使用量が有意に低下した．この結果から，NPPV が有用な急性病態は，さらに拡大することが期待できる．

　疾患以外の一般的な NPPV の適応として NPPV ガイドラインにあげられているものを表2に示す．表2のなかで，意識がよく協力的，という点においては，たとえ不穏状態など非協力的であっても，NPPV を開始して意識状態が改善したり，呼吸困難が改善するに伴い不穏も改善する可能性もある，とされている[10]．したがって，禁忌については個々の症例で十分検討する必要があろう．

　いずれも，NPPV 治療を行っている患者は，人工呼吸管理を要する重症患者であることを念頭に置き，急変あるいは状態増悪時にすぐに挿管できる体制を整えておくことが肝要である．

人工呼吸器

　人工呼吸器は，気管挿管・気管切開で確実な気道確保を実施し行われる．呼吸不全状態にある場合に，その改善を目的とする[11]．大手術など全身管理の一環としても使用する．人工呼吸器は新機能が次々と開発され，多くは患者と人工呼吸器の同調をよくする機構である[12]．

強制換気モード

図2に人工呼吸の流れを示す[12]．F_IO_2は高めで開始し，適切なPaO_2と酸素化係数（P/F比）を保つように漸減または調節していく．ALI/ARDS診療のためのガイドライン[13]では，F_IO_2 1.0で開始し調節してい

P/F比：PaO_2/F_IO_2 ratio 吸入気酸素濃度に対する動脈血酸素分圧の比で，肺の酸素化能の指標

ALI/ARDS：acute lung injury/acute respiratory distress syndrome 急性肺損傷/急性呼吸窮迫症候群

図2 人工呼吸の流れ

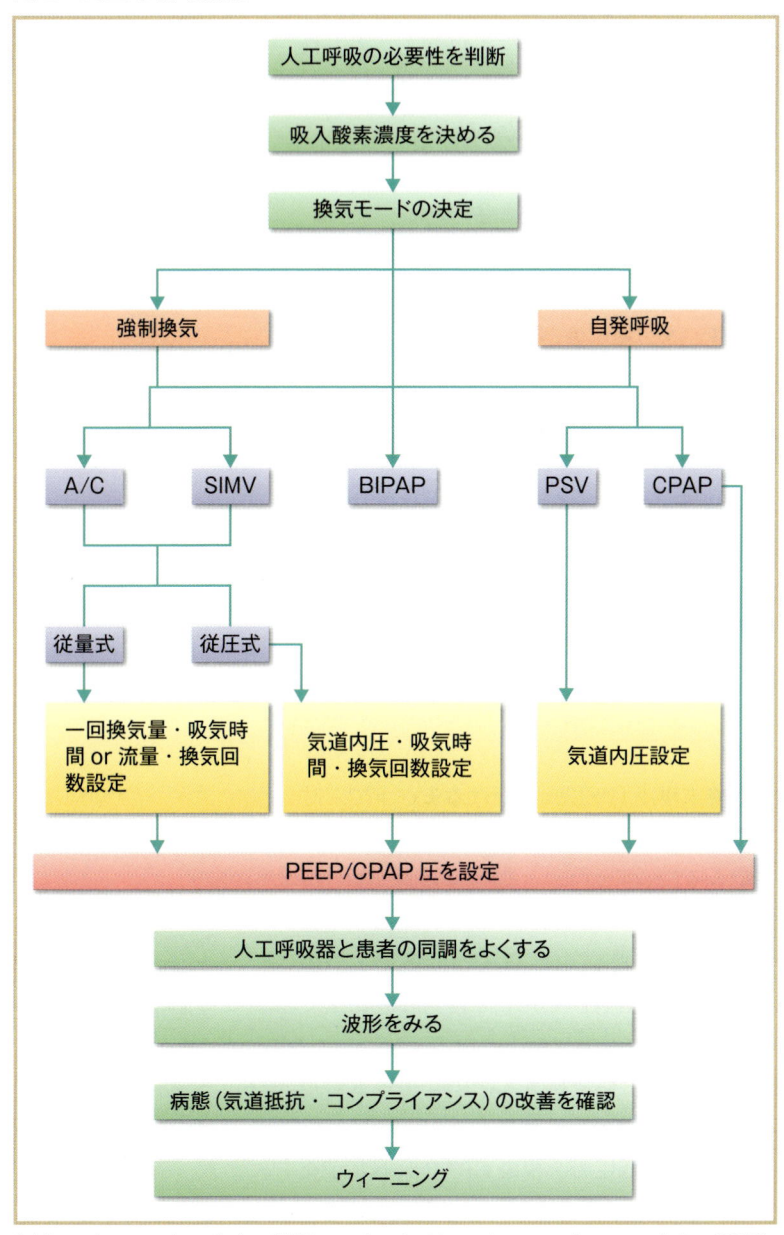

```
人工呼吸の必要性を判断
        ↓
吸入酸素濃度を決める
        ↓
換気モードの決定
    ↙        ↘
強制換気      自発呼吸
  ↓            ↓
A/C  SIMV   BIPAP   PSV  CPAP
  ↓            ↓     ↓
従量式 従圧式
  ↓     ↓            ↓
一回換気量・  気道内圧・吸気   気道内圧設定
吸気時間or   時間・換気回数
流量・換気    設定
回数設定
        ↓
PEEP/CPAP圧を設定
        ↓
人工呼吸器と患者の同調をよくする
        ↓
波形をみる
        ↓
病態（気道抵抗・コンプライアンス）の改善を確認
        ↓
ウィーニング
```

A/C：assist control ventilation, SIMV：synchronized intermittent mandatory ventilation, BIPAP：biphasic positive airway pressure, PSV：pressure support ventilation, CPAP：continuous positive airway pressure, PEEP：positive end-expiratory pressure

「丸山一男：人工呼吸の考えかた，p.vi，2009，南江堂」より許諾を得て改変し転載．

く，と述べられている．

次に，強制換気が必要か，自発呼吸を活かせるか，のいずれかを判断する．持続的強制換気（CMV）は，自発呼吸がない場合，すなわち心肺蘇生中や麻酔中，中枢神経障害などの場合に用いられる．

近年の人工呼吸器の多くは，CMVモードで自発呼吸が出てきた場合に，自発呼気に合わせて設定に沿った換気が行われる補助・調節呼吸（A/C）というモードが備わっている．

また，CMVに対し，間欠的強制換気（IMV）というモードがある．IMVは，強制換気の一種で，最低限必要な強制換気を保証し，あとは自発呼吸を活かすモードである．強制換気では，A/Cであっても，IMVであっても，従量式か従圧式かどちらかを選択する．

従量式換気（VCV）は，一回換気量を設定する方法で，一定の換気量が保証される．肺コンプライアンス（肺の膨らみやすさ）が低い場合は，一定量を確保するため気道内圧が高くなる危険がある．

従圧式は，吸気圧を設定する方法で，一定の気道内圧が保証される．しかし，肺コンプライアンスが低いと，換気量が低下する危険がある．

CMV：continuous mandatory ventilation
持続的強制換気

IMV：intermittent mandatory ventilation
間欠的強制換気

VCV：volume controlled ventilation
従量式換気

自発呼吸を活かすモード

一方，自発呼吸を活かすモードとして，圧支持換気（PSV）と持続的気道陽圧（CPAP）がある．

PSVは，患者の吸気に同調して一定圧に達するようにガス供給を行い，患者の吸気流量が減少すると吸気圧の供給を停止する方法であり，1回の吸気の開始と終了どちらも患者自身が決定する，より自発呼吸に近いモードである．そのためウィーニングの過程などでも用いられることが多い．

CPAPは，自発呼吸下で呼気終末陽圧（PEEP）をかけるモードで，呼気の終わりの気道内圧をゼロにせず設定した一定の陽圧にすることにより，肺胞の虚脱を防ぐことができる．

BIPAP（機種によってはBilevelとよぶ）は，自発呼吸を尊重しつつ強制換気も行う換気モードである．自発呼吸中に高圧と低圧の2つのCPAPレベルが交互に繰り返される．BIPAPモードで自発呼吸が全くない場合は，従圧式のCMV＋PEEPと同じ換気様式となる．

近年ARDSの治療戦略として，気道圧開放換気（APRV）モードが用いられているが，APRVはBIPAPモードの特殊型である．APRVモードでも，高BIPAPモード同様，高圧と低圧の2相のCPAPレベルが交互に入れ替わる．しかし，低CPAP時間が非常に短いのが特徴である．

低CPAP時間が1.5秒に満たない場合をAPRV，低CPAP時間が1.5秒以上の場合をBIPAPとよんで区別している[12]．

APRVの長い高CPAP相は，虚脱した肺胞を再拡張する肺胞リクルー

PSV：pressure support ventilation
圧支持換気

CPAP：continuous positive airway pressure
持続的気道陽圧

PEEP：positive end-expiratory pressure
呼気終末陽圧

BIPAP：biphasic positive airway pressure
高圧と低圧の2相のCPAPを交互に切り替える換気モード

APRV：airway pressure release ventilation
気道圧開放換気

トメントの効果を高め，圧開放相（低 CPAP 相）は，圧較差により肺内ガスを吐き出すが，短時間のため肺胞虚脱が回避できる．

Varpula らによると，APRV モードと SIMV モードを使用した ARDS 患者のあいだで，P/F 比，PaO_2 値，pH，死亡率に差はなかった[14]．

一方，Liu らは，ARDS 患者の呼吸器モードをレトロスペクティブ（後ろ向き）に検討したところ，ICU 死亡率は，APRV モード群が SIMV モード群より有意に低く，APRV モード使用と酸素化改善とに関連があった，と報告している[15]．

APRV モードの効果については，今後のプロスペクティブな（前向き）臨床試験やランダム化比較試験（RCT）が待たれる．

SIMV：synchronized intermittent mandatory ventilation
同期式間欠的強制換気

人工呼吸器管理に関する注意点

1 人工鼻 vs 加温加湿器

正常な呼吸においては，温度 21℃，相対湿度 50％の空気は，気管支では 37℃，100％に加温加湿される．

しかし，気管挿管や気管切開による人工気道では，冷たく乾燥したガスがそのまま吸入されることになり，ここに加温加湿の必要性が生じる．方法として，加温加湿器，人工鼻がある．

人工鼻と加温加湿器にはメリットとデメリットがある[16]（**表3**）．感染

表3　加温加湿器と人工鼻のメリット・デメリット

	加温加湿器	人工鼻
メリット	●小児から成人までの気管挿管患者の幅広い使用が可能 ●加湿効果が高い ●気道入口温度や加湿程度を調節できる機器もある ●交換は 48 時間以上	●細菌フィルターの効果から呼吸回路側・患者側双方に細菌の移動が低減 ●回路内の結露減少により，頻回の水抜きの必要がなく業務量の負担軽減 ●結露の減少による，呼吸器誤作動のリスクが少ない ●短期間の使用ではコストパフォーマンスが良い ●呼吸回路の在庫管理・セッティング・片付けが簡便 ●接続箇所が少なく，回路トラブルのリスクが軽減する
デメリット	●電源が必要である ●電気機器なので不適切な使用によっては故障の可能性がある ●過加湿の悪影響があり得る ●不適切な使用時に，高温になることで気道熱傷の恐れがある ●回路内の水滴貯留により，気道抵抗や呼吸器の誤作動を起こすことがある ●設定や管理の不備によって低湿度状態になる ●結露が細菌繁殖の土壌となり，気管内に流れ込むことや呼吸回路を外す時に医療従事者への曝露の可能性があり，院内感染のリスクが増す可能性がある	●死腔増加や呼気時の抵抗が生じることで，呼吸運動への負荷が起こる ●24〜48 時間ごと（商品によって差があり）に交換が必要 ●長期間の管理が必要な事例ではコストがかさむ場合もある ●加温・加湿効果もさまざまな要素で左右される（例えば呼気流量が増えると相対湿度は低下する傾向があるといわれている） ●分泌物が著しく多い場合は，フィルターが目詰まりを起こし吸気や呼気時の抵抗となる ●ガスリークがある場合，加温・加湿機能が低下する

中田諭：加温・加湿は，人工鼻か加温加湿器＋ホースヒータで行う．根拠でわかる人工呼吸ケア ベスト・プラクティス（道又元裕編著），照林社，2008．より引用

予防の観点からは人工鼻が有用と考えられているが，VAP 発生に有意差はないとする報告もあり[17]症例ごとに適性を検討して使用することが必要である．

VAP：ventilator associated pneumonia
人工呼吸器関連肺炎

2 閉鎖式吸引 vs 開放式吸引

閉鎖式吸引は，呼吸器回路と吸引チューブが一体となっており，吸引時に呼吸器を患者から外す必要がなく，酸素化能の点でも感染予防の点からもメリットがあると考えられる．

しかし最近は，同一カテーテルを繰り返し使用することで，かえって繁殖のリスクがあるともいわれている．

反対に，開放式吸引は，吸引時に毎回呼吸器を患者から外さなければならないが，ディスポーザルカテーテル使用により清潔は維持できる，ともいえる．Siempos（2008）らの行った開放式と閉鎖式吸引法に関するメタアナリシスでは，VAP 発生率に有意差はなかった[18]．

しかし，日本呼吸療法医学会による気管吸引ガイドライン（2013）においては，低酸素に陥りやすい急性肺損傷（ALI）など呼吸不全患者の人工呼吸中は，いったん呼吸器を外すことは影響が大きいとして，閉鎖式吸引システムの使用が推奨されている（グレード 2B）[19]．

3 回路交換

呼吸器回路は人工呼吸器関連肺炎（VAP）発生率低減のために，毎日交換されていた時期もあった．しかし複数の研究により頻回の回路交換は VAP 発生と関係がないことが示されている．これらの研究では適切な交換日数は明示されていないが，ALI／ARDS 診療のためのガイドラインでは，1 週間以内の回路交換は必要ないとしている（レベルⅣ）[13]．

4 腹臥位のエビデンス

腹臥位での患者の酸素化能改善については，多くの報告がみられる．しかし，生命予後に対する効果は明確ではない．重症 ARDS 患者において，腹臥位が死亡率改善に効果があったとする報告（Hu SL ら，2014）もある[20]．

腹臥位は，それを行う医療スタッフの技術や経験に左右されるため，循環動態の変動や皮膚障害などのリスクも考慮し，経験のあるスタッフで慎重に行うことが必要である．

引用文献
 1) 厚生省特定疾患「呼吸不全」調査研究班：呼吸不全―診断と治療のためのガイドライン．メディカ

ルレビュー社，1996．
2) 日本呼吸器学会肺生理専門委員会/日本呼吸管理学会酸素療法ガイドライン作成委員会編：酸素療法ガイドライン．メディカルレビュー社，2006．
3) Davis WB, et al. : Pulmonary oxygen toxicity. Early reversible changes in human alveolar structures induced by hyperoxia. N Engl J Med, 309 (15) : 878-883, 1983.
4) 日本外傷学会，日本救急医学会監．外傷初期診療ガイドライン，改訂第4版，へるす出版，2012．
5) 日本呼吸器学会NPPVガイドライン作成委員会編：NPPV（非侵襲的陽圧換気療法）ガイドライン．南江堂，2006．
6) Meduri GU, Spencer SE. Noninvasive mechanical ventilation in the acute setting : Technical aspects, monitoring and choice of interface. European Respiratory Monograph, 106-124, 2001.
7) 藤野裕士ほか：本邦の非侵しゅう的陽圧換気（NPPV）の現況：多施設症例登録の結果．日本集中治療医会誌，13(1)：33-39，2006．
8) JMEC for Clinical : Noninvasive Positive-Pressure Ventilation for Acute Respiratory Failure : Comparative Effectiveness. Comparative Effectiveness Review Summary Guides for Clinicians, 2012.
9) Nava S, et al. : Palliative use of non-invasive ventilation in end-of-life patients with solid tumours : a randomised feasibility trial. Lancet Oncol, 14 (3) : 219-227, 2013.
10) Nava S et al. : Non-invasive ventilation in acute respiratory failure. Lancet, 374 (9685) : 250-259, 2009.
11) 道又元裕編：人工呼吸ケアのすべてがわかる本．照林社，2001．
12) 丸山一男：人工呼吸の考えかた―いつ・どうして・どのように―．南江堂，2009．
13) 日本呼吸器学会ARDSガイドライン作成委員会編：ALI/ARDS診療のためのガイドライン．第2版，学研メディカル秀潤社，2010．
14) Varpula T, et al. : Airway pressure release ventilation as a primary ventilatory mode in acute respiratory distress syndrome. Acta Anaesthesiol Scand, 48 (6) : 722-731, 2004.
15) Liu L, et al. : Practical use of airway pressure release ventilation for severe ARDS-a preliminary report in comparison with a conventional ventilatory support. Hiroshima J Med Sci, 58 (4) : 83-88, 2009.
16) 中田諭：加温・加湿は，人工鼻か加温加湿器＋ホースヒータで行う．根拠でわかる人工呼吸ケアベスト・プラクティス（道又元裕編著），照林社，2008．
17) Memish ZA, et al. : A randomized clinical trial to compare the effects of a heat and moisture exchanger with a heated humidifying system on the occurrence rate of ventilator-associated pneumonia. Am J Infect Control, 29 (5) : 301-305, 2001.
18) Siempos II, et al. : Closed tracheal suction systems for prevention of ventilator-associated pneumonia. Br J Anaesth, 100 (3) : 299-306, 2008.
19) 中根正樹ほか：気管吸引ガイドライン2013（成人で人工気道を有する患者のための）．人工呼吸，30(1)：75-91，2013．
20) Hu SL, et al. : The effect of prone positioning on mortality in patients with acute respiratory distress syndrome : a meta-analysis of randomized controlled trials. Crit Care, 18 (3) : R109. doi : 10.1186/cc13896. 2014.

参考文献
1) 片山勝之：急性呼吸不全の病態・診断 呼吸不全の定義とガス交換障害のメカニズム．救急医学，34(10)：1129-1135，2010．
2) 竹田晋浩：呼吸管理の導入 非侵襲的人工呼吸法のメカニズムと臨床適応．救急医学，34(10)：1175-1180，2010．
3) 長谷洋和：加温加湿法．救急医学，34(10)：1171-1174，2010．
4) 田勢長一郎：持続的強制換気（CMV）と間欠的強制換気（IMV）．救急医学，34(10)：1273-1277，2010．
5) 竹内宗之ほか：圧支持換気（PSV）．救急医学，34(10)：1278-1284，2010．

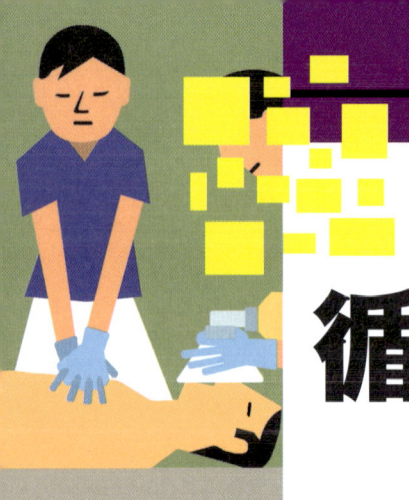

循環管理の実際

立野淳子

　救急領域において重症患者を救命できるか否かは，いかに早く循環動態を安定させられるかにかかっている．治療は，輸液療法による初期治療に加え，薬物療法や原因の除去，補助循環が中心となる．とくに，輸液療法と補助循環は，ショックなどによる循環不全に対する重要な処置である．

輸液管理に重要なパラメータは何か

CVPは輸液管理の指標になるか？

　中心静脈圧（CVP）は，上大静脈または下大静脈に留置したカテーテルを介して測定した圧であり，前負荷を反映するパラメータとして輸液管理で頻用されてきた．

　一方で，CVPが輸液量に反応して循環血液量が増加し循環が安定する「輸液反応性」の指標となりうるかについての議論も絶えなかった．

　そのような中，2008年，Marikら[1]により，この議論に一定の結論を導くシステマティックレビューが発表された．CVPと血管容量，心係数との関連を調査した24文献（n＝803）をレビューした結果，CVPと血管容量とのあいだには有意な相関はなく，CVPが輸液反応性を示すか否かを区別する血中濃度曲線下面積（AUC）は0.56であった．

　これは，CVPが輸液に対する反応性を評価する指標として信頼性が低いことを意味し，論文の最後で，"CVP should not be used to make clinical decisions regarding fluid management（CVPは輸液管理における臨床判断に用いるべきではない）"と記述されている．

AUC：area under the curve
血中濃度曲線下面積

彼らは2013年にも，文献をアップデートし，43文献のメタ分析から2008年の結論を支持する見解を示した[2]．

一方，日本版敗血症診療ガイドライン[3]の初期蘇生における早期目標指向型治療（EGDT）においては，CVPは初期輸液の指標として位置づけられている（表1）．

EGDTは，Riversら[4]の研究によりその有効性が示されたことに始まり，Surviving Sepsis Campaign guidelines（SSCG）で推奨された概念で，重症敗血症および敗血症性ショックにおける初期蘇生の治療法である．

この研究は，救急初療において重症敗血症または敗血症性ショックと診断された患者263名を，EGDTを用いて初期治療にあたった群（介入群）と通常治療群（対照群）を比較したランダム化比較試験（RCT）で，アシドーシスの改善や乳酸産生，播種性血管内凝固症候群（DIC）や多臓器不全（MOF）の状況，院内死亡率をアウトカムとして測定した．

その結果，EGDT群は対照群に比べ，治療開始6時間において，平均血圧（MAP），中心静脈血酸素飽和度（ScvO$_2$）は有意に増加し，乳酸産生とアシドーシスは有意に改善した．また，MOFやDICの状況も改善し，院内死亡率も有意に低かった．

その後の検証研究でもEGDTの有効性は確認されている[5)-7)]．

CVPについては近年，急性腎障害（AKI）との関連が指摘されている．Legrandら[8]は，外科術後に敗血症を発症した63名の患者を対象に後ろ向き観察調査を行った結果，CVPとAKIの発生や悪化には直線的な正の関連があることを見出した．

とくにCVP＞12 mmHgは，AKIの新たな発生や既存の腎機能障害の悪化に関連していた．

CVP高値は体液量過剰を意味し，腎血管還流圧の上昇によってAKIを惹起する可能性が示されている．また，初期蘇生後のCVP高値の持続が予後の悪化に影響するとの報告もある[9]．

ショック時の初期蘇生において循環血液量を確保するためには輸液療法は欠かせないが，循環動態の安定化を確認した後の過剰輸液は避けるべきであり，CVPは過剰輸液の状態を推定する際のパラメータの1つとなりうることが示唆された．

表1　EGDT[3]
- CVP 8～12 mmHg
- MAP＞65 mmHg
- Urine Output＞0.5 mL/kg/hr
- ScvO$_2$＞70%

EGDT：early goal-directed therapy
早期目標指向型治療

RCT：randomized controlled trial
ランダム化比較試験

DIC：disseminated intravascular coagulation
播種性血管内凝固症候群

MOF：multiple organ failure
多臓器不全

MAP：mean blood pressure
平均血圧

ScvO$_2$：central venous saturation
中心静脈血酸素飽和度

AKI：acute kidney injury
急性腎障害

動的指標は輸液反応性に優れているか？

CVPを含め，これまで輸液管理にはMAPやIVC（下大静脈），PCWP（肺動脈楔入圧）などいわゆる静的指標が用いられてきた．しかし近年，より輸液反応性に優れた動的指標（陽圧管理下に発生する呼吸性変動を利用したパラメータ）が注目されている．

IVC：inferior vena cava
下大静脈

PCWP：pulmonary capillary wedge pressure
肺動脈楔入圧

動的指標には，脈圧の変動（PPV）や収縮期圧呼吸性変動（SPV），一回拍出量変動（SVV）などがある．

　脈圧（PP）が一回拍出量（SV）と比例していることは知られており，輸液投与による脈圧の変化率は，PPVで示される．

　PPVが輸液反応性の指標となるかについては，Cannessonら[10]の多施設研究で検証された．これは，一般麻酔を受けた413名を対象に輸液負荷前後のPPV，CVP，CO（心拍出量）の変化を観察したもので，膠質液500 mLを10〜20分で投与後，15％以上の心拍出量の増加を認めた場合に「輸液反応あり（responder）」と定義した．

　この結果，51％（209名）がresponderで，輸液反応性かどうかを区別するAUCはPPVで0.89を示し，CVPの0.57よりも有意に高かった（図1）．

　また，PPVが9〜13％のあいだでは輸液反応性としての信頼性は落ち，25％で輸液反応性を示す強い予測因子となりうると結論づけた．

　そのほか，重症敗血症（SS）もしくは敗血症性ショック患者を対象としたFreitasら[11]の調査や肝切除術後患者を対象としたVosら[12]の調査においても，PPVが同様の信頼性を示す指標であることが確認されている．

　SVVは，動脈圧波形で得られる一回拍出量の最大値と最小値の差を両者の平均値で除すことで求められる（図2）．測定は，動脈内に留置したカテーテルをフロートラックシステムに接続することで専用のモニタ

PPV：pluse pressure variation
脈圧の変動

SPV：systolic pressure variation
収縮期圧呼吸性変動

SVV：stroke volume variation
一回拍出量変動

PP：pulse pressure
脈圧

SV：stroke volume
一回拍出量

CO：cardiac output
心拍出量

SS：severe sepsis
重症敗血症

図1　輸液反応性としてのPPVとCVPのArea under the Curve

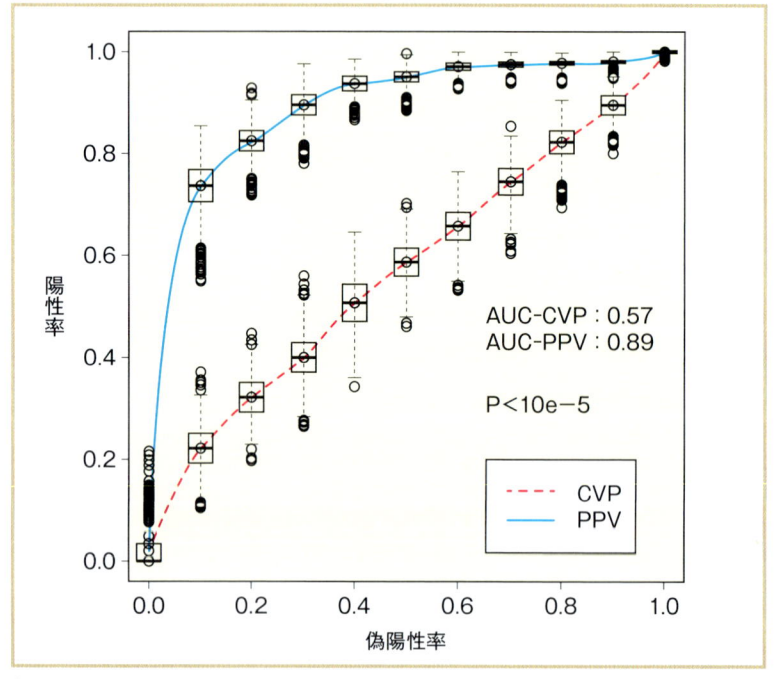

Cannesson M, et al. : Assessing the diagnostic accuracy of pulse pressure variations for the prediction of fluid responsiveness : a "gray zone" approach. Anesthesiology, 115(2) : 231-241, 2011. より引用，一部改変

図2 人工呼吸器下でのSVV

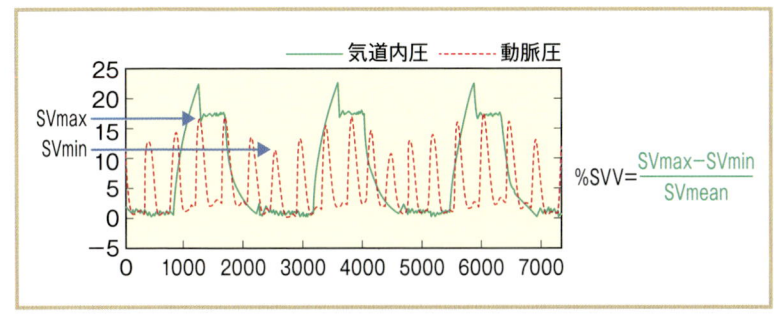

$$\%SVV = \frac{SVmax - SVmin}{SVmean}$$

エドワードライフサイエンス社フロートラックシステム
http://edwards.com/jp/professionals/catalogs/brochure_ft/ より引用

(PiCCO$_{plus}$®，EV1000®，ビジレオモニタ®)を通して比較的低侵襲下でリアルタイムにモニタリングが可能である．

SVVの輸液反応性パラメータとしての有効性は，数多く報告されており，救急・クリティカルケアの現場でも導入が進んでいる．

Cannessonら[13]は，冠動脈バイパス術(CABG)術後患者25名を対象に，500 mLの膠質液負荷前後のSVVを観察した．

輸液後にCIが15%以上増加した場合を「輸液反応性あり」と定義し，17名(68%)が該当した．SVVのカットオフ値を10%とすると，感度82%，特異度88%を示し，輸液反応性の指標として許容できると報告している．

SVVのカットオフ値については文献によりばらつきはあるものの，23文献(n＝568)を対象にしたシステマティックレビューをみると，カットオフ値を10～12%と設定した場合のAUCはおおむね0.8以上の値をとっており[14]，この辺が妥当であると考えられる．

以上より，従来用いてきたCVPは輸液反応性の指標としては信頼性に乏しく，循環動態の不安定な救急・重症患者の輸液管理には動的指標(PPVやSVV)を用いることが望ましいと考えられる．

しかし，CVPがまったく指標にならないかというとそうでもない．救急領域における初期治療においては，輸液によって循環動態の安定化が図られた後には，心不全やAKIを回避するためにもCVPが高めに推移することのないように血圧や尿量，その他のパラメータを合わせて総合的に判断し，輸液を調整する必要がある．

さらに，それぞれのパラメータは，さまざまな要因の影響を受けて変動することや測定における条件があることも念頭に置かなければならない．

たとえば，CVPは，循環血液量以外にも胸腔内圧や心機能などさまざまな影響を受ける．また，SVVなど動的指標は，不整脈が存在する場合や自発呼吸がある場合は不正確となり，一定した一回換気量(TV)や呼気終末陽圧(PEEP)下での測定が条件となる．

加えて，前述したCannessonらの研究では，輸液負荷に反応する，い

CABG : coronary artery bypass grafting
冠動脈バイパス術

TV : tidal volume
一回換気量

PEEP : positive end-expiratory pressure
呼気終末陽圧

わゆる responder の割合は約 50％程度であることを忘れてはならない．

循環管理においては第 1 選択となる輸液療法ではあるが，約半数は輸液に反応しない non-responder なのである．

前負荷の絶対的指標は存在しないことを念頭に，漫然と輸液を続けるのではなく，輸液への反応性が乏しい場合には，血管作動薬や強心薬の適応を適正に判断することが大切である．

高サイトカイン血症に対する CHDF を用いた新たな治療戦略

　救急・集中治療領域で最重症例となる重症敗血症や敗血症性ショック，臓器障害の病態には高サイトカイン血症が深く関与している（図 3）．

　重症敗血症や敗血症性ショックの原因菌としては，大腸菌や緑膿菌，肺炎桿菌などのグラム陰性桿菌も多く，これらによるショックの死亡率が高いことが問題とされていた．

　PMX-DHP（エンドトキシン吸着療法）は，重症敗血症や敗血症性ショックに対し，グラム陰性桿菌の細胞壁成分であるエンドトキシンを吸着・除去する方法として実施されている．

　しかし，敗血症診療ガイドラインでは，敗血症性ショックに対する PMX の有効性について，「予後を改善するかどうかの結論を出すには根拠が不十分である」としてエビデンスレベル 1C に位置づけている．PMX に対する RCT が十分に行われていない背景もあるが，敗血症性ショックの原因がグラム陰性桿菌にかぎったわけではないことも治療効果が十分に示せない一因であったと考えられる．

　重症敗血症や敗血症性ショック，臓器障害症例に共通した病態は，炎症性サイトカインの誘導による高サイトカイン血症が病状の悪化に影響していることである．サイトカインが除去できれば，病態の改善が期待できるともいえる．

　近年，サイトカインを除去する血液浄化膜（PMMA 膜，AN69ST 膜）を用いた CHDF（持続的血液濾過透析）が注目され，わが国においても検証が行われている．

　Nakada ら[15]は，敗血症性ショックの診断から 24 時間以内に PMMA-CHDF を開始した患者 43 名を対象に前向き観察研究を行い，PMMA-CHDF 開始から 12 時間の時点において，MAP は有意に増加し，カテコラミンの使用量や血中 IL-6 値，乳酸値は有意に低下した（図 4）．

　この研究により，PMMA 膜を用いた CHDF は，敗血症性ショックの治療戦略になる可能性が示唆された．

　2014 年 7 月よりこれらの膜は保険収載されることとなり，臨床現場において経験する機会を得るようになった．筆者の経験でも，PMMA-

PMX：polymyxin B-immobilized fiber column
ポリミキシン B 固定化線維カラム．エンドトキシンと親和性の高い特殊な繊維を充填した吸着筒

PMMA：polymethyl methacrylate
ポリメチルメタクリレート．アクリル樹脂の一種

CHDF：continuous hemodiafiltration
持続的血液濾過透析

図3　侵襲後の高サイトカイン血症が及ぼす影響

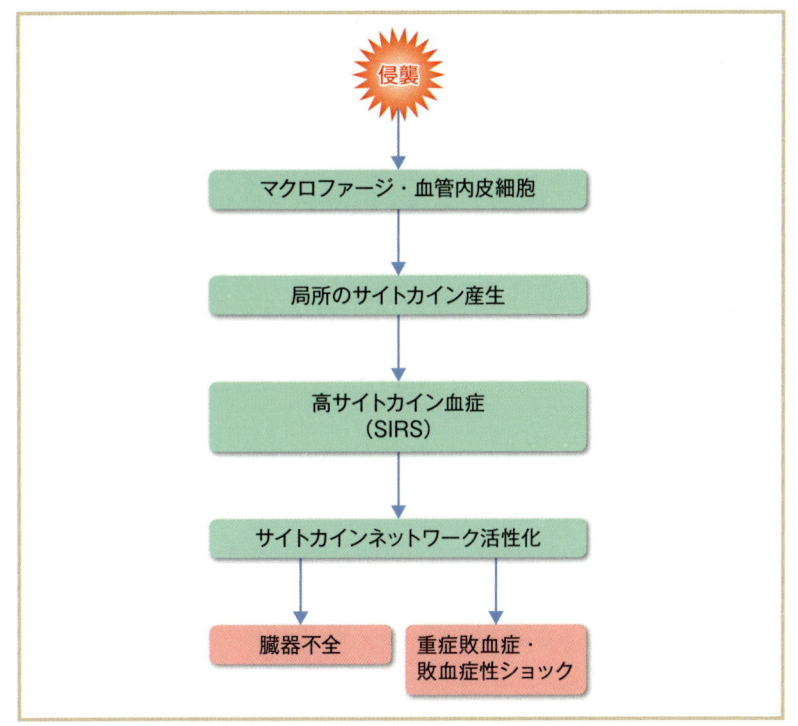

SIRS：systemic inflammatory response syndrome，全身性炎症反応症候群

　CHDF 導入後のショック離脱はよりスムーズとなり，翌日の採血でサイトカインはほぼ除去されている印象をもっている.
　この治療法の有効性に関しては，今後さらなるデータが蓄積されることを期待している.

心肺蘇生患者に対する ECPR の有効性

　経皮的心肺補助（PCPS）を用いた侵襲的な心肺蘇生（ECPR：体外循環式心肺蘇生）は，心肺停止またはショック状態における治療の最終手段である.
　わが国では，2007 年より SAVE-J 研究班による心肺停止患者に対する心肺補助装置等を用いた高度救命処置の効果と費用に関する多施設共同研究が実施された[16].
　調査は，院外心肺停止で初期心電図が心室細動/心室頻拍（Vf/VT）であった患者を対象に，ECPR を導入した群と導入しなかった群の 1 か月後および 6 か月後の脳神経機能状態を比較した.
　評価には，グラスゴー- ピッツバーグ脳機能・全身機能カテゴリー（The Glasgow- Pittsburgh Cerebral Performance and Overall Perfor-

PCPS：percutaneous cardiopulmonary support
経皮的心肺補助

ECPR：extracorporeal cardiopulmonary resuscitation
体外循環式心肺蘇生

SAVE-J：Study of Advanced life support for Ventricular fibrillation with Extracorporeal circulation in Japan
心肺停止患者に対する心肺補助装置等を用いた高度救命処置の効果と費用に関する多施設共同研究

図4 PMMA-CHDFの効果

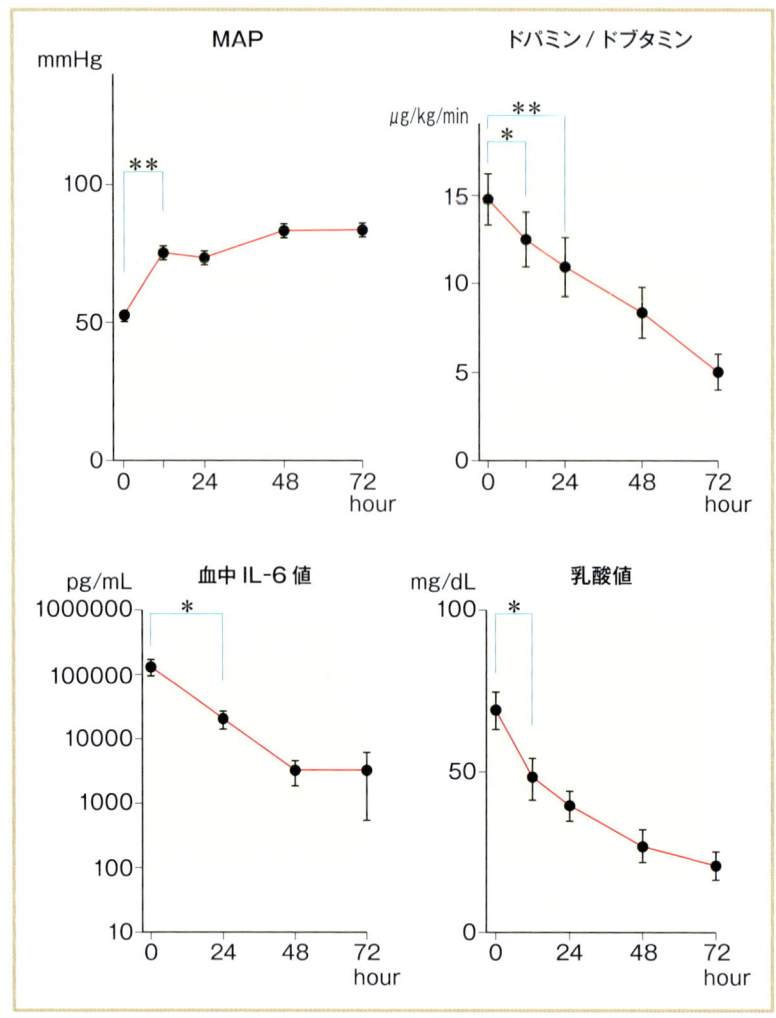

*p<0.01, **p<0.0001
Nakada TA, et al.：Continuous hemodiafiltration with PMMA Hemofilter in the treatment of patients with septic shock. Mol Med, 14(5-6)：257-263, 2008. より引用

mance Categories）が用いられた．

この結果，心肺停止後1か月と6か月の両時点において，機能良好（CPC1）または中等度障害（CPC2）の割合は，ECPRを導入した群のほうが導入しなかった群に比して有意に多かった（ECPR群12.3％ vs 非ECPR群1.5％）．

このことから，PCPSを用いたECPRの実施が，神経学的予後によい影響をもたらす可能性が示唆された．

しかしながら，世界的にはECPRの有効性についてRCTによる検証は十分に行われておらず，エビデンスに欠けるのが現状である．蘇生ガイドラインにおいても，心肺停止時間が短く，心肺停止の原因を解除することが見込める場合にかぎりECPR導入を考慮してもよいと位置づ

CPC：cerebral performance category
脳機能カテゴリー

表2 蘇生ガイドラインにおけるECPRの位置づけ

ガイドライン	推奨レベル
AHA (2010)[17] 心肺停止患者にECPR使用をルーチンに推奨するための十分なエビデンスはないが，迅速にECPRの準備が可能な状況において，心停止時間が短く，心停止の原因を解除することが見込める場合(偶発的低体温や薬物中毒)もしくは心筋炎に対する心移植，AMIに対する再灌流療法の際にはECPRを考慮してもよい	Class Ⅱb
JRC (2010)[18] 心停止による循環停止時間が短く，心停止の原因を解除することが見込める場合には，PCPSによるECPRを考慮してもよい	Class Ⅱb

ECPR：extracorporeal cardiopulmonary resuscitation，体外循環式心肺蘇生法
AHA：American Heart Association，米国心臓協会
AMI：acute myocarcial infarction，急性心筋梗塞
JRC：Japan Resuscitation Council，日本蘇生協議会

けるにとどまっている(**表2**)[17)18)]．

PCPSを必要とする患者は，もともとの病状が重篤であるため，依然として死亡率も高い．また，出血や虚血などの重大合併症の割合も少なくない．

PCPSを用いたECPRの効果については，より長期的に神経学的予後やQOLの視点から検証が必要である．

引用・参考文献

1) Marik PE, et al.：Does central venous pressure predict fluid responsiveness? A systematic review of the literature and the tale of seven mares. Chest, 134 (1)：172-178, 2008.
2) Marik PE, et al.：Does the central venous pressure predict fluid responsiveness? An updated meta-analysis and a plea for some common sense. Crit Care Med, 41 (7)：1774-1781, 2013.
3) 日本集中治療医学会Sepsis Registry委員会：日本版敗血症診療ガイドライン．日集中医誌, 20：124-173, 2013.
4) Rivers E, et al.：Early goal-directed therapy in the treatment of severe sepsis and septic shock. N Engl J Med, 345 (19)：1368-1377, 2001.
5) Puskarich MA, et al.：One year mortality of patients treated with an emergency department based early goal directed therapy protocol for severe sepsis and septic shock：a before and after study. Crit Care, 13 (5)：R167, 2009.
6) Murphy CV, et al.：The importance of fluid management in acute lung injury secondary to septic shock. Chest, 136 (1)：102-109, 2009.
7) Sivayoham N, et al.：Outcomes from implementing early goal-directed therapy for severe sepsis and septic shock：a 4-year observational cohort study. Eur J Emerg Med, 19 (4)：235-240, 2012.
8) Legrand M, et al.：Association between systemic hemodynamics and septic acute kidney injury in critically ill patients：a retrospective observational study. Crit Care, 17 (6)：R278, 2013.
9) Boyd JH, et al.：Fluid resuscitation in septic shock：a positive fluid balance and elevated central venous pressure are associated with increased mortality. Crit Care Med, 39 (2)：259-265, 2011.
10) Cannesson M, et al.：Assessing the diagnostic accuracy of pulse pressure variations for the prediction of fluid responsiveness：a "gray zone" approach. Anesthesiology, 115 (2)：231-241, 2011.
11) Freitas FG, et al.：Predictive value of pulse pressure variation for fluid responsiveness in septic patients using lung-protective ventilation strategies. Br J Anaesth, 110 (3)：402-408, 2013.
12) Vos JJ, et al.：Comparison of arterial pressure and plethysmographic waveform-based dynamic preload variables in assessing fluid responsiveness and dynamic arterial tone in patients undergoing major hepatic resection. Br J Anaesth, 110 (6)：940-946, 2013.
13) Cannesson M, et al.：The ability of stroke volume variations obtained with Vigileo/FloTrac system to monitor fluid responsiveness in mechanically ventilated patients. Anesth Analg, 108 (2)：513-517, 2009.

14) Zhang Z, et al. : Accuracy of stroke volume variation in predicting fluid responsiveness : a systematic review and meta-analysis. J Anesth, 25(6) : 904-916, 2011.
15) Nakada TA, et al. : Continuous hemodiafiltration with PMMA Hemofilter in the treatment of patients with septic shock. Mol Med, 14(5-6) : 257-263, 2008.
16) Sakamoto T, et al. : Extracorporeal cardiopulmonary resuscitation versus conventional cardiopulmonary resuscitation in adults with out-of-hospital cardiac arrest : a prospective observational study. Resuscitation, 85(6) : 762-768, 2014.
17) Cave DM, et al. : Part 7 : CPR techniques and devices : 2010 American Heart Association Guidelines for Cardiopulmonary Resuscitation and Emergency Cardiovascular Care. Circulation, 122(18 Suppl 3) : S720-S728, 2010.
18) 日本救急医療財団, 日本蘇生協議会：第2章 成人の二次救命処置. JRC（日本版）ガイドライン, p.25-26, 2010.

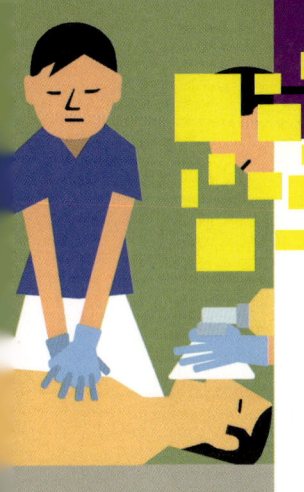

輸液・輸血管理の実際

藤本理恵

　救急医療の場において，輸液・輸血療法は最も身近で重要な治療法の1つである．救急患者が搬送されたら，まず輸液治療の適応か否かが判断され，必要であれば静脈路を確保し輸液が開始される．

　臨床現場では多くの輸液製剤が使用されており，その目的は水分や電解質の補給，循環血液量の維持，栄養補給とさまざまである．

　患者の病態や緊急性によっても管理は異なり，輸液や輸血に関する正しい知識をもつことは，患者の安全性の確保や予後改善に向けて重要である．

体液量の調節

体液量と分布

　生体内では，体重の60％が水分である．このうちの40％が細胞内（細胞内液）に，20％が細胞外（細胞外液）に存在する．さらに細胞外液は，間質（間質液もしくは細胞間液ともいう）と血管内（血漿）に区分され，3：1の割合で間質液には体重の15％，血管内には体重の5％が分布する（図1）．

　たとえば，体重60 kgのヒトの全体液量は，60 kg×0.6＝36 Lになる．体液量は加齢とともに低下し，全体液量が体重に占める割合は小児で約70％，高齢者では約50％である．

　また水分は脂肪に溶けないため，脂肪の程度によっても水の分布は異なり，肥満型の人とやせ型の人では異なる．女性は男性に比べ体脂肪が多いため，全体液量は男性よりも数％低い値になる．

図1 体内水分の分布

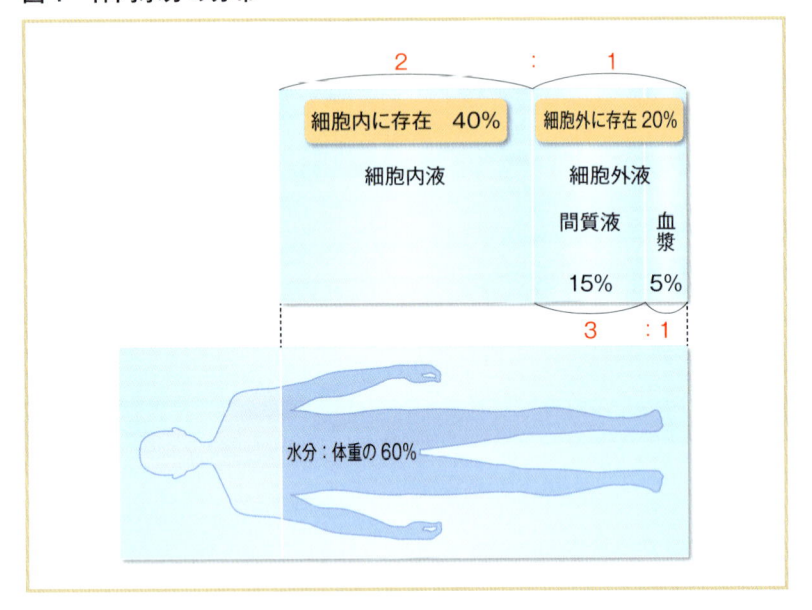

細胞膜と血管壁

　細胞外液と細胞内液は，細胞膜で仕切られている．さらに細胞外液の間質液と血液を隔てているのが血管壁である．

　細胞膜は，一定の大きさより小さい物質のみを透過させる半透膜の性質をもつ．半透膜を介して濃度の異なった2種類の溶液を隣り合わせに置くと，低濃度側から高濃度側へ溶媒が移動し，互いに同じ濃度になろうとする．この同じ濃度になろうとする力が浸透圧である．より厳密にいえば，高濃度側から圧をかけ，その移動を阻止しようとするときに要する圧力を浸透圧という．

　細胞膜は，水は自由に移動できるが電解質は通過できない．血管壁には壁孔があり，水や電解質は自由に移動できるが，アルブミンその他のタンパク質など高分子物質，赤血球や白血球は移動できない（図2）．

　前述のとおり，水は分子量が小さいため細胞膜，血管壁を自由に行き来することができ，細胞内，細胞外（間質，血液）の浸透圧を一定に保ち，生体の恒常性を維持している．

輸液の行方（図3）

1 糖質輸液

　5％ブドウ糖液は電解質が含まれず，ブドウ糖は体内に入るとすみや

図2 水，電解質，タンパク質の移動

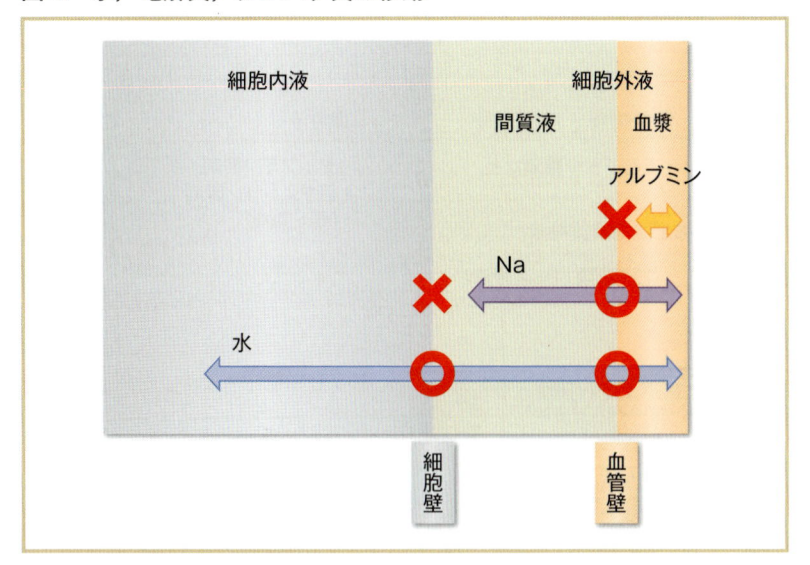

かに代謝されてエネルギーとなり，水（自由水）のみを輸液したのと同様になる．

体内では水は自由に行き来するので細胞内液，細胞外液の全体に分布することになる．その分布割合は，細胞内液に2/3，細胞外液に1/3であり，さらに細胞外液の1/4が血管内にとどまる．

ゆえに，投与された5％ブドウ糖液の1/12のみが，血管内にとどまることになる．

2 等張電解質輸液（＝細胞外液補充液：生理食塩液，リンゲル液など）

生理食塩液を投与すると，水と電解質は血管内と間質を自由に行き来するため，生理食塩液に含まれるNaやClは血管内から間質へ移動する．

しかし電解質は，Naが細胞膜を通過するにはNa-Kポンプが必要であるように，細胞膜を自由に通過できないため，投与されたNaやClは細胞外液にとどまり，細胞内液には移動しない．

細胞内液と細胞外液に浸透圧差が生じない（つまり等張である）ため，水の移動は起こらず，輸液された生理食塩液は細胞外液にのみ分布する．

その分布割合は，間質に3/4，血管内に1/4であり，投与された生理食塩液の1/4が血管内にとどまる．

3 低張電解質輸液（＝維持液類：1～4号液）

低張電解質輸液は，5％ブドウ糖と生理食塩液の2種類を混ぜ合わせた

図3 輸液の投与後の分布

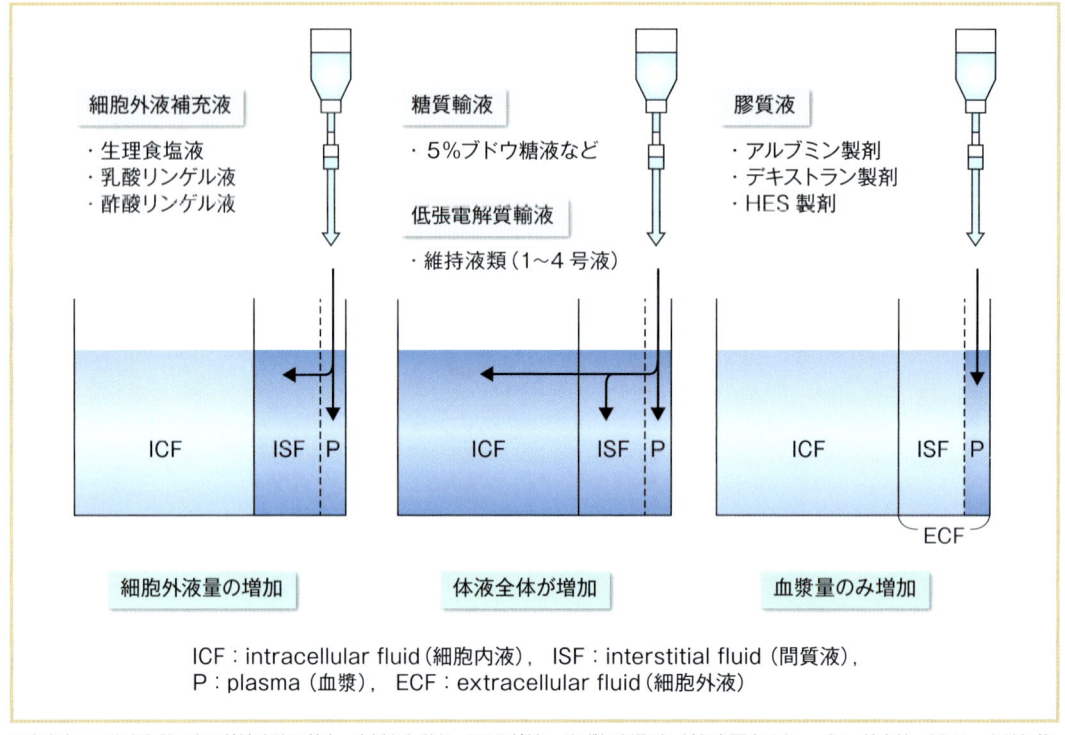

細胞外液補充液
・生理食塩液
・乳酸リンゲル液
・酢酸リンゲル液

糖質輸液
・5%ブドウ糖液など

低張電解質輸液
・維持液類(1〜4号液)

膠質液
・アルブミン製剤
・デキストラン製剤
・HES製剤

細胞外液量の増加　　体液全体が増加　　血漿量のみ増加

ICF：intracellular fluid（細胞内液），ISF：interstitial fluid（間質液），
P：plasma（血漿），ECF：extracellular fluid（細胞外液）

三宅康史：いまさら聞けない輸液療法の基本．症例から学ぶ　ERの輸液—まず何を選び，どう変更するか．p.21，羊土社，2011．より転載，一部改変

もので，その配合割合によって1号液から4号液と称されている．1号液には生理食塩液と5%ブドウ糖液の割合は1：1であり，2号液は1：2，3号液は1：2〜1：3，4号液は1：4の割合で混合されている．

含有するNa濃度や自由水の割合で，その分布は異なる．

4 膠質液（アルブミン製剤，血漿増量薬）

膠質液では高分子物質は血管壁を通過できないため，投与された輸液はそのまますべて血管内に分布する．

＊輸液薬はその中の溶質により，分子量の小さい晶質液（crystalloid）と分子量の大きい膠質液（colloid）とに大きく二分される．

晶質液は，電解質とブドウ糖によるものであり，前述の生理食塩液，リンゲル液，維持液などである．

膠質液は，アルブミン，高分子物質など毛細血管内にとどまって膠質浸透圧を生みだす溶質が存在するものであり，血液製剤であるアルブミンやデキストラン製剤，ヒドロキシエチルデンプン（HES）製剤などがある．

HES：hydroxyethyl starch
ヒドロキシエチルデンプン

初期輸液療法の実際

ショック時の輸液

1 ショックとは

ショックとは，急性の全身性循環障害によって組織低酸素をきたし，細胞の代謝障害など生体の機能異常を呈する症候群である．

ショックの遷延は，重要臓器の機能破綻を導き，急速に死に至る場合も多い．そのため迅速な対応を行い，ショックからの早期離脱をはかることが重要である．

ショックを認める場合，あるいはショックへの移行が予測される場合には，すみやかに輸液療法を開始する．

18G以上の太い留置針で末梢静脈路を確保し，急速輸液を行う．病態不明の救急患者の初期輸液では，細胞外液補充液が用いられる．

2 細胞外液補充液

細胞外液補充液は，浸透圧が細胞外液と同等で，電解質組成も細胞外液に近似している（表1）．なかでも生理食塩液は最も安価で，細胞外液補充液の中で唯一K^+が存在しない輸液である．

しかし生理食塩液は，ヒトの細胞外液よりもNa^+やCl^-が多く存在し，重炭酸イオン（HCO_3^-）は含まれていない．HCO_3^-は生体内において酸塩基平衡を維持する重要な機能をもつが，生理食塩液の大量投与により細胞外液のCl^-が増加すると，これに伴い電気的中性を保つために尿中へのHCO_3^-排泄が促進され[1]，高Cl性代謝性アシドーシスをきたす可能性がある．

表1 細胞外液と細胞外液補充液の組成の比較

	商品名	Na^+	K^+	Cl^-	Ca^{2+}	Mg^{2+}	乳酸・酢酸・重炭酸など
細胞外液		142	4	103	5	2	重炭酸27
生理食塩液	大塚生食注，テルモ生食	154		154			
リンゲル液	リンゲル液「オーツカ」®	147	4	155.5	4.5		
乳酸リンゲル液	ラクテック®注	130	4	109	3		乳酸28
酢酸リンゲル液	ヴィーン®F注	130	4	109	3		酢酸28
重炭酸リンゲル液	ビカーボン®輸液	135	4	113	3	1	重炭酸25

アシドーシスは，心収縮力低下や末梢血管抵抗低下，カテコラミン反応性低下，不整脈，凝固異常と関連し，生体に悪循環をもたらす．

生理食塩液の大量輸液時の欠点であるアシドーシスを是正し，Na^+やCl^-の濃度をよりヒトの細胞外液に近づけた細胞外液補充液には，乳酸リンゲル液（ラクテック®，ソルラクト®など），酢酸リンゲル液（ヴィーン®，ソルアセト®など），重炭酸リンゲル液（ビカーボン®，ビカネイト®など）がある．

これらに含有されるK^+は4.0 mEq/L程度で，大量に投与した場合でも血清K値5.0 mEq/L以上の上昇をきたすことはまれではあるが，腎不全患者などで高カリウム血症が疑われる病態では注意が必要である．

乳酸リンゲル液や酢酸リンゲル液は，Cl^-の濃度を減らし，乳酸や酢酸を緩衝薬として浸透圧を調整したものである．乳酸や酢酸は，体内で代謝後にHCO_3^-となり，アルカリ化薬として機能する．

乳酸は主に肝臓で代謝を受けるため，肝機能障害がある患者では乳酸リンゲル液を大量投与することによって，さらに乳酸を蓄積し代謝性アシドーシスを助長する可能性もあり，酢酸リンゲルが用いられることがある．

酢酸の代謝は全身の骨格筋で行われるため，肝障害時にも使用しやすいとされている．しかし現時点では，乳酸リンゲル液と酢酸リンゲル液を比較した研究において，明らかにどちらかが優れているというエビデンスはない[2]．

重炭酸リンゲル液は，HCO_3^-そのものを含有しており，最も生理的な細胞外液補充液といえる．乳酸リンゲル液や酢酸リンゲル液に比べ，よりすみやかな代謝性アシドーシスの補正が可能である．

3 輸液の評価

いずれの輸液製剤を使用しても，初期輸液を漫然と継続することなく電解質や血糖値などを確認し，輸液速度や輸液量とともに随時評価を行いながら検討していく必要がある．

直面する循環虚脱を回避しながらショックの鑑別がついたら，その病態に応じた適切な輸液を実施することが重要である（表2）．

循環血液量減少性ショックのうち，外傷や消化管出血など出血が原因の場合，輸液で循環動態の安定化が得られなければ，輸血や外科処置も考慮する．

血液分布異常性ショックは，末梢血管抵抗の低下により末梢血管が過剰に拡張した病態であり，相対的な循環血液量減少が生じる．なかでも感染性ショックやアナフィラキシーショックでは，この末梢血管抵抗低下に加え，血管透過性亢進も併存する．

表2 ショックの病態に応じた初期輸液の実際

ショックの分類と主要原因	病態	初期輸液
循環血液量減少性ショック ・出血性 ・体液喪失	出血や脱水などによって循環血液量が減少し，心臓への静脈環流量が低下した結果，心拍出量の減少を生じる	・急速輸液 生理食塩液や乳酸リンゲル液などの細胞外液補充液を投与する ・輸血 濃厚赤血球，必要に応じて新鮮凍結血漿や血小板を投与する
血液分布異常性ショック ・感染性 ・アナフィラキシー ・神経原性	末梢血管抵抗の低下により末梢血管が拡張し（後負荷の減少），相対的な静脈環流量の減少が起こる．加えて，感染性，アナフィラキシーでは血管透過性の亢進がある	・急速輸液 生理食塩液や乳酸リンゲル液などの細胞外液補充液を投与する． 敗血症においては，平均動脈圧65 mmHg以上，尿量0.5 mL/kg/時以上などを目標とする
心原性ショック ・心筋性 　心筋梗塞，拡張型心筋症 ・機械性 　僧帽弁閉鎖不全，心室瘤，心室中隔欠損症，大動脈弁狭窄 ・不整脈	心臓のポンプ機能が障害され，心拍出量の減少をきたす	・適正な前負荷を維持 心原性ショックでも容量負荷が必要とされる場面もあり，他のショックと同様に考える．細胞外液補充液の投与を行い，ショックを離脱した時点ですぐに投与速度を落とし血管内容量の正確な評価を行う
心外閉塞・拘束性ショック ・心タンポナーデ ・収縮性心膜炎 ・重症肺塞栓症 ・緊張性気胸	血液の心臓への流入路や心臓からの流出路の障害，あるいは周囲からの圧迫により心臓の拡張が障害されることにより，心拍出量が減少する	・急速輸液 生理食塩液や乳酸リンゲル液などの細胞外液補充液を投与する． 肺血栓塞栓症では急速輸液を開始しながら血栓溶解療法（t-PA）やヘパリン投与による抗凝固療法などを行う

　急速輸液とともに末梢血管抵抗の上昇をはかるため，カテコラミンが使用される．

　明らかな心不全による心原性ショックが疑われる場合には，急速輸液を行うことによって心不全増悪の可能性があるため，適正な前負荷を維持するとともに，カテコラミンやPDE-Ⅲ阻害薬などの強心薬を併用し補助する．

輸液管理の指標

　輸液の反応性については，従来，中心静脈圧（CVP）などの静的パラメータが使用されてきた．

　しかし，人工呼吸器による陽圧換気の影響から測定値の正確性に欠けることや，低圧系であり測定値の変化の正確な解釈が困難であること，

そもそも「圧（CVP値）で量（循環血液量）を推測できるのか」，言いかえれば，「CVP値と循環血液量は正の相関関係を示すのか」といったことが疑問視されてきた[3]．

2008年のMarik[4]らのシステマティックレビューでもCVP値は循環血液量と相関がなく輸液反応性を予測できないとされており，研究が進むにつれ，その予測精度の低さからも使用すべきではないともいわれている．

しかし限界を認識しているにもかかわらず，その計測の容易さから敗血症性ショックの初期治療として早期目標達成指向型管理[*1]（EGDT）に基づいた輸液蘇生法の指標の1つにされるなど，今でも広く活用されている．

近年，静的パラメータの代わりに注目を集めているのが，脈圧変化率（PPV），一回拍出量変動率（SVV）といった動的パラメータである．動的パラメータは各種循環モニタリング値の呼吸に伴う周期的変動を見ており，輸液反応性の予測指標になると考えられている[3)5]．動的パラメータは連続心拍出量測定装置であるPiCCO®（Pulse Contour Cardiac Output）[*2]やフロートラックシステム[*3]などの普及によって，低侵襲で簡便に計測することが可能となった．

一方で，自発呼吸患者や不整脈患者では，予測精度が低下することを理解しておく必要がある．

それぞれの指標の意義や限界などを理解したうえで評価に活かし，また単独指標に依存することなく，意識レベル，バイタルサイン，尿量，皮膚所見や，エコーによる下大静脈径や左房径，動脈血液ガス分析による酸塩基平衡や血清乳酸値など，得られる複数の指標を総合的に評価することが重要である．

[*1] 集中治療における循環管理において循環パラメータに目標値を設定し，その目標値を達成すべく治療介入を行うことを目標達成指向型管理（GDT：goal-directed therapy）といい，敗血症診療におけるEGDTでは，これに目標値を6時間以内に達成するという時間的要素を取り込んでいる．

EGDT：early goal-directed therapy
早期目標達成指向型管理

PPV：pulse pressure variation
脈圧変化率

SVV：stroke volume variation
一回拍出量変動率

[*2] 動脈圧波形解析による連続心拍出量のモニタリングや熱希釈曲線分析による心肺系の容量情報を得ることができる．

[*3] フロートラックシステムはFloTrac®センサーとVigileo®モニターからなる連続的動脈圧心拍出量モニターである．動脈圧波形を解析し，連続的に心拍出量やSVVなどが測定できる．

初期診療における糖質輸液の是非

急性期には侵襲により高血糖であることが多く，糖を含む輸液の急速輸液により高血糖を増悪する可能性がある．

脳卒中や頭部外傷，蘇生後脳症など中枢神経障害の急性期には，高血糖が障害を助長することが知られている[6)-8]．また，尿糖による浸透圧利尿なども起こりやすい．そのため初期診療の輸液では，明らかな低血糖を認めるとき以外は，糖を含有する輸液を第1選択にすべきではない[6]．

膠質液輸液の有効性

輸液蘇生において，晶質液か膠質液かに関しては，以前より多くの研究がなされ議論されている．2004年にICU患者6,997名（16施設）を対象に，蘇生輸液としての4％アルブミン製剤と生理食塩液を予後で比較

したランダム化比較試験(RCT)であるSAFE study[9]では，28日死亡率に両者に差はなく(晶質液20.9％ vs 膠質液21.1％，p=0.87)，ICU/病院滞在日数，人工呼吸管理期間，腎代替療法施行期間などにも差を認めなかった．

一方，サブグループ解析では，敗血症患者ではアルブミン投与により輸液バランスをドライサイドに管理することができ，死亡リスクを軽減する傾向を認めたが，頭部外傷を伴う外傷患者においては有意に死亡率の上昇を認めた．

最近の大規模臨床試験で，2013年に蘇生輸液としての晶質液投与群と膠質液投与群(HES製剤含む)を予後で比較したCRISTAL trial[10]の結果が報告された．

ICU患者2,857名(57施設)の循環血液量減少性ショック症例を対象としたRCTで，結果は28日の死亡率において両者に有意差はなかった(膠質液25.4％ vs 晶質液27.0％，p=0.26)(図4)．90日死亡率では，膠質液投与群で低下を認めている．

ALBIOS(Albumin Italian Outcome Sepsis) study[11]は，イタリアの100施設，1,818名の重症敗血症症例を対象に20％アルブミン+晶質液投与群と晶質液単独投与群を比較検討したRCTで，結果は28日死亡率，90日死亡率ともに両者間に差は認められなかった．

その他の研究においてもアルブミンの有用性を明確に示したデータはなく，その是非に決着はついていない．

アルブミンの代用であるHES製剤は，晶質液に比べて血漿増量作用が強く，人工膠質液でありアルブミンに比べて安価である．しかし重症

RCT：randomized controlled trial
ランダム化比較試験

図4 無作為化後28日以内の死亡の累積発生率

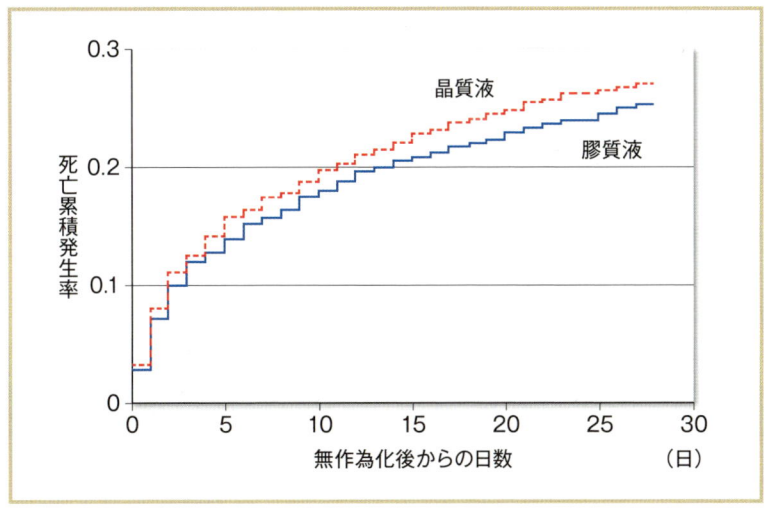

Annane D, et al.：Effects of fluid resuscitation with colloids vs crystalloids on mortality in critically ill patients presenting with hypovolemic shock：the CRISTAL randomized trial. JAMA, 310(17)：1809-1817, 2013. より引用

患者，とくに敗血症患者に対しては血液凝固異常，腎機能障害，死亡率上昇のリスクが指摘されている[12)〜16)]．

わが国で汎用されているHES製剤（70/0.5）は，海外で問題が報告されているもの（130/0.4）と比べて低分子量ではあるが，その有用性や安全性は依然不明である．

現時点での膠質液投与の考え方として，重症患者の蘇生輸液としてのアルブミンを積極的に使用する根拠はなく，とくに頭部外傷患者に対しては投与を避けるべきである[17)]．

敗血症患者などの疾患や病態によっては有効である可能性もあり，今後も大規模臨床研究による検討が期待される．

輸血療法

赤血球輸血基準

2009年に，米国集中治療医学会（SCCM）と東部外傷外科学会（EAST）から，成人外傷，重症患者に対する赤血球（RBC）輸血のガイドラインが発表された[18)]．

このガイドラインには，循環動態が安定している患者では，赤血球輸血の開始をHb＜7.0g/dLと設定した場合でも，Hb＜10g/dLと設定した場合と同等の効果がある（急性心筋虚血の可能性がある患者を除く）と記されている．

またHb値を唯一の輸血開始基準とすべきではなく，血管内容量，ショックの有無，貧血の期間とその程度，心肺の生理的パラメータに基づいて，個々の患者で判断されるべきとしている．持続する出血がある場合には検査結果が得られたころには状況はさらに進行しており，短時間で循環血液量を超える出血をきたす可能性もある．個々の状況を鑑みて輸血を行う必要がある．

外傷初期診療ガイドライン[19)]では，外傷による出血性ショックに対して，総投与量1〜2Lの初期輸液を全開で投与し，循環動態の安定が得られなければ輸血や止血処置の手配が必要で，輸液が3Lを超えるまでに輸血療法を開始するのが望ましいとされている．

輸血投与方法

輸血は原則的にABO血液型判定，Rh（D）血液型判定，不規則抗体スクリーニング，交差適合試験を経て開始される．しかし危機的出血で時間的余裕がない場合には，交差適合試験未実施のABO同型血や，ABO

SCCM：Society of Critical Care Medicine
米国集中治療医学会

EAST：Eastern Association for the Surgery of Trauma
東部外傷外科学会

異型適合血の使用が可能であるとされ，血液型不明の場合は，O型赤血球濃厚液を使用する[20]（**表3**）．

大量輸血療法を要するような大量出血では凝固障害を呈しており，赤血球輸血だけでの大量輸血が行われると希釈性凝固障害を増長させる[21]ため，新鮮凍結血漿（FFP）や血小板濃厚液の投与も必要となる．

血液型が定かでない緊急時の新鮮凍結血漿は，AB型を用いる．

血液製剤は低温で管理されているため，投与前に加温を行う．冷蔵されていた赤血球製剤の粘度は加温することによって低下し，輸血速度が30〜50％増加する[22]．

しかし血液を加温することの重要な効果は，急速輸血の際の低体温を予防することである．外傷による出血性ショックの際の低体温，アシドーシス，凝固障害は「致死的3徴」とよばれ，これらは互いに悪影響を及ぼしながら病態を悪化させ，制御不能な致死的出血傾向をまねく[23]．

また低体温を呈している場合は，薬剤，除細動，輸液療法に対する反応も不良である[19]．そのため，大量急速輸血による低体温の助長を回避することが重要である．輸血速度を速くするために，注射器による用手的ポンピングも用いられるが，輸液や輸血の加温および急速投与には専用の機器もある．

FFP：fresh frozen plasma
新鮮凍結血漿

輸血に伴う副作用

輸血は，"血液細胞の移植"ともいうべき性格上，生体にとって好ましくない反応をも引き起こす（**表4**）．

輸血開始後に，発熱や呼吸困難など輸血前にはなかった症状が出現した場合には，急性溶血性輸血副作用（AHTR）の発生も念頭に置き，対応すべきである．

また輸血開始時および輸血中ばかりでなく，輸血終了後にも，これらの副作用の発生の有無について経過を観察することが必要である．

AHTR：acute hemolytic transfusion reaction
急性溶血性輸血副作用

表3 緊急時の適合血の選択

患者血液型	赤血球濃厚液	新鮮凍結血漿	血小板濃厚液
A	A>O	A>AB>B	A>AB>B
B	B>O	B>AB>A	B>AB>A
AB	AB>A=B>O	AB>A=B	AB>A=B
O	Oのみ	全型適合	全型適合

※異型適合血を使用した場合，投与後の溶血反応に注意する
日本麻酔科学会，日本輸血・細胞治療学会編：危機的出血への対応ガイドライン．2007. http://www.jstmct.or.jp/jstmct/Document/Guideline/Ref4-1.pdf（2014年10月24日検索）より引用

表4　輸血の副作用

急性溶血性輸血副作用（acute hemolytic transfusion reaction：AHTR）	輸血後24時間以内（通常数分以内）に静脈に沿った熱感，発熱，呼吸困難，嘔吐，ヘモグロビン尿などの症状が出現する．重篤な溶血性反応のほとんどは，ABO型の不適合輸血から生じる．播種性血管内凝固症候群（DIC）や腎不全，呼吸不全の引き金となる．
遅発性溶血性輸血副作用（delayed hemolytic transfusion reaction：DHTR）	輸血後24時間以降（通常3～14日以降）に発熱や黄疸，ヘモグロビン尿などの症状を認める．
非溶血性発熱性輸血副作用（febrile non hemolytic transfusion reaction：FNHTR）	輸血中あるいは終了後数時間以内に1℃以上の体温上昇を認める．本症自体は生命的に危険になることはないが，発熱反応が他の重篤な輸血副作用の初期症状のこともあり，注意が必要である．
アレルギー反応／アナフィラキシー反応	輸血後数分～30分以内に蕁麻疹，皮膚紅潮が生じる．アナフィラキシー反応では，わずか数mLの輸血により咽頭浮腫や気道狭窄をきたしショックとなる．
輸血関連急性肺障害（transfusion-related acute lung injury：TRALI）	輸血中あるいは終了後6時間以内に発症する両肺野の浸潤影を伴う非心原性の急性肺水腫である．言い換えれば，輸血により発症した急性肺損傷／急性呼吸窮迫症候群（ALI/ARDS）の状態である．
輸血関連循環負荷（transfusion-associated circulatory overload：TACO）	急速，大量の輸血により，輸血中から終了後数時間以内に呼吸困難感や下腿浮腫などの症状を認める．慢性心不全患者，高齢者，小児に起こりやすい．
輸血後移植片対宿主病（post-transfusion graft versus-host disease：PT-GVHD）	輸血後10日頃から発熱や発疹，下痢が出現し，輸血後20日頃には多臓器不全へと進行し，死に至る．有効な治療法はなく，輸血前の放射線照射による予防が唯一の対策である．
感染症	細菌感染：バッグの破損，穿刺の際に皮膚に存在する細菌が混入する場合が考えられる．輸血により細菌が混入した場合には敗血症となる．ウイルス感染：輸血による肝炎ウイルスやヒト免疫不全ウイルス（HIV）の感染を生じる．

上木智博ほか：緊急輸血の安全対策．救急医学，37（13）：1709-1713，2013．を参考に作成

引用・参考文献

1) Powner DJ, et al.：Concepts of the strong ion difference applied to large volume resuscitation. J Intensive Care Med, 16（4）：169-176, 2001.
2) 渋谷崇行ほか：Damage control resuscitation：その実際 3．外傷蘇生のための輸血製剤の功罪 晶質液による蘇生．救急・集中治療，26（7-8）：1059-1065, 2014.
3) 岩井賢一：輸液／血管内液量の評価方法．何を用いてどのように行うべきか？．臨床に直結する集中治療のエビデンス—ベッドサイドですぐに役立つリファレンスブック（讃井將満編），p.197-204, 文光堂, 2013.
4) Marik PE, et al.：Does central venous pressure predict fluid responsiveness？ A systematic review of the literature and the tale of seven mares. Chest, 134（1）：172-178, 2008.
5) 武居哲洋：特集 モニター．中心静脈圧（CVP）使うなら，正しく使おうCVP．Intensivist, 3（2）：245-255, 2011.
6) 山下進ほか：わかりやすい輸液管理Q＆A—研修医からの質問398—A ベイシック編 4．成人・高齢者救急患者の輸液管理．救急・集中治療，19（1-2）：22-27, 2007.
7) 木下浩作ほか：わかりやすい輸液管理Q＆A—研修医からの質問398—B 蘇生・ショック編 11．成人心肺蘇生中と蘇生後の輸液管理—蘇生後脳低温療法管理を含む—．救急・集中治療，19（1-2）：69-75, 2007.
8) 石川真士ほか：多発外傷．輸液療法パーフェクト（増刊 レジデントノート）（飯野靖彦編），p.213-219, 羊土社，2009.
9) Finfer S, et al.：A comparison of albumin and saline for fluid resuscitation in the intensive care unit. N Engl J Med, 350（22）：2247-2256, 2004.
10) Annane D, et al.：Effects of fluid resuscitation with colloids vs crystalloids on mortality in critically ill patients presenting with hypovolemic shock：the CRISTAL randomized trial. JAMA, 310（17）：1809-1817, 2013.
11) Caironi P, et al.：Albumin replacement in patients with severe sepsis or septic shock. N Engl J Med, 370（15）：1412-1421, 2014.
12) Navickis RJ, et al.：Effect of hydroxyethyl starch on bleeding after cardiopulmonary bypass：a meta-analysis of randomized trials. J Thorac Cardiovasc Surg, 144（1）：223-230, 2012.
13) Zarychanski R, et al.：Association of hydroxyethyl starch administration with mortality and acute kidney injury in critically ill patients requiring volume resuscitation：a systematic review and meta-analysis. JAMA, 309（7）：678-688, 2013.
14) Myburgh JA, et al.：Hydroxyethyl starch or saline for fluid resuscitation in intensive care. N Engl J Med, 367（20）：1901-1911, 2012.
15) Haase N, et al.：Hydroxyethyl starch 130/0.38-0.45 versus crystalloid or albumin in patients with sepsis：systematic review with meta-analysis and trial sequential

analysis. BMJ, 346：f839, 2013.
16) Perner A, et al.：Hydroxyethyl starch 130／0.42 versus Ringer's acetate in severe sepsis. N Engl J Med, 367(2)：124-134, 2012.
17) 有井貴子ほか：ICUにおける膠質液の投与は有効か？．臨床に直結する集中治療のエビデンス-ベッドサイドですぐに役立つリファレンスブック(讃井將満編)，p.230-237，文光堂，2013.
18) Napolitano LM, et al.：Clinical practice guideline：red blood cell transfusion in adult trauma and critical care. Crit Care Med, 37(12)：3124-3157, 2009.
19) 日本外傷学会・日本救急医学会監，日本外傷学会外傷初期診療ガイドライン改訂第4版編集委員会編：外傷初期診療ガイドラインJATEC．改訂第4版，へるす出版，2013.
20) 日本麻酔科学会，日本輸血・細胞治療学会編：危機的出血への対応ガイドライン．2007. http://www.jstmct.or.jp/jstmct/Document/Guideline/Ref4-1.pdf (2014年10月24日検索)
21) 早川峰司ほか：輸液と輸血．救急・集中治療医学レビュー2011―最新主要文献と解説(島崎修次ほか監)，p.82-85，総合医学社，2011.
22) 上村裕一：ICUにおける貧血と赤血球輸血．The ICU Book Third Edition(Paul L.Marino原著，稲田英一監訳)，p.572-589，メディカル・サイエンス・インターナショナル，2008.
23) 石倉宏恭：Damage control resuscitation：その実際 4.凝固線溶異常を予防・回避するための蘇生 外傷と血小板輸血．救急・集中治療，26(7-8)：1127-1136, 2014.

ドレーン管理の実際

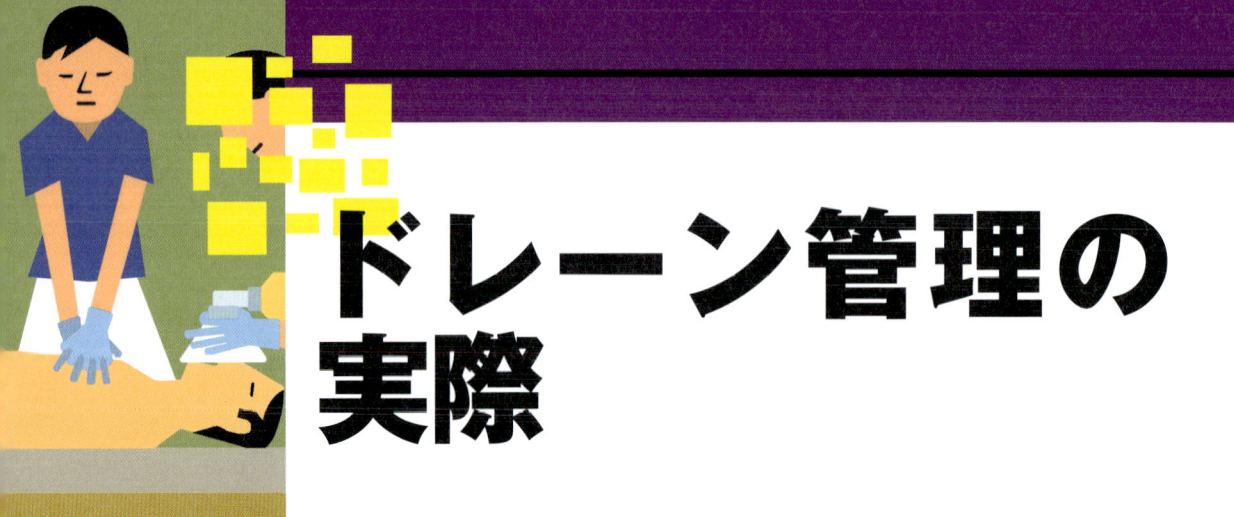

久間朝子
濱元淳子

　ドレナージは，身体に貯留した体液や血液を体外に排出することをいい，生理機能の回復や維持をはかることを目的とする．救急医療の現場においては，脳室・脳槽ドレナージ，胸腔ドレナージ，心囊ドレナージ，および腹腔ドレナージなどが実施される．

　このようなドレーン管理が必要となる状況には，急性の高い致死的状況が含まれている．そのため救急医療に携わる看護師には，ドレーン管理に対する優れた知識と，医師による迅速な処置を的確に介助できる技術が求められる．

脳室・脳槽ドレナージ

脳室・脳槽ドレナージの目的

　脳脊髄液は，側脳室，第3脳室，および第4脳室の脈絡叢で産生され，その量は450 mL/日程度である．通常，側脳室→モンロー孔→第3脳室→中脳水道→第4脳室腫瘍→ルシュカ孔→マジャンディー孔→くも膜下腔へ流れ，上静脈洞のくも膜下下流から静脈血に吸収される．

　髄液の循環量は成人で約150 mLであり，1日に3～4回入れ替わることになる．血管破綻による出血や，髄液自体の循環障害が発生すると，脳室内に髄液が貯留し，循環や吸収に障害をきたすことで頭蓋内圧が上昇する．脳室・脳槽ドレナージは，このような貯留した髄液や血液を排出し，頭蓋内圧（ICP）をコントロールするために実施される．頭蓋内病変が出現すると血液，髄液は代償的に一部減少して頭蓋内圧を一定に保とうとするが，ある限界を超えるとICPは急激に上昇する[1]．一般的に

ICP : intracranial pressure
頭蓋内圧

は，ICP：20 mmHg 以上で治療が必要となり，40 mmHg 以上が持続すると死亡率が高くなる[2)-4)]．そのため，迅速に ICP を下降させる必要があり，原則として脳室・脳槽ドレナージによる ICP の低下が推奨されている[5)]．

脳室ドレナージは，側脳室から第3脳室周囲に挿入され，脳卒中や重症頭部外傷の術後で ICP の上昇が予測される場合や，脳出血や脳出血の脳室穿破時の血液排出に行われる．

一方，脳槽ドレナージは，ICP のコントロールに加え，くも膜下出血の際の血腫除去にも用いられるが，脳槽ドレナージの最も重要な目的は，血性髄液を排出することによって脳血管攣縮を予防することにある．

くも膜下出血では，発症後4〜14日までが攣縮期とされるが，この攣縮の重症度とくも膜下腔の血液貯留量とには相関があるといわれており[6)7)]，この血液を排出させることで攣縮を予防する．

管理上の留意点

脳室ドレーン，脳槽ドレーンともに手術で留置され，回路式システムを使用する．挿入経路は，頭皮→頭蓋骨→脳実質→側脳室または脳槽となる（図1）．

回路式システムは，ドレーンと接続し圧調整を行うドレナージ回路と，排液チャンバー（サイフォンチャンバー）および排液バッグからなる閉鎖回路である．設定圧以上に ICP が上昇した場合，サイフォンチャンバーから髄液が流出し，排液バッグに導かれるしくみである．

1 0点設定と作動確認

一般的に，0点とは脳室に留置されたドレーンの先端位置を指す．その目安としてモンロー孔が使用されているが，モンロー孔は左右の外耳孔を結んだ線上にあることから，外耳孔を0点の目安として使用する．

設定圧は，脳室のサイズや症状から決定され，外耳孔とチャンバーの高低差で実際の圧設定を行う．設定圧が 15 cmH$_2$O の場合，0点からサイフォンチャンバー先端までの高さは，15 cm となる（図2）．

通常，回路内の髄液は心拍に同期して拍動しているため，液面の拍動の有無を確認する．拍動が確認できない場合は，ドレーンの挿入位置が不適切，もしくは閉塞している可能性がある．

図1 脳室・脳槽ドレナージ

脳室ドレーン　　　　脳槽ドレーン

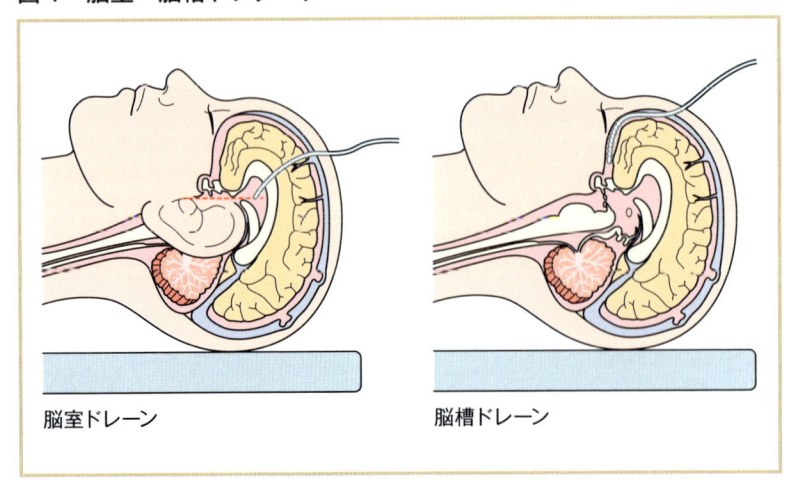

図2 脳室・脳槽ドレナージ

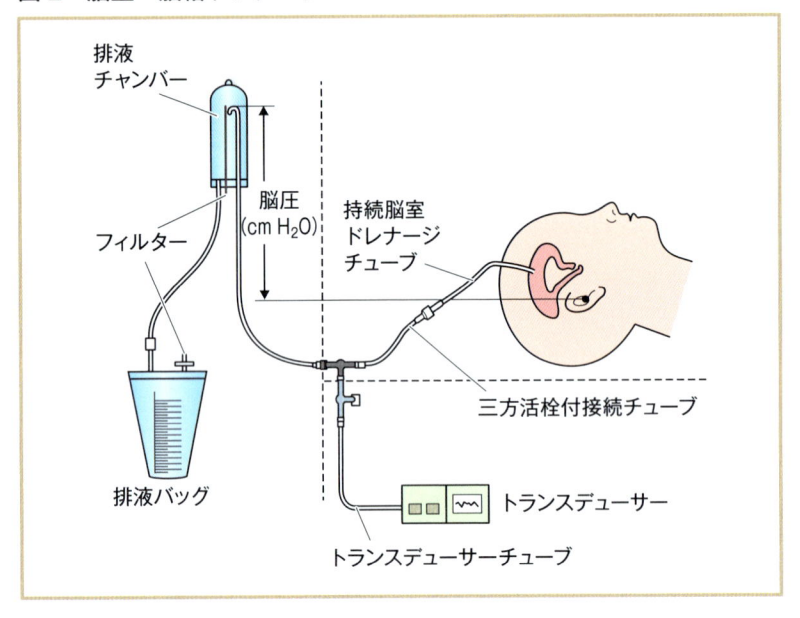

排液チャンバー、フィルター、脳圧(cmH₂O)、持続脳室ドレナージチューブ、三方活栓付接続チューブ、排液バッグ、トランスデューサー、トランスデューサーチューブ

2 ミルキング

　ミルキングによって回路内が陰圧となり，ICPのコントロールに変動をきたす可能性がある．また，脳室ドレナージの場合は，ドレーン先端が脳実質に近い位置に留置されているため，ミルキングによって脳実質に直接的に作用する可能性が高い．
　以上の理由から，ミルキングは行わない．

3 エアフィルター，ドレーン刺入部の汚染

エアフィルターが濡れて目詰まりした場合は，回路全体がサイフォンとして作用するためオーバードレナージとなり，頭痛や悪心，倦怠感などの低髄圧症状を起こす．また，エアフィルターが汚染されると，容易に髄膜炎を引き起こす．そのため，エアフィルター汚染時はただちに医師へ報告し，回路の交換準備を行う必要がある．

ドレーン刺入部からの髄液滲出は感染源となりうるため，発赤や腫脹などとともにその徴候を観察する．また，アンダードレナージが原因となる可能性もある．その場合は，医師による設定圧の変更が行われる．

4 排液の性状と量

くも膜下出血後の排液は，通常，時間の経過とともに血性から黄色がかったキサントクロミーへと変化する．よって，脳室・脳層ドレーンから突然血液が流出したときは，再出血の可能性が高い．また，感染している場合の排液は混濁していることが多い．突然の血性排液は，再出血を示唆するため，その他の神経学的所見を観察し，緊急CTや再手術などの対応を行う．

設定圧は，排液量450 mL／日，20 mL／時を目安に管理される．設定圧が高すぎるとアンダードレナージとなり，ICPは亢進し頭痛や嘔吐，意識障害，血圧上昇，徐脈をきたす．設定圧が低すぎるとオーバードレナージになり，頭痛や悪心，倦怠感などの低髄圧症状を引き起こすことを理解しておく．

5 処置時のクランプ

吸引，体位変換，清拭や食事などの処置やケア時には，必ず患者にいちばん近いクレンメを閉じて，急激な頭蓋内圧変動をきたさないようにする．

CTやMRIなどの検査のためにやむをえず移動する際には，圧を変動させずに大気圧開放とするため，汚染防止や排液逆流防止のためにクランプと開放の順番を厳守する．

胸腔ドレナージ

胸腔ドレナージの目的

　救急医療におけるドレナージのなかで，最も迅速に行われるのが胸腔ドレナージである．とくに，胸部外傷後の閉塞性ショックに対する胸腔ドレナージ術の実施は，一刻を争う状況であり，迅速な対応がなされなければ死に至る．

　胸腔ドレナージの目的は，胸腔内に貯留した気体・液体を排出し，胸腔内圧を適切に保つことである．胸腔ドレナージには，気体の排出を促す脱気と，血液などの液体を排出する排液の2種類がある．

　一般に，胸部外傷の多くは，胸腔ドレナージ，呼吸管理，および疼痛管理などによる非手術療法で治療可能とされており[8]，開胸術を必要とする穿通性外傷は15～30％，鈍的外傷では10％未満とされている[9]．

緊張性気胸の脱気

　胸腔ドレナージの適応において，即時の対応が求められる病態は緊張性気胸である．これも，迅速な診断と胸腔ドレナージによって致死的状況は回避することができる．

　緊張性気胸とは，損傷部がcheck valve（一方弁）となり，空気が胸腔内に閉じ込められることで進行性の胸腔内圧の上昇をきたした状態である．右心系圧排による静脈還流障害から心拍出量が低下し，閉塞性ショックへと発展する．

　緊張性気胸は，緊急性が高いがゆえに，身体所見（健側呼吸音の減弱/消失，胸郭運動の左右差，頸静脈の怒張，気管支の健側への偏位，皮下気腫，打診上鼓音）によって診断されるべきである．胸部X線検査による確定診断を待つことによって治療が遅れることがあってはならない．

　治療では，迅速な胸腔穿刺または胸腔ドレナージによる胸腔内圧の減圧が必要になる．なかでも胸腔穿刺は，病態がかなり切迫した状態で，かつ即時に胸腔ドレナージが行えない状況に選択される．

　胸腔穿刺では，患側の第2肋間鎖骨中線に18G以上の十分な長さの静脈留置針が刺入される．切迫した状況では，消毒や局所麻酔は省略される．SpO_2やバイタルサイン値が回復するまで脱気が続けられるが，脱気不十分な場合は，第3肋間鎖骨中線に追加穿刺が行われる．

　Wilsonらの胸部CTによる胸壁の厚みに対する調査では，男性では平均4.16cm，女性で4.9cmであり，調査対象患者のうち1/4の患者の胸壁は5cm以上であったことが明らかになっている[10]．調査対象は外国人であるが，緊張性気胸で皮下気腫が増えてくれば胸壁は厚くなる

ため，たとえ日本人であっても18Gによる穿刺がむずかしい場合があることを念頭に置く必要がある．また同調査では，18Gでの穿刺困難が予想され，カテラン針で第2肋間鎖骨中線を穿刺した場合，鎖骨下動脈を傷つける可能性もあることも示唆されている[10]．

いずれにしても胸腔穿刺は，減圧のみが目的であり，肺の再膨張を得るために可及的すみやかに胸腔ドレナージが行われる．

胸腔ドレーンの挿入

胸腔ドレーンでは，28Fr以上の太いチューブが第4〜5肋間から挿入される．チューブ内の曇り（Fogging）が確認できたら，陰圧持続吸引を行う．もちろん，開放性気胸においてもただちに胸腔ドレーンが挿入され，その後に開放創の閉鎖術が行われる．

救急医療に携わる看護師は，①胸腔ドレーンは必ず創から離れた清潔な部位から挿入されること，②胸腔ドレーンの挿入なしに開放創の閉鎖が行われた場合，緊張性気胸をまねくおそれがあることを理解しておく必要がある．

また，虚脱が少なく胸部X線で検出困難な潜在性気胸（OC）の存在についても周知しておく必要がある．

OC：occult pneumothorax
潜在性気胸

救急外来で行われる仰臥位ポータブル胸部X線検査では，200〜400 mLの空気の貯留がなければ描出できないため，OCを含む気胸の検出には超音波検査が用いられることも多く，胸部X線より有用であるという報告が複数行われている[11)-15)]（表1）．

OCは，外傷性気胸の約20〜35％に存在し，鈍的胸部外傷の約2〜8％に認められ[10)16)]，保存的治療が可能であるという知見[17)]と，OCの約20％に胸腔ドレナージが必要であったという報告[18)]がある．

表1　胸部X線とFASTにおける潜在的気胸の検出[11)-15)]

	胸部X線		超音波検査	
	感度[†]	特異度[††]	感度	特異度
Blaivas, et al (2005)[11)]	75.5	100	98.1	99.2
Chung, et al (2005)[12)]	47	94	80	94
Sartori, et al (2007)[13)]	87.5	100	100	100
Wilkerson, et al (2010)[14)]	28-75	100	8-98-98	97-100
Nagarsheth, et al (2011)[15)]	31.8	100	81.8	100
	陰性的中率[†††]			
	0.792		0.934	

[†]：実際に病気を患っている者のうち，陽性と出る割合
[††]：病気を患っていない者のうち，陰性と出る割合
[†††]：検査結果が陰性と判定された場合に真の陰性（非有病者）である確率

排液を目的とした胸腔ドレナージ

大量血胸などの液体貯留の排液を目的とした胸腔ドレナージは，ドレーン先端と胸膜との境を明瞭に確認するため，エコーガイド下で行われる．

大量血胸は，強大な外力が胸郭に作用した際にみられる外傷で，交通事故や墜落などによる胸部打撲や挟圧外傷，刺創や切創に伴って発症する．心損傷や肺損傷に加え，血管損傷（胸部大動脈，肺動静脈，内胸動脈損傷，肋間動脈損傷，上大静脈，奇静脈），横隔膜破裂を伴う腹部臓器損傷などで生じる．

1,000 mL 以上の出血が急激に起こると，循環血液量減少と胸腔内圧上昇による静脈還流の障害が起こり，出血性ショックをきたす．加えて，血胸により胸腔内圧が上昇し呼吸不全をまねく．胸腔ドレナージによる血性排液が多い場合は，血管損傷を疑い開胸術の適応となる（表2）[17]．

管理上の留意点

1 胸腔ドレーンのサイズとその後の管理

脱気，排液に対する胸腔ドレーンサイズのエビデンスは明確ではないが[19]，太いサイズが優れているというエビデンスも同様に明らかではない[19,20]．

Inaba らの胸腔ドレーンサイズの比較調査では，小サイズ（28～32 Fr）と大サイズ（36～40 Fr）による胸腔ドレーンの挿入時間，排液量，および合併症の発生率に有意な差はみられなかった[20]．

また胸腔ドレーンの挿入後，日本においては予防的抗菌薬として第1世代セフェムが投与されることがあるが，胸腔ドレーン挿入後の予防的抗菌薬の使用の有無にかかわらず，膿胸2.6％，肺炎6.2％の発生率に差はみられなかったという調査報告もある[21]．

完全虚脱気胸を脱気する場合，とくに配慮すべき内容に再膨張性肺水

表2 血胸に対する開胸術の適応基準

胸腔ドレナージ開始後 1,500 mL/hr 以上の血液が排出された*

2～4 時間で 150～200 mL/hr 以上の出血が胸腔より持続している

血行動態の安定のために，持続する輸血が必要

Nathan らによって，127 の文献と 43 の調査研究をもとに血胸と気胸の管理のための実践管理指針が作成されている．作成には9人の外科医が加わり，管理指針にはエビデンスレベルが振り分けられている．
*：Class Ⅱのエビデンスレベルが割り当てられている．
Mowery NT, et al.：Practice management guidelines for management of hemothorax and occult pneumothorax. J Trauma, 70 (2)：510-518, 2011. より引用，著者翻訳

腫（RPE）の予防がある．RPEは，気胸や血胸によって長時間虚脱していた肺がドレナージによって急速に再膨張し，肺の血流の再灌流と血管透過性が亢進することによって発生する．

　Tairaらは，RPEの影響因子の同定を目的に回顧的研究を実施している．5年の対象期間中に胸腔ドレナージが実施されていた患者40人中13人（32.5％）にRPEが発症しており，多変量解析の結果，肺虚脱の程度および胸水の存在がRPEに関連することを明らかにしている[22]．

　RPEの予防には，陰圧をかけすぎず徐々に脱気し，急激な再膨張を避けることが重要である．具体的には，1Lの排液がみられた後はチューブを1時間クランプするとともに，24時間の排液は1.5L以下にする[23]．また1時間あたりの排液は500 mL以下にする[24]などの必要性が述べられている．

RPE：reexpansion pulmonary edema
再膨張性肺水腫

2 エアリーク，水封室の観察

　ドレーンが留置され排液バッグに接続したら，水封室にエアリークがあるかを確認する．脱気ができていればエアリークが確認できる．気胸が改善すればエアリークは消失するが，呼吸音の聴診や胸部X線と合わせて判断がなされる．

　水封室の液面は呼吸に合わせて上下移動を繰り返しており，自発呼吸では，吸気時には胸郭が拡張して陰圧が高まるため液面は上昇するが，呼気時には胸腔内圧の陰圧が低下するために液面は下降する．

　一方，人工呼吸器による陽圧換気下では，液面は，吸気時に下降し，呼気時では上昇する[25]．また，陽圧換気下では，チューブの閉塞などによりドレナージが不良となると，容易に緊張性気胸に至ることも理解しておく必要がある．

3 チューブ位置の確認

　刺入部周囲に握雪感を生じた際には皮下気腫を意味しており，ドレーンの閉塞や不適切な位置への留置が推測され，日本においては一般的に胸部X線検査による位置確認が行われる．

　Limらの調査では，胸部CT検査によって4年間に28例の胸腔ドレーンの位置異常を同定できたが，胸部X線検査による同定は6例であったことが明らかにされている[26]．

　この結果から，胸腔ドレーンの位置異常が疑われる場合は，積極的な胸部CT検査が推奨されている．

心嚢ドレナージ

心嚢ドレナージの目的

　心嚢ドレナージは，心破裂や大血管損傷，心膜炎などによって，心膜腔に液体や空気が貯留した心タンポナーデの解除のために行われる．

　心タンポナーデは，心臓の拡張運動が拘束されて心室への血流環流が障害されたものをいい，外傷の場合は，内因性疾患や慢性疾患よりも少量の60～100 mL程度の血液や凝血塊であっても発症し，ショックに陥る．

　心嚢穿刺によって拘束が解除できれば症状は改善できるが，心停止を回避するための一時的な処置であり，その後は心膜開窓術や開胸術による根治治療が行われる．

管理上の注意点

1 穿刺部位と注意

　心嚢穿刺は，1970年代までは盲目的に行われており，冠動脈や肺などの損傷により重篤な合併症が約20％発生していたが，現在では血行動態や心電図モニタを観察しながら，透視下あるいは超音波ガイド下で行われるため，重篤な合併症は5％以下となっている[27]．

　穿刺部位には，胸骨剣状突起下，前/側胸壁（心尖部，胸骨左縁，胸骨右縁など）がある．

　胸骨健状突起下からの穿刺の場合は，可能であれば患者をセミファウラー位にし，心嚢液を下方に変移させることでアプローチを容易にすることができる．

　胸骨健状突起下からのアプローチは，気胸や冠動脈損傷のリスクが低いため選択されやすいが，穿刺針通過部位に肝左葉が存在するため，現在では超音波ガイド下で胸壁からのアプローチが選択されることが多い．

2 胸腔ドレナージと合併症

　米国メイヨークリニックの報告では，心嚢穿刺が必要な症例の約80％で側胸壁からのアプローチが選択されており，21年間にわたる1,097件のエコーガイド下心嚢穿刺のうち，合併症の発症は14件（1.2％）であった．その内訳は，心嚢穿刺で手術を要した症例が5件，肋間動脈損傷1件，胸腔ドレナージ挿入5件，心室頻拍1人，敗血症1例，死亡

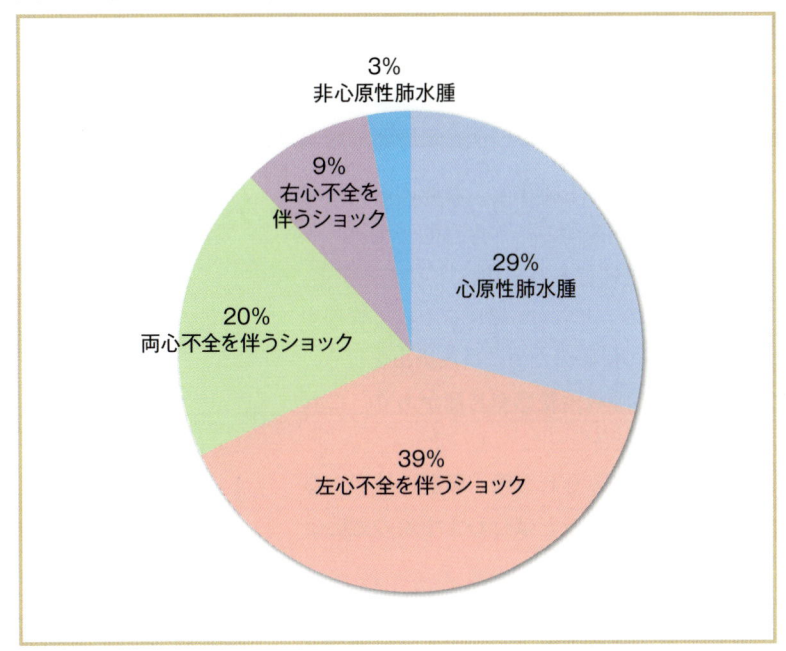

図3 心嚢ドレナージ後のダメージ

- 3% 非心原性肺水腫
- 9% 右心不全を伴うショック
- 20% 両心不全を伴うショック
- 29% 心原性肺水腫
- 39% 左心不全を伴うショック

心嚢ドレナージ後，症例の2/3がショックを呈し，1/3は肺水腫の状態であった．35症例の概要：対象者の平均年齢は47歳，女性が66％．約60％に悪性腫瘍の既往があった．心嚢ドレナージによる排液量は平均888 mL（450〜2,100 mL）であり，心嚢ドレナージ後48時間で症状が出現した．症例の約30％が死亡．
Imazio M：Pericardial decompression syndrome：A rare but potentially fatal complication of pericardial drainage to be recognized and prevented. Eur Heart J Acute Cardiovasc Care, 2014. pii：2048872614557771．より引用，著者翻訳

1例であった[28]．

また，心嚢ドレナージには，心臓損傷を合併する危険性があり，心電図モニタでST上昇の有無を確認しながら行われる．ST上昇は心筋穿刺を意味する．

そのほか，心室穿刺や冠動脈損傷などのリスクも高く，心室細動などの致死的不整脈を招きやすいため，心嚢穿刺前には，心電図モニタ，救急カート，蘇生用薬品，および除細動器を準備する．穿刺によって血液が吸引できれば，心臓の拡張運動の改善が期待できる．

しかし，心嚢穿刺のみでバイタルサインの改善はできないことが多く，心嚢ドレナージを行っても48時間後にはドレナージと同じような心嚢液の貯留をきたし，その多くは，ショックや肺水腫を併発している（図3）[29]．

心嚢穿刺は，可及的すみやかに心停止を避けるための緊急処置であり，続いて止血術などの根本治療を行うことができるよう，手術室への連絡を行うなどのマネージメントが必要である．この移動の際には，揺れなどによって心臓そのものに影響を及ぼす可能性があることを考慮し，カテーテルは厳重に固定し把持する必要がある．

腹腔ドレナージ

腹腔ドレナージの目的

　腹腔ドレナージは，腹腔内に貯留した液体を排出し，腹腔内を減圧することで生理機能の回復や横隔膜挙上を回避することを目的とする．

　腹腔ドレナージには，腹水の排出の際に行われる腹水ドレナージと，膿瘍部位から排膿するドレナージとがある．どちらも陰圧をかけて管理することはまれであり，一時的減圧や術後の排膿のために自然排出を行う．

　患者は，腹水貯留による腹部膨満から呼吸困難感や苦痛があり，これらの緩和を図る必要がある．

　また，外傷などによって腹腔内に出血がみられた際，臓器の破裂や穿孔，ショックを呈している場合には，ドレナージは行わず手術の適応となる．

　手術後に留置される腹腔ドレーンは，臓器間にある窪みに液体が貯留しやすいため，ウィンスロー孔，モリソン窩，ダグラス窩などに留置される．この際には，陰圧をかけて閉鎖式管理を行う．

腹腔ドレナージの適応

　救急医療における腹腔ドレナージの適応で，迅速な対応が求められる状況には，腹腔内の大量出血や外傷，腹部大動脈瘤破裂による腹腔内圧上昇（IAH）がある．

　IAHが進行して腹部コンパートメント症候群（ACS）の状況に至ると致死的であるため，重症化する前に腹腔内圧を低下させる必要がある[30]．

　IAHおよびACSに対する診療のアルゴリズムは，世界ACS学会（WSACS）により策定されている[30]．

　腹腔内圧を低下させる非手術療法として，まずは経皮的ドレナージによる腹腔内容物の除去が行われる[31]．エコーガイド下での腹腔ドレナージは効果的とされているが，根本治療ではないため，開腹減圧などの外科的治療も検討されることになる[32]．

IAH：intra-abdominal hypertension
腹腔内圧上昇

ACS：abdominal compartment syndrome
腹部コンパートメント症候群

WSACS：World Society of the Abdominal Compartment Syndrome
世界腹部コンパートメント学会

管理上の留意点

　腹水のドレナージは，自然排出で行われるが，排液の速度には十分に留意する．急速に排液すると，腹腔圧が低下することによって循環血液量の不均等が起こり，ショックに至る可能性があり，一般に1,000 mL／時以上は排液しないようクレンメなどで速度調整を行う．

同時に患者の自覚症状とともに，循環動態の観察を十分に行う必要がある．

腹水をドレナージした場合，通常は黄色の排液が確認できるが，血性であった場合は，血管や臓器に損傷をきたしている可能性があり，緊急手術の適応となる．外傷により，腹腔内に液体貯留がみられショックをきたしている場合も，緊急手術の適応となる．

循環動態が不安定な状況で手術が行われた場合，代謝性アシドーシス，低体温，凝固異常によって出血制御ができなくなる場合があるため，昨今では，緊急手術の際には一期的に単純結紮などの止血と汚染回避に徹した簡易術が実施され，全身状態の安定を待って二期的に根本治療が行われている．

このような救命を目的とした外傷治療戦略はDCS（ダメージコントロール手術）とよばれており，蘇生目的の初回手術，全身の安定化を図る集中治療，および修復・再建手術の3つの要素で成り立っている[33]．

DCS：damage control surgery
ダメージコントロール手術

引用・参考文献

1) Langfitt TW : Increased intracranial pressure. Clinical Neurosurgery, 16 : 436-471, 1969.
2) Eisenberg HM, et al. : High-dose barbiturate control of elevated intracranial pressure in patients with severe head injury. Journal of Neurosurgery, 69(1) : 15-23, 1988.
3) Marmarou A, et al. : Impact of ICP instability and hypotension on outcome in patients with severe head trauma. Journal of Neurosurgery, 75(Suppl) : S59-S66, 1991.
4) Kawahara N, et al. : Sequential changes of auditory brain stem responses in relation to intracranial and cerebral perfusion pressure and initiation of secondary brain stem damage. Acta Neurochir(Wien), 100(3-4) : 142-149, 1989.
5) Brain Trauma Foundation, American Association of Neurological Surgeons(AANS), et al. : Prophylactic Hypothermia : Guidelines for the management of severe traumatic brain injury, 3rd ed. Journal of Neurotrauma, 24(Suppl 1) : S21-S25, 2007.
6) Weir B, et al. : Etiology of cerebral vasospasm. Acta Neurochir Suppl, 72 : 27-46, 1999.
7) Carr KR, et al. : Inflammation, cerebral vasospasm, and evolving theories of delayed cerebral ischemia. Neurol Res Int, 2013. doi : 10. 1155/2013/506584. http://www.hindawi.com/journals/nri/2013/506584/（2015年1月7日検索）
8) Mattox KL, et al. : Trauma thoracotomy : principles and techniques. Trauma. 7th ed, McGraw-Hill, p.461-467, 2013.
9) American College of Surgeons Communittee on Trauma : Advanced Trauma Life Support (ATLS) for Doctors : Student Course Manual. 8th ed, American College of Surgeons, 2008.
10) Wilson H, et al. : Occult pneumothorax in the blunt trauma patient : tube thoracostomy or observation?. Injury, 40(9) : 928-931, 2009.
11) Blaivas M, et al. : A prospective comparison of supine chest radiography and bedside ultrasound for the diagnosis of traumatic pneumothorax. Acad Emerg Med, 12(9) : 844-849, 2005.
12) Chung MJ, et al. : Value of high-resolution ultrasound in detecting a pneumothorax. Eur Radiol, 15(5) : 930-935, 2005.
13) Sartori S, et al. : Accuracy of transthoracic sonography in detection of pneumothorax after sonographically guided lung biopsy : prospective comparison with chest radiography. AJR Am J Roentgenol, 188(1) : 37-41, 2007.
14) Wilkerson RG, et al. : Sensitivity of bedside ultrasound and supine anteroposterior chest radiographs for the identification of pneumothorax after blunt trauma. Acad Emerg Med, 17(1) : 11-17, 2010. doi : 10. 1111/j.1553-2712. 2009. 00628. x.
15) Nagarsheth K, et al. : Ultrasound detection of pneumothorax compared with chest X-ray and computed tomography scan. Am Surg, 77(4) : 480-484, 2011.
16) Rhea JT, et al. : The frequency and significance of thoracic injuries detected on abdominal CT scans of multiple trauma patients. J Trauma, 29(4) : 502-505, 1989.
17) Mowery NT, et al. : Practice management guidelines for management of hemothorax and occult pneumothorax. J Trauma, 70(2) : 510-518, 2011.
18) Livingston DH, et al. : Chest wall and lung. Trauma. 6th ed, McGraw-Hill, p.525-552, 2008.
19) Kulvatunyou N, et al. : Two-year experience of using pigtail catheters to treat traumatic pneumothorax : a changing trend. J Trauma, 71(5) : 1104-1107, 2011.
20) Inaba K, et al. : Does size matter?. A prospective analysis of 28-32 versus 36-40 French chest tube size in trauma. J Trauma Acute Care Surg, 72(2) : 422-427, 2012.
21) Maxwell RA, et al. : Use of presumptive antibiotics following tube thoracostomy for traumatic hemopneumothorax in the prevention of empyema and pneumonia—a multi-

center trial. J Trauma, 57(4) : 742-748, 2004.
22) Taira N, et al. : An analysis of and new risk factors for reexpansion pulmonary edema following spontaneous pneumothorax. J Thorac Dis, 6(9) : 1187-1192, 2014.
23) Durai R, et al. : Managing a chest tube and drainage system. AORN J, 91(2) : 275-280, 2010.
24) Laws D, et al. : BTS guidelines for the insertion of a chest drain. Thorax, 58(Suppl 2) : ii53-59, 2003.
25) Atrium Medical Corporation : Managing Chest Drainage.
http://www.atriummed.com/EN/Chest_Drainage/Documents/NOCredit2012CEmanualrevised.pdf（2015年1月7日検索）
26) Lim KE, et al. : Diagnosis of malpositioned chest tubes after emergency tube thoracostomy : is computed tomography more accurate than chest radiograph? Clin Imaging, 29(6) : 401-405, 2005.
27) Turfan M, et al. : Pericardicentesis and contemporary practice. European Journal of General Medicine, 10(1) : 6-9, 2013.
28) Tsang TS, et al. : Consecutive 1127 therapeutic echocardiographically guided pericardiocenteses : clinical profile, practice patterns, and outcomes spanning 21 years. Mayo Clin Proc, 77(5) : 429-436, 2002.
29) Imazio M : Pericardial decompression syndrome : A rare but potentially fatal complication of pericardial drainage to be recognized and prevented. Eur Heart J Acute Cardiovasc Care, 4(2) : 121-123, 2015.
30) World Society of the Abdominal Compartment Syndrome (WSACS) : Resuscitation Algorithms.
http://www.convatec.com/media/4432018/ap-012837-mm_am_abviser_wsacs_algorthim_pocket_guide-7745.pdf（2015年1月7日検索）
31) Orlando Regional Medical Center : Intra-abdominal pressure monitoring.
http://www.surgicalcriticalcare.net/Guidelines/intraabdominal_pressure_monitoring.pdf（2015年1月7日検索）
32) Latenser BA, et al. : A pilot study comparing percutaneous decompression with decompressive laparotomy for acute abdominal compartment syndrome in thermal injury. J Burn Care Rehabil, 23(3) : 190-195, 2002.
33) Damage Control Surgery. Emergency War Surgery, Chapter 12.
http://www.cs.amedd.army.mil/borden/FileDownloadpublic.aspx?docid=89639e6f-94b9-4daf-bdc5-2fd162fed3a9（2015年1月7日検索）

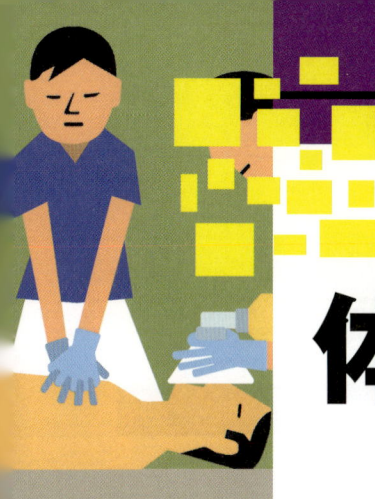

体温管理の実際

立野淳子

体温異常の定義と分類

　生体は，視床下部にある体温調節中枢の働きにより，核心温（中枢温ともよばれる）を37℃前後に厳密に維持することによって，生命維持に必要な細胞は効率的に機能している．
　しかし救急患者では，さまざまな病態から体温が37℃前後のコントロール範囲を逸脱した体温異常（高体温，低体温）を呈する場合が少なくない．

高体温

　高体温は発症メカニズムの違いにより，発熱とうつ熱に大別される．
　発熱とは，感染症や手術などの侵襲により体温調節中枢のセットポイントが高値にリセットされることで，平常時よりも体温が上昇する現象である．「日本版敗血症診療ガイドライン」[1]では，深部温が38.0℃以上を発熱と定義している．しかし，ICU看護師を対象にした調査によると，37.5〜38.0℃を発熱とみなしていると考えられる[2]．
　うつ熱とは，熱中症の主要症状であり，セットポイントがリセットされることなしに，熱産生の異常亢進や熱放散障害により体温が上昇した状態である．

低体温

　低体温とは，核心温が35℃以下に低下した状態と定義されている[3]．治療を目的に意図的に低体温としたのではなく低体温をきたす場合を，偶発的低体温とよぶ．日本救急医学会では，35〜32℃を軽症低体温，

32〜28℃を中等症低体温，28℃未満を重症低体温と分類している[3]．

体温異常が生体に及ぼす影響

高体温が生体に及ぼす影響

発熱に伴う生体反応を**図1**にまとめた．

感染症や手術，熱傷などの侵襲が加わると，サイトカインの誘導により，内因性発熱物質として知られるプロスタグランジン E_2（PGE_2）が産生される．

PGE_2 の作用により，体温調節中枢にあるセットポイントが39〜41℃にリセットされると，核心温と末梢温に乖離が生じる．

生体はこの差を埋めようと，末梢血管を収縮させたり，シバリング（悪寒戦慄）による熱産生を起こし発熱する．シバリングは，不随意に骨格

PGE_2：Prostaglandin E_2
プロスタグランジン E_2

図1 高体温に伴う生体反応

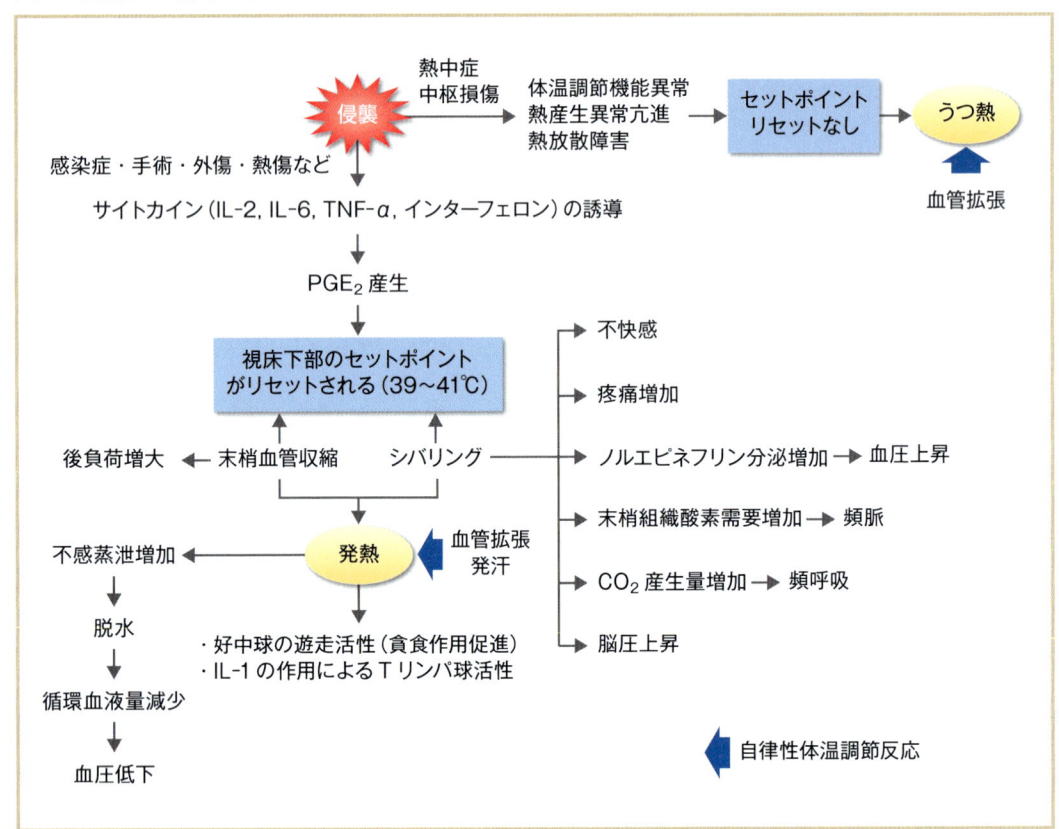

IL：interleukin，インターロイキン，TNF：tumor necrosis factor，腫瘍壊死因子，PGE_2：Prostaglandin E_2，プロスタグランジン E_2

筋を収縮させることでエネルギーを消費して熱産生を起こす生体の防御反応である．

シバリングが起きると通常の2～3倍の熱産生を起こすことができるが，末梢組織の酸素需要も200～500％に増加する．よって，酸素需要に見合う酸素運搬能を維持するために頻脈となる．

同時に，二酸化炭素産生量も増加するため代償的に頻呼吸を呈する．

さらに，ノルエピネフリンの分泌増加による血圧の上昇や，脳圧の上昇，疼痛の増強，不快感などをもたらす．

末梢血管の収縮は，皮膚からの熱放散を減らし，体幹や頭部の中枢に血流を集め，体温を保持・上昇させる生体反応であるが，後負荷の増大をきたすため，心機能が低下している場合には心負荷となる．

加えて発熱は，発汗量の増加や不感蒸泄の増加をまねき，脱水による循環血液量の減少から血圧低下や尿量低下につながることもある．

このように発熱は，生体に大きな負担をもたらす．

一方で発熱は，好中球の遊走活性により貪食作用を促進したり，IL-1の作用によりTリンパ球の働きを活性化させるなど，生体にとって免疫系を活性化する生体防御の側面ももつ．

低体温が生体に及ぼす影響

低体温に伴う生体反応を図2に示した．

山岳遭難や溺水などの寒冷環境や，アルコールの過剰摂取，広範囲熱傷，薬物中毒，低血糖などの病態は末梢血管を拡張させ熱放散の増加，熱産生の低下をもたらす．

手術などを目的に投与される麻酔薬や鎮静薬にも末梢血管拡張作用があり，中枢と末梢の熱量を均等化するために，核心温が下がる再分布性低体温が起きることが知られている．また，脳血管障害などによる体温調節中枢の障害により体温調節機能の低下によっても低体温をきたす場合がある．

生体は低体温になると，末梢血管を収縮させたり，シバリングを起こすことで体温を維持しようと代償機転を働かせる．

しかし低体温が進行すると，震えは止まり，感情鈍麻から昏睡に至ったり，徐呼吸から呼吸停止に，徐脈やQT延長などに起因する致死性不整脈から心停止に至ることもある．さらには，感染率の増加や凝固系の異常から出血リスクの増大などもまねく．

わが国で初めて全国調査された低体温症の実態に関するHypothermia Study[4]では，低体温症は圧倒的に高齢者に多く，その原因として男性では寒冷暴露やアルコール，外傷が多く，女性では薬物中毒が多いことが報告された．

図2　低体温に伴う生体反応

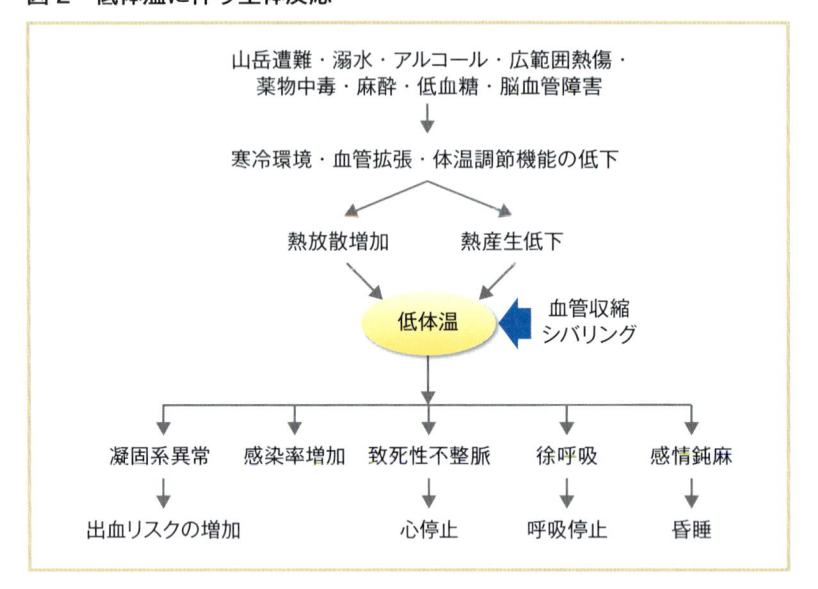

山岳遭難・溺水・アルコール・広範囲熱傷・薬物中毒・麻酔・低血糖・脳血管障害
↓
寒冷環境・血管拡張・体温調節機能の低下
↓
熱放散増加　熱産生低下
↓
低体温 ← 血管収縮　シバリング
↓
凝固系異常　感染率増加　致死性不整脈　徐呼吸　感情鈍麻
↓
出血リスクの増加　心停止　呼吸停止　昏睡

体温管理の実際

体温測定方法は何がよいか

　体温管理において重要なのは核心温である．核心温は，本来体温調節中枢である視床下部の血流温で，実際には測定できない．そのため，その代用として肺動脈温，食道温，鼓膜温，腋窩温，直腸温，膀胱温などが用いられる．

　救急看護師のためのプラクティスガイドライン[5]では，どの測定方法を用いたとしても，測定値の精度は患者の状況により左右されることが示されている．それぞれの測定方法について特徴をよく理解したうえで選択することが望ましい（**表1**）．

発熱時の解熱療法は積極的に行うべきか

　発熱時の解熱療法は，薬物療法と非薬物療法に大別される．救急・集中治療領域の発熱患者について観察を行った9文献を対象に行われたシステマティックレビュー[6]では，37.5〜39.0℃以下の発熱が死亡率に影響することはなかった（オッズ比［OR］1.22，$p=0.52$）が，39.3℃以上の高熱は有意に死亡率を増加させる（OR 2.95，$p=0.03$）ことを指摘している．

　発熱の生体防御反応としての側面を考慮すれば，むやみに解熱させるのではなく，生体に悪影響を及ぼす39.0℃を1つの指標として解熱療法の開始を検討すべきである．

OR：odds ratio
オッズ比．オッズとは，ある事象が起きる確率と起きない確率の比であり，見込みをいう．曝露条件の異なる2群間で，オッズを比較するオッズ比では，どちらの群でその事象が起こりやすいかを知ることができる．

表1　体温測定方法の種類と特徴

	肺動脈温	食道温	鼓膜温	腋窩温	膀胱温	直腸温
特徴	・最も核心温を反映する ・スワン・ガンツカテーテル先端温度センサーで測定する ・連続測定が可能 ・血液量の少ない膀胱温，直腸温と乖離する	・核心温として信頼性が高い ・専用のプローブを経口的もしくは経鼻的に挿入して測定する	・鼓膜接着型と非接触型がある ・正しい手技で測定すれば核心温を反映する	・腋窩動脈の温度を反映する ・非侵襲的な測定方法である	・比較的核心温を反映する ・膀胱留置カテーテル先端の温度センサーにより測定できるため比較的侵襲は少ない	・核心温としての信頼性は落ちる ・直腸内深くに挿入できれば正確な値が得られる
欠点	・スワン・ガンツカテーテルが必要になる ・体温測定のためだけに留置するには侵襲が大きすぎて使用できない	・専用のプローブを食道まで留置する必要があり侵襲が高い	・鼓膜損傷のおそれがある ・赤外線を用いた測定では測定にばらつきが生じる	・適切な測定方法でなければ正確な値を得ることができない	・尿量が少ない場合には値は不正確となる	・深く挿入することで直腸穿孔の危険がある（成人で4〜6cm程度とする）

解熱薬の使用は是か否か

　発熱に対する薬物療法としては，非ステロイド性抗炎症薬（NSAIDs）やアセトアミノフェン，エトドラクなどが頻用されている．いずれも体温調節中枢のセットポイントを低温にリセットすることにより，発汗や末梢血管拡張を起こすことで解熱効果を発揮する．

　FACE Study Group[7]は，韓国と日本の25施設のICUに入室した発熱患者への解熱薬投与の影響について前向き観察研究を行い，敗血症を伴う患者では，38.5℃以上の発熱を約4割で認めた．

　多変量解析の結果，敗血症患者へのNSAIDsやアセトアミノフェンの投与は28日死亡率を有意に増加させた（調整オッズ比［AOR］：NSAIDs 2.61，p＝0.028，アセトアミノフェン 2.05，p＝0.01）．

　敗血症を伴わない患者においては，死亡率への影響はなかった（AOR：NSAIDs 0.22，p＝0.15，アセトアミノフェン 0.58，p＝0.63）．

　外傷患者を対象としたSchulmanら[8]の無作為化試験でも，介入群（＞38.5℃で6時間ごとにアセトアミノフェン 650 mgを投与し，＞39.5℃でクーリングブランケットを追加）は，対照群（＞40.0℃でアセトアミノフェン，クーリング使用）に比べ，1日の平均体温は低く，感染症発生率や臓器障害に差はないものの，死亡率が有意に高いことを明らかにした．

　これらの結果は，発熱患者における積極的な解熱薬の使用は予後の悪化を招くおそれを示唆している．

NSAIDs：non-steroidal anti-inflammatory drugs
非ステロイド性抗炎症薬

FACE：Fever and Antipyretic in Critically ill patients Evaluation Study
日韓多施設共同研究

AOR：adjusted odd ratio
調整オッズ比．ロジスティック回析（複数の要因がある場合の多変量解析）において，複数の要因の効果が調整されたオッズ比をいう．

体表面クーリングはどんなときに有効か

1 クーリングの効果と問題点

　体表面クーリングは，体温調節中枢のセットポイントをリセットすることなしに，体表面から直接冷却する方法である．
　Schortgen ら[9]は，主に肺炎が原因（全体の7割）でICUに入室した重症発熱患者へのクーリングの効果を検証した．
　クーリング群は，核心温を36.5～37.0℃に維持するように48時間持続的にクーリングを受けた．この結果，クーリング群はクーリング開始から12時間以内に目標体温に入り，以後はその範囲内で維持され，非クーリング群に比べ，核心温は有意に低かった（図3）．
　また，14日死亡率は有意に低かった．一方で，クーリング群は非クーリング群に比べ，12時間後の昇圧薬の投与量が多く，再びショックに逆戻りした割合も高かったことが報告されている．
　この結果は，積極的なクーリングが症状の重篤化をまねく危険性があることを示している．

2 クーリングと鎮静

　クーリングは，体温のセットポイントを変化させないため，患者にとって不快感を伴う寒冷刺激となると考えられる．
　鎮静下にある場合には，寒冷による反応は抑制されているため，解熱薬を単独で使用するよりもクーリングを併用することで効果的な体温低下を期待することができるとされる[10]．
　鎮静薬を使用していない場合，クーリングの開始は，体温がセットポイントまで上昇した後，血管拡張による熱の放散が始まったタイミングを見計らって実施すべきである．この際には，発汗の増加や末梢冷感がないことなどを観察し判断する．
　これまでの研究では，クーリングによりどの程度体温を下げることができるかについては，確認できていない．

3 クーリングとうつ熱

　うつ熱の場合には，セットポイントはリセットされておらず，熱産生が熱放散を上回った状態であり，積極的にクーリングを行うことによって熱放散を促進させる．

図3 クーリング群と非クーリング群の体温の推移

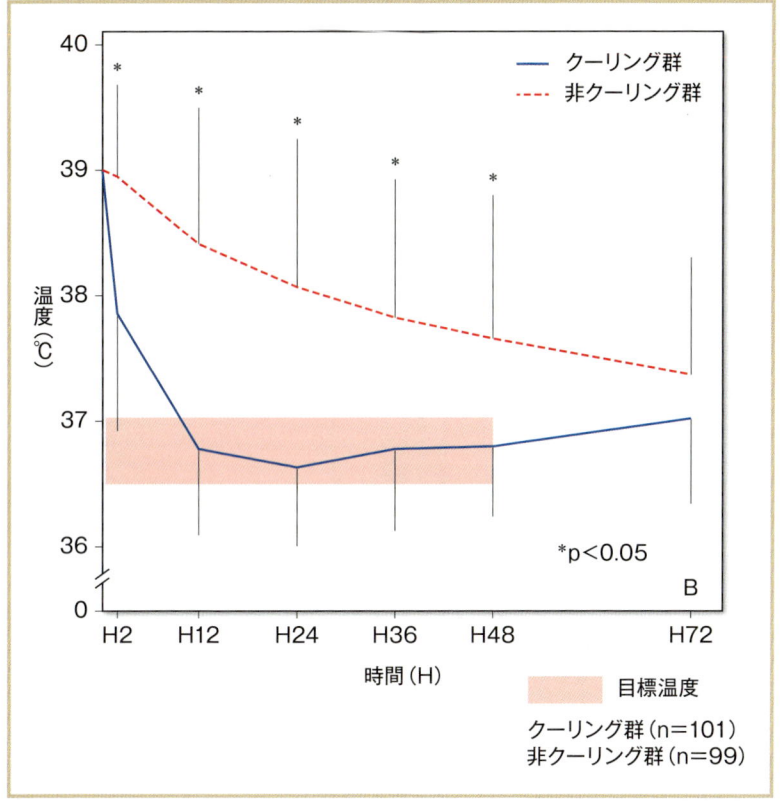

Schortgen F, et al.:Fever control using external cooling in septic shock:a randomized controlled trial. Am J Respir Crit Care Med, 185(10):1088-1095, 2012. より引用, 一部改変

低体温時の復温は何を選択すべきか

　低体温からの復温には, 受動的加温法, 積極的表面加温, 積極的中心加温の3種類がある. 前述したHypothermia Study[4]によると, 国内における低体温症の治療では, 積極的表面加温が最も多く選択されていた (図4).

　加温輸液などを用いて体内から積極的に加温する方法(体内加温)の2/3は, 重症低体温症のケースで選択されており, 経皮的心肺補助装置 (PCPS)や持続的血液濾過透析(CHDF)など, 体外循環を用いて加温する方法(中心加温)が実施された99%は, 重症低体温症であった[4].

PCPS:percutaneous cardiopulmonary support
経皮的心肺補助装置

CHDF:continuous hemodiafiltration
持続的血液濾過透析

1 受動的加温法

　受動的加温法は, 毛布やシーツ, ブランケットなどをかけることで皮膚からの熱喪失を減らし, 内因性の熱産生を促すことで加温する方法であり, 最も簡便な保温方法として以前より使用されてきた.

　先行研究では, 覆布をかけることにより皮膚からの熱喪失を30%程

図4 低体温症で選択された治療法の内容

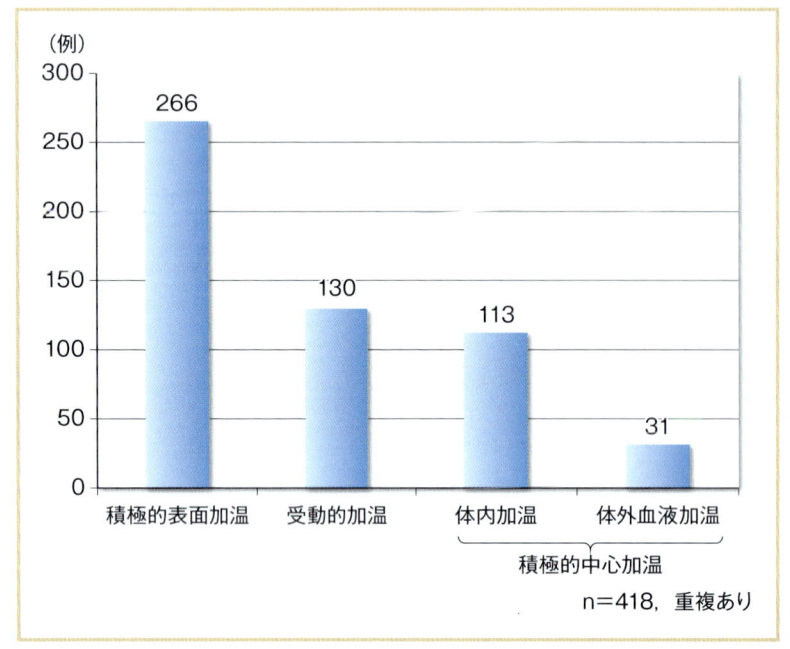

(例)
- 積極的表面加温: 266
- 受動的加温: 130
- 体内加温: 113
- 体外血液加温: 31

体内加温・体外血液加温は積極的中心加温
n=418, 重複あり

日本救急医学会 熱中症に関する委員会:本邦における低体温症の実際—Hypothermia STUDY2011 最終報告. 日本救急医学会雑誌, 24(6):377-389, 2013. を参考に作成

度減らし保温できることが明らかになっている[11]. 被覆する素材としては, プラスチック製のものは綿に比べ, さらに数％の熱喪失を減らすことができる[11].

軽度の低体温であれば, 覆布による保温で対応可能であるが, 重症低体温からの復温には不十分である[12].

2 積極的表面加温

温風式加温や温水循環式加温, カーボンファイバー式加温がある.

温風式加温は, 専用のブランケットに温風を送り込み, 空気の対流によって体表から熱を与えることで熱喪失を抑えるだけでなく, 低下した核心温の復温にも用いることができる. この方法に関する安全性や有効性の評価は高く, 長く臨床で活用されてきた.

温水循環式加温は, 専用のブランケット内に温水を循環させ, 皮膚に密着させることで効率のよい熱伝導によって核心温を上昇させることができる. 専用ブランケットは繰り返し使用できるため, コスト面でも有用である.

一方, ブランケットの過重や皮膚接触面の熱傷には注意が必要である.

これら2つの加温方法を比較したIhnら[13]の研究がある. 腹式子宮全摘出術を受けた患者90名に対し, 2種類の温風式加温(図5)と温水循

図5 Ihn らの研究で用いられた2種類の温風式加温方法

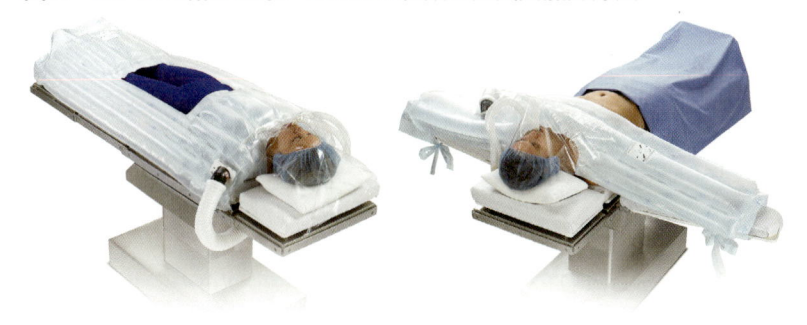

外科用アクセスブランケット
(Surgical access blanket)
3M™ ベアーハガー™
スペシャルティー&心臓外科用
ブランケット Model 570（外科手術用）

上半身ブランケット
(Upper body blanket)
3M™ ベアーハガー™ 術中用
ブランケット Model 522（アッパー用）

Ihn CH, et al.: Comparison of three warming devices for the prevention of core hypothermia and post-anaesthesia shivering. J Int Med Res, 36(5): 923-931, 2008. を参考に作成

写真提供：スリーエム ヘルスケア株式会社

環式加温の計3種類の表面加温を行い，その効果を，麻酔導入後の核心温の変化により比較した．

この結果，核心温の低下は，温水循環式加温法よりも温風式加温法のほうが少なく，保温効果を有していた（**図6**）．また，シバリングについても温風式加温法のほうが少なかった．

温風式加温では，現在アンダーブランケットタイプもあり，手術や処置，観察を妨げることなく効率的に体温管理ができるデバイスも使用されている．

3 中心加温

加温輸液や PCPS，CHDF などの体外循環を用いて血液を直接加温する方法であり，中等症以上の低体温で用いられる．

加温輸液の効果については，Husum ら[14]が，地雷被害者のプレホスピタルにおける蘇生の一部として加温輸液を用いて，病院到着時の低体温の割合を 18.6％ から 3.3％ に低減できたことを報告している．

プレホスピタルにおける加温輸液の効果については Cassidy ら[15]の調査でも核心温の低下を有意に減少させたことが明らかになっている．このほかにも，加温輸液の使用により患者の不快感を低減できたとの報告もある[16]．

周術期での検討には，Singh ら[17]の無作為化試験がある．脊髄麻酔下で経尿道的前立腺切除術を受けた患者 40 名を 37℃ の加温輸液を用いた介入群と対照群（21℃ の輸液）に無作為に割り付け，核心温と血行動態の変化を比較した結果，2群の血行動態に違いは認めず，加温輸液を用

図6 異なる積極的表面加温方法による核心温の変化

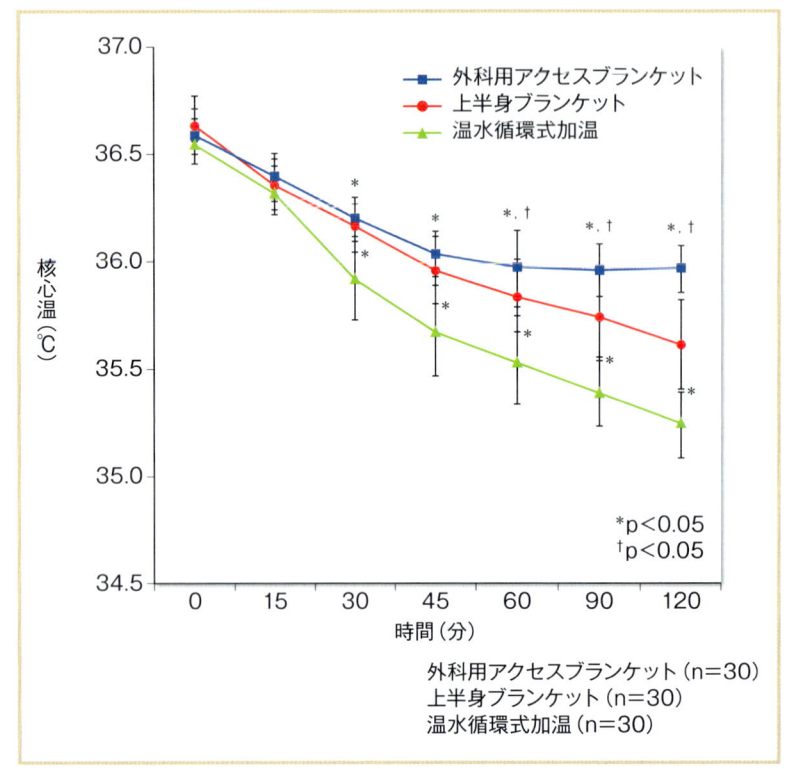

Ihn CH, et al.：Comparison of three warming devices for the prevention of core hypothermia and post-anaesthesia shivering. J Int Med Res, 36(5)：923-931, 2008. より引用, 一部改変

図7 加温輸液による術中, 術後の核心温の変化

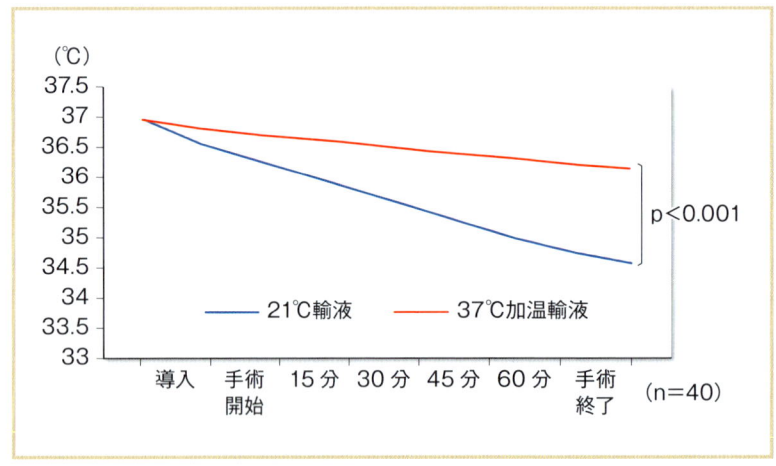

Self WH, et al.：Warming intravenous fluids for improved patient comfort in the emergency department：a pilot crossover randomized controlled trial. West J Emerg Med, 14(5)：542-546, 2013. より引用, 一部改変

いた介入群は，対照群に比べ術後の核心温の低下が少ないことが明らかにされた（図7）．

　これらの先行研究から，加温輸液は核心温の低下を軽減する点におい

ては有益であるといえるが,核心温を上昇させるまでの効果はないとの指摘もある[18].

PCPSやCHDFなど体外循環を用いた加温方法は,近年,その有効性を支持する症例報告数が増加している[19)20)]. 低体温による死亡率は高く[21],これらの方法が重症低体温に対する有効な治療方法として確立されるためには,今後さらなる検証の蓄積が必要である.

引用・参考文献

1) 秋富慎司ほか:日本版敗血症診療ガイドライン. 日本集中治療医学会雑誌, 20(1):124-173, 2013.
2) 野口綾子ほか:ICU看護師の冷罨法に関する意識調査. 日本集中治療医学会雑誌, 19(2):273-276, 2012.
3) 偶発性低体温症. 日本救急医学会・医学用語解説集. http://www.jaam.jp/html/dictionary/dictionary/word/0508.htm (2014.10.29検索)
4) 日本救急医学会 熱中症に関する委員会:本邦における低体温症の実際—Hypothermia STUDY2011 最終報告. 日本救急医学会雑誌, 24(6):377-389, 2013.
5) Barnason S, et al.: Emergency nursing resource: non-invasive temperature measurement in the emergency department. J Emerg Nurs, 38(6):523-530, 2012.
6) Egi M, et al.: Fever in non-neurological critically ill patients: a systematic review of observational studies. J Crit Care, 27(5):428-433, 2012.
7) Fever and Antipyretic in Critically ill Patients Evaluation (FACE) Study Group: Association of body temperature and antipyretic treatments with mortality of critically ill patients with and without sepsis: multi-centered prospective observational study. Crit Care, 16(1):R33, 2012.
8) Schulman CI, et al.: The effect of antipyretic therapy upon outcomes in critically ill patients: a randomized, prospective study. Surg Infect (Larchmt), 6(4):369-375, 2005.
9) Schortgen F, et al.: Fever control using external cooling in septic shock: a randomized controlled trial. Am J Respir Crit Care Med, 185(10):1088-1095, 2012.
10) Axelrod P: External cooling in the management of fever. Clin Infect Dis, (Suppl 5):S224-S229, 2000.
11) Sessler DI, et al.: Perioperative thermal insulation. Anesthesiology, 74(5):875-879, 1991.
12) Hardcastle TC, et al.: External patient temperature control in emergency centres, trauma centres, intensive care units and operating theatres: a multi-society literature review. S Afr Med J, 103(9):609-611, 2013.
13) Ihn CH, et al.: Comparison of three warming devices for the prevention of core hypothermia and post-anaesthesia shivering. J Int Med Res, 36(5):923-931, 2008.
14) Husum H, et al.: Preventing post-injury hypothermia during prolonged prehospital evacuation. Prehosp Disaster Med, 17(1):23-26, 2002.
15) Cassidy ES, et al.: Evaluation of warmed intravenous fluids in the prehospital setting. Air Med J, 20(5):25-26, 2001.
16) Self WH, et al.: Warming intravenous fluids for improved patient comfort in the emergency department: a pilot crossover randomized controlled trial. West J Emerg Med, 14(5):542-546, 2013.
17) Singh R, et al.: Effect of irrigation fluid temperature on core temperature and hemodynamic changes in transurethral resection of prostate under spinal anesthesia. Anesth Essays Res, 8(2):209-215, 2014.
18) 塩崎忠彦:救急処置トラブルシューティング 加温. 救急医学, 30(3):357-360, 2006.
19) Komatsu S, et al.: Severe accidental hypothermia successfully treated by rewarming strategy using continuous venovenous hemodiafiltration system. J Trauma, 62(3):775-776, 2007.
20) Caluwé R, et al.: Hemodialysis as a treatment of severe accidental hypothermia. Artif Organs, 34(3):237-239, 2010.
21) Søreide K: Clinical and translational aspects of hypothermia in major trauma patients: from pathophysiology to prevention, prognosis and potential preservation. Injury, 45(4):647-654, 2014.

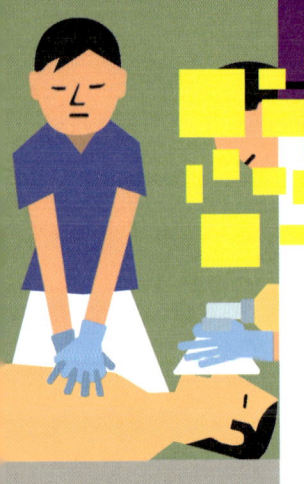

血液浄化法の実際

小島　朗

血液浄化法の背景

　急性血液浄化（ABP）は，救急・集中治療領域で行われる血液浄化法（BP）として進歩してきた．

　目的は，除水や有害な老廃物の除去により，急性腎不全を人工的にサポートすることで，持続的腹膜灌流（CAPD）の手法や，持続的動静脈血液濾過（CAVH）のほか，多臓器不全（MOF）の治療を目的とした血漿交換（PE）が行われてきた[1)2)]．

　しかし，敗血症やMOFなどの病態生理の解明が進むとともに，さまざまなmodality（手段）が開発された．急性血液浄化はさらに進化し，メディエータ制御など，non-renal indicationとして，腎機能補助以外に，病因物質除去へも役割を拡大した[3)-5)]．

　救急・集中治療領域においては，急性腎不全以外に，中毒や肝不全，自己免疫疾患などにも適応されている[1)]．たとえば，自殺目的のパーマ液内服による中毒[6)]，マムシ咬傷に伴う急性腎不全および呼吸障害に対しても，急性血液浄化が用いられる[7)8)]．

　急性血液浄化は，デバイスと手技の開発により，現在では，①血漿交換，②吸着，③濾過・透析の3種に大別でき，腎機能の補助のみならず肝不全，敗血症への適応が拡大している[1)]．

　血液浄化法は，臨床工学技士（CE）との連携とコミュニケーションを密にし，チーム医療を生かす患者のケアを行うことが重要である[9)]．

ABP：acute blood purification
急性血液浄化

BP：blood purification
血液浄化法

CAPD：continuous ambulatory peritoneal dialysis
持続的腹膜灌流

CAVH：continuous arteriovenous hemofiltration
持続的動静脈血液濾過

MOF：multiple organ failure
多臓器不全

PE：plasma exchange
血漿交換

血液浄化法とは

血液浄化法の定義

　血液浄化法（BP）とは，血液成分の病的状態を是正してあるいは浄化することにより，疾患を改善しようとする試みの総称である[5]．これは，血液中から病因物質を除去する治療法として，血液浄化療法（BPT）ともよばれる．

　臨床病態が急性か慢性かによって，用いられる血液浄化法は異なる．集中治療を必要とするような急性で重篤な疾患に対しては，主として体外循環技術を用いた急性血液浄化が行われる．

BPT：blood purification therapy
血液浄化療法

対象疾患

　急性血液浄化法の対象疾患は，主に急性腎不全や腎機能障害を伴う多臓器不全である．低下した腎機能を補助することが目的となる．

　しかし，患者の全身状態が不安定であり低血圧を示す症例が多いことから，体外循環への血流量の少ない持続的な治療法が選択される．

　対象となる患者は，小児から高齢者まで多岐にわたる．小児においては，持続的血液透析（CHD）または持続的血液濾過透析（CHDF）が治療モードの主流となっている[10]．米国においても，小児344例に対する治療法は，CHD48％，CHDF30％，CHF（持続的血液濾過）21％と報告されている[11]．

CHD：continuous hemodialysis
持続的血液透析

CHDF：continuous hemodiafiltration
持続的血液濾過透析

CHF：continuous hemofiltration
持続的血液濾過

集中治療領域で使用する血液浄化法

　ICUでの集中治療を必要とする多臓器不全の患者には，急性腎障害（AKI）の発生が多く，持続的血液浄化療法（CBP）が行われる．

　CBPは，救急・集中治療領域の腎機能代替療法として必要不可欠な治療法となっており，腎機能補助を目的とする場合は，持続的腎機能代替療法（CRRT）ともよばれる．

　集中治療が必要な状況では循環動態が不安定であるため，間欠的血液浄化療法（IBP）を用いての腎臓代謝療法は，管理に困難を極める．

　このため，呼吸・循環系に問題があり，厳密な管理を要する重篤な腎不全，心不全，多臓器不全，敗血症などの症例では，CBPが選択されている[1,12,13]．

CBP：continuous blood purification therapy
持続的血液浄化療法

CRRT：continuous renal replacement therapy
持続的腎機能代替療法．持続的血液浄化法ともよばれる

IBP：intermittent blood purification
間欠的血液浄化療法

❶ 持続的血液浄化法

持続的血液浄化法は，24時間持続的かつ緩徐に行う急性期の血液浄化療法であり，下記3つの方法がある．
①持続的血液透析（CHD）
②持続的血液濾過（CHF）
③持続的血液濾過透析（CHDF）

急性期における血液浄化療法は，使用頻度が高く，患者の状態と何を除去するかを考えて選択する．

❷ 注意点と安全対策

持続的血液浄化療法の適応とならない場合は，すべて間欠的血液浄化療法とし，開始時に中断することを想定している場合は，IBPとなる．

CBPとIBPにおいては，施行方法，時間，施行条件（血液浄化器，血液流量，透析液流量，置換流量，濾液流量）を記すことが重要である．

CHDFで管理するものは，基本的に，①モジュール入り口圧（動脈圧），②返血圧（静脈圧），③TMP（膜間圧力差），④濾液圧，⑤回路内空気混入，⑥ブラッドアクセス不良（脱血不良）で，そのほか，漏血計や透析液・補充液の液切れ警報，透析液・補充液加温器の温度異常，シリンジポンプの閉塞や残量警報など警報類の異常[1]がある．

TMP：transmembrane pressure
膜間圧力差

これらのトラブルを早期に発見することは，ベッドサイドにいる看護師の役目である[14]．

看護師は，アラームや数字の変化の意味を把握し，医師およびCEとともに，逐次状況を確認し，報告することが安全対策にも役に立つ[9]．

また，体位変換時など身体を動かした後に，カテーテルの先が血管壁に当たり，圧が上昇する可能性もあるため，バイタルサインの変動とともに血液浄化中における器械の圧変化にも注意しなければならない．

血液浄化法のなかでも，CHDFは，重症患者に持続的に行うという点で看護師の果たす役割が大きい．しかし，看護師にトラブルシューティングに対する苦手意識が強い[15]ため，トラブルシューティングに関するマニュアル作成やチーム連携強化，対処しやすい環境の整備が必要である．

欧米では，specialized CRRT team（SCT）という専門に組織されたチームによる介入が，死亡率の減少につながると報告されている[16]．このような専門チームがタイムリーに対応することは重要と考えられており，日本でも人材の有効活用の工夫が求められる．

SCT：specialized CRRT team
CRRTの実施にあたって特別に組織されたチーム

血液浄化法の原理

血液浄化法に用いられる原理は，以下の3つである．

拡散

半透膜に隔てられて，濃度の異なる A 液と B 液がある場合，濃度が等しくなる平衡状態にするため，溶液中の溶質が濃度の高いほうから低いところへ自然に移動し，溶媒である水は濃度の低い所から高い所へ移動する．

このときの溶質の移動を拡散とよび，溶媒の移動を浸透とよぶ．この水の流れを浸透流といい，このときの圧を浸透圧という（**図1**）[1]．

透析では，半透膜を通過できない血漿タンパク成分などの分子量の大きい溶質が存在するとき，膜の反対側（透析液側）からタンパク側へ水が移動する性質を利用している．

限外濾過・精密濾過

半透膜に隔てられた組成の等しい溶液において，片側に圧力をかけると，膜を通過できる分子量の小さい溶質は，水分とともに半透膜を通過し，分子量の大きい溶質は半透膜を通過しない（**図2**）．このように膜を用いて「濾す」操作を，濾過（filtration）といい，圧力差を用いると効率的に行うことができる．

急性腎不全や肝不全などの治療では，CHDF や CHF などにおいて，大部分の血漿タンパク成分を濾過して血漿水成分を通過させるため，膜の平均細孔径が 0.001（1 nm）～0.01 μm の限外濾過膜を用いた限外濾過（UF）が行われる[1]．

UF：ultrafiltration
限外濾過

MF：microfiltration
精密濾過

吸着

活性炭がさまざまな物質を取り込み，除去することはよく知られてい

図1 拡散

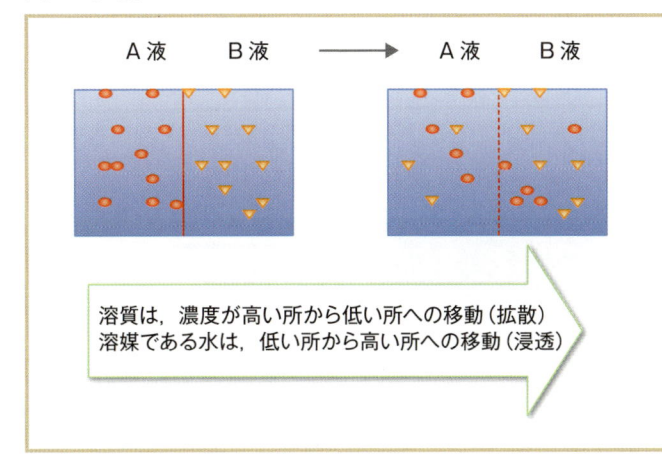

溶質は，濃度が高い所から低い所への移動（拡散）
溶媒である水は，低い所から高い所への移動（浸透）

図2 濾過

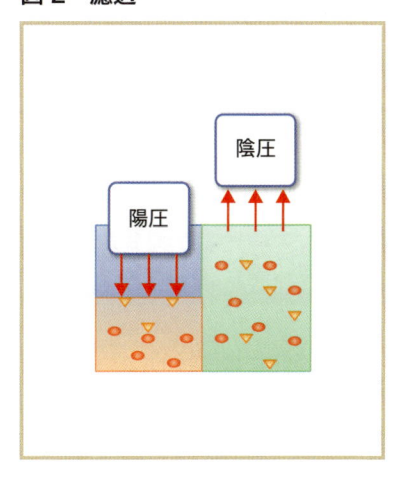

陽圧／陰圧

表1 代表的な疾患に用いられる血液浄化法

代表的な疾患	血液浄化法
急性腎不全	血液透析・血液透析濾過
多臓器不全	血液透析濾過・血液濾過
うっ血性心不全	血液濾過（限外濾過）
急性呼吸窮迫症候群	血液透析濾過
急性肝不全	血漿交換・血液透析濾過
重症急性膵炎	血液透析濾過
急性薬物中毒	吸着療法・血液透析濾過・血漿交換
敗血症性ショック	吸着療法・血液透析濾過
神経・筋疾患	吸着療法

る．これは，液体や気体の中の粒子が，別の液体や気体の表面にくっつく現象で，吸着（adsorption）とよばれる．吸着剤は非常に高価であるため，適用に制限がある[18]．

　農薬などの外因性の中毒物質のほか，睡眠薬，抗不整脈薬および中毒性の薬物の除去を目的とした治療に，この方法が用いられている．

　また，肝性昏睡の治療では，ビリルビン，胆汁酸，アミノ酸の除去を目的に用いられる．

血液浄化法の目的と適応病態

　急性期血液浄化の目的は，拡散，血液浄化膜を用いた濾過，吸着の原理で，あるいは血漿を分離・破棄する手法を用いて，生体にとって過剰あるいは有害物質を除去し，不足物質を補給して生体のホメオスタシスを保ち生命を維持することである．

　救急・集中治療領域で発生する代表的な疾患に対する血液浄化法では，主として3つの機器が用いられる（表1）．

① 血液濾過器（hemofilter）
② 血液透析器（dialyzer）
③ 血液吸着器（hemoadsorber）

血液浄化法の分類

　血液浄化法は，目的によって8つに分類できる．

① 血液濾過・血液濾過透析
② CHD/CHF/CHDF
③ エンドトキシン吸着
④ 血漿交換
⑤ 持続低効率連日血液透析（SLEDD）：間欠的腎代替療法（IRRT）と持続的腎機能代替療法（CRRT）の中間となる治療法．IRRTとCRRTの欠点を減らし，利点を生かした方法[1]．循環動態が不安定でも透析効率もよく，費用も低い．
⑥ オンライン血液濾過透析（on-line CHDF）：清浄化された透析液の一部を直接血液回路に注入し，置換液として用いる血液濾過透析（HDF）．
⑦ 高流量CHDF・高流量CHF（high flow/high volume CHDF）：高流量CHDFは，拡散に用いる透析液の流量を増加させたもの．高流量CHFは，総置換量が通常の2倍程度以上の濾過をとるもの[17]．
⑧ その他

SLEDD：sustained low-efficiency daily dialysis
持続低効率連日血液透析

IRRT：intermittent renal replacement therapy
間欠的腎代替療法

HDF：hemodiafiltration
血液濾過透析

on-line CHDF：on-line continuous hemodiafiltration
オンライン血液濾過透析

high flow CHF：high flow continuous hemofiltration
高流量持続的血液濾過．通常のCHFより多い透析液流量を用いるCHFであるが，あえて濾過流量には言及しない

high volume CHDF：high volume continuous hemodiafiltration
高流量持続的血液濾過透析．通常のCHDFより多い濾液流量を用いるCHDF

血液浄化法の目的と適応病態

血液浄化法は，その目的に応じて適応病態が異なる（表2）．

表2 急性血液浄化の目的と適応

急性血液浄化	目的	適応病態
体外限外濾過法（ECUM）/持続的血液濾過（CHF）	除水，電解質補正	心不全，人工心肺対外循環中後
持続血液濾過透析（CHDF）	除水，電解質補正，老廃物除去，メディエータ制御（サイトカイン，アラーミン：HMGB-1）など	急性腎傷害，急性腎不全，急性膵炎，急性肝不全，敗血症/敗血症性ショック，急性呼吸窮迫症候群/急性肺損傷，間質性肺炎，多臓器不全（MOF），中毒性表皮壊死症（TEN），内分泌クリーゼ
血液吸着（HA） ① 活性炭 ② PMX（ポリミキシンB固定化ファイバー） ③ リクセル（ヘキサデシル基固定化セルロースビーズ） ④ 吸着デバイス	① 外因性中毒物質の除去 ビリルビン，胆汁酸，アミノ酸の除去 ② エンドトキシン吸着，炎症性サイトカイン吸着，好中球活性化抑制，タンパク分解酵素の吸着，単球や好中球の吸着 ③ β_2 ミクログロブリン吸着，炎症性サイトカイン吸着 ④ 炎症性サイトカイン吸着，アラーミン吸着	① 薬物中毒，肝性昏睡 ② 敗血症/敗血症性ショック，急性呼吸窮迫症候群/急性肺損傷，間質性肺炎 ③ 手根管症候群，透析関節症，全身性炎症症候群（SIRS），MOF ④ 敗血症/敗血症性ショック，急性呼吸窮迫症候群/急性肺損傷，多臓器不全
血漿交換（PE）	血漿中の病因物質の除去，欠乏物質（凝固因子など）の補充	劇症肝炎，術後肝不全，急性肝不全，溶血性尿毒症症候群（HUS），TEN，MOF，薬物中毒

ECUM：extracorporeal ultrafiltration method, CHF：continuous hemofiltration, CHDF：continuous hemodiafiltration, HMGB-1：high mobility group box-1, MOF：multiple organ failure, TEN：toxic epidermal necrosis, HA：hemoadsorption, PMS：polymyxin B-immobilized fiber column, SIRS：systemic inflammatory response syndrome, PE：plasma exchange, HUS：hemolytic uremic syndrome

体外限外濾過法（ECUM）

体内に貯留した過剰な血管外成分を除去して低酸素血症を改善し，臓器障害の進行を防止する効果を期待して行う方法であり，補充液を使用しない[19]．

重症心不全などにおける，肺うっ血や肺水腫の早期改善を要する場合や，各種利尿薬や，α型ヒト心房性利尿ポリペプチド（αhANP）や強心薬投与によっても十分な利尿が得られない場合に適応となる[20]．

ECUM：extracorporeal ultrafiltration method
体外限外濾過法

αhANP：atrial natriuretic peptide
α型ヒト心房性利尿ポリペプチド

持続血液濾過透析（CHDF）

CHDFには，下記の2つがある．

❶ renal indication
急性腎障害（AKI）に対する腎機能代替療法である．

❷ non-renal indication
腎臓の処理能力では処理できない病因物質や，関連物質を除去することを目的としている．

血液吸着（HA）

1 吸着剤

血液吸着（HA）に用いられる吸着剤には，活性炭のほか，主として下記の2種類がある．

HA：hemoadsorption
血液吸着

❶ PMX（ポリミキシンB固定化線維カラム）

グラム陰性菌由来のエンドトキシン除去を目的として開発された．PMX-DHPはグラム陰性桿菌による敗血症のみならずグラム陽性球菌による敗血症にも有効である．

急性肺損傷（ALI），急性呼吸窮迫症候群（ARDS）の酸素化を改善する[21][22]．

エンドトキシンの減少およびそれに伴う炎症性サイトカインの減少により，好中球の活性化を抑制し，炎症性の脂質メディエータ吸着，タンパク分解酵素吸着，さらに単球や好中球の吸着などによって効果が得られると考えられているが，吸着は現在も検討中である[23][24]．

PMX：polymyxin B-immobilized fiber column
ポリミキシンB固定化線維カラム．エンドトキシンと親和性の高い特殊な繊維を充填した吸着筒

PMX-DHP：direct hemoperfusion using a polymyxin B immobilized fiber column
ポリミキシンB固定化ファイバーを用いた直接血液灌流法

❷ リクセル（ヘキサデシル基固定化セルローズビーズ）

炎症性サイトカイン（IL-8，IL1β，IL-1Ra）をきわめて高効率に吸着する．

2 血液吸着治療の有効性

PMX-DHP が敗血症に対して有効とされる根拠は明らかにされておらず，臨床的有用性に関しては議論されている[28]．

しかし，Takeda(2010) らは 2009H1N1 ウイルスとメチシリン耐性黄色ブドウ球菌(MRSA)混合感染により生じた重症呼吸不全と高サイトカイン血症に対して，PMX-DHP を施行し，血清学的に分析した．

IL-6，IL-8，IFN-γ，HMGB-1 などの炎症性サイトカインおよびメディエータの上昇が改善し，酸素化係数（P/F 比）の改善も認められた[29]．

岩崎ら(2012)は，下部消化管疾患による敗血症性ショック患者の治療において，エンドトキシン吸着を用いず，ノルアドレナリンとバソプレシンの使用によって，心臓超音波検査により，左房径，拡張末期左室径，三尖弁における圧較差を指標に，前負荷の維持に良好な成績を示している[30]．

この症例数は 28 人で，PiCCO® や FloTrac™ は，患者に侵襲があることと，データに限りがあることを理由に使用されてない．また1日に 4～5 例の心臓超音波検査を行える人材が必要となるが，状況により行えることも念頭に入れたい．

このような場面で，今後，特定看護師(NP)が活躍することが期待される．

HMGB-1：high mobility group box-1
炎症に関与する細胞内タンパク質

P/F 比：PaO₂/F₁O₂
酸素化係数，吸気酸素濃度に対する動脈血酸素濃度の比で，酸素化の指標となる．

血漿交換療法（PE）

血漿交換療法（PE）は，患者の血液を，血球成分と病因物質を含んだ血漿成分に分解し，血漿成分を破棄して新鮮凍結血漿（FFP）などで補充する治療法である．病因物質の除去と凝固因子などの欠乏物質を補充する目的で行われる．

血漿成分には，異常グロブリン，免疫複合体，アルブミン結合性毒素などの病因（関連）物質が含まれているため，これを分離し，破棄する．血液凝固因子が必要な場合は，FFP やタンパク製剤などの置換液で補充する[25]．

血漿交換には，①単純血漿交換法（PE），②二重膜濾過血漿交換法（DFPP），③血漿吸着療法（PA）の3種類がある．

抗凝固薬は，出血がない場合にはヘパリンを使用し，出血傾向である場合は，ナファモスタットメシル酸塩（20～40 mg/時）が使用される．

投与量は，活性凝固時間（ACT）が 150～180 秒になるように調節する．FFP には抗凝固薬としてクエン酸ナトリウムが含まれているため，高 Na 結晶，低 Ca 結晶，アルカローシスをきたす可能性がある．

PE：plasma exchange
血漿交換療法

DFPP：double filtration plasmapheresis
二重膜濾過血漿交換法．孔径の異なる膜を用いて，血漿濾過を2段階で行い，病因物質を除去する．生体に必要なアルブミンをできるだけ破棄せずにそれより大きい病因物質を除去することができる．

PA：plasma adsorption
血漿吸着療法

ACT：activated coagulation time
活性凝固時間

血液浄化法の実際　383

また，Ⅰ型アレルギーが出現するおそれがあるため，開始10分で発赤疹，喘鳴，血圧低下がないように観察する[1]．そのため，クエン酸の除去と電解質異常の是正目的に，血液透析や血液透析濾過が併用される[26]．

1 血漿交換療法における倫理的問題

血漿交換療法では，血液製剤を大量に使用することがあるため，丁寧な確認と扱いを心がけることが安全対策につながる．また，血液製剤や膜の種類などによって高コストとなるため，倫理的な問題が出現する可能性は高い．

そのために重症度スコアを活用し，ほかの治療法と比較し，適応を科学的根拠に基づいて厳選すべきである[27]．

血液浄化法の効果

敗血症における血液浄化

重症敗血症（severe sepsis）および敗血症性ショック（septic shock）の病態生理には，サイトカインをはじめとする過剰なメディエータ[5]が密接に関与している[31]．

重篤なAKIは，ICU症例の5～6％と高頻度に認められ，約半数は敗血症を合併している[32]．さらに，敗血症性ショックや臓器障害の発症には，病原微生物そのものや微生物が産生する毒素よりも，微生物の侵入によって引き起こされる免疫炎症反応が重要な役割を果たしている．これら免疫炎症反応には，体内で過剰産生されるたくさんのメディエータが関与している[15,33]．

これらのメディエータの制御に，各種の血液浄化法が試みられている．

よって，敗血症の血液浄化法には，2つの目的がある．1つは敗血症に合併する臓器障害に対するartificial support（人工的機能補助）と，もう1つはメディエータ対策としての側面である[34]．

高流量濾過による生存率の上昇

血液浄化法に関する有名な文献として，Roncoら（2000）の発表がある[35]．

ICUで持続的腎機能代替療法（CRRT）を行う際に，AKI患者425例

に対し，Q$_F$（濾過流量）20 mL/kg/時群（146例），35 mL/kg/時群（139例）と45 mL/kg/時群（140例）の3群に無作為に割り付け，治療を行った．

この結果，治療15日後の生存率は，それぞれ41％，57％，58％であり，他と比較して20 mL/kg/時群の生存率が有意に低かった（図3）[35]．

流量を増加させた高流量血液濾過（HVHF）が患者の予後を改善したという，この無作為化比較試験の結果は，世界中に影響を与えた．わが国においても，HVHFを活用して持続的に置換液量を増量させたCHDFが汎用されてきたのは，いうまでもない．

しかし，長期間の大量置換により有用物質も除去されてしまい，予後に影響を与える可能性が報告されるようになった[35]．

そこで，千原ら（2014）は，敗血症性ショック患者に対する大量置換を用いたCHDFにおいて，循環動態，乳酸値，尿量を指標とし，ショックに対するCHDFからの離脱方法として血液浄化量を緩徐に漸減させるTV-CHDFを考案し，有用性と安全性について検討した[36]．

この方式では，CHDF開始後から6時間までは大量置換を行い，その後置換量を1/2程度まで減量する．指標として，CHDF開始後，6時間，24時間，72時間においての血液浄化量，連続臓器不全評価スコア（SOFA score），カテコラミンインデックス（CAI），乳酸値を検討した．

独自のTV-CHDFプロトコルにより，カテコラミン投与量の指標をCAI，組織酸素代謝の指標を乳酸値で，尿量に基づき施行した．

対象は，8例の敗血症性患者で，平均年齢75.3歳，男性5例，女性2例，平均APACHE Ⅱ score 34.3であった．

CHDFの施行日数は6.2±3.5日，うち5例でPMX-DHPを同時に施

図3 高流量血液濾過による患者の予後

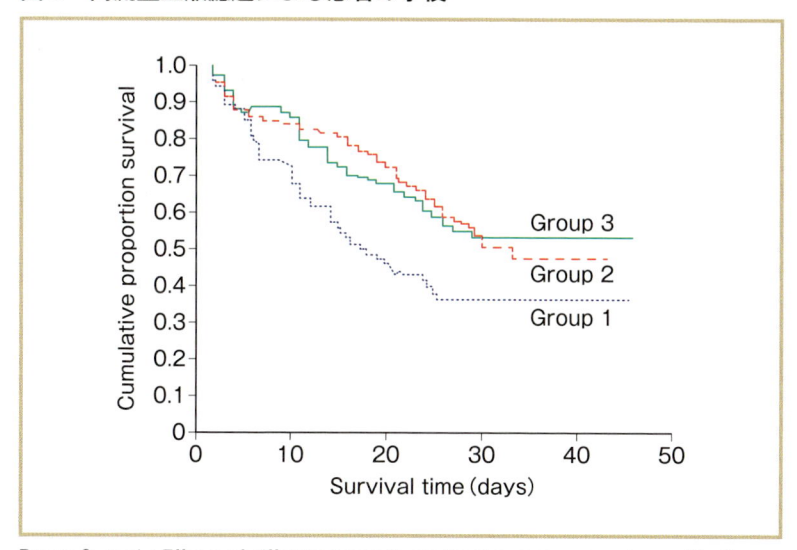

Ronco C, et al.: Effects of different doses in continuous veno-venous haemofiltration on outcomes of acute renal failure: a prospective randomised trial. Lancet, 356(9223): 26-30, 2000. より引用

Q$_F$: filtration flow rate
濾過流量

TV-CHDF: tapering volume CHDF
持続的血液濾過透析において，濾過量を漸減させる方式

SOFA score: sequential organ failure assessment score
重要臓器の障害度を数値化した指数．呼吸器，凝固系，肝機能，心血管系，中枢神経系，腎機能の6項目について，臓器障害の程度を0から4点の5段階で評価する．

CAI: cathecolamine index
カテコラミンインデックス

APACHE Ⅱスコア: acute physiolosy, age, and chronic health evaluation
呼吸，循環，血液検査値，グラスゴー・コーマ・スケールなどから得られる12の急性生理学的スコアに年齢点数と慢性疾患状態の点数を加えたもの．最小0〜最大71までのスコアのうち，スコアの上昇は，入院中の死亡リスクの上昇と関連する．

行した．CHDF開始から6時間までの施行初期は大量置換を行い，この時点で高値であったSOFA score，CAI，乳酸値などのパラメータが低下した．

6～24時間後の血液浄化量を，開始時の1/2程度まで徐々に減量したところ，各種パラメータは引き続き低下する結果となった．今後も症例を増やし，治療法確立に向けて，さらなる検討がなされるとみられる．

血液吸着の可能性

急性血液浄化における異なった視点として，松村（2012）らの研究がある．

患者のICU入室時のSOFA scoreは，13.7±3.7（平均値±SD，以下同），APACHEⅡスコアは29.4±8.4と重症度が高く，ICU入室時血中乳酸値は72.2±40.4 mg/dL，IL-6血中濃度は132,300±243,700 pg/mLと高値であった．

PMMA-CHDF導入後に血圧は上昇し，組織酸素代謝失調の指標である血中乳酸値は低下，高サイトカイン血症の指標であるIL-6血中濃度は低下し，ICU生存率は81.3％と良好であったことを報告している[37]．

PMMA-CHDFは，サイトカインを除去する方法に適しているといわれている[38)39)]が，PMMAの吸着面積の大きさによっても左右されることもある[40]．救命率に対する有用性を証明するには，さらなる検討が必要である[41)42)]．

重症度スコアなど，さまざまなスコアが電子カルテシステムの導入とともに，簡易に算出可能となった施設も増えている．医師およびコメディカルとのカンファレンスにおける患者の状態把握に役立てるためにも，スコアなどの情報共有を心がけたい．

PMMA-CHDF：continuous hemodiafiltration using polymethylmethacrylate membrane
ポリメチル・メタクリレート膜を用いた持続的血液濾過透析

CRRTにおける検討

片山ら（2003）は，集中治療学会委員に提示した報告のなかで，2症例についての急性血液浄化に関してのアンケート調査を行った結果，エビデンスに乏しく，保険適用の制約や施設によりさまざまな状況であると述べている[43]．

敗血症性ショック時には，まず急性期循環管理のプロトコルである早期目標指向型治療（EGDT）を行ってから，次の治療に進むことが重要である[44]．

ショック時の成人における血液浄化法も変化しているが，小児における血液浄化法も，現状ではいまだ確立されていない．

堀（2014）のピルビン酸代謝異常症の難治性乳酸アシドーシス症例報告のように，CHDの透析液流量400 mL/時を800 mL/時に増量して継

EGDT：early goal-directed therapy
早期目標指向型治療

続した結果，血中乳酸値，BE ともに改善傾向となった[45]．

今後もさまざまな症例を重ね，小児における血液浄化療法も確立していくであろう．

血液浄化における管理と看護

カテーテルの挿入と管理（図4）

救急・集中領域における急性血液浄化は，早期に開始しなければならない治療法であるが，導入にあたっては，まずはじめに看護師が身につける個人防護具（PPE）および清潔操作が重要となる．

カテーテルにはシングルルーメン，ダブルルーメン，トリプルルーメンとの3つのタイプがある[1]．挿入部位は，内頸静脈，大腿静脈，鎖骨下静脈のいずれかの血管より挿入される．

内頸静脈アプローチは手技が比較的容易で，留置後に患者の運動制限がないこと，清潔を保持しやすい利点がある．

鎖骨下静脈アプローチ時には，気胸や血胸のおそれがあるため，留置を避ける傾向にある．

カテーテル挿入後の肺音や呼吸状態，呼吸器の換気量など変化を見逃さないようにしたい．

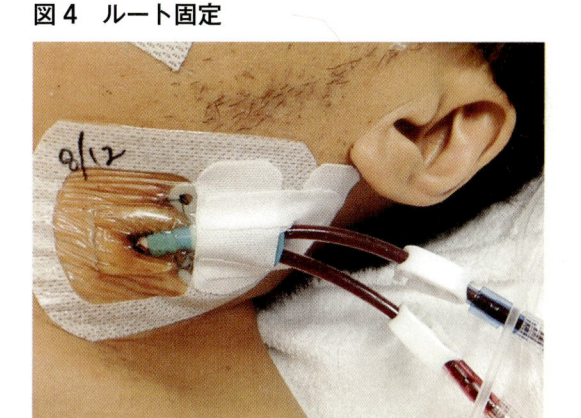

図4　ルート固定

抗凝固薬

抗凝固薬としては，ナファモスタットメシル酸塩，未分画ヘパリン，低分子ヘパリン，アルガトロパンがある．

わが国以外ではヘパリンが最も多く，次にクエン酸ナトリウムであるが，日本では主に，ナファモスタットメシル酸塩が用いられる[1,46]．炎症反応が強く凝固が亢進しているときは，低分子ヘパリンなどを併用することもある[1]．

救急・集中領域における患者状態は，出血傾向にあるため，浄化器や血液回路内凝固の原因となる．抗凝固薬で出血を助長させないようにする一方で，治療の中断をしないように状況の見極めが重要となる．

患者の皮膚および粘膜の出血などの変化，凝固能の異常を見逃さないようにケアを行いたい．

血液浄化法導入時の看護・倫理

緊急時に重要な発想は,「この治療法は患者に本当に必要なのか」ということである.むろん,発言するには勇気がいるかもしれない.

医師は,疾患とデータをみながら,救命できる方法を短時間のうちに考えている.

看護師は,患者および家族のわずかな変化も見逃さないようにしたい.急速に進められる緊急の治療に対して,患者と家族が取り残されていることがないか,タイムリーな情報収集が重要である[47].患者と家族のアドボカシー(代弁,擁護)は,看護師の仕事である.

倫理的問題に直面したときは,医療チームにアサーティブな態度[48]でコミュニケーションをとることができるようにスキルを身につけておくことも必要である.

引用・参考文献

1) 織田成人:日本急性血液浄化学会標準マニュアル.第1版,日本急性血液浄化学会編,p.12-13, 18, 65-66, 72, 105-106, 医学図書出版, 2013.
2) 鈴木紘子ほか:急性血液浄化法を要した患者の予後予測因子の検討.日本急性血液浄化学会雑誌, 4(1):81-86, 2013.
3) 平澤博之:Severe Sepsis/Septic Shockの病態生理と急性血液浄化法によるその制御―第20回日本急性血液浄化学会学術集会特別講演Iより.日本急性血液浄化学会雑誌, 1(1):3-16, 2010.
4) Kellum JA, et al.:Blood purification in non-renal critical illness. Blood Purif, 21(1):6-13, 2003.
5) 篠崎正博:急性血液浄化法と関連する用語 急性血液浄化法とは.救急・集中治療, 26(3-4):243-246, 2014.
6) 鈴木かつみほか:バーマ液中毒が疑われた1例.日本集中治療医学会雑誌, 19(4):695-696, 2012.
7) 錦織直人ほか:マムシ咬傷後に急性腎不全・呼吸不全を呈し救命した1例.日本臨床外科学会雑誌, 69(2):484-488, 2008.
8) 中村賢二ほか:マムシ咬傷により急性腎不全および呼吸不全を呈したが救命しえた1例.日本救急医学会雑誌, 21(10):843-848, 2010.
9) 杉山千里ほか:急性血液浄化における看護師の役割とチーム連携.日本急性血液浄化学会雑誌, 2(1):71-74, 2011.
10) 永渕弘之ほか:小児急性血液浄化療法の実態調査―小児急性血液浄化ワーキンググループからの報告.日本急性血液浄化学会雑誌, 3(2):145-150, 2012.
11) Symons JM, et al.:Demographic characteristics of pediatric continuous renal replacement therapy:a report of the prospective pediatric continuous renal replacement therapy registry. Clin J Am Soc Nephrol, 2(4):732-738, 2007.
12) Kaizu K, et al.:Current status of blood purification in critical care in Japan. Contrib Neprol, 166:4-10, 2010.
13) Hirasawa H, et al.:Indications for blood purification in critical care. Contrib Nephrol, 166:21-30, 2010.
14) Richardson A, et al.:Nursing essential principles:continuous renal replacement therapy. Nurs Crit Care, 20(1):8-15, 2015.
http://onlinelibrary.wiley.com/doi/10.1111/nicc.12120/abstract(2014年11月1日検索)
15) Oh HJ, et al.:The benefit of specialized team approaches in patients with acute kidney injury undergoing continuous renal replacement therapy:propensity score matched analysis. Crit Care, 18(4):454, 2014.
16) Al Qahtani S:Satisfaction survey on the critical care response team services in a teaching hospital. Int J Gen Med, 21(4):221-224, 2011.
17) 片山浩ほか:急性血液浄化;最近の話題High flow CHDF, High volume CHF.救急・集中治療, 26(3-4):530-537, 2014.
18) 公文啓二:XVI.血液浄化療法 体外限外濾過法(ECUM)を用いた急性血液浄化療法.日本臨床, 65:251-254, 2007.
19) 小岩文彦ほか:急性血液浄化法の実際 血液濾過(HFとCHF).救急・集中治療, 26(3-4):312-318, 2014.
20) 中村司:エンドトキシン研究の進歩とその治療 エンドトキシン吸着療法(PMX-DHP)の有効性のメカニズムと治療の限界.ICUとCCU, 31(6):411-420, 2007.
21) Cruz DN, et al.:Effectiveness of polymyxin B-immobilized fiber column in sepsis:a systematic review. Crit Care, 11(2):R47, 2007.
22) 白井純宏ほか:急性血液浄化における各種重症度スコアの評価と予後の検討.日本透析医学会雑誌, 42(10):761-767, 2009.

23) 峰松佑輔ほか：ポリミキシンB固定化カラムによる直接血液灌流法を用いたhigh mobility group box 1 (HMGB1) 除去に関する検討．日本急性血液浄化学会雑誌，4 (2)：128-132, 2013.
24) 阿部貴弥ほか：急性血液浄化法の実際 血漿交換 (PE, CPE)．救急・集中治療，26 (3-4)：326-335, 2014.
25) 湯沢由紀夫ほか：臓器連関障害の病態とその救済治療としての急性血液浄化療法．日本急性血液浄化学会雑誌，4 (2)：107-114, 2013.
26) Vincent JL, et al.：A pilot-controlled study of a polymyxin B-immobilized hemoperfusion cartridge in patients with severe sepsis secondary to intra-abdominal infection. Shock, 23 (5)：400-405, 2005.
27) Cruz DN, et al.：Early use of polymyxin B hemoperfusion in abdominal septic shock：the EUPHAS randomized controlled trial. JAMA, 301 (23)：2445-2452, 2009.
28) Nakamura M, et al.：Treatment of severe sepsis and septic shock by CHDF using a PMMA membrane hemofilter as a cytokine modulator. Contrib Nephrol, 166：73-82, 2010.
29) Takeda S, et al.：Hypercytokinemia with 2009 pandemic H1N1 (pH1N1) influenza successfully treated with polymyxin B-immobilized fiber column hemoperfusion. Intensive Care Med, 36 (5)：906-907, 2010.
30) 岩崎衣津ほか：エンドトキシン吸着療法を用いない敗血症性ショック患者の治療成績．日本救急医学会雑誌，23 (3)：92-100, 2012.
31) Uchino S, et al.：Acute renal failure in critically ill patients：a multinational, multicenter study. JAMA, 294 (7)：813-818, 2005.
32) Tracey KJ：Physiology and immunology of the cholinergic antiinflammatory pathway. J Clin Invest, 117 (2)：289-296, 2007.
33) Kellum JA, et al.：Application of blood purification to non-renal organ failure. Int J Artif Organs, 28 (5)：445-449, 2005.
34) 松田兼一ほか：救急医療領域における感染症 VI 敗血症 敗血症に対する血液浄化法．救急医学，31 (10)：1341-1347, 2007.
35) Ronco C, et al.：Effects of different doses in continuous veno-venous haemofiltration on outcomes of acute renal failure：a prospective randomised trial. Lancet, 356 (9223)：26-30, 2000.
36) 千原伸也ほか：敗血症性ショックに対する大量置換CHDFの新しい離脱方法の検討．日本急性血液浄化学会雑誌，5 (2)：127-132, 2014.
37) 松村洋輔ほか：Refractory septic shockに対するEnhanced intensity PMMA-CHDFの有効性とメディエータ制御を目的とした血液浄化法の今後の展望．日本急性血液浄化学会雑誌，3 (2)：101-108, 2012.
38) Oda S, et al.：Non-renal indications for continuous renal replacement therapy：current status in Japan. Contrib Nephrol, 166：47-53, 2010.
39) Hirasawa H, et al.：Continuous hemodiafiltration with cytokine-adsorbing hemofilter in the treatment of severe sepsis and septic shock. Contrib Nephrol, 156：365-370, 2007.
40) Nakamura M, et al.：Treatment of severe sepsis and septic shock by CHDF using a PMMA membrane hemofilter as a cytokine modulator. Contrib Nephrol, 166：73-82, 2010.
41) 大石義英ほか：敗血症治療におけるポリメチルメタクリレート (PMMA) 膜使用直列二重接続持続的血液濾過透析 (Series Double PMMA-CHDF) の高サイトカイン血症に対する有用性．日本急性血液浄化学会雑誌，4 (1)：28-33, 2013.
42) 白水和宏ほか：急性腎不全患者に対する持続的血液濾過透析におけるポリスルホン膜とポリメチルメタクリレート膜との有効性の比較．日本集中治療医学会雑誌，19 (3)：419-420, 2012.
43) 片山浩：急性血液浄化療法 II 急性血液浄化法の血液浄化量．臨床透析，26 (10)：1295-1302, 2010.
44) Hoste EA, et al.：Implementing the Kidney Disease：Improving Global Outcomes / acute kidney injury guidelines in ICU patients. Curr Opin Crit Care, 19 (6)：544-553, 2013.
45) 堀耕太郎ほか：ピルビン酸代謝異常症の難治性乳酸アシドーシスに血液浄化が有用であった一例．日本集中治療医学会雑誌，21 (2)：165-168, 2014.
46) 有村敏明：急性血液浄化；最近の話題 CRRTの国際基準とわが国の現状．救急・集中治療，26 (3-4)：497-503, 2014.
47) Jennings N, et al.：Evaluating patient presentations for care delivered by emergency nurse practitioners：a retrospective analysis of 12 months. Australas Emerg Nurs J, 16 (3)：89-95, 2013.
48) 菅原美樹：コミュニケーション技法．看護のためのクリティカルケア場面の問題解決ガイド─基礎からわかる臨床に活かす倫理調整．日本クリティカルケア看護学会監，江川幸二ほか編，p.76-81, 三輪書店，2013.

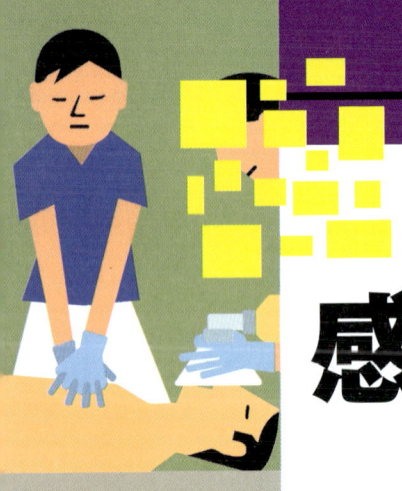

感染管理の実際

脇坂 浩

救急看護における感染管理

　救急外来の初診患者は，外傷などにより皮膚や粘膜が損傷し，感染防御機能が低下している．また，発熱，下痢，嘔吐，咳嗽，発疹などの症状を呈していても，感染症の診断はまだ確定していない状況である．

　さらに，出血，嘔吐物，排泄物により身体が汚染されたまま来院する場合が多いことに加え，救急対応による観血的処置により，医療従事者が患者の血液や体液に曝露する機会が多い．

　したがって，救急看護の領域の感染管理には，患者を対象とした適切かつ迅速な処置・対応と医療従事者や，ほかの来院者らのための防護対策が重要となる．

救急外来・救急初療室における感染管理

患者のトリアージ[1)2)]

　患者の来院時に感染症を診断することは困難である．そこで，重要となるのが，感染症の疑いのある患者からの感染伝播の予防である．感染伝播予防のためには，患者や家族からの申告やスクリーニング（**表1**）の結果をもとに，隔離できる診察室へ入室させたり，他者と交流がないように空間を仕切ったりする「動線の分離」が必要になる．

　患者や家族からの申告をいち早く得るためには，症状や体温について診察前に記入する申告用紙を受付で用意するといった工夫も必要である．

表1 スクリーニングの例

☐ 発熱（何℃，いつから続いているのか）
☐ 咳（いつから続いているのか）
☐ 下痢と嘔吐（いつから続いているのか）
☐ ワクチン接種歴
☐ 結核既往歴
☐ 家族・学校・入所施設・地域での感染症の流行状況
☐ 渡航歴（とくに症状出現からさかのぼって3週間以内の渡航歴）

隔離[1)-3)]

　咳や発熱などで呼吸器感染症の疑いがある患者は，優先的に，陰圧空調が整備された個室の診察室や初療室に誘導する．陰圧空調の個室がない場合は一般的な個室に誘導し，病原微生物を院内に拡散させないようにドアを閉め，窓を開け外気を取り込んだり換気扇を稼働させたりする．

　実際のところ，救急外来や救急初療のために陰圧個室を常設することがむずかしい場合がある．その場合，簡易的なユニットを作成し，精密エアーをHEPAフィルターに通すことで，清浄度の高いクリーンエアーを供給する方法がある．

　個室で隔離ができない場合，呼吸器感染の症状のある患者やその家族は，待合室でほかの患者（とくに糖尿病や腎不全患者）や家族から1m以上離れるよう「空間分離」とする．また，市中でインフルエンザなどの呼吸器感染症の罹患率が増加している時期も，同様に待合室での空間分離を促す．

HEPAフィルター：high-efficiency particulate air filter
空気中に含まれる微細なホコリを取り除くために利用する高性能のフィルター

咳エチケットの推奨

　咳エチケットとは，「咳・くしゃみの際にティッシュなどで口と鼻を押さえ，使用後のティッシュはすぐに蓋付きのごみ箱に捨て手指衛生を行うこと，咳やくしゃみの症状のある人はマスクを正しく着用すること」[3)]であり，呼吸器感染症の伝播防止方法として推奨される．

　咳嗽や発熱などの呼吸器感染症の徴候や症状のある患者や，その家族（同伴者も含む）からの感染拡大を防止するために，咳エチケットを推進する．救急外来で咳やくしゃみをしている患者や家族に，マスクとポケットティッシュ，使用済みのティッシュを入れるビニール袋の3点をすばやく配布するのも，咳エチケットのコンプライアンスにつながるであろう．

　患者や家族が利用しやすい場所に，擦式の手指消毒薬を設置することが重要である．できるだけ，石けんと流水で手洗いができるシンクを設

置することが望ましい．

血液曝露による職業感染の予防

　血液曝露による医療従事者への感染としては，B型肝炎ウイルス（HBV）が最も危険である．

　医療現場における職業上のHBV感染では，針刺し事故などの経皮的損傷が有名であるが，それはほんの一部である．

　HBVに感染した医療従事者においてHBs抗原陽性の患者のケアに携わったものは1/3程度しかおらず，病院でHBVのアウトブレイクが起きた場合でもほとんどの医療従事者が経皮的損傷を経験していないことから[4]，主な感染経路は皮膚損傷以外であるといえる．

　HBVは，室温環境にて乾燥した血液のなかで少なくとも1週間生存できる[4]．救急初療の環境で血液汚染の清掃や消毒が不十分な場合，医療従事者へのHBV感染のリスクが高まるといえる．

　よって，救急初療において，HBVの感染予防として，血液曝露予防のためのスタンダードプリコーションと血液で汚染された環境の清掃と消毒，加えて医療従事者のHBVワクチン接種が重要となる．

　医療従事者がHBs抗体を保持していれば（>10 mIU/mL），HBVに曝露したとしても感染の危険性はほとんどないとされている[5]．

> HBs抗原：hepatitis B surface antigen
> 陽性であればHBVに現在感染していることの指標となる．

積極的監視培養（アクティブ・サーベイランス）の推奨

　救急外来に来る外傷以外の重症患者に対しては，すべて感染症患者として対応することが求められる．欧米の報告によると，近年院内感染として問題とされている基質拡張型β-ラクタマーゼ（ESBL）産生菌に感染した患者の約50％は，地域（市中）からの持ち込みであったとされている[6]．

　わが国の高齢者介護福祉施設においては，尿検査の約50％，便検査の約20％にESBL産生菌が検出されたと報告されている[7]．ESBL産生菌を含めた多剤耐性菌は，市中において広がり続けていることになる．

　このような状況をふまえて，とくにメチシリン耐性黄色ブドウ球菌（MRSA），多剤耐性緑膿菌（MDRP），ESBL産生菌などの多剤耐性菌に注意し，初療から積極的に監視培養を実施することが求められている．

　発熱や悪寒などの感染症を疑う症例には，監視培養のために，抗菌薬を使用する前に血液培養を2セット以上採取し，意識障害を伴う場合はこれに髄液培養も追加する必要がある．しかし，救急外来に搬送されてくる患者は重症度が高く，敗血症性ショックによる低体温などですでに発熱すらできない状況や，解熱薬を投与されている場合があることを念

> ESBL：extended-spectrum β-lactamases
> 基質拡張型β-ラクタマーゼ．β-ラクタマーゼは，β-ラクタム系抗生物質を加水分解する酵素

> MDRP：multi-drug resistant Pseudomonas
> 多剤耐性緑膿菌

頭に置き，監視培養を進める必要がある．
　このような積極的監視培養こそが，多剤耐性菌の対策として有効であるとされている[8,9]．

トイレの衛生管理と下痢・嘔吐物への対応

　水洗トイレにより，排泄物からの病原微生物がエアロゾル化し，感染伝播のリスクが高まる場合がある[10]ため，下痢や嘔吐などの消化器症状のある患者が使用するトイレは専用にする．そのトイレ環境でよく手で触れる場所（水洗レバー・ペーパーホルダー・ドアノブなど）は，使用のたびに次亜塩素酸ナトリウムで消毒することが望ましい．
　下痢や嘔吐物を処理する場合は，2次感染を防ぐために必ずマスク，手袋，ガウンを着用する．できるだけゴーグルも使用するとよい．これらの防護具を外した後は，必ず石けんと流水による手洗いを行う．それに加えて，手指消毒を行うと，より安全である．

ベッドやストレッチャーの衛生管理

　頻繁に使用するベッドやストレッチャーが血液や体液に直接汚染されないように，ディスポーザブルシーツを敷く．シーツが汚染した場合はただちに取り替え，汚染された部分は次亜塩素酸ナトリウムで清拭消毒を行う．

救急看護領域で必要なワクチン

　医療従事者は，日常的な業務において，病原微生物の曝露を受けやすい立場にあるので，水痘，麻疹，風疹，流行性耳下腺炎，B型肝炎のワクチンを接種し，感染制御に有効な抗体価を保持し続けることが必要である．
　このほか，救急看護領域で遭遇する可能性のある感染症とそのワクチンについて説明する．

破傷風[5]

　破傷風菌は土壌に生息し，外傷を契機に創傷部から体内に侵入する．破傷風菌の毒素は中枢神経系に結合して開口障害や痙攣などをきたし，その致死率は高い．
　交通外傷（挫滅創，刺創など）や自然災害による外傷，広範囲な熱傷

を負った患者は破傷風のリスクが高いので，彼らには破傷風トキソイドの接種または免疫グロブリンの投与を推奨する．創傷の程度・状況と破傷風トキソイドの接種歴により，その対応を検討する必要がある（表2）．

震災や津波などの自然災害に襲われた地域では，傷を負った多数の人々が病院に押し寄せることになり，そのほとんどが土埃や泥にまみれている．その対応にあたる医療従事者も同様に土埃や泥にまみれることになるので，自然災害対策の一環として，医療従事者から地域住民まで破傷風トキソイドの接種を広めていくことが望ましい．

> **＜破傷風トキソイド接種のポイント＞**
> 　ワクチン未接種者だけでなく，1968年以前に誕生した人は破傷風の抗毒素の保有率が低いとされているので，誕生年に合わせたワクチン接種を勧める．
> - 1968年以前に誕生（未接種者も含む）：破傷風トキソイドを3回接種する．以後は10年ごとに接種する．
> - 1969年以降に誕生：過去10年間に破傷風トキソイドを接種していない場合は1回接種する．以後は10年ごとに接種する．

天然痘

天然痘ウイルスは，種痘というワクチンによって根絶されたが，近年はバイオテロとして用いられるリスクがあるため，各国でワクチンの備蓄を行っている．もし，バイオテロなどにより天然痘に曝露した患者が来院した場合は，曝露後4日以内にワクチンを接種する必要がある[3)11)]．

天然痘に感染した，またはその疑いのある患者に対して，すべての医療従事者はN95微粒子用マスクによる呼吸器の防護が必要である．そ

表2　創傷管理における破傷風トキソイドと破傷風免疫グロブリン

トキソイド接種歴	清潔な創傷・小さな創傷 トキソイド	清潔な創傷・小さな創傷 免疫グロブリン	汚染された創傷・大きな創傷 トキソイド	汚染された創傷・大きな創傷 免疫グロブリン
不明 未接種	○	×	○	○
接種有（10年以上経過）	○	×	○	×
接種有（5年以上10年未満）	×	×	○	×
接種有（5年未満）	×	×	×	×

○=接種または投与，×=不要
米国疾病管理予防センター（CDC）：Tetanus. Centers for Disease Control and Prevention. を参考に作成

の理由は，天然痘ワクチンを受けた医療従事者であっても，バイオテロにより遺伝子を組み換えられたウイルスには感染する可能性があるからである[3)11)].

新型インフルエンザへの対応[12)13)]

新型インフルエンザとは

　新型インフルエンザは，季節性インフルエンザと抗原性が大きく異なり，一般に国民が免疫を獲得していないことから，全国的かつ急速に蔓延するおそれがある．

　新型インフルエンザの感染経路は季節性インフルエンザと同様，咳やくしゃみによる飛沫感染と，ウイルスが付着したものに手などで触れた後に目・鼻・口などに触れることで感染する接触感染が考えられている．

新型インフルエンザが疑われる患者への対応

　新型インフルエンザが疑われる患者が来院した場合は，患者にただちにサージカルマスクを着用させ，手指消毒を促す．必要であれば手袋を着用させる．その後，できるだけ病院の外通路を通り，陰圧空調のできる診療室に誘導する．入室後にインフルエンザ抗原キットを用いて検査を行い，迅速診断を行う（**表3**）．

　診断内容を保健所に連絡し，外来での経過観察や指定医療施設への移送などの指示に従う．

＜新型インフルエンザを疑うポイント＞
□ 38℃以上の発熱
□ 7日以内にインフルエンザ感染者（疑いも含む）との接触歴がある．
□ 筋肉痛または関節痛がある．
□ 頭痛または咽頭痛がある．

表3　インフルエンザ抗原キットによる診断

A型陽性	⇒新型インフルエンザ感染可能性症例
A/B型陽性	⇒新型インフルエンザ感染偽陽性
B型陽性	⇒新型インフルエンザ感染可能性は否定

医療従事者の防護と環境管理

　新型インフルエンザの対応にあたる医療従事者は，N95微粒子用マスク・キャップ・ゴーグル・ガウン・手袋を着用する．医療従事者が新型インフルエンザに曝露した場合は，抗インフルエンザ薬の予防投与をただちに行う．

　患者が使用した診察室やトイレなどは，アルコールまたは次亜塩素酸ナトリウムで消毒する．アルコール含有のペーパーで消毒する場合は，机やテーブルなどの広い範囲を拭くとアルコールが揮発してしまい消毒効果がなくなるので，ドアノブや便座などの小さな範囲を拭くようにする．

ウイルス性出血熱への対応[14)15)]

ウイルス性出血熱とは

　ウイルス性出血熱（表4）は，主にアフリカで流行しているウイルス性疾患の一群である．国外渡航が容易にできる現代において，どの国でもウイルス性出血熱に感染するリスクがある．

　ウイルス性出血熱の対策上の問題は，有効なワクチンや治療が確立しておらず，致死率が高いことである．

　わが国においてはまだウイルス性出血熱の感染者を認めていないが，救急看護の現場において感染者に対応する日は近いと考えられる．

臨床像

　ウイルス性出血熱はたいてい，頭痛・筋肉痛・咽頭痛・咳・嘔吐を伴う発熱を呈する．初期症状において，デング熱やマラリアと混同されることがある．重症化すると体内のあらゆる部位から出血し，脳症や多臓器不全に陥る．

表4　代表的なウイルス性出血熱

エボラ出血熱	急性熱性疾患で，血液や体液との接触によりヒトからヒトへ感染が拡大し，多数の死者を出す．
マールブルグ病	症状はエボラ出血熱に似ており，発症は突発的である．
クリミア・コンゴ出血熱	発生は突発的で発熱・頭痛・筋肉痛・腰痛・関節痛がみられ，重症化するとさまざまな程度の出血がみられる．
ラッサ熱	発症は突発的であるが，進行は緩やかである．初発症状に発熱と全身倦怠感があり，大部分の患者で頭痛や咽頭痛がある．

潜伏期間

潜伏期間は約7～10日間であるが，安全な感染管理として，曝露後21日間は感染徴候の観察期間とすることが望ましい．

感染様式

ウイルスは主に血液と体液から排出される．ラッサウイルス（ラッサ熱）は，無症状の患者の気道分泌物や回復期（感染後3～9週間）の尿に認められる．エボラウイルス（エボラ出血熱）やラッサウイルスは性感染もする．エボラウイルスは，発症後2か月ごろまで精液に認められる．

感染管理

陰圧空調，または独立換気にできる個室に患者を入室させることが優先される．

対応する医療従事者は最小限，厳重に防護具（マスク，ガウン，2重の手袋，キャップ，ゴーグルなど）を着用する．

防護具の着用後は，ウイルスが防護具内に侵入しないようになっているかどうかを他者に確認してもらい，脱ぐときも，ウイルスに汚染された防護具の表面に体が触れていないかを他者に確認してもらうことが必要である．

患者に使用したものは医療用廃棄物として焼却処分する．環境面などで消毒が必要な場合は，次亜塩素酸ナトリウムを用いる．

救急看護における感染管理のためのケアの工夫

手指消毒と，石けんと流水による手洗いの使い分け (表5)[16]

多くの細菌やウイルスは，アルコールを基材とした擦式手指消毒で対応できる．しかし，バシラス属やクロストリジウム属が持つ芽胞に接触した可能性がある場合は，石けんと流水による手洗いが必要である．多くの消毒薬は芽胞への効果がないので，流水で手を洗うという物理的作業が推奨される．

また，冬期の食中毒の代表であるノロウイルスも，アルコールによる消毒効果は十分ではないため，これと接触した可能性がある場合は，石けんと流水による手洗いが必要である．

表5 石けんと流水による手洗いが必要な病原微生物と感染症状

バシラス（Bacillus）属	クロストリジウム（Clostridium）属	ウイルス
セレウス菌（Bacillus cereus）：食中毒 炭疽菌（Bacillus anthracis）：炭素，生物テロに使用される危険性 枯草菌（Bacillus subtilis）：雑菌	クロストリジウム・ディフィシル（Clostridium difficile）：偽膜性大腸炎，抗菌薬関連下痢症 ウェルシュ菌（Clostridium perfringens）：ガス壊疽，食中毒 ボツリヌス菌（Clostridium botulinum）：食中毒 ノビイ菌（Clostridium novyi）：ガス壊疽． セプチカム菌（Clostridium septicum）：ガス壊疽 破傷風菌（Clostridium tetani）：破傷風	ノロウイルス（Norovirus）：食中毒.

Boyce JM, et al.：Guideline for Hand Hygiene in Health-Care Settings. MMWR, 51（RR-16）：1-45, 2002. を参考に作成

下痢や嘔吐の症状を示す患者のケア後は，感染症の診断が確定していなくても，アルコールによる手指消毒だけでは感染リスクが高くなるため，石けんと流水による手洗いで対応する．

中心静脈カテーテル挿入時のマキシマルバリアプリコーション

マキシマルバリアプリコーションとは，中心静脈カテーテル挿入時に，術者がキャップ，マスク，滅菌ガウン，滅菌手袋を装着し，患者の挿入部位以外の全身を滅菌ドレープで覆う，といった高度な無菌操作行為のことである．

これにより，安全な無菌操作を患者に提供でき，中心静脈カテーテルに関連した血流感染のリスクを低減することができる．

心肺蘇生や気管挿管時の適切なマスクの着用

救急領域の医療従事者は，呼吸器感染症に罹患した患者からの咳やくしゃみによる曝露を受けやすい．また，心肺蘇生，気管挿管や創部洗浄による病原微生物のエアロゾル化による曝露も受けやすい．

よって，医療従事者は基本的にサージカルマスクの着用が必要である．飛沫が顔にかかるおそれがある場合は，ゴーグルを併用するか，フェイスシールド付きのマスクを着用する．

心肺蘇生と気管挿管は患者にダイレクトに濃密に接触するため，標準的な感染防御（スタンダードプリコーション）[3]を実施することが必要とされているが，重症急性呼吸症候群（SARS）感染患者の心肺蘇生や気管挿管に携わった医療従事者で，数多く感染した報告がある[19)20)]．

結核やSARSなどの空気感染が疑われる場合は，N95微粒子用マスクを着用する必要がある．N95微粒子用マスクを着用する前に，フィッ

SARS：severe acute respiratory syndrome
重症急性呼吸器症候群

表6 N95微粒子用マスクのフィットテストとシールチェック

フィットテスト	シールチェック
自分にフィットするN95微粒子用マスクを確認し，正しい装着方法を習得するためのテスト ○定性的フィットテスト 　顔（頭部）全体にフードを被り，その内側でエアロゾル化した物質（サッカリンなど）を噴霧し検査をする．N95微粒子用マスクを着用した状態で味を感じれば，漏れが生じていることが明らかになる ○定量的フィットテスト 　専用の機器を使い，N95マスクの外側と内側の粒子の割合を測定し，漏れ率を定量的に示す	N95微粒子用マスクを着用時には，フィットしているかを毎回確認する ＜手順＞ ①両手でマスクを覆い，息を吸ったり吐いたりして空気の漏れをチェックする ②空気が漏れている場合は，ゴムバンドや鼻当てを調整した後，再度空気の漏れをチェックする

トテストを実施して着用方法を習熟し，実際に使用する前にもシールチェックを実施し，漏れがないかを必ず確認する（表6）．

隔離法と看護[12]

スタンダードプリコーションを実践していくうえで，患者に隔離予防措置をとることは避けられない．疫学上問題となるような感染症の発生や変化に対応するためには，隔離という予防措置により感染の拡大を防ぐことに主眼を置く必要がある．

感染症がグローバル化した現代において，その必要性はますます増大しているが，看護者は患者やその家族の立場になって，隔離が及ぼす身体的・精神的・社会的弊害についても考慮し，ケアにあたることが求められる．

引用・参考文献

1) 阿部良伸ほか：救急外来・救急初療室の感染管理．エマージェンシー・ケア，23(10)：995-1000, 2010.
2) 秋冨慎司ほか：救急領域での感染管理．エマージェンシー・ケア，23(10)：978-985, 2010.
3) Siegel JD, et al.：2007 Guideline for Isolation Precautions：Preventing Transmission of Infectious Agents in Health Care Settings. Am J of Infect Control, 35 (10 Suppl 2)：S65-S164, 2007.
4) Centers for Disease Control and Prevention (CDC)：Updated U.S. Public Health Service. Guidelines for the management of occupational exposures to HBV, HCV, and HIV and Recommendations for postexposure prophylaxis.
http://www.cdc.gov/mmwr/preview/mmwrhtml/rr5011a1.htm（2014年12月20日検索）
5) 日本環境感染学会ワクチン接種プログラム作成委員会：院内感染対策としてのワクチンガイドライン．第1版，2009．
http://www.kankyokansen.org/modules/publication/index（2014年12月20日検索）
6) Birgand G, et al.：Duration of colonization by extended-spectrum β-lactamase-producing Enterobacteriaceae after hospital discharge. Am J Infect Control, 41 (5)：443-447, 2013.
7) 山本章：介護老人保健施設における尿路感染症とESBL産生（多剤耐性）大腸菌：患者背景の解析と治療効果についての経験．日本老年医学会雑誌，48(5)：530-538, 2011.
8) Backman C, et al.：An integrative review of infection prevention and control programs for multidrug-resistant organisms in acute care hospitals：a socio-ecological perspective. Am J Infect Control, 39 (5)：368-378, 2011.
9) APIC (the Association for Professionals in Infection Control and Epidemiology, Inc)：Guide to infection prevention in emergency medical services. 2013.
http://apic.org/Resource_/EliminationGuideForm/e1ac231d-9d35-4c42-9ca0-822c23437e18/File/EMS_Guide_web.pdf
10) Johnson DL, et al.：Lifting the lid on toilet plume aerosol：a literature review with suggestions for future research. Am J Infect Control, 41 (3)：254-258, 2013.

11) Centers for Disease Control and Prevention (CDC) : Tetanus.
   http://www.cdc.gov./tetanus/about/prevention/html
12) 厚生労働省：「新型インフルエンザ対策ガイドライン」について．2009年2月17日．
   http://www.mhlw.go.jp/bunya/kenkou/kekkaku-kansenshou04/09.html（2014年10月30日検索）
13) 堀 賢編：新型インフルエンザが疑われる患者への対応マニュアル．すぐに役立つ！感染対策実践マニュアル―医療安全管理・運営のポイント．第2版，p.175-194，じほう，2011．
14) Nizam Damani原著，岩田健太郎監，岡秀昭監訳：ウイルス性出血熱．感染予防，そしてコントロールのマニュアル―すべてのICTのために．p.228-231，メディカル・サイエンス・インターナショナル，2013．
15) 国立感染症研究所：ウイルス性出血熱．
   http://www.nih.go.jp/niid/ja/diseases/a/vhf.html（2014年10月30日検索）
16) Boyce JM, et al. : Guideline for Hand Hygiene in Health-Care Settings. MMWR Recomm Rep, 51 (RR-16) : 1-45, 2002.
17) Naomi P, et al. : Guidelines for the Prevention of Intravascular Catheter-Related Infections, 2011.
   http://www.cdc.gov/hicpac/pdf/guidelines/bsi-guidelines-2011.pdf
18) Maki DG : Yes, Virginia, aseptic technique is very important : maximal barrier precautions during insertion reduce the risk of central venous catheter-related bacteremia. Infect Control Hosp Epidemiol, 15 (4 Pt 1) : 227-230, 1994.
19) Loeb M, et al. : SARS among critical care nurses, Toronto. Emerg Infect Dis, 10 (2) : 251-255, 2004.
20) Christian MD, et al. : Possible SARS coronavirus transmission during cardiopulmonary resuscitation. Emerg Infect Dis, 10 (2) : 287-293, 2004.

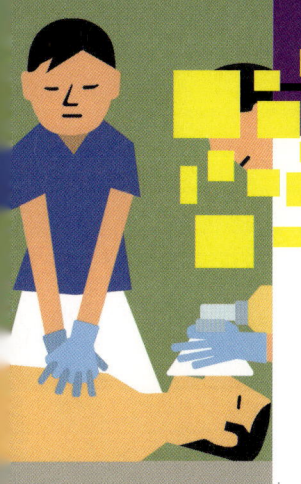

外傷・創傷管理の実際

増山純二

I. 外傷

外傷初期診療総論

　近年，交通事故による死亡や負傷は，減少しているとはいえ，平成25年の厚生労働省の死因分類の調査において，わが国の「不慮の事故死」は約40,000人であり，そのうち，交通事故，転落転倒が原因とされるものは，13,826人に上る．

　年齢別の死の分類においても，幼年期，児童期，青年期では，外傷は上位に位置づけられている．また，死亡に至らず救命可能な患者であっても，高次脳機能障害や脊髄損傷など恒久的障害を残すこともある．

　この状況を回避するためには，適切な診療によって，防ぎえた外傷死（PTD）を減少させ，恒久的障害を予防させる必要がある．

　2002年に外傷初期診療ガイドライン（JATEC），2007年に外傷初期看護ガイドライン（JNTEC）が策定され，現在では，標準化された外傷初期診療が行われるようになってきた．

　患者を中心に，それぞれの医療の専門家が，PTD回避と恒久的障害の予防に向け，協同，連携をはかりながら，チーム医療を提供している．

PTD：preventable trauma death
防ぎえた外傷死

JATEC：Japan Advanced Trauma Evaluation and Care
外傷初期診療ガイドライン

JNTEC：Japan Nursing for Trauma Evaluation and Care
外傷初期看護ガイドライン

外傷初期診療ガイドライン

外傷の死亡には，次の3つのピークがある．
　①受傷直後に死亡する群（第1ピーク）
　②呼吸，循環障害が原因で，受傷1〜3時間で死亡する群（第2ピーク）
　③敗血症や多臓器不全で数日から2〜3週後に死亡する群（第3ピーク）

このうち，第2ピークについては，適切な外傷初期診療を行えば，救命できる場合がある．JATECは，このようなPTDを減少させることを目的に，外傷の患者に対する初期診療の手順と考え方を示している．

JATECの手順構成として，バイタルサインの安定化をはかることを目的に，生理学的徴候（ABCDEアプローチ）による「全身状態の把握」を行い，生命危機にあるかどうかを判断し，必要であればただちに蘇生を行う．

これを「Primary Surveyと蘇生」という．

Primary Surveyの終了後，蘇生の継続のなかでバイタルサインが安定していれば，Secondary Surveyへ進んでいく．

Secondary Surveyは，「解剖学的評価」とされており，各身体部位の損傷を，頭から足先まで系統的に検索し，根本治療の必要性を決定する．

次に，その根本治療や経過観察を行う過程で，見落としを回避する検索として，「Tertiary Survey」を行う[1]．

防ぎえた外傷死（PTD）

Championら[2]が提唱したTRISS法の外傷症例予測生存率（Ps）は，生理学的重症度（RTS），解剖学的重症度（ISS），および年齢因子を加えて計算される．

TRISS法でPsが0.5を超えているにもかかわらず死亡した症例は，「不測死」と定義され，専門家がPTDか否かを決定する．

わが国には，2003年に日本外傷データバンク（JTDB）が誕生した．2014年にJTDBが発表した日本外傷データバンクレポート2014（2009-2013）[3]では，Psのカテゴリー別の死亡数の割合を算出している（図1）．

Ps 0～0.5％における死亡率は49％であり，0.5～1.0では23％であった．

TRISS法：trauma and injury severity score法．生理学的重症度（RTS）と解剖学的重症度（ISS）および年齢因子を加えて，外傷症例予測生存率（Ps）を算出する方法．

Ps：probability of survival
外傷症例予測生存率．防ぎえた外傷死（PTD）であったかどうかの指標

RTS：revised trauma score
生理学的重症度

ISS：injury severity score
外傷重症度スコア

JTDB：Japan Trauma Date Bank
日本外傷データバンク

図1 外傷症例予測生存率（Ps）カテゴリー別の死亡数の割合

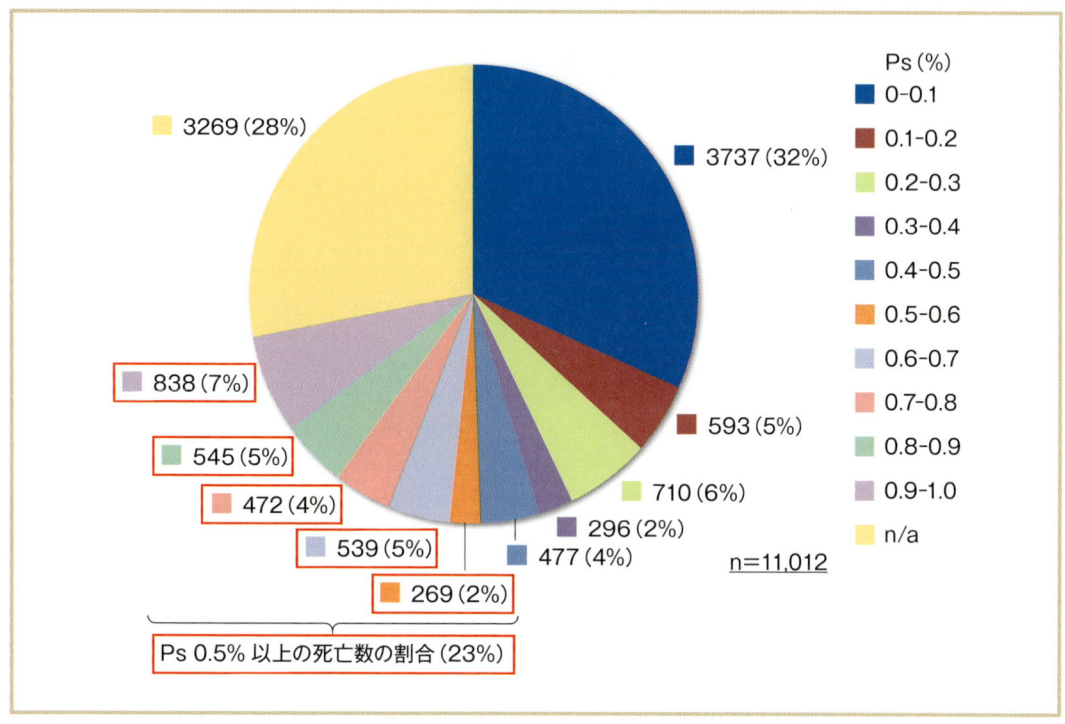

Ps (%)
- 0-0.1
- 0.1-0.2
- 0.2-0.3
- 0.3-0.4
- 0.4-0.5
- 0.5-0.6
- 0.6-0.7
- 0.7-0.8
- 0.8-0.9
- 0.9-1.0
- n/a

3269 (28%)
3737 (32%)
593 (5%)
710 (6%)
296 (2%)
477 (4%)
269 (2%)
539 (5%)
472 (4%)
545 (5%)
838 (7%)
n=11,012

Ps 0.5%以上の死亡数の割合（23%）

Japan Trauma Data Bank Report 2014 (2009-2013). より引用, 一部改変

外傷初期看護ガイドライン

外傷初期診療において，PTDの減少には，外傷医療チーム全員で取り組む必要がある．

チームの一員である看護師による質の高い外傷初期看護の提供は，不可欠とされた．

JNTECは，医師や多職種と連携し，PTDと脊髄損傷などの恒久的障害の予防を図ることを目的に，外傷初期看護の手順と概念を示したガイドラインである．

JNTEC™アルゴリズム（図2）は，JATECに準拠した手順であり，生理学的評価を用いるABCDEアプローチと蘇生のPrimary Surveyに，家族・関係者対応（Family and concerned persons care）を採用したABCDEFとし，また，チーム医療の連携，協働を基盤とした概念をもとに作成された[4]．

図2 JNTEC™ アルゴリズム

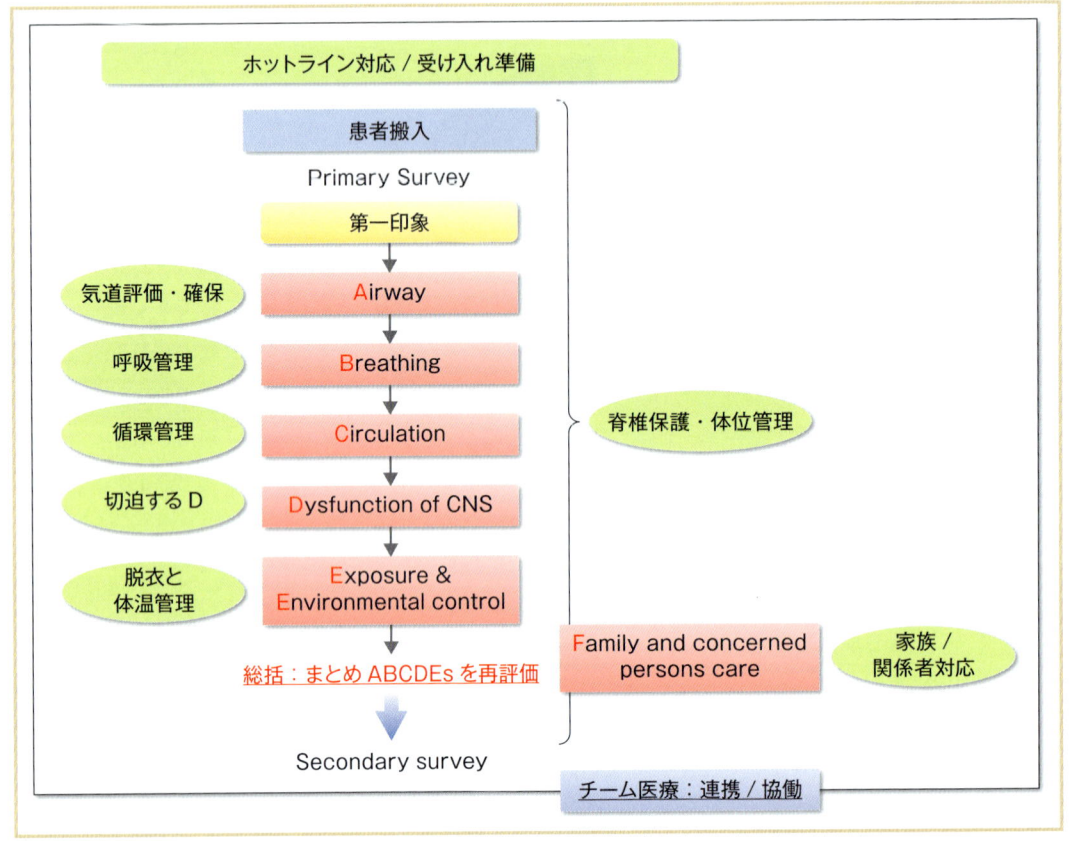

日本救急看護学会監, 日本臨床救急医学会編：外傷初期看護ガイドライン JNTEC. 改訂第3版, へるす出版, 2014. より引用

Primary Survey における ABC 管理

　私たちは，大気中の酸素を体内に取り入れ，中枢神経を含む全身に酸素を供給し，生命の維持をはかっている．そのため，気道，呼吸，循環，中枢神経を正常に機能させなければ救命困難となる．

　現在の医療レベルでの支持療法として，気道，呼吸は，迅速に蘇生を可能とし，循環については，蘇生は可能であるが，時間を要する蘇生処置となるため，蘇生の順番として，気道（A：airway），呼吸（B：breathing），循環（C：circulation）の順番で蘇生を行う．

　中枢神経においては，ABC の管理を優先するため，PTD を回避するには，気道，呼吸，循環を正常に維持することが重要とされる．

気道管理

1 気道確保

　救急隊からの搬送後，緊急度の高い症例では，100％酸素10〜15 L/分をリザーバー付きフェイスマスクで投与を継続もしくは開始する．

　頭部外傷による意識障害を伴う舌根沈下などは，用手的な方法として，頸椎の動揺を最小限に抑えるために下顎挙上法にて気道確保する．エアウェイは用手法の補助として行い，異物があれば，吸引操作を行い，除去する．

　無呼吸，瀕死の呼吸状態などの気道緊急や，血液や吐物の誤嚥のおそれ，頸部の血腫，口咽頭損傷，顔面外傷など，気道が閉塞しているなどの場合は，気管挿管の適応（**表1**）となる．

　確実な気道確保を行う際に，気道緊急があり，気管挿管困難の場合は外科的気道確保を行う．

2 迅速気管挿管（RSI）

RSI：rapid sequence intubation
迅速気管挿管

　迅速気管挿管（RSI）とは，薬剤投与による直視下気管挿管を連続して施行する方法である．薬剤は，鎮静薬，筋弛緩薬を使用する．

　RSIの危険性としては，フルストマックでの嘔吐・誤嚥，薬剤投与後の気管挿管困難に伴う低酸素血症をきたすことがある．

　気管挿管が実施困難な場合のことを考慮して，外科的気道確保やラリンゲルマスクの準備が重要である．気管挿管の介助として，頸椎保護に努める必要があるため，足側から用手的頸椎固定を行う．

表1　確実な気道確保の適応

Aの異常：	気道閉塞 簡便法では気道確保が不十分 誤嚥の可能性（血液・吐物などによる） 気道狭窄の危険（血液，損傷，気道熱傷などによる）
Bの異常：	呼吸管理が必要 無呼吸 低換気 低酸素血症（高濃度酸素投与法によっても酸素化が不十分）
Cの異常：	重症の出血性ショック（non-responder） 心停止
Dの異常：	「切迫するD」

日本外傷学会・日本救急医学会監，日本外傷学会外傷初期診療ガイドライン改訂第4版編集委員会編：外傷初期診療ガイドラインJATEC．改訂第4版，p.31，へるす出版，2012．より引用

3 外科的気道確保

気管挿管ができない，もしくは，バッグバルブマスク換気にても酸素飽和度90％以上に維持できない場合に，外科的気道確保を行う．

その方法には，輪状甲状靱帯穿刺と輪状甲状靱帯切開がある．

輪状甲状靱帯穿刺については，一時的な酸素化の改善が目的であるため，輪状甲状靱帯切開に移行する必要がある．

輪状甲状靱帯切開は，気道確保率が90％を超えるとの報告[5]があるように，気管挿管困難をきたした場合は，積極的に実施することで，PTD回避につながる蘇生処置である．

呼吸管理

1 致死的胸部外傷

胸部には，心臓，肺，気管，大血管，食道，横隔膜など，損傷すると生命に直結する臓器が集合している．胸部外傷は，低酸素血症，高二酸化炭素血症を含む呼吸不全や，心臓および大血管の損傷による出血性ショック，心タンポナーデ，緊張性気胸が原因となる閉塞性ショック，鈍的心損傷に伴う心原性ショックといった循環不全に陥る危険性が高い．

外傷死の20～30％を胸部外傷が占めており，緊急度の高い病態である．

Primary Surveyにおける致死的胸部外傷の病態には，気道閉塞，フレイルチェスト，開放性気胸，緊張性気胸，大量血胸がある．

胸部外傷の85％は手術が不要であり，胸腔ドレナージ，胸腔穿刺などの蘇生処置で救命可能とされている．そのため，致死的胸部外傷が疑われた場合は，迅速に蘇生処置が実施できるように準備と介助を行う必要がある．

表2 血胸に対する開胸術適応

① 胸腔ドレナージ施行時に1,000 mL以上の血液の吸引
② 胸腔ドレナージ開始後1時間で1,500 mL以上の血液を吸引
③ 2～4時間で200 mL/時以上の出血の持続
④ 持続する輸血が必要

日本外傷学会・日本救急医学会監，日本外傷学会外傷初期診療ガイドライン改訂第4版編集委員会編：外傷初期診療ガイドラインJATEC．改訂第4版，p.76，へるす出版，2012．より引用

2 胸腔ドレーン

致死的胸部外傷の蘇生に必要な治療手技である．目的は，胸腔内圧の空気，血液を排出し肺を膨張させることによって，胸腔内圧が下がり閉塞性ショックから回避することである．

適応は大量血胸，開放性気胸，陽圧換気が必要な気胸などがある．

血胸に対する胸腔ドレナージにおいて，ドレナージ開始時に1,000 mL以上の血液が回収された場合は，開胸止血術を考慮しておく必要がある．そのほかに，経過のなかで手術適応の判断を行う必要がある（表2）．

3 蘇生的開胸術

心タンポナーデに伴い閉塞性ショックをきたした場合は，心嚢穿刺，剣状突起下心膜開窓術，あるいは緊急開胸術による心膜切開を行う．

心嚢穿刺の合併症として，心室穿刺，心筋損傷，冠動脈損傷，気胸，心嚢気腫，不整脈などがある．合併症が起こると死に直結するため，心電図モニタを装着したうえで，蘇生薬剤と抗不整脈薬，除細動の準備を行う必要がある．

バイタルサインの改善が認められない場合は，蘇生的開胸術を考慮されるため，常時，開胸できる準備を行うことが重要である．

また，出血をコントロールし，かつ心タンポナーデを取り除くための緊急開胸術では，109例のうち，穿通性外傷で27人中10人（37％），鈍的外傷では，87人中10人（12％）の救命を可能にした報告[6]がある．

わが国では，明確な基準がないため，今後，検討していく必要がある．

また，『TRAUMA（第7版）』[5]には，蘇生的開胸術の目的として，①心タンポナーデの解除，②心損傷の止血，③胸腔内出血の止血，④空気塞栓の予防，⑤開胸心マッサージ，⑥胸部下行大動脈遮断の6つがあると述べている．

循環管理

1 ショックの早期認知

重症外傷症例を救命するためには，ショックの診断，治療がきわめて重要である．

外傷における循環不全の原因は，圧倒的に出血性ショックが多い．出血により，カテコラミンが分泌され，心臓が強く，早く拍動し，末梢血管が収縮し，主要臓器に血液を送りだす．

その結果，頻脈，皮膚湿潤，蒼白，冷汗の症状を呈する．収縮期血圧は保たれるが，血管抵抗増加により拡張期血圧が上昇する．よって脈圧は減少し，脈は弱く触れる．

　また，呼吸器系に問題がなくとも，ショックに伴い低酸素症をきたし代謝性アシドーシスとなり，その代償として二酸化炭素を多く排出するため，頻呼吸を呈する．

　このような状態を代償性ショックといい，その後，血圧が下がった時点で起きるショックを，低血圧性ショックという．代償性ショックのときにショックを認知すれば，PTD 回避につながる．

　しかし，頻脈のみで循環を評価することは危険である．低血圧を呈した外傷患者では，71％が頻脈であり，29％が徐脈であったとの報告がある[6]．

　また，βブロッカーなどの内服歴や高齢者，運動選手など，頻脈になりにくい背景をもつ患者もいる．そのため，ショックの早期認知として，ショック指数（SI）が用いられる．

　SI は脈拍数／収縮血圧と定義されている．従来は1以上をショックとしてきたが，0.75 をカットオフ値にした場合は，輸血，止血の判断において，感度 0.86，特異度 0.67 の値を示した報告もある[7]．

　また，Hagiwara ら[8]は，SI≧0.8，かつ，初期輸液1L投与後のSI1.0を呈した患者の94％で輸血や緊急止血処置を行ったと報告している．SIは，ショックの早期認知のみではなく，初期輸液療法としての蘇生処置の必要性の判断としても有用であることが示唆されている．

SI：shock index
ショック指数．心拍数／収縮期血圧の値から，循環血液量の喪失量を推定する．

2　初期輸液療法

　出血性ショックに対して，JATEC でも，「初期輸液療法」として循環異常の重症度を判断するための総輸液量を，成人では1L，小児では 20 mL/kg×3 回としている．

　これらの輸液に対する反応を考慮し，手術などの止血や輸血量法を開始するのが基本的な戦略である[9]．

　初期輸液療法においては，患者の血圧をみながらのコントロールが重要である．積極的な初期輸液療法を行って血圧が上昇すると，出血が助長されることがある．動物実験では，過度の輸液はいくつかの状況で有害になりうるとの見解もある[10]．

　また，Bickell ら[11]は，病院前に収縮血圧 90 mmHg 以下の患者に対して，通常輸液群と制限輸液群に分け比較検討を行った．その結果，制限輸液群で入院日数や合併症が減少したとしている．

　その他の報告でも，制限輸液群において死亡率が増加しないことから，低血圧を容認した輸液制限を行う方法も，出血性ショックの治療戦略として重要であることが示されている．

3 輸血

　初期輸液療法で循環が安定しない場合，もしくは，循環血液量の30％以上が出血したときは，濃厚赤血球（RBC）輸血を始める必要がある．循環が安定した後の輸血は，血中ヘモグロビン値7g/dL以下の場合に行うことを推奨している[12]．

　血液型の選択については，通常であれば，交差（適合）試験で適合した血液を輸血する．しかし，緊急時の輸血については，交差試験を省略し，ABO同型血を用いる．

　また，同型適合血が不足している場合は，ABO異型適合血を用いる．異型適合血を用いた場合は，溶血反応に注意する．

　外傷患者では，初期の段階から凝固異常の発生率は高く[13]，凝固障害をきたした場合は，凝固障害を合併していない患者と比較して，多臓器不全や死亡率の上昇が報告されている[14]．

　大量輸血の症例において，FFP（新鮮凍結血漿）とRBCとの投与比が1：8，1：2.5，1：1.4と，投与比が1：1に近くになるにつれて，死亡率の低下がみられた[15]．

　また，FFP：RBCを1：2以上で投与した群では，30日後の死亡率が低下し，血小板についても，PLT（血小板）：RBCを1：2以上で投与した群で30日後の死亡率が低下したとの報告もある[16]．最近では，多数の文献に，RBC：FFP：PLT＝1：1：1で投与すべきであると記載されており，多くの施設では1：1：1の概念を採用している事実がある．

　ここでは結論づけることはできないが，大量出血が予測される場合は，早期よりFFPや血小板濃厚液（PC）を開始することは重要であることはいえる．

II．創傷管理

　四肢外傷において，切断肢や主要血管損傷による出血などはPrimary Surveyの管理として行い，それ以外についてはSecondary Surveyで観察，処置を行う．

　Primary SurveyにおけるPTD回避とともに，四肢機能の温存を確実に観察，処置を行う必要がある．とくに，開放創や開放骨折では，不十分な創洗浄とデブリードマン，受傷後6時間以上の経過，予防的抗菌薬の未施行による感染合併症をきたすため，創傷管理は重要とされている．

創の評価

　創の観察は創処置のなかで，最も重要とされている．異物の有無，神経，腱，関節との関連を評価する．
　創が深く損傷が大きい場合や，局所麻酔で対応できない場合は，専門医にコンサルトすることや，手術室での縫合を考慮する必要がある．
　創の状態を観察するうえでは，止血を行うことが重要であり，圧迫止血で対応できなければ，エスマルヒやタニケットを使用する．
　麻酔と縫合を行う前には，血流と神経の評価を行う．血流の評価は，四肢末梢の蒼白，チアノーゼ，毛細血管再充満時間（CRT）等で行う．神経の評価については，神経支配をアセスメントして観察する．痛みで動かせないことがあるため，注意深い観察が必要である．
　異物を見逃したまま縫合した場合は，感染や治癒遅延，機能障害といった合併症が出現するため，異物の観察は，創の評価として重要とされている．受傷機転や創の状況から異物の可能性を考え観察していき，単純X線での確認を行うこともある．

CRT：capillary refilling time
毛細血管再充満時間

創閉鎖（縫合）

　局所麻酔後に洗浄を行う．洗浄の目的は，感染創リスクの減少であり，そのために創内の細かい異物や血餅を除去する必要がある．
　異物鑷子や歯ブラシを使用しながら，水道水，もしくは生理食塩液で洗浄していく．洗浄水の量については，エビデンスがないが，汚染が強い場合は，2L以上で洗浄する[17]．
　開放骨折の場合は，重症度分類（Gustilo分類：表3）に合わせて洗浄する．Gustilo Ⅰ型は3L，Ⅱ型では6L，Ⅲ型では9Lの洗浄が推奨さ

表3　開放骨折の重症度分類（Gustilo分類）

Grade Ⅰ	開放創1cm以下で汚染を認めない
Grade Ⅱ	開放創1cmを超えるが，広範な軟部組織損傷や剥皮創を伴わないもの
Grade Ⅲ	広範囲の軟部組織損傷を伴う高エネルギー外傷による開放骨折．重度の挫滅，汚染，修復を要する血管損傷を合併
Ⅲa	骨折部を適切に軟部組織で覆えるものや，開放創の大きさを問わず分節骨折や高度粉砕骨折を伴うもの
Ⅲb	骨膜剥離や骨露出を伴う広範な軟部組織損傷合併例で，高度な汚染を伴うもの
Ⅲc	修復を必要とする動脈損傷を合併したもの

日本外傷学会・日本救急医学会監，日本外傷学会外傷初期診療ガイドライン改訂第4版編集委員会編：外傷初期診療ガイドライン．改訂第4版，p.168，へるす出版，2012．より引用

れている[18]．消毒薬については，使用することで創傷治癒が遅延し，感染率低下にはつながらないため，使用しない．

　創洗浄を行いながらデブリードマンを行う．その目的は，汚染された組織や，壊死に陥りそうな組織を切除し，感染率を低下させることである．開放骨折の場合は，6時間以内の徹底した洗浄・デブリードマンを行うことが感染率の減少となる．

　創閉鎖（縫合）する前に，受傷時間の確認が重要である．受傷後6〜10時間を経過した創は感染しているとみなし，縫合の適応にはならない．このような場合は，2次治癒を期待し，創の縫合は行わない．

　しかし，顔面や頭皮は血流が豊富なため，12時間以内であれば縫合は可能としている．患者には，感染のリスクを説明しておくことが重要である．

予防的抗菌薬

予防的抗菌薬とは

　抗菌薬の使用法には，受傷直後の使用，つまり，感染に陥る前に使用する方法を，「予防的投与」といい，受傷後，創感染・髄膜炎・腹膜炎など感染が成立した状態で使用する方法を，「治療的投与」という．

　予防的抗菌薬は，感染予防につながるが長期使用のエビデンスはない．長期使用になると，耐性菌が増殖しやすい環境となる．

　外科の手術では，創の汚染度によって周手術期感染のリスクが異なる．感染や炎症がないCABGや乳房切除術などの手術では，感染のリスクは2％未満であり，特別な汚染がない手術，結腸切除術，胆囊摘出術は，5〜15％の感染のリスクがある．炎症はあるが，感染がない場合，虫垂炎や憩室炎の手術になると15〜30％の感染のリスクがあり，また，腹膜炎をきたしている場合など，感染が臨床的に認められるときは，30％以上感染のリスクが高くなる（表4）[19]．

　緊急手術であれば，1つ上のクラスとして扱う必要があり，また，外傷手術ではほとんどがクラスⅢ・Ⅳの汚染，感染創であると評価する．

外傷と予防的抗菌薬

　外傷における予防的抗菌薬の使用について，受傷後4時間以上経過してからの投与の効果を期待することは難しい．胸腔ドレーン挿入の際は，第1世代セファロスポリンを24時間超えない期間で用いる．開放骨折では，第1世代セファロスポリンを創閉鎖後24時間もしくは，72時間使用し，GradeⅢについては，グラム陰性菌にも有効な抗菌薬を考

表4 外科創傷の汚染度と感染のリスク

	創の汚染度	外科手術	感染のリスク
Ⅰ	清潔	乳房切除術 CABG など	<2%
Ⅱ	準清潔	大腸切除術 胆嚢摘出術など	5〜15%
Ⅲ	汚染	虫垂炎 憩室炎など	15〜30%
Ⅳ	感染	腹膜炎 膿瘍切開など	30%以上

CABG：coronary artery bypass grafting（冠動脈バイパス術）
Kenneth Mattox, et al.：Trauma. Seventh Edition, McGraw-Hill Professional, p.336, 2012. より引用

慮する必要がある．非開放骨折時は，観血的整復固定術時に使用し，必要であれば24時間以内まで続ける．

破傷風の予防は，創を洗浄しデブリードマンを行う必要がある．成人では，清潔創，浅い創，汚染創に関係なく，破傷風トキソイド予防接種歴（3回以上）が不明，もしくは，3回未満の場合，最終接種から10年以上経過している場合は，破傷風トキソイド 0.5 mL を筋注する．また，清潔創，浅い創以外の創傷では，最終接種から5年以上経過している場合にも行う必要がある．破傷風免疫グロブリンについては，清潔創，浅い創においては不要であるが，それ以外の創において，破傷風トキソイド予防接種歴が不明な場合や，最終接種から10年以上経過している場合は投与する必要がある[20]．

Ⅲ．外傷・創傷管理における看護の実際

外傷初期看護のポイントとして，PTD病態をふまえた観察を行い，それらの病態が呼吸不全，循環不全に陥っているかアセスメントする必要がある．

循環不全については，外傷では循環血液量減少性ショックに陥ることが多く，また，閉塞性ショックに陥ることもある．そのため，循環不全が原因となる病態を観察し，循環動態を安定させるための蘇生処置として，初期輸液療法，輸血，胸腔ドレーン，心嚢穿刺の準備，介助を行う．

蘇生処置後は，PTDの回避，処置に伴う合併症の有無など，蘇生処置後の評価も重要である．また，止血術の必要がある場合は，迅速に止血術が行われるように，他部門との調整を行わなければならない．

呼吸不全に陥るPTDの病態としては，血気胸，フレイルチェストがある．フレイルチェストに伴う奇異呼吸が原因で呼吸不全に陥る場合は，肺胞低換気を示す換気不全となる．

また，肺挫傷が原因で呼吸不全となる場合は，ガス交換障害に陥る．

疼痛の場合は，低酸素血症，高二酸化炭素血症の換気障害に陥ることもある．呼吸を安定化させる必要があるため，原因となる病態をとらえ蘇生処置を行う．

奇異呼吸が原因である場合は，気管挿管後に陽圧換気管理が必要であり，肺挫傷が原因の場合は，気管挿管後の陽圧換気（PPV）は必要でないが厳重な観察を要し，肺挫傷の根本治療に伴う管理が必要とされる．また，疼痛については，鎮痛薬を用いながら呼吸状態の観察を行っていく．

このように，PTDを回避するためには，PTDの病態をアセスメントするとともに，呼吸・循環不全の潜在的，顕在的な問題をアセスメントし，看護問題を明確にする必要がある．

その中で，看護問題の原因とされる病態を明確にしたうえで，直接的，または，間接的なケアとして，気道確保などの蘇生の実施や蘇生処置の準備，介助，止血術に伴う調整を行う．

看護師は，PTDの回避に向けて，多職種と連携しながらチームの一員として，外傷初期看護を提供していく必要がある．

引用・参考文献
1) 日本外傷学会・日本救急医学会監，日本外傷学会外傷初期診療ガイドライン改訂第4版編集委員会編：外傷初期診療ガイドライン JATEC．改訂第4版，へるす出版，2012.
2) Champion HR, et al.：Trauma Score. Crit Care Med, 9(9)：672-676, 1981.
3) JTDB（JAPAN TRAUMA DATA BANK）：Japan Trauma Data Bank Report 2014（2009-2013）. Japan Trauma Care and Research, 2014.
https://www.jtcr-jatec.org/traumabank/dataroom/data/JTDB2014.pdf（2014年11月22日検索）
4) 日本救急看護学会監，日本臨床救急医学会編集協力：外傷初期看護ガイドライン．改訂第3版，へるす出版，2014.
5) Kenneth Mattox, et al.：Trauma. Seventh Edition, McGraw-Hill Professional, 2012.
6) Demetriades D, et al.：Relative bradycardia in patients with traumatic hypotension. J Trauma, 45(3)：534-539, 1998.
7) 水島靖明ほか：出血性ショックを認知する指標としてショックインデックス≧1は適切か？．日本外傷学会雑誌，22(4)：410-414, 2008.
8) Hagiwara A, et al.：Hemodynamic reactions in patients with hemorrhagic shock from blunt trauma after initial fluid therapy. J Trauma, 69(5)：1161-1118, 2010.
9) 日本外傷学会監，日本外傷学会外傷専門診療ガイドライン編集委員会編：外傷専門診療ガイドライン JETEC．p.25, へるす出版，2014.
10) Mapstone J, et al.：Fluid resuscitation strategies：a systematic review of animal trials. J Trauma, 55(3)：571-589, 2003.
11) Bickell WH, et al.：Immediate versus delayed fluid resuscitation for hypotensive patients with penetrating torso injuries. N Engl J Med, 331(17)：1105-1109, 1994.
12) Moore FA, et al.：Inflammation and the Host Response to Injury, a large-scale collaborative project：patient-oriented research core—standard operating procedures for clinical care. Ⅲ. Guidelines for shock resuscitation. J Trauma, 61(1)：82-89, 2006.
13) Spahn DR, et al.：Management of bleeding and coagulopathy following major trauma：an updated European guideline. Crit Care, 17(2)：R76, 2013.
http://ccforum.com/content/pdf/cc12685.pdf（2014年11月25日検索）
14) Frith D, et al.：Definition and drivers of acute traumatic coagulopathy：clinical and experimental investigations. J Thromb Haemost, 8(9)：1919-1925, 2010.
15) Borgman MA, et al.：The ratio of blood products transfused affects mortality in patients receiving massive transfusions at a combat support hospital. J Trauma, 63(4)：805-813, 2007.
16) Holcomb JB, et al.：Increased plasma and platelet to red blood cell ratios improves outcome in 466 massively transfused civilian trauma patients. Ann Surg, 248(3)：447-458, 2008.
17) 上山裕二：救急でよくある，よく困る外傷の診かた【基本編】創処置のキホン．レジデントノート，15(10)：1806-1814, 2013.
18) Anglen JO：Wound irrigation in musculoskeletal injury. J Am Acad Orthop Surg, 9(4)：219-226, 2001.
19) Kenneth Mattox, et al.：Trauma. Seventh Edition, McGraw-Hill Professional, p.336-337, 2012.
20) 濱舘香葉ほか：外傷診療 ALL IN ONE―実践力を身に付けよう 1. ERからORにつなげ Infection 感染（敗血症，抗菌薬）「準備から退院後までが外傷診療です!!」．別冊ERマガジン，11(1)：59-62, 2014.

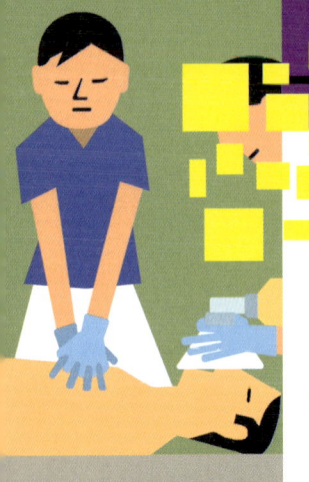

脳死下臓器提供の実際

山本小奈実

　重篤な疾病や突然の事故が生じた患者は，救命のために最善の治療が提供される．しかし，治療途中で脳死となる場合があり，その多くは，救命救急センターで発生している．脳死患者は，臓器提供の可能性があり，それは，患者と家族の意思を尊重したうえで実施されなければならない．

　2010年の臓器移植法の改正により，脳死下臓器提供数は増加した．その背景には，家族の同意のみで臓器提供が可能になったことがある．

　脳死下臓器提供数が増加した現在，提供施設での医療者の役割が重要とされている．しかし，臓器提供には多くの医療者や外部からのコーディネーターも加わり，多職種間の調整や，ドナーとなる家族のケアについて，さまざまな課題も抱えている．

臓器移植法と脳死下臓器移植の変遷

わが国における脳死下臓器移植の変遷

1 臓器移植法の成立

　わが国では，1968年に国内で初めての心臓移植が，札幌医科大学胸部外科の和田寿郎教授により行われた．しかしその頃はまだ，脳死を人の死と認めておらず，法的脳死判定も確立していない時代であった．

　この時の心臓移植は，医療の先鞭として話題になったが，移植後83日目にレシピエント（臓器受容者）が死亡した．その後，さまざまな問題

が指摘され教授は殺人罪で告訴されたが，札幌地検は証拠不十分で不起訴処分とした．

このような背景があり，脳死の判定方法や，レシピエントの移植適応，脳死に関する倫理的側面などさまざまな問題が噴出し，以後国内では，30年あまり脳死下臓器提供は行われず，心停止下での角膜と腎臓移植にかぎられていた．

一方海外では，脳死下臓器提供によって，多くの患者が救われていた．欧米とわが国の臓器移植のギャップはますます増大し，国内で脳死下臓器提供の議論が再び巻き起こった．

その結果，臓器移植の時にかぎって脳死を人の死とすることが法律で定められ，脳死後の臓器提供を可能にする「臓器の移植に関する法律」（臓器移植法）が1997年に施行された．

この法律の施行により，脳死下臓器提供の促進が期待されたが，実際には脳死下臓器移植は年間10件程度しか行われず，これは欧米の50〜100分の1程度と少ない状況であった．

2　臓器移植法の改正

脳死下臓器移植が発展しなかった背景にあったのは，当時の法律では脳死下臓器提供に際して，本人の臓器提供意思表示カードへの記載を必須要件としていたことで，国民のカード所持率の低さから，要件を満たすことができなかった．

臓器移植を希望する待機患者は，国内での移植が難しいことから渡航し，海外での臓器移植に頼るしかなかったのである．

渡航に頼る移植は，日本だけでなく諸外国でも行われ国際的な問題となっていた．移植のための渡航の中には，臓器を不正な手段で入手し，商品として売買する行為が行われていたり，他国から臓器移植の希望患者を受け入れることによって，自国の患者が移植医療を受けにくくなるなどの問題をはらむ，移植ツーリズムが含まれていた．

国際移植学会は，2008年，臓器取引と移植ツーリズムに関するイスタンブール宣言を採択し，臓器売買などの禁止，自国での臓器移植の推進，生体ドナーの保護を提言した．そのためわが国も，国内での脳死下臓器移植を推進する必要性に迫られ，法改正の論議が高まった．

2010年10月に臓器移植法が改正され，現在では年間50件程度の脳死下臓器提供が行われるに至っている[1]．

法改正のポイント

2010年の臓器移植法改正の主要ポイントは，以下の3点である．

1つ目は，遺族の同意のみで臓器提供が可能になったことである．

精神疾患や知的障害などにより臓器提供の意思表示を困難にするような障害を有していないことを前提とし，患者が元気だった頃に臓器移植を拒否する意思を表示していなかったことが確認された場合には，遺族の同意によって臓器移植が可能となった．

旧法では，患者の臓器提供意思表示を必須要件としており，このことが臓器移植を後退させていた．法改正後に実施された脳死下臓器提供のほとんどが家族の承諾によるものとなっており[1]，旧法が抱えていた大きな問題点に踏み込んだ法改正は，臓器移植を促進させることとなった．

2つ目は，生後12週以上15歳未満からの臓器提供が可能となったことである．この法改正により，わが国でも小児への脳死下臓器提供の道が切り開かれることになった．

しかし，小児の脳死下臓器提供には，虐待がなかったことの確認が必要であり，家族に虐待調査について説明しなければならないこと，警察や児童相談所などとの連携が必要であることなど，小児特有の手続きが必要とされることもあり，成人に比べ脳死下臓器提供件数は少ないのが現状である．

3つ目は，臓器移植において15歳以上の親族優先の条項が追加されたことである．旧法下においても，ドナー家族は親族への臓器提供を希望する意見もあったが，レシピエント選定において，公平性を担保する観点に反することから認められていなかった．

しかし，法改正に際し，患者の意思を尊重することが認められ，親族優先が明記された．なお法改正では，特別養子縁組[注1]によって親子関係となった場合も親族優先の範囲として認められている（ふつう養子縁組[注2]は認められていない）[2]．

注1：特別養子縁組：6歳未満までに，養子が戸籍上も実親との親子関係を断ち切り，養親が養子を実子と同じ扱いにする縁組．

注2：ふつう養子縁組：養子が実親との親子関係を存続したまま，養親との親子関係をつくるという二重の親子関係．

18歳以上の脳死下臓器提供の概要

18歳以上の脳死下臓器提供プロセス（図1）[3]

1 脳死となりうる状態の患者の発生

患者の治療中に，脳死とされうる状態の臨床徴候を認めたときは，「臓

器の移植に関する法律」の運用に関する指針(以下,ガイドライン,2012年)[4]に基づき,法で規定する脳死判定(表1)の項目に沿って脳死とされうる状態の診断をする.

この脳死とされうる状態の診断基準は,臓器移植の適正な実施に関して必要な事項を定めているものであり,脳死下での臓器移植にかかわらない一般の脳死判定について定めているものではない.

脳死とされうる診断がなされた後は,終末期医療へと移行する.

図1 18歳以上の脳死下臓器提供プロセス

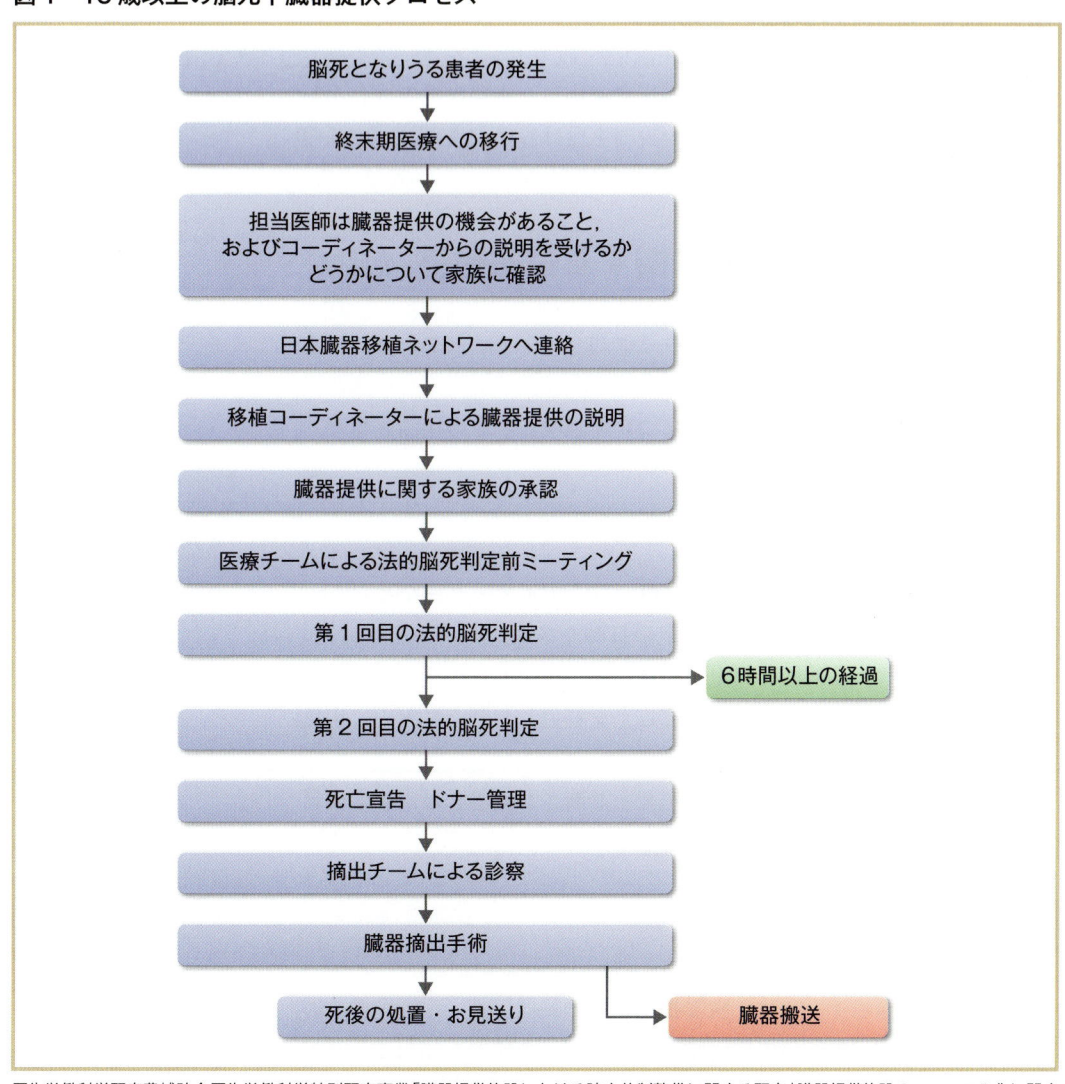

```
脳死となりうる患者の発生
        ↓
終末期医療への移行
        ↓
担当医師は臓器提供の機会があること,
およびコーディネーターからの説明を受けるか
どうかについて家族に確認
        ↓
日本臓器移植ネットワークへ連絡
        ↓
移植コーディネーターによる臓器提供の説明
        ↓
臓器提供に関する家族の承認
        ↓
医療チームによる法的脳死判定前ミーティング
        ↓
第1回目の法的脳死判定 → 6時間以上の経過
        ↓
第2回目の法的脳死判定
        ↓
死亡宣告 ドナー管理
        ↓
摘出チームによる診察
        ↓
臓器摘出手術
        ↓
死後の処置・お見送り    臓器搬送
```

厚生労働科学研究費補助金厚生労働科学特別研究事業「臓器提供施設における院内体制整備に関する研究」臓器提供施設のマニュアル化に関する研究班:臓器提供施設マニュアル.2010. を参考に作成
http://www.mhlw.go.jp/file/06-Seisakujouhou-10900000-Kenkoukyoku/flow_chart01.pdf

表1　脳死とされうる状態

法に規定する脳死判定を行ったとしたならば，脳死とされうる状態
　器質的脳障害により深昏睡，……(中略)……及び自発呼吸を消失した状態と認められ，かつ器質的脳障害の原疾患が確実に診断されて，原疾患に対して行い得るすべての適切な治療を行った場合であっても回復の可能性がないと認められる者．
　かつ，下記の①〜⑤のいずれもが確認された場合．
① 深昏睡
② 瞳孔が固定し，瞳孔径が左右とも4mm以上であること
③ 脳幹反射（対光反射，角膜反射，毛様脊髄反射，眼球頭反射，前庭反射，咽頭反射，及び咳反射）の消失
④ 平坦脳波
⑤ 自発呼吸の消失

「臓器の移植に関する法律」の運用に関する指針（ガイドライン）．第6の1，および施行規則第2条．より引用

2　臓器提供の選択肢提示

　担当医師は，脳死となりうる状態の患者家族に，臓器提供の機会があることを説明し，コーディネーターの説明を受けるかどうかについて確認する．家族が希望する場合は，日本臓器移植ネットワークへ連絡する．

3　家族への臓器提供に関する情報提供

　連絡を受けた日本臓器移植ネットワークのコーディネーターは，病院に出向き，臓器提供について家族に説明する．家族が脳死下での臓器提供を選択した場合は，法的脳死判定について説明し家族の承諾を得る．

4　法的脳死判定

　担当医師，看護師，検査技師，事務員，コーディネーターなど（以下，医療チームとする）は，法的脳死判定の日時やスケジュールを検討し，その後，第1回目の法的脳死判定を実施する．第2回目の法的脳死判定は，第1回目の検査終了時から6時間以上を経過した時点において実施される．

　第2回目の法的脳死判定の結果，脳死と診断された場合は，第2回目の法的脳死判定終了時刻が死亡時刻となる．

5　臓器摘出

　死亡確認後，医療チームは，臓器摘出までの臓器保護，手術室搬入時間，臓器の搬送方法について検討する．その後，各臓器を摘出する移植専門チームが病院に派遣され，患者の診察から臓器摘出までの流れを医療チームと確認する．

臓器摘出は，原則的に心臓，肺，小腸，肝臓，膵臓，腎臓の順に行われる[5]．

6 死後の処置・お見送り

臓器摘出後に患者の死後の処置を行い，お見送りとなる．

法的脳死判定

わが国における法的脳死判定基準は，厚労省（当時）の「脳死に関する研究班」が示した脳死判定基準（竹内基準，1985）をもとに作成されている．法的脳死判定は，「臓器の移植に関する法律」の運用に関する指針に基づき実施される．

法的脳死判定は，生命徴候の確認，深昏睡，瞳孔固定（両側の瞳孔径が4mm以上で固定），脳幹反射の消失（対光反射，角膜反射，毛様脊髄反射，眼球頭反射，前庭反射，咽頭反射，咳反射——の7つすべての反射の消失），脳波活動の消失，自発呼吸消失の確認をすることである（表2）．

脳波については，感度を上げて測定することにより，脳波なのかアーチファクトのようなノイズなのかの識別がむずかしく，経験を有する医師の判断が求められる．そのためアーチファクトの混入を防止できる環境設定が必要となる．無呼吸テストでは，患者の循環動態に影響を及ぼす可能性があるため，開始前の呼吸評価が重要となる．

1回目の法的脳死判定から6時間以上を経過した時点において2回目の法的脳死判定を行い，変化がないことを確認し「脳死」（法的脳死）と判定する．

法的脳死判定にかかわる専門医師は2名以上で，いずれも脳死判定に豊富な知識・経験を有しており，臓器移植には関与しない医師と定められている．

臓器保護

臓器保護は，よりよい臓器の状態で可能なかぎり多くの臓器を移植することで，移植後の臓器機能を向上させることを目的としている．臓器保護は，臓器摘出手術までのあいだに臓器の機能維持と改善のために実施される．各臓器は，「臓器提供時のドナー評価・管理，摘出手術時の呼吸循環管理マニュアル」（第1版，2010年）[5]に基づき管理される．

表2 法的脳死判定の内容

法的脳死判定の項目	具体的検査方法	脳内の検査部位	脳死の場合の結果	注意点
1. 生命兆候の確認	体温,直腸温,食道温などの深部温血圧の確認 心電図による不整脈の確認			深部温は,同じ測定法で整合させることが望ましい.血圧は,観血的測定または非観血的測定のいずれでも可能である.
2. 深昏睡の確認	顔面への疼痛刺激(ピンで刺激を与えるか,眉毛の下あたりを強く押す)	脳幹(三叉神経)	痛みに対して顔をしかめない	末梢性で両側性の三叉神経または顔面神経の完全麻痺が存在する場合は,深昏睡の判定は不可能である.
		大脳	痛みを感じない	
3. 瞳孔散大・固定の確認	瞳孔に光を当てて観察	脳幹	瞳孔が直径4mm以上で,外からの刺激に反応がない	瞳孔の確認は,室内の通常の明るさで確認する.
4. 脳幹反射の消失	瞳孔の対光反射	脳幹	対光反射がない	鼓膜損傷がある症例では,前庭反射の確認ができないため,以前は脳死判定を行わないこととしていたが,鼓膜損傷があっても,滅菌生理食塩水を用いて検査を行うことが可能となった. 義眼の方や眼球損傷がある場合には,脳幹反射の消失を確認できないため脳死判定はできない.しかし,心停止下での臓器提供は可能である.
	角膜反射	脳幹	角膜反射がない まばたきしない	
	毛様脊髄反射	脳幹	毛様脊髄反射がない 瞳孔が大きくならない	
	眼球頭反射	脳幹	眼球頭反射がない 眼球が動かない	
	前庭反射	脳幹	前庭反射がない 眼球が動かない	
	咽頭反射	脳幹	咽頭反射がない 吐きだすような反応がない	
	咳反射 喉の刺激(気管内チューブにカテーテルを入れる)	脳幹	咳反射がない 咳き込まない	
5. 脳波活動の消失(いわゆる平坦脳波)	脳波の検出	大脳	機能を電気的に最も高精度で測定しても脳波が検出されない	脳波は,アーチファクトの混入を防止するために,シールドされた電極を使用する.平坦脳波は,通常感度と高感度を合わせて合計30分の記録が必要である.
6. 自発呼吸消失の確認(無呼吸テスト)	無呼吸テスト(人工呼吸器を外して,一定時間経過観察)	脳幹(呼吸中枢)	自力で呼吸できない	無呼吸テストを実施するうえで重要なのは,低酸素や低血圧,不整脈を併発する危険性がある.
7. 6時間以上経過した後の同じ一連の検査(2回目)	上記5種類の検査	状態が変化せず不可逆的(二度と元に戻らない状態)であることの確認	絶対に過誤を起こさないための確認.	

「臓器の移植に関する法律」の運用に関する指針(ガイドライン), 2012[4]. ・厚生労働科学研究費補助金厚生労働科学特別研究事業「臓器提供施設における院内体制整備に関する研究」「脳死判定基準のマニュアル化に関する研究班」: 法的脳死判定マニュアル, 2011[6]. ・臓器提供手続に係る質疑応答集, 2009[7]. の解説を参考に作成

1 循環管理

脳死患者は,容易に血圧が低下しショック状態に陥りやすい.血圧低下に対し通常使用されるアドレナリン(Ad)やノルアドレナリン(NAd)

Ad: adrenaline
アドレナリン

NAd: noradrenaline
ノルアドレナリン

は，末梢動脈を収縮させ臓器虚血をまねくおそれがあるため，臓器保護時には使用されない．

脳死患者の血圧管理は，抗利尿ホルモン（ADH）の投与と輸液調整で実施される．ADHの投与は，循環動態の改善により腎機能も改善するので，尿量の増加が期待できる．

ADHの投与方法は，最初静脈投与し，その後持続的に静脈投与することで血行動態は安定する[6]．

ADH：antidiuretic hormone
抗利尿ホルモン

2 呼吸管理

脳死患者は，急性肺損傷（ALI）や急性呼吸窮迫症候群（ARDS）を15～20％発症する．また，無気肺から肺炎も併発しやすい．尿崩症のために過剰な水分補給を行い，血清膠質浸透圧の低下をまねくと，肺水腫の状態になることもある[8,9]．

そのため，胸部X線や気管支鏡により定期的に肺の評価を行いながら，適宜分泌物を除去し，無気肺を改善することが必要とされる．

また，人工呼吸器の設定条件は，酸素投与濃度，一回換気量，呼気終末陽圧（PEEP）を可能なかぎり低めに保つことで，肺の炎症性反応を軽減させ，肺機能を改善させる．

ALI：acute lung injury
急性肺損傷

ARDS：acute respiratory distress syndrome
急性呼吸窮迫症候群

PEEP：positive end-expiratory pressure
呼気終末陽圧

3 メディカルコンサルタント

臓器保護は，臓器提供を左右する重要な全身管理である．臓器保護における提供施設の医師の負担は大きい．そのため法的脳死判定以降は，提供施設に日本臓器移植ネットワークの要請を受けたメディカルコンサルタント（医師）が派遣され，臓器保護の役割を担っている．

一方，米国では，臓器保護を担うコーディネーターの多くは，集中治療を専門とする看護師であり，ドナーの状態を評価しながら臓器保護のための管理を実施している．

脳死患者家族の心理状態

脳死患者家族の心理過程は，「驚愕期」，「混乱期」，「現実検討期」を経て「受容期」に至る[10]（図2）．

驚愕期は，救命を願っていた家族が患者の死の可能性を知ることで，泣く，絶叫する，呆然とする，感情を抑制するなどの心理的反応がみられる時期である．

混乱期には，家族は脳死状態を受け入れることを拒否したり，自責の

念から抑うつ傾向となったり，時には医療者に攻撃的な態度を示すこともある．

現実検討期になると，家族は患者の状態や残された時間について，少しずつ医療者に尋ねる様子がみられるようになり，脳死を受け入れようとする．この時期には，患者ケアへの参加を希望し，患者との離別を表現することができるようになる．これらの時期は行きつ戻りつしながらではあるが，徐々に受容期へと進む．

受容期には，家族は比較的落ち着きを取り戻し，死後のことを話したり，差し迫った現実を受け入れようと，状況に対処できるようになる．

このような心理過程をたどる家族に対して，臓器提供についての意思決定を促す時期は，家族が脳死の事実を受け入れ始める「現実検討期」もしくは「受容期」が望ましいと考えられる．

臓器提供が死別後の家族の悲嘆にどのような影響を与えるかについては，Batten ら[11]や Merchant ら[12]の調査により，臓器提供は死別後の家族の心理的苦痛を軽減するとの報告がある．

一方，Cleiren ら[13]は，臓器提供を依頼され同意したドナー家族と，臓器提供を依頼されたが同意しなかったノンドナー家族，臓器提供の依頼をされなかった家族を対象に，死別後の心理状態を調査した結果，臓器提供の有無によって死別後の家族の抑うつ症状やPTSD，悲嘆反応に違いはみられなかったと結論した．

このように海外では，ドナー家族を対象とした研究報告はあるものの，国内においてはほとんど行われていない（表3）．よって現時点においては，国内外において，臓器提供が家族に与える影響については一定の見解に達していないと思われる．

Bellali ら[14]は，臓器提供の決断そのものが悲嘆過程に影響するのではなく，臓器提供がドナー家族にとって持つ意味合いの違いによって，喪失への適応を促進することもあれば，阻害することもあると指摘している．

これは，臓器を提供するかどうかの結論ではなく，その意思決定にいたるプロセスの重要性を示唆している．動揺している家族の心理状態を十分把握したうえで，臓器提供に関する情報の提示や，その後の意思決定支援が重要である．

図2 脳死患者遺族の心理過程プロセス

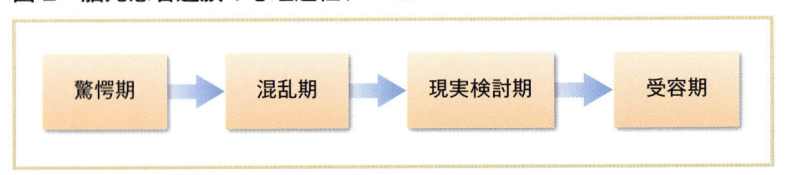

驚愕期 → 混乱期 → 現実検討期 → 受容期

表3　臓器提供患者家族に関する研究報告

著者	年	掲載誌	対象者	結果
Batten HL	1987	Health Affairs	臓器提供した家族264人	臓器提供の理由は，ほかの誰かを助けることができる，提供した家族がどこかで生きている，臓器を無駄にしたくないなどであった．
Merchant SJ	2008	Clin Transplant	臓器提供した家族73人	「臓器提供には肯定的な面があった」と答えたのはほぼ全員にあたる93％であったが，「臓器提供には否定的な面があった」との答えも49％に上った．患者が若くて，臓器提供の選択から提供までの経過時間が短いほど，奪われた感情が大きい．
Cleiren MP	2002	Death Study	臓器提供を承諾した家族36人 臓器提供に承諾しなかった家族23人 臓器提供を依頼されなかった家族36人	抑うつやPTSD*症状，悲嘆反応について3群に有意差はみられなかった．
Bellali T	2006	Death Study	ドナー家族11人 ノンドナー家族11人	大半のドナー家族が臓器提供によって悲嘆は緩和された．しかし，臓器提供が悲嘆の過程にマイナスの影響を与えたことも明らかにした．その結果，臓器提供の決断そのものが悲嘆の過程に影響するのではなく，ドナー家族の持つ意味合いの違いによって，喪失への適応を促進することもあれば，阻害することもある．

＊PTSD：post traumatic stress disorder，外傷後ストレス障害

脳死下臓器提供時の看護師の役割

　脳死患者家族は，大切な家族員の死に直面するなかで，臓器提供について意思決定しなければならないことで，さらなる心理的負担を抱えることになる．

　深い悲しみのなかで，臓器提供をするかしないかという重大な決断に苦悩する家族を側で支える看護師は，家族にとって心強い存在である．

　脳死下臓器提供に携わる看護師の役割の1つは，家族の権利擁護者としての役割である．

　脳死患者が最期まで適切な医療やケアを受ける権利や，家族が臓器移植に同意するもしくは同意しない権利を擁護するとともに，いずれの選択をした場合にも，脳死患者や家族に不利益が及ぶことがないようにすることが求められる．

　家族に対して，臓器提供に関するインフォームド・コンセントを行う際には，必ず看護師が同席し，家族の表情や言葉などを観察しながら，家族の擁護者として各医療者への橋渡しをすることも重要である．

　家族の意思決定支援においても，看護師は重要な役割を担う．臓器提供の選択肢提示の時期や伝え方は，家族の心理状況を十分にアセスメントしたうえで実施しなければ，その後の家族-医療者間の信頼関係や家

族の悲嘆に影響を及ぼすことが懸念される．

臓器提供の選択肢提示を受けた際の家族の印象を調査したJacobyら[15]の報告がある．彼らは，臓器提供に関する選択肢提示時期や方法をマッチングさせたうえで，ドナー家族とノンドナー家族に対し，死別後9か月以上経過した時期にインタビュー調査を実施した．

その結果，ドナー家族は，臓器提供の選択肢提示は適切な時期であり，依頼の方法も問題はないと回答した．一方で，ノンドナー家族は，臓器提供の選択肢提示をされたとき，臓器提供について考える準備ができていなかった，依頼方法については乱暴に提示され，決断を急がされたように感じていたと回答した．

Rodrigue[16]とFrutos[17]は，満足度調査においてもノンドナー家族よりもドナー家族のほうが満足度が高い傾向にあることを示している．

これらの研究は，臓器提供の選択肢提示時期や方法が同じであっても，家族の心理状態を把握することなく提示することや，医療者の対応によって全く異なる印象を与え，家族の満足度にも影響する可能性があることを示している．

また，一般的に，終末期において家族が満足のいく終末期医療やケアを受けられたかどうかが，死別後の悲嘆に影響することが知られており[18]，臓器提供にかかわる場面でも同様である．

看護師は，臓器提供の有無にかかわらず，家族が，家族らしい看取りができるように，家族のニーズを満たすようなケアを実施していくことが必要である．

臓器提供における課題

脳死下臓器提供の課題

1 院内コーディネーターの育成と設置の推進

脳死下臓器移植を適正かつスムーズに進めるためには，医師，看護師をはじめ多くの医療者がチームとしてかかわることが大切である．

しかし，脳死下臓器提供は，各施設で頻繁に行われるものではなく，実際に脳死となりうる患者が発生した場合には，以後のプロセスに戸惑うことも多い．

近年，臓器提供施設では，医療チームを調整し，ドナー家族への情報提供や意思決定支援，精神的援助を行う院内コーディネーターを設置する動きが進められている[3]．しかしながら，院内コーディネーターの数

は少なく，院内コーディネーターを育成するための教育・研修システムも標準化された統一的な教育は行われていない．

院内コーディネーターの人数や役割は，各施設に委ねられ，模索が続いている現状である．一方，人口比臓器提供数が世界でも多いスペインでは，臓器提供管理機関（TPM）でトレーニングを受けた院内コーディネーターが，すべての臓器提供病院に設置され，臓器提供のすべてのプロセスを指揮する権限と責任を担っている[19]．

脳死下臓器移植という専門性の高い役割を遂行していくためには，わが国でも院内コーディネーター育成のための教育システムの確立，院内コーディネーターの設置促進が急務である．

TPM：transplantation procurement management
臓器提供管理機関

2 臓器提供にかかわるガイドラインの整備とスタッフの教育

脳死下臓器提供においては，家族の心理過程をふまえ，臓器提供の選択肢提示時期や方法を検討する必要がある．

しかしながら，現在わが国では，脳死患者家族への臓器提供の選択肢提示時期や方法，内容，家族ケアに関するガイドラインはなく，脳死患者が発生する頻度の高い救急現場の医師や看護師の裁量に委ねられている．

これでは，医療者の負担が多大であるばかりでなく，臓器提供にかかわる医療の質を担保することはできない．

実際に，臓器提供にかかわる看護師の苦悩や心理的負担に関するいくつかの報告がある．山勢[20]らは，脳死臓器提供にかかわった看護師が，臓器提供の意思決定支援や悲嘆ケアを重視しながらも，ドナー家族への看護について，迷いのなかで実践していた実態を明らかにした．

また，ドナー家族への看護経験をもつ看護師は，ドナー家族への精神的ケアにおいて不全感が高いことも報告されている[21]．

海外では，臓器移植にかかわる医療者に対し，悲嘆ケアやコミュニケーションスキルの向上を目指した教育プログラム（EDHEP）が国策として行われ，資格認定制度も導入されている．

臓器移植にかかわる医療者自身の負担を軽減し，さらによりよい家族支援を行うためには，ガイドラインの整備や標準化された教育プログラムの構築が待たれるところである．

EDHEP：European Donor Hospital Education Programme
医師や看護師を対象とした臓器移植病院教育プログラム

引用・参考文献
1) 日本臓器移植ネットワーク：http://www.jotnw.or.jp/（2014年10月20日検索）
2) 臓器の移植に関する法律 改正：平成21年7月17日（平成21年 法律第83号）
3) 厚生労働科学研究費補助金厚生労働科学特別研究事業「臓器提供施設における院内体制整備に関する研究」臓器提供施設のマニュアル化に関する研究班：臓器提供施設マニュアル．2010．
http://www.mhlw.go.jp/file/06-Seisakujouhou-10900000-Kenkoukyoku/flow_chart01.pdf
4) 「臓器の移植に関する法律」の運用に関する指針（ガイドライン）．2012．

5) 平成20-22年度厚生労働省科学研究補助金事業「脳死並びに心停止ドナーにおけるマージナルドナーの有効利用に関する研究」：臓器提供時のドナー評価・管理，摘出手術時の呼吸循環管理マニュアル．第1版．
6) 厚生労働科学研究費補助金厚生労働科学特別研究事業「臓器提供施設における院内体制整備に関する研究」「脳死判定基準のマニュアル化に関する研究班」：法的脳死判定マニュアル．2011．
7) 臓器提供手続に係る質疑応答集．2009．
8) 福嶌教偉：日本の脳死ドナー管理 脳死下臓器保存とViabilityの観点から《心臓》．Organ Biol, 13(1)：9-23, 2006.
9) Mascia L, et al.：Management to optimize organ procurement in brain dead donors. Minerva Anestesiol, 75(3)：125-133, 2009.
10) 山勢善江ほか：脳死患者家族の心理的対処プロセスモデルの開発―脳死患者家族への看護援助を効果的に行うために．エマージェンシー・ナーシング, 11(4)：61-63, 1998.
11) Batten HL, et al.：Kind strangers：the families of organ donors. Health Aff (Millwood), 6(2)：35-47, 1987.
12) Merchant SJ, et al.：Exploring the psychological effects of deceased organ donation on the families of the organ donors. Clin Transplant, 22(3)：341-347, 2008.
13) Cleiren MP, et al.：Post-mortem organ donation and grief：a study of consent, refusal and well-being in bereavement. Death Stud, 26(10)：837-849, 2002.
14) Bellali T, et al.：Parental grief following the brain death of a child：does consent or refusal to organ donation affect their grief? Death Stud, 30(10)：883-917, 2006.
15) Jacoby LH, et al.：A qualitative examination of the needs of families faced with the option of organ donation. Dimens Crit Care Nurs, 24(4)：183-189, 2005.
16) Rodrigue JR, et al.：Organ donation decision：comparison of donor and nondonor families. Am J Transplant, 6(1)：190-198, 2006.
17) Frutos MA, et al.：Organ donation：a comparison of donating and nondonating families. Transplant Proc, 37(3)：1557-1559, 2005.
18) Tatsuno J, et al.：Grief reaction model of families who experienced acute bereavement in Japan. Nurs Health Sci, 14(2)：257-264, 2012.
19) 瓜生原葉子：医療の組織イノベーション―プロフェッショナリズムが移植医療を動かす．中央経済社，2011．
20) 山勢善江ほか：臓器提供にかかわる看護師の意識および今後の課題に関する調査（その2）．厚生労働科学研究費補助金ヒトゲノム・再生医療研究事業平成14年度総括・分担研究報告書．174-179, 2003.
21) 潮みゆきほか：心停止後および脳死後の臓器提供者への看護実践に対する不全感とその影響要因の検討．日本救急看護学会雑誌, 15(1)：1-11, 2013.

数字&欧文

2005 CoSTR	284
1次救命処置	10
2次救命処置	10, 292
A-aDO$_2$	252, 321
AAD	94, 106
ABCD	277
ABP	376
accidental hypothermia	256
ACS	22, 91, 146, 362
ADH	259, 421
ADL	307
AED	284, 291
after drop	262
AG	189
AGML	139, 232
AHA	25, 314
AHA/ASA	46
──ガイドライン	46
AHLS	246
AHTR	349
AIUEOTIPS	45, 245
AKI	157, 266
AKIN	161
ALI	48, 138, 148, 234
ALS	10, 292
AMI	92
APRV	55, 326
APTT	70
ARDS	27, 48, 192, 234, 266
──のベルリン定義	51
ASA	316
ASIA	218
──分類	218
AST	280
asystole	20
AUC	330
AVPU	41
──スケール	280
BAL	189
BE	132
Beckの3徴	116, 206
BIPAP	326
BLS	10
BPT	377
brain attack	298
BRS	45
BT	56, 148, 233, 260, 267
BUN	56
BURP法	315
CABG	92, 131
CAM-ICU	254
cardiogenic shock	200
CBF	45
CBP	377
chain of survival	32
CHDF	334, 371, 378
chemical burn	227
CHF	378
Child-Pugh分類	138
CICV	317
CK	96
CK-MB	96
CMV	326
CO$_2$ナルコーシス	78, 80, 322
coarse crackle	153
cold shock	129, 152
Complication	247
COPD	82
CPA	10
CPAOA	20
CPAP	326
CPC	336
CPOT	58
CPP	45
CPR	20, 284
CPSS	44
crackles	116
cricoid pressure	315
CRT	125, 170, 410
CTR	97, 171
Curling潰瘍	232
CVCI	317
CVP	171, 330
Dダイマー	67
DAMPs	184
DCA	99
DCS	363
DeBakey分類	108
DES	99
DFPP	383
DIC	124, 145, 257, 266
distributive shock	200
DNAR	297
Door (first medical contact)-to-balloon 時間	98, 102
DVT	62
ECF	167
ECP	82
ECPR	335
ECS	41
ECUM	382
EDHEP	425
EGDT	150, 191, 331, 346
EIS	140
ELCA	99
electric burn	227
ENA	13
EPA	57
ESBL	392
ESI	280
ESICM	51
ETCO$_2$	57, 292
EVAR	113
EVL	140
EVLW	53
FAST	130, 206
fast edema	179
FDP	67
FFP	131, 349, 409
F$_I$O$_2$	322
flame burn	227
Fogging	357
Frankel分類	218
GCS	277
GFR	161
Gustilo分類	410
H-FABP	27, 96
HA	382
Henderson-Hasselbalch	125
HEPAフィルター	391
HES	342
HFOV	55
high flow CHF	381
high volume CHDF	381
Hunt & Kosnikの分類	42
HVHF	385
hypovolemic shock	200
IABP	92
IAH	362
IAP	146
ICDSC	254
ICLS/BLS	17
ICP	352
ILCOR	23, 284
IMV	326
integrated post-cardiac arrest care	32
ISAT	303
ISLS	40
IVC	97, 171, 331
JATEC	17, 199, 401
JCS	277
JNTEC	401
JPTEC	17
JRC	25, 314
JTAS	194, 275
JVP	197
killer disease	65, 109
Killip分類	100
KIM-1	163
Kussmaul	127
LVEDP	121
LVEF	97

Marfan syndrome	106
MCLS	17
MD-CT	97, 217
MDRP	392
Merci リトリーバー	301
MF	379
MIST	204
MMT	45, 210, 218, 280
MODS	137
MRSA	392
N95微粒子用マスク	398
NGAL	163
NIHSS	40
NOMI	148
non-pitting edema	179
NPPV	323
NRS	281
NSAIDs	164, 369
NSTEMI	92
obstructive shock	200
on-line CHDF	381
Opiates	245
OPQRST	103, 278
Osborn J-wave	259
Overdose	245
overfilling type	178
P/F値	252
PA	383
PALS	17
PAMPs	184
PaO_2	322
PC	409
PCAS	21
PCI	92, 131
PCPS	27, 68, 100, 263, 335, 371
PCT	186
PCWP	331
PDT	318
PE	122, 383
PEA	20
PEEP	55, 192, 326, 333, 421
PEF	84
Penumbra システム	301
permissive hypercapnia	54
$P_{ET}CO_2$	27
pitting edema	179
PMMA	334
――-CHDF	386
PMX	382
――-DHP	151, 334, 382
POBA	99
PPH	122
PPV	53, 253, 332, 346
PSLS	306
PSV	326
PTD	17, 204, 401
Pulseless VT	20
Quality of life	308
RAS	209
RASS	58
re-entry	106
remodeling	77
rewarming shock	262
RIFLE	161
ROSC	21
RPE	359
RSI	405
rt-PA	299
RTP	56
S-Bチューブ	140
scald burn	227
SCIWORA	218
$ScvO_2$	191
Sellick	315
SGA	310
shivering	244, 258, 271
SI	121, 142, 408
silent asthma	78
SIMV	327
SIRS	138, 185, 229
SLEDD	381
slow edema	179
snaking	220
SOFAスコア	187
spinal shock	212
SpO_2	72, 314
SPV	332
SSCG	58
ST	318
――上昇型心筋梗塞	30, 91
Stanford A	116
――B	117
――分類	108
STEMI	30, 91
Stroke Chain of Survival	298
stroke team	298
SV	121
SVV	53, 332, 346
Swan-Ganz カテーテル	248
t-PA	42, 299
TALKの原則	254
TCAサイクル	188
TCD	43
TCP	104
TEVAR	113
therapeutic time window	299
thrill	104
TIA	35
TICI スコア	301
TIMI	98
――血流分類	98
TPM	425
TRISS法	402
Turner syndrome	106
TV	333
―――-CHDF	385
UF	379
ULP	108
underfilling type	178
$\bar{V}_A/\bar{Q}$	321
VALI	54
VAP	59, 234, 328
VCV	326
VF	20, 257
warm shock	128, 152
Wellsスコア	66
wheezing	116

あ行

アシデミア	264
アシドーシス	344
圧痕性浮腫	179
圧支持換気	326
アテローム血栓性脳梗塞	35
アドレナリン皮下注射	86
アナフィラキシーショック	123
アニオンギャップ	189
アメリカ心臓協会	25, 314
――/(アメリカ心臓協会)脳卒中部門	46
アンダードレナージ	355
異化相	288
胃洗浄	248
一回換気量	54, 333
一回心拍出量	121
一回拍出量変化	53
――変動	332
――変動率	346
一過性脳虚血発作	35
一酸化炭素中毒	231
胃泡音	292
インフォームド・コンセント	423
ウイルス性出血熱	396
ウツタイン様式	285
うつ熱	365
エアウェイ	310
腋窩温	369
エキシマレーザー冠動脈形成術	99
エダラボン	300
塩基過剰	132
エンドトキシン吸着療法	334
エントリー	106
延命治療の中止	297

428

index

欧州集中治療医学会 51	救急重症度指数 280	——装置 68, 100, 371
黄疸 137	急性胃粘膜病変 139, 232	——法 27
横紋筋融解症 269	急性右心負荷性ショック 121	経皮的バルン血管形成術 99
オーストラリア・トリアージスケール 280	急性冠障害 22	経皮的ペーシング 104
オーバードレナージ 355	急性冠症候群 91	痙攣発作 243
温水循環式加温 372	急性血液浄化 376	外科の壊死組織切除術 236
温風式加温 372	急性呼吸窮迫症候群 27, 48, 192, 234, 266	外科の気管切開 318
オンライン血液濾過透析 381	急性左心不全性ショック 121	外科の血栓除去療法 70
か行	急性心筋梗塞 92	血液灌流法(血液吸着法) 249
外傷症例予測生存率 402	急性腎障害 157, 266	血液浄化法 249, 376
外傷初期看護ガイドライン 401	急性膵炎 146	血液培養 189
外傷初期診療ガイドライン 17, 199, 348, 401	急性阻血症状 207	血液分布異常性ショック 122, 193, 200, 242
開頭クリッピング術 43	急性大動脈解離 94, 106	血液濾過器 380
開放式吸引 328	急性腸管虚血 147	血管性浮腫(クインケ浮腫) 181
加温加湿器 327	急性肺血栓塞栓症 94	血管透過性亢進 66
加温輸液 373	急性肺損傷 48, 138, 148, 234	血管内コイル塞栓術 43
下顎挙上法 290	急性汎発性腹膜炎 148	血管壁 340
過換気 29	急性腹膜炎 145	血気胸 205
下気道熱傷 231	急性溶血性輸血副作用 349	血漿膠質浸透圧 176
可逆性気道狭窄 77	急性・重症患者看護専門看護師 17	血小板濃厚液 409
核心温 368	急速代謝回転タンパク質 56	血栓溶解療法 70
下大静脈 97, 171, 331	救命の連鎖 32	血中濃度曲線下面積 330
——フィルター 71	驚愕期 421	血流温 368
活性化部分トロンボプラスチン時間 70	胸腔穿刺 406	解毒薬 250
活性炭 249	胸腔ドレナージ 356, 406, 407	現実検討期 422
カテーテル的血栓除去療法 70	胸骨圧迫 25, 287	減張切開 236
下部消化管穿孔 147	強制換気モード 325	抗凝固療法 70
カプノグラフィ 314	胸部大動脈瘤ステントグラフト内挿術 113	高サイトカイン血症 334
過量服用 245	局所性浮腫 175, 178	膠質液 342, 346
換気血流比 321	虚血性脳機能障害 34	拘束性換気障害 231
——不均衡 64	——脳卒中 34	高体温 47, 264
冠危険因子 102	気流制限 77	高張性脱水 79, 168
換気不全 242	緊急安静搬送 298	高二酸化炭素血症 83
間欠的強制換気 326	緊急手術 110	——の許容 54
眼瞼浮腫 178	筋区画症候群 207	高頻度振動換気 55
肝性脳症 137	菌血症 184	抗利尿ホルモン 259, 421
肝性浮腫 178	緊張性気胸 23, 202, 205, 356	高流量血液濾過 385
関節拘縮 215	筋トーヌス 214	高流量持続的血液濾過 381
完全虚脱気胸 358	偶発性低体温 256, 365	——透析 381
冠動脈再灌流療法 30	クスマウル 127	誤嚥性肺炎 144, 243
冠動脈バイパス術 92, 131	クッシング現象 39	呼気終末二酸化炭素 292
気管吸引 196	くも膜下出血 23, 36	——分圧 27
気管支喘息 76	グラスゴー・コーマ・スケール 277	——濃度 57
気管支肺胞洗浄 189	クーリング 370	呼気終末陽圧 192, 326, 333, 421
気管挿管 311	経口補水液 268	呼吸音減弱 84
キサントクロミー 355	頸静脈圧 197	呼吸終末陽圧 55
拮抗薬 250	頸静脈怒張 73, 115	呼吸性アシドーシス 80
気道圧開放換気 55, 326	経頭蓋ドップラー 43	国際蘇生連絡委員会 23
気道確保 286	頸動脈触知 287	——協議会 284
気道の過敏性亢進 77	経皮的冠動脈インターベンション 92	国際の腎臓病ガイドライン機構 157
気道閉塞 242	——形成術 131	骨髄内穿刺 295
	経皮的気管切開術 318	鼓膜温 369
	経皮的酸素飽和度 72	混合性脱水 268
	経皮的心肺補助 335	昏睡 243

429

コンパートメント症候群 244
混乱期 421

さ行

最大呼気速度／ピークフロー 84
細胞外液 167, 339
── 補充液 341, 343
再膨張性肺水腫 358
細胞内液 167, 339
酢酸リンゲル液 344
左室拡張期圧末期圧 121
左室駆出率 97
酸素中毒 322
糸球体濾過量 161
自己心拍再開 21
四肢コンパートメント症候群 233
死戦期呼吸 287
持続的気道陽圧 326
持続的強制換気 326
持続的血液浄化療法 377
湿性ラ音 104
自動体外式除細動器 284
シバリング 30, 244, 258, 271, 366
ジャパン・コーマ・スケール 277
収縮期圧呼吸性変動 332
重症外傷 198
重症熱傷 229
重炭酸リンゲル液 344
重度不整脈性心原性ショック 122
従量式換気 326
出血性ショック 136, 203, 407
出血性脳卒中 34
受動的加温法 371
受容期 422
循環血液量減少性ショック 120, 200, 202
循環不全 269
傷害関連分子パターン 184
上気道熱傷 231
晶質液 342
上大静脈症候群 110
上部消化管穿孔 147
初期輸液療法 408
食道温 369
食道静脈瘤 135
除細動 295
── の適応 25
ショック 119, 199, 277
── 指数 121, 142, 408
── 徴候 73
── 5P 124
心外閉塞・閉塞性ショック 122
心胸郭比 97, 171
神経原性ショック 123, 214

神経蘇生基礎法 40
心原性ショック 93, 121, 200
心原性脳塞栓症 35
心原性肺水腫 49
人工呼吸器関連肺炎 59, 234, 328
── 肺損傷 54
人工心肺装置 263
心雑音の聴取 116
心室細動 20, 257
シンシナティ病院前脳卒中スケール 280
シンシナティプレホスピタル脳卒中スケール 44
心静止 20
心性浮腫 177
腎性浮腫 177
振戦 104
腎前性腎不全 232
新鮮凍結血漿 131, 349, 409
心臓喘息 82
心タンポナーデ 23, 111, 360
心停止後症候群 21, 23
心停止後心筋機能障害 24
心停止後脳損傷 23
心嚢ドレナージ 360
心肺再開率 289
心肺蘇生 20
── 法 284
心肺停止 10
深部静脈血栓症 62
腎不全 232
髄膜脳炎 267
頭蓋直達牽引 221
頭蓋内圧 352
── 亢進 38
ストロークバイパス 306
スネーキング 220
スワン・ガンツカテーテル 248
声門上デバイス 310
脊髄ショック 212
脊髄損傷 212, 218
責任冠動脈病変 96
赤血球（RBC）輸血のガイドライン 348
セリック法 316
前胸部叩打法 291
潜在性気胸 357
全身性炎症反応症候群 138, 185, 229
全身性虚血再灌流反応 24
全身性浮腫 175
全脊柱固定 216
喘息重積発作 76
喘息の急性増悪 76
穿痛性外傷 198
せん妄 80
── 評価スケール 254

臓器移植病院教育プログラム 425
臓器移植法 415
臓器提供管理機関 425
臓器保護 419
蘇生的開胸術 407

た行

体位ドレナージ 59
体外限外濾過法 382
体外循環式心肺蘇生 335
体腔冷却 271
代謝性アシドーシス 159, 190
代償性ショック 408
大動脈解離診療ガイドライン 114
大動脈内バルンパンピング 92
大動脈弁閉鎖不全症 111
大動脈瘤破裂 111
体表面クーリング 370
体表冷却 271
多臓器不全症候群 137
脱気 356
脱水 166
ターナー症候群 106
ダブルリング試験 210
ダメージコントロール手術 363
短時間作用型吸入 β_2 刺激薬 85
チアノーゼ 84
チェーン・ストークス呼吸 38
致死性不整脈 22
致死的3徴 349
致死的胸部外傷 406
中心静脈圧 171, 330
中心静脈血酸素飽和度 191
中枢性高熱 41
直腸温 369
治療可能時間域 299
低カリウム血症 79
低酸素血症 62, 63, 74, 93, 242
低体温 207
── 症 256
── 療法 27, 30, 288
低張性脱水 170
低張電解質輸液 341
低二酸化炭素血症 64
デブリードマン 236, 411, 412
デルマトーム 218
電解質異常 159
電気相 287
同期式間欠的強制換気 327
瞳孔不同 45
糖質輸液 340
等張性脱水（混合性脱水） 170
動脈血液ガス分析 52, 64, 188
動脈血酸素飽和度 314

トキシドローム ……………………… 246	肺塞栓症 ……………… 23, 61, 122	米国麻酔科学会 …………………… 316
徒手筋力テスト ……… 45, 210, 280	肺動脈温 ……………………………… 369	閉鎖式吸引 …………………………… 328
トライエージDOA ………………… 247	肺動脈楔入圧 ………………………… 331	── カテーテル …………………… 57
トリアージ …………………… 15, 274	肺胞気-動脈血酸素分圧較差 ……… 321	閉塞性ショック …………………… 200
努力呼吸 ………………………………… 78	肺胞気酸素分圧 ……………………… 322	片側性下肢浮腫 …………………… 178
鈍的外傷 ……………………………… 198	廃用性萎縮 …………………………… 215	ヘンダーソン・ハッセルバルヒの式 … 125
	バクテリアルトランスロケーション	膀胱温 ………………………………… 369
な行	……… 56, 148, 233, 260, 267	方向性アテレクトミー ……………… 99
	播種性血管内凝固症候群	膀胱内圧モニタリング …………… 153
内視鏡的静脈瘤結紮術 ……… 140, 141	………… 124, 145, 257, 266	法的脳死判定 ……………………… 419
── 硬化療法 ………………… 140, 141	バソプレシン ………………………… 193	泡沫状痰 ……………………………… 153
内分泌性浮腫 ………………………… 178	発熱 …………………………………… 365	発作治療薬(リリーバー) …………… 85
ナックルサイン ……………………… 66	バトル徴候 …………………………… 200	
二重膜濾過血漿交換法 ……………… 383	ハプトグロビン …………………… 235	**ま**行
日本臓器移植ネットワーク ……… 418	バレー徴候 …………………………… 280	
日本蘇生協議会 ……………… 25, 314	ハローベスト ………………………… 221	マキシマルバリアプリコーション … 398
(日本版)緊急度判定支援システム	反回神経麻痺 ………………………… 110	マルチスライスCT ………………… 97
…………………………… 194, 275	反跳痛(ブルンベルグ徴候) ……… 145	マルファン症候群 ………………… 106
乳酸リンゲル液 …………………… 344	非ST上昇型心筋梗塞 ……………… 91	水循環ジェルパッド ………………… 30
熱傷 …………………………………… 227	非圧痕性浮腫 ………………………… 179	ミッドラインシフト ……………… 210
熱中症 ………………………………… 267	非外傷性挫滅症候群 ……………… 244	未分画ヘパリン ……………………… 70
粘液水腫 ……………………………… 178	非心原性肺水腫 ……………………… 49	脈圧変化率 …………………………… 346
脳灌流圧 ………………………………… 45	非侵襲的陽圧換気療法 ……………… 323	脈圧変動 ……………………… 53, 332
脳機能カテゴリー ………………… 336	皮膚のツルゴール ………………… 168	ムスカリン様症状 ………………… 242
脳血流量 ………………………………… 45	非閉塞性腸管虚血 ………………… 148	無脈性心室頻拍 ……………………… 20
脳梗塞 ………………………………… 35	びまん性肺胞傷害 …………………… 51	無脈性電気活動 ……………………… 20
脳死 ……………………………………… 24	病院前外傷教育プログラム ………… 17	メディエータ ………………………… 384
脳死下臓器提供 …………………… 416	病原体関連分子パターン ………… 184	毛細血管再充満時間
脳室ドレナージ …………………… 353	不安定狭心症 ………………………… 92	……………… 125, 170, 204, 410
脳死判定 ……………………………… 417	フィジカルアセスメント …………… 9	── 静水圧 ………………………… 176
脳出血 ………………………………… 36	フィジカルイグザミネーション …… 9	── 透過性 ………………………… 176
脳槽ドレナージ …………………… 353	不感蒸泄量 …………………………… 79	網状斑 ………………………………… 147
脳卒中 ………………………………… 34	復温 …………………………………… 262	
脳卒中救命の連鎖 ………………… 298	腹腔ドレナージ …………………… 362	**や**行
脳卒中ケアユニット ……………… 307	腹腔内圧 ……………………………… 146	
脳卒中専門ユニット ……………… 307	── 上昇 …………………………… 362	薬剤性浮腫 …………………………… 178
脳卒中チーム ……………………… 298	腹水 …………………………………… 137	薬剤溶出型ステント ………………… 99
脳卒中治療の8つのD …………… 306	── ドレナージ ………………… 362	薬物中毒 ……………………………… 240
脳卒中の評価スケール ……………… 40	腹部コンパートメント症候群 … 146, 362	陽圧換気 ……………………………… 253
脳卒中病院前救護 ………………… 306	腹部大動脈瘤ステントグラフト内挿術	
脳動脈瘤頸部クリッピング術(ネックク	………………………………… 113	**ら**行
リッピング) …………………… 304	腹膜炎 ………………………………… 203	
脳ヘルニア …………………………… 39	浮腫 ……………………………… 73, 166	来院時心肺停止 ……………………… 20
脳保護療法 …………………………… 299	不整脈 ………………………………… 94	ラクナ梗塞 …………………………… 35
ノルアドレナリン ………………… 193	防ぎえた外傷死 ……… 17, 204, 401	リエントリー ………………………… 106
	ブラックアイ ……………………… 200	リスク比 ……………………………… 312
は行	フラットリフト …………………… 210	リモデリング ………………………… 77
	フランケル分類 …………………… 218	輪状甲状靱帯切開 ………… 318, 406
肺血管外水分量 ……………………… 53	フリーエア ………………………… 149	── 穿刺 ………………… 132, 318, 406
敗血症 ………………………………… 185	ブルンストロームリカバリーステージ … 45	輪状軟骨圧迫法 …………………… 315
── 性ショック ……………… 122, 187	フレキシブルダブルルーメンカテーテル	レジリエンス(復元力, 耐久力) …… 15
── の国際ガイドライン …………… 58	………………………………… 249	連続性ラ音 …………………………… 78
肺高血圧症 …………………………… 62	米国救急看護師協会 ………………… 13	

疾患の看護プラクティスがみえる
救命救急ディジーズ

2015年7月5日　初版　第1刷発行

編　集	山勢　博彰, 山勢　善江
発行人	影山　博之
編集人	向井　直人
発行所	株式会社 学研メディカル秀潤社 〒141-8414　東京都品川区西五反田2-11-8
発売元	株式会社 学研マーケティング 〒141-8415　東京都品川区西五反田2-11-8
印刷製本	凸版印刷株式会社

この本に関する各種お問い合わせ先
【電話の場合】
● 編集内容については Tel 03-6431-1237(編集部直通)
● 在庫,不良品(落丁,乱丁)については Tel 03-6431-1234(営業部直通)
【文書の場合】
● 〒141-8418　東京都品川区西五反田2-11-8
　学研お客様センター
　『救命救急ディジーズ』係

©H. Yamase, Y. Yamase 2015.　Printed in Japan
● ショメイ：シッカンノカンゴプラクティスガミエル　キュウメイキュウ
　キュウディジーズ

本書の無断転載,複製,複写(コピー),翻訳を禁じます.
本書を代行業者等の第三者に依頼してスキャンやデジタル化することは,たとえ個人や家庭内の利用であっても,著作権法上,認められておりません.
本書に掲載する著作物の複製権・翻訳権・上映権・譲渡権・公衆送信権(送信可能化権を含む)は株式会社学研メディカル秀潤社が保有します.

JCOPY 〈(社)出版者著作権管理機構委託出版物〉
本書の無断複写は著作権法上での例外を除き禁じられています.複写される場合は,そのつど事前に,(社)出版者著作権管理機構(電話 03-3513-6969, FAX 03-3513-6979, e-mail：info@jcopy.or.jp)の許可を得てください.

本書に記載されている内容は,出版時の最新情報に基づくとともに,臨床例をもとに正確かつ普遍化すべく,著者,編者,監修者,編集委員ならびに出版社それぞれが最善の努力をしております.しかし,本書の記載内容によりトラブルや損害,不測の事故等が生じた場合,著者,編者,監修者,編集委員ならびに出版社は,その責を負いかねます.
また,本書に記載されている医薬品や機器等の使用にあたっては,常に最新の各々の添付文書や取り扱い説明書を参照のうえ,適応や使用方法等をご確認ください.

株式会社 学研メディカル秀潤社